全国中医药行业中等职业教育"十三五"规划教材

护理学基础

（第二版）

（供护理、助产专业用）

主 编◎吴俊晓

中国中医药出版社
·北 京·

图书在版编目（CIP）数据

护理学基础 / 吴俊晓主编 . —2 版 . —北京：中国中医药出版社，2018.6
全国中医药行业中等职业教育"十三五"规划教材
ISBN 978 - 7 - 5132 - 4841 - 9

Ⅰ . ①护… Ⅱ . ①吴… Ⅲ . ①护理学—中等专业学校—教材
Ⅳ . ① R47

中国版本图书馆 CIP 数据核字（2018）第 061361 号

中国中医药出版社出版

北京市朝阳区北三环东路 28 号易亨大厦 16 层
邮政编码　100013
传真　010-64405750
河北仁润印刷有限公司印刷
各地新华书店经销

开本 787×1092　1/16　印张 34.25　字数 705 千字
2018 年 6 月第 2 版　2018 年 6 月第 1 次印刷
书号　ISBN 978 - 7 - 5132 - 4841 - 9

定价　105.00 元
网址　www.cptcm.com

社 长 热 线　010-64405720
购 书 热 线　010-89535836
维 权 打 假　010-64405753

微信服务号　zgzyycbs
微商城网址　https：//kdt.im/LIdUGr
官 方 微 博　http：//e.weibo.com/cptcm
天猫旗舰店网址　https：//zgzyycbs.tmall.com

如有印装质量问题请与本社出版部联系（010-64405510）

李伏君（千金药业有限公司技术副总经理）

李灿东（福建中医药大学校长）

李建民（黑龙江中医药大学佳木斯学院教授）

李景儒（黑龙江省计划生育科学研究院院长）

杨佳琦（杭州市拱墅区米市巷街道社区卫生服务中心主任）

吾布力·吐尔地（新疆维吾尔医学专科学校药学系主任）

吴　彬（广西中医药大学护理学院院长）

宋利华（连云港中医药高等职业技术学院教授）

迟江波（烟台渤海制药集团有限公司总裁）

张美林（成都中医药大学附属针灸学校党委书记）

张登山（邢台医学高等专科学校教授）

张震云（山西药科职业学院党委副书记、院长）

陈　燕（湖南中医药大学附属中西医结合医院院长）

陈玉奇（沈阳市中医药学校校长）

陈令轩（国家中医药管理局人事教育司综合协调处副主任科员）

周忠民（渭南职业技术学院教授）

胡志方（江西中医药高等专科学校校长）

徐家正（海口市中医药学校校长）

凌　娅（江苏康缘药业股份有限公司副董事长）

郭争鸣（湖南中医药高等专科学校校长）

郭桂明（北京中医医院药学部主任）

唐家奇（广东湛江中医学校教授）

曹世奎（长春中医药大学招生与就业处处长）

龚晋文（山西职工医学院／山西省中医学校党委副书记）

董维春（北京卫生职业学院党委书记）

谭　工（重庆三峡医药高等专科学校副校长）

潘年松（遵义医药高等专科学校副校长）

赵　剑（芜湖绿叶制药有限公司总经理）

梁小明（江西博雅生物制药股份有限公司常务副总经理）

龙　岩（德生堂医药集团董事长）

　　中医药职业教育是我国现代职业教育体系的重要组成部分，肩负着培养新时代中医药行业多样化人才、传承中医药技术技能、促进中医药服务健康中国建设的重要职责。为贯彻落实《国务院关于加快发展现代职业教育的决定》（国发〔2014〕19 号）、《中医药健康服务发展规划（2015—2020年）》（国办发〔2015〕32 号）和《中医药发展战略规划纲要（2016—2030年）》（国发〔2016〕15 号）（简称《纲要》）等文件精神，尤其是实现《纲要》中"到 2030 年，基本形成一支由百名国医大师、万名中医名师、百万中医师、千万职业技能人员组成的中医药人才队伍"的发展目标，提升中医药职业教育对全民健康和地方经济的贡献度，提高职业技术院校学生的实际操作能力，实现职业教育与产业需求、岗位胜任能力严密对接，突出新时代中医药职业教育的特色，国家中医药管理局教材建设工作委员会办公室（以下简称"教材办"）、中国中医药出版社在国家中医药管理局领导下，在全国中医药职业教育教学指导委员会指导下，总结"全国中医药行业中等职业教育'十二五'规划教材"建设的经验，组织完成了"全国中医药行业中等职业教育'十三五'规划教材"建设工作。

　　中国中医药出版社是全国中医药行业规划教材唯一出版基地，为国家中医中西医结合执业（助理）医师资格考试大纲和细则、实践技能指导用书、全国中医药专业技术资格考试大纲和细则唯一授权出版单位，与国家中医药管理局中医师资格认证中心建立了良好的战略伙伴关系。

　　本套教材规划过程中，教材办认真听取了全国中医药职业教育教学指导委员会相关专家的意见，结合职业教育教学一线教师的反馈意见，加强顶层设计和组织管理，是全国唯一的中医药行业中等职业教育规划教材，于 2016年启动了教材建设工作。通过广泛调研、全国范围遴选主编，又先后经过主编会议、编写会议、定稿会议等环节的质量管理和控制，在千余位编者的共同努力下，历时 1 年多时间，完成了 50 种规划教材的编写工作。

　　本套教材由 50 余所开展中医药中等职业教育院校的专家及相关医院、医药企业等单位联合编写，中国中医药出版社出版，供中等职业教育院校中医（针灸推拿）、中药、护理、农村医学、康复技术、中医康复保健 6 个专业使用。

　　本套教材具有以下特点：

1. 以教学指导意见为纲领，贴近新时代实际

注重体现新时代中医药中等职业教育的特点，以教育部新的教学指导意见为纲领，注重针对性、适用性以及实用性，贴近学生、贴近岗位、贴近社会，符合中医药中等职业教育教学实际。

2. 突出质量意识、精品意识，满足中医药人才培养的需求

注重强化质量意识、精品意识，从教材内容结构设计、知识点、规范化、标准化、编写技巧、语言文字等方面加以改革，具备"精品教材"特质，满足中医药事业发展对于技术技能型、应用型中医药人才的需求。

3. 以学生为中心，以促进就业为导向

坚持以学生为中心，强调以就业为导向、以能力为本位、以岗位需求为标准的原则，按照技术技能型、应用型中医药人才的培养目标进行编写，教材内容涵盖资格考试全部内容及所有考试要求的知识点，满足学生获得"双证书"及相关工作岗位需求，有利于促进学生就业。

4. 注重数字化融合创新，力求呈现形式多样化

努力按照融合教材编写的思路和要求，创新教材呈现形式，版式设计突出结构模块化，新颖、活泼，图文并茂，并注重配套多种数字化素材，以期在全国中医药行业院校教育平台"医开讲－医教在线"数字化平台上获取多种数字化教学资源，符合职业院校学生认知规律及特点，以利于增强学生的学习兴趣。

本套教材的建设，得到国家中医药管理局领导的指导与大力支持，凝聚了全国中医药行业职业教育工作者的集体智慧，体现了全国中医药行业齐心协力、求真务实的工作作风，代表了全国中医药行业为"十三五"期间中医药事业发展和人才培养所做的共同努力，谨此向有关单位和个人致以衷心的感谢！希望本套教材的出版，能够对全国中医药行业职业教育教学的发展和中医药人才的培养产生积极的推动作用。需要说明的是，尽管所有组织者与编写者竭尽心智，精益求精，本套教材仍有一定的提升空间，敬请各教学单位、教学人员及广大学生多提宝贵意见和建议，以便今后修订和提高。

国家中医药管理局教材建设工作委员会办公室

全国中医药职业教育教学指导委员会

2018 年 1 月

《护理学基础》
编委会

主 编

吴俊晓（南阳医学高等专科学校）

副主编

刘耀辉（安徽中医药高等专科学校）

吕　晶（山东省青岛卫生学校）

付昌萍（成都中医药大学附属医院针灸学校 / 四川省针灸学校）

王东梅（黑龙江中医药大学）

编　委（以姓氏笔画为序）

王　雨（云南中医学院）

邓现梅（山东省济宁卫生学校）

刘锦锦（安阳职业技术学院）

孙彩云（西宁卫生职业技术学校）

杨　彦（湖北中医药高等专科学校）

张　蓉（成都中医药大学附属医院针灸学校 / 四川省针灸学校）

张　路（南阳医学高等专科学校）

林晓莉（山东中医药高等专科学校）

罗小萌（南阳医学高等专科学校）

罗小燕（遵义医药高等专科学校）

护理学基础是为学生提供从事护理工作所必须具备的基本理论知识、基本实践技能和基本情感态度的专业核心课程。本教材编写全程始终坚持"三基、五性、三特定"的基本原则，并根据职业岗位的任职要求，吸纳了当前临床先进的护理理论和护理技术，以整体护理为中心指导思想，体现了"以人为中心"的护理理念及护理学科多元化融合的特点。在广泛调研的基础上，本教材是以培养综合职业能力为出发点，按照中等职业教育护理、助产专业学生职业能力培养的基本规律，紧贴护理行业要求，接轨执业护士考试，以职业技能培养为目标，以临床工作过程为依据，以护理程序为主线和框架编写的。

本教材具备如下特色：一是突出能力培养。将知识的应用及能力的培养作为重点，从临床真实工作任务着手引领专业知识的阐述，培养学生临床思维能力、创新能力，以及发现、分析和解决问题的能力等，以适应未来护理岗位的需要。二是紧密结合临床发展改进技术操作。纳入了临床新技术的操作方法，操作用品更新，一次性无菌包的使用；另外，吸纳了临床护理规范所要求掌握的护理技术、并发症的预防与护理措施。三是针对学习对象决定教材编写风格。针对中职学生的特点，力求在语言上简单明了、内容上深入浅出，使学生便于学习掌握。

本教材共 22 章，在编写体例上，章前有学习目标，章后有复习思考；配合有数字化资源，进一步满足在校师生和临床护理工作者的需要。内容包括满足患者生活和心理需要（如饮食、营养、卧位、排泄、心理护理等），基本诊疗技术（如体温、脉搏、呼吸、血压的测量和注射、输液、输血等技术），无菌技术，消毒隔离，病情观察，危重患者的抢救技术等。

本教材编写团队由 12 所中高职医学院校护理教师组成。其中第一章绪论、第二章护理学的基本概念由杨彦编写；第三章护理学的基本理论由林晓莉编写；第四章护理程序、第十九章静脉输液与输血由吴俊晓编写；第五章护士与患者，第十五章冷、热疗技术由孙彩云编写；第六章医疗卫生保健体系及医院环境、第十二章患者的清洁护理由刘耀辉编写；第七章入院和出院的护理、第八章 舒适与安全由王东梅编写；第九章休息与活动、第二十章标本采集由王雨编写；第十章医院内感染的预防与控制、第十一章职业防护由罗小萌编写；第十三章生命体征的观察与护理由付昌萍编写；第十四章医疗与护理文件的记录由吕晶编写；第十六章饮食与营养由张蓉编写；第十七章排泄护理由罗小燕编写；第十八章药物疗法由刘锦锦编写；第二十一章病情观察及危重患者的抢救和护理由张路编写；第二十二章临终护理由邓现梅编写。编写过程中，各位编者付出了辛勤的劳动，在此表示诚挚的谢意。

限于编者的能力和水平，若有不妥之处，恳请使用教材的师生、读者和护理界同仁提出宝贵的意见和建议，以便进一步修订提高。

吴俊晓

2018 年 3 月 8 日

目录

第一章

绪 论

扫一扫，看课件

【学习目标】

1. 掌握护理学任务、范畴及工作方式。
2. 熟悉世界护理学发展史、中国护理学发展史和不同阶段的护理特点。
3. 了解南丁格尔对护理学的贡献。

护理学是在人类祖先进行自我防护的本能的基础上，通过长期的抗病害斗争和劳动实践、教育、研究而不断得到充实和完善。护理学是一门以社会科学、自然科学、人文科学为基础，研究维护、促进、恢复人类健康的护理理论、知识、技能及其发展规律的综合性应用科学。它与医学、生物学、心理学、物理学、化学、社会学等学科关系密切，构成了其自身独特的理论和技术。护理学的内容涉及影响人类健康的生物、心理、社会、文化、道德各个方面。护理学包括基础护理、专科护理、护理心理、护理管理、护理教育、护理科研、预防保健等内容，随着现代医疗技术的发展以及人们对健康水平要求的提高，护理学的范围和内涵也在随之延伸。

第一节 世界护理学发展史

护理是人类为了生存的需要，在与自然界斗争中进行自我保护的产物。护理与人类的生存繁衍、文明进步息息相关，它经历了漫长的历史过程，在不同的历史发展时期，为适应当时社会对护理实践的需求，护理专业随着社会的变革和科学技术的进步不断发展，同时，护理服务的目标、对象、场所和内容在不断地变化。

1

一、护理学的形成

（一）古代护理的孕育

1. 公元前的护理　护理实践与人类社会发展紧密相连。地球上自有了人类，生老病死等问题就伴随着出现，人类为了解除和减轻自身的疾病及痛苦需要护理。早期护理意识起源于人们的生活实践，人类为谋求生存，在向自然界作斗争的过程中，积累了丰富的生活经验，学会了生病或受伤的处理，出现诸如按摩、伤口包扎、冷水降温等护理的萌芽。此期人们主要以自我保护式、互助式、经验式、家庭式等手段与疾病作斗争，同时医学并没有科学的依据，医、药、护不分家，诊疗及护理使用迷信及巫术，很多护理工作由患者母亲或家庭中其他女性成员担任，护理记录主要是对一些文明古国的医疗和护理发展的记录。

2. 公元初期的护理　公元初年，随着基督教的兴起，开始了教会对医学长达一千多年的影响，这个时期的护理有很强的宗教色彩。护理工作都依据基督教会的宗教意识来安排和组织。从事护理工作的主要是修女，她们当中多数人没有受过专门的训练，但信奉宗教的博爱、济世宗旨，工作认真、服务热忱，有奉献精神，受到社会的赞誉和欢迎，此阶段可以看成是以宗教意识为主要思想的护理最初阶段。

当时在基督教会的赞助下建立了许多医院、救济院、老人院、孤儿院等慈善机构，由女执事来护理服务对象。公元 400 年，基督教会的菲碧首先组织修女建立了护理团体来从事护理工作。随后又有一些护理团体相继成立，从而使护理组织化、社会化。其中重要的影响人物有玛塞拉、菲毕奥拉及波拉等。

3. 中世纪的护理　中世纪的护理发展主要以宗教和战争为主题。中世纪罗马帝国的分裂，欧罗巴处于群雄割据的混乱状态，同时此时欧洲由于社会、经济、宗教的发展，教会之间权力的争夺，导致战争频繁发生，疾病大肆流行，伤病者增多，不少医院应运而生，护理人员的人数大量增加。但医学和护理学的发展极为落后，医院没有明确的分科，条件简陋，管理混乱，机构设置杂乱无章。护理工作环境分为一般的医疗机构及以修道院为中心的教会式医疗机构两种。教会式医疗机构都遵循一定的护理原则，按照患者的病情轻重将其安排在不同的病房，护理的重点是改变医疗环境，包括采光、通风、空间的安排等，但对需要接近男性身体方面的工作则由社会地位低下的奴隶来完成。

中世纪后期，西欧基督教和伊斯兰教之间，为争夺圣地耶路撒冷发动十字军进行了长达 200 年的宗教战争，战争期间，十字军创建了"军护社团"，当时除了注重医疗环境的改善外，也重视护理人员的训练、护理技术的发展、在岗教育、对患者的关怀、工作的划分等。但是护理培训和实践内容很不正规，缺乏相应的护理设备，伤病员的死亡率很高。

战争之外的欧洲各国大多建立了小型的医院，这些医院多由教会控制。

4. 文艺复兴时期的护理 由于文艺复兴、宗教改革、工业革命的影响，使得文学、艺术、科学，包括医学等领域有了很大的发展和进步，涌现出一批医学科学家，如比利时的维萨留斯医师撰写了第一部人体解剖学著作，英国的威廉哈维发现了血液循环的原理，从此近代医学开始朝着科学的方向发展，并逐渐演变成一门独立的专业。

但是当时的护理工作仍然停留在中世纪的状态，宗教改革使得修女不能留在医院或其他医疗场所继续照顾患者，患者无人照顾。护理工作不再由充满爱心修女来承担，而是由一些贫困人家的妇女因生活所迫而担任。工业革命虽然促进了经济的繁荣，但同时也改变了人们的价值观，增强了人们的拜金意识，削弱了其奉献精神和自我牺牲精神，很少有人愿意参与济贫扶弱的社会福利事业，当时社会重男轻女，妇女得不到良好的教育和正规的训练，服务态度恶劣，护理事业落入了长达 200 年的黑暗时期。

直到 1576 年，法国天主教神父圣·文森保罗在巴黎成立慈善姊妹会，规定护理人员不一定是教会的神职人员，她们经过一定的培训后可以为病弱者提供护理，使得护理逐渐摆脱教会的束缚，成为一种独立的职业。

（二）近代护理的诞生

19 世纪，随着科学的发展、医学的进步等，社会对护士的需求增加，护理工作的地位有所提高，护士职责被社会认同，欧洲相继开设许多护士训练班。

1836 年德国牧师西奥多·弗里德尔在德国凯塞威尔斯城建立了女执事训练所，招收年满 18 岁、身体健康、品德优良的妇女，给予专门的护理训练。

二、护理学的发展

19 世纪后期，随着科学技术的进步，医学也得到了较大程度的发展，加上当时天花的流行以及英国殖民地以内的战争的爆发，社会对护理的需求不断地增加，护理的地位也有所提高。此时欧洲相继开设了一些护士训练班，护理的内涵有了一定的科学性。

（一）南丁格尔时期

19 世纪以前，世界各国均无护理专业，在 19 世纪中叶，弗罗伦斯·南丁格尔（Florence Nightingale）初步开展了科学的护理工作，并逐步形成和发展为护理专业，开创了现代护理学（1860 年～现在），从而使护理学进入了科学的发展轨道。这是护理学发展的一个重要转折点，也是现代护理学的开始，此期也称为南丁格尔时期。使护理专业经历了从一门技术发展到一门学科的阶段。

佛罗伦斯·南丁格尔（1820—1910），英国人，1820 年 5 月 12 日出生于意大利的佛罗伦萨，从小受到良好教育，精通英、法、德、意等多国语言。她在少女时代就表现出很深的慈爱心，乐于助人，关心和照顾邻里的患者。南丁格尔对保健卫生和护理工作有着浓厚的兴趣。当时在英国从事护理工作的除了修女以外就是迫于生计的贫困妇女，社会上有一种鄙视护士的现象。南丁格尔不顾父母的劝阻，毅然决定去做护士。1850 年，她说服父母，慕名到最好的护士培训基地——德国的开塞维慈，参加护士训练班的学习，并考察了英、法、德、意等国的护理工作。1853 年，她去法国学习护理组织工作，回国后被任命为英国伦敦妇女医院的院长，她强调新鲜的空气，舒适、安静的环境对患者身体康复的重要性，护理主要是对患者进行生活护理。

1854 ～ 1856 年英法等国与俄国爆发了克里米亚战争，在战场上浴血奋战的英国士兵由于得不到合理的救护而大批死亡，伤员的死亡率高达 42%，这种状况被新闻媒体披露后，引起了英国朝野的极大震动与舆论的哗然。南丁格尔主动带领 38 位护士自愿前往战地担任看护工作。在前线医院，她充分显示各方面能力，用 3 万英镑购置设备，改善条件和环境，调整伤病员膳食，加强营养，为他们清洗伤口，消毒物品，并继夜工作，解除士兵身心痛苦。每天夜晚提灯巡视患者，被士兵称为"提灯女神"，护理半年后伤病员的死亡率由 42% 下降到了 2.2%。她们的行为和工作成果，不仅震动了全英国，也改变了人们对护理的看法。

经过克里米亚战争的护理实践，南丁格尔更加坚信护理是一门学科，终身未婚，将自己的一生都奉献给护理事业。1907 年，南丁格尔获得英王授予的功绩勋章，成为英国历史上第一个接受这一最高荣誉的妇女，其后还发起组织国际红十字会。

南丁格尔为护理事业向正规化和科学化的方向发展奠定了基础，她所提出的护理理念是现代护理发展的基石。她认为护理是一门艺术，有其组织性、务实性及科学性。她确定了护理学的概念和护理人员的任务，提出公共卫生的护理思想，注重患者的生理及心理护理，发展了自己的护理环境学说，使护理逐渐摆脱教会的控制而成为一门独立的职业。

南丁格尔一生撰写了大量报告和论著，包括《护理札记》《医院札记》《健康护理与疾病札记》等。最著名的是《护理札记》，在札记中，南丁格尔阐明了自己的护理思想及对护理的建议，如环境、个人卫生、饮食对服务对象的影响。这本书多年来被视为各国护士必读的经典护理著作。

南丁格尔坚信护理是正规的职业，必须由接受过正规训练的护理人员担任。1860 年，南丁格尔在英国的圣托马斯医院（St. Thomas Hospital）创办了世界上第一所护士学校——南丁格尔护士训练学校（Nightingale Training School for Nurses），使护理由学徒式的教导成为正式的学校教育，为护理教育奠定了基础。

南丁格尔也创立了一整套护理制度，提出护理要采用系统化的管理模式，强调在设立医院时必须先确定相应的政策，使护理人员担负起护理患者的责任，适当授权以充分发挥每位护理人员的潜能；还要求所有的护理人员必须接受专门的培训；在护理组织的设立上要求每个医院设立护理部，并由护理部主任来管理护理工作；她提出了医院设备及环境方面的管理要求，同时强调护理伦理及人道主义护理观念，注重护理人员的培训等。

自 1860 年，欧美许多国家的南丁格尔式的护士学校如雨后春笋般出现，护理教育形成了多层次而完善的教育体制，护理向着专业化的方向发展，建立了科学的护理管理体制，临床护理分科的趋势更加明显。护理学已经由一门职业逐渐发展为一门科学和艺术相结合的专业，出现了许多研究护理现象的护理理论及护理概念模式，护理学已经发展成为一门为人类健康服务的独立应用学科。

第二节　中国护理学发展史

一、古代护理

祖国传统医学历史悠久，其特点是医、护、药不分，寓护理于医药之中，"三分治，七分养"就是对医学与护理学的关系所做出的高度概括。我国医学发展史和丰富的医学典籍及历代名医传记中，有护理技术和理论的记载，许多内容对现代护理仍有指导意义。如我国最早的一部医学经典《黄帝内经》中提到疾病与饮食调节、心理因素、环境和气候改变的关系，并提出要"扶正祛邪"，即加强自身抵抗力预防疾病，及圣人不治已病治未病的预防观点。外科鼻祖华佗通过模仿虎、鹿、熊、猿、鸟的姿势，创立了"五禽戏"，五禽戏是我国最早的具有完整功法的仿生医疗健身体操。东汉末年张仲景发明了猪胆汁灌肠术和人工呼吸等医学技术，提倡劳逸结合的养生之道。唐朝孙思邈提倡生活中应注意个人卫生，在《备急千金要方》中提出"常习不唾地""凡衣服、巾、枕不宜与人共之"等。宋代名医陈自明的《妇人大全良方》中，对孕妇产前、产后护理提供了许多宝贵资料，此外有关口腔护理的重要性和方法也有记载，如"早漱口、不若将卧而漱，去齿间所积，牙亦坚固"等。明清时期的胡正心提出用蒸汽消毒法处理传染患者的衣物，当时还流行用燃烧艾叶、喷洒雄黄酒消毒空气和环境。

二、近代护理

（一）西方护理的传入及影响

1835 年，美国传教士在广州开设了第一所西医院，两年后以短期训练班的方法培养护士。

1887 年，一名美国护士在上海成立妇孺医院，成立护士训练班。

1888 年，美国人约翰逊女士在福州开办第一所护士学校。

1895 年，在北京成立护士训练班。

1900 年以后，中国各大城市建立了许多教会医院并附设了护士学校，培养了中国最早的护士，逐渐形成了我国护理专业队伍。当时的医院环境、护理人员的服装、护理的操作规程及护士学校的教科书等都带有浓厚的西方色彩。

（二）中国近代护理的发展

1905 年在北京成立护士职业学校。

1909 年在江西牯岭成立了中华护士会。会长均由外籍护士承担。

1921 年，中国协和医学院建立了协和高等护士专科学校，是中国第一所具有本科水平的护士学校。该校招收高中毕业生，学制 3 ～ 4 年，学生毕业后可以发给"护士"文凭。自 1921 ～ 1953 年，协和高等护理专科学校为国家培养了一批高水平的护理师资和护理人才。

1922 年，国际红十字会在日内瓦开会，正式接纳中国护士会为第十一名会员国。

1924 年，由中国护士伍哲英担任中华护士会理事长；1936 年改名为中华护士学会；1964 年改名为中华护理学会。

1932 年，国民党的中央护士学校在南京成立，学制为 3 ～ 4 年，是中国的第一所正规的公立护士学校。1934 年国民党教育部成立护士教育专门委员会，将护士教育改为高级护士职业教育，护士教育遂被纳入国家正式教育系统。1936 年，卫生部开始管理人员注册事宜，要求护士学校的学生毕业后参加护士会考，会考及格者发给证书，然后经注册后领取护士证书。

1937 年，卢沟桥事变后，中国人民开始了八年抗日战争，在抗战期间延安解放区的护理人员在艰苦和简陋的环境下出色完成救治伤员的任务，很多知识分子奔赴延安开办医院并在医院培养护士。在日军占领地的许多护校被日本人接管或关闭，一些护校迁到后方继续培养人才。1941 ～ 1942 年，中华护士学会在延安成立分会。毛泽东为大会题词："护士工作有很大的政治重要性"和"尊重护士，爱护护士"。延安分会的成立推动了护理学术和护理质量的提高，促进了中国当代护理学的发展。至 1949 年，全国共建立护士学校 183 所，共有护士约 32800 人。

三、现代护理

中华人民共和国成立后，随着卫生事业的发展，我国护理工作进入了一个新的时期。在"面向工农兵、预防为主、团结中西医、卫生工作与群众运动相结合"的国家卫生工作总方针指引下，我国护理工作有了迅速的发展。

（一）护理教育

1. 多层次的学历教育　　1950 年，第一届全国卫生工作会议上，护理教育被列为中等专业教育之一，并纳入正规教育系统。

1966 ～ 1976 年"文革"期间，护理教育形成断层，全国几乎所有的护士学校均被停办，或解散或被迁往边远地区，校舍及各种教学仪器设备遭到破坏，护理教育基本停滞。

1976 年以后，尤其是党的十一届三中全会以后，护理专业再一次获得新生。1977 年以来，中华护理学会和各地分会先后恢复。1978 年后，开展了护理国际交流。1979 年，为护理工作转折点，国家卫生部颁发了两个文件"关于加强护理工作的意见"和"关于加强护理教育工作的意见"。

1980 年，由南京医学院及南京军区总医院联合开办了"文革"后第一个高级护理进修班，学制 3 年，获大专学历。同年开始进行了护理技术职称评定。

1983 年天津医学院率先开办了 5 年制护理本科专业，毕业获学士学位。其后，相继有 11 所高等院校开设了护理本科专业，学制 5 年。

1992 年、1993 年分别批准了北京医科大学、第二军医大学护理系为护理硕士学位授予点。

2004 年协和医科大学及第二军医大学分别开始招收护理博士研究生，中国已形成多层次、多渠道的护理学历教育体系。

2. 岗位和继续教育　自 1979 年以来，各医疗单位陆续对护士进行了岗位教育，教育手段主要采用邀请国内外护理专家讲课，选派护理骨干到国内先进的医院进修学习，组织编写有关材料供广大护理人员学习。

1997 年，卫生部继续教育委员会护理学组成立，标志着我国的护理学继续教育正式纳入国家规范化的管理。1997 年，中华护理学会制定了护理继续教育的规章制度及学分授予办法，使护理继续教育更加制度化、规范化和标准化。

2005 年 7 月 20 日，卫生部印发了《中国护理事业发展纲要（2005-2010）》，强调要根据临床专科护理领域的工作需要，有计划地培养临床专业化护理骨干，分步骤在重点临床专科护理领域开展专业护士培训，提高护士队伍专业技术水平。2007 年 3 月，卫生部办公厅印发了《社区护士岗位培训大纲》，结合国家大力发展社区卫生服务的有关精神，全国各地卫生厅相继组织开展了专科护士及社区护士的培训工作。

3. 护理质量管理　1950 年，各医院开始实行科主任负责制，曾一度取消了护理部，使护理质量下降，1960 年又恢复护理部对医院护理工作的管理。但在"文革"期间，又再次取消了护理部，取消了医护分工，提倡"医护一条龙"等错误做法，使护理质量下降，护理管理水平下降。

1979 年开始，卫生部加强了对护理工作的管理，1986 年卫生部召开了全国首届护理工作会议，会后公布了《关于加强护理工作领导，理顺管理体制的意见》，其中对各级医院护理部的设置作了具体而明确的规定。各级医院健全及完善了护理管理体制，由护理部负责护士的培训、调动、任免、考核、晋升及奖励等，提高了护理人员的素质，保障了护理质量。

卫生部于 1979 年在《卫生技术人员职称及晋升条例（试行）》中规定，护士的主要专业技术职称分为护士、护师、主管护师、副主任护师、主任护师五级，使护理专业具有完善的护士晋升考试制度。

1993年3月卫生部公布了《中华人民共和国护理管理办法》，该办法的实施使中国有了完善的护士注册及考试制度。1995年6月25日全国开始了首次护士执业考试，考试合格者发给执业证书方可申请注册，此后一直延续，使中国的护理管理逐步走上了标准化、法制化的管理轨道。

4. 临床护理工作方面　1950年以来，我国的临床护理工作一直受到传统医学模式的影响，提供的是以疾病为中心的护理服务。护理人员主要在医院从事护理工作，医护分工明确，护理人员为医师的助手，属于从属的地位。临床护理规范以疾病的诊断和治疗为中心而制定。1979年以后，国内外学术交流加强，医学模式发生转变，护理人员开始探讨以人的健康为中心的整体护理模式，同时护理的范围也不断扩大，护理人员开始在社区及其他的卫生机构开展护理服务。

5. 国内外学术交流及其他方面　随着改革开放的不断深入，美国、加拿大、澳大利亚、日本、泰国、新加坡等国家的护理专家纷纷来华讲学或进行学术交流。各高等院校的护理系或学院也加强了与国外护理界的学术交流及访问，国家及各地每年选派一定数量的护理人员去国外进修或攻读学位。这些国际交流缩短了我国护理与国外护理之间的差距，提高了我国的护理教育水平及护理质量。

四、护理发展趋势

（一）护理工作国际化

护理工作国际化主要是指专业目标国际化、专业标准国际化、职能范围国际化、教育国际化、管理国际化和人才流动国际化。此外还包括跨国护理援助和护理合作的日益增多。多元文化护理、外语尤其是英语，以及计算机的普遍应用将成为这一时期护理工作的主要特点。

面对国际化发展趋势，21世纪的护理人才应是具有国际意识、国际交往能力、国际竞争能力和相应知识与技能的高素质人才。

（二）护理工作市场化

随着市场经济的发展和市场竞争的日益激烈，护理工作将被推向市场，主要表现为护理人员的流动和分布将由市场供需关系来调节，护理服务的内容和范畴也将根据市场需求的变化而变化。服务第一，质量至上，充分利用一切可利用的资源，以最小的医疗成本获取护理对象康复的最大效益将成为护理专业在市场竞争中的主要立足点。目前，许多护理制度的改革，如护理人员的聘用、结构工资的推行、护士独立开业、家庭护理和社区护理的推广等都体现了护理工作市场化的特点。教育主管部门和职业院校将根据人才市场需求调整专业方向，探索和建立"订单"式教育与培训机制，力争做到办学专业与社会需求"零距离"，学习内容与岗位需要"零距离"，提高护生的综合素质和执业能力。

（三）护理实践社会化

随着人们生活水平的提高、老龄化社会步伐的加快，以及慢性疾病、不良生活方式相关疾病的增多，人们对健康的需求趋于多元化，对健康保健服务便捷化的要求日益强烈。世界卫生事业的发展趋势，已由以医疗为主转变为更加重视预防和保健，护士成为卫生保健服务的主要力量。护理人员开始走出医院，深入社区，面向社会，关注每一个体和群体的健康状况，围绕健康的生理、心理、社会三方面展开工作，为社区老人、妇女、儿童、慢性病患者等重点人群提供诸如中老年人保健、妇幼保健、青少年保健、慢性病护理、职业病防治、疾病普查、心理咨询等健康保健服务，并通过开放家庭病床、满足院外患者的基本治疗和护理需求，促进"小病进社区，大病去医院"新的诊疗模式的实现。护理的职能从单纯的护理患者延伸到预防疾病、维持健康等更广阔的领域。这对护理人员来说，既是时代的挑战，也是护理专业本身发展的需要。

（四）护理技术精细化

随着现代化科学技术在护理工作中的应用，护理学逐渐向微细、快速、精细和高效能发展，也进一步促进了临床护理向现代化方向迈进。护理岗位的知识技术含量大大增加，如各种电子监护仪的使用、ICU 的发展等，使护理工作能及时、准确地为疾病的诊断、治疗提供依据。

（五）护理人员高学历化

随着科学技术的发展，越来越多的新理论、新知识、新技术运用于护理领域，大大丰富了护理学的内容，加速了护理事业的发展。时代要求护理人员无论在知识上、技术上还是个人修养上都应具有更高的素质，如处理复杂临床问题的能力、健康指导能力、与人有效合作的能力、与人沟通的能力、独立分析和解决问题的能力、评判性思维能力、获得信息和自学的能力及一定的科研能力等。

（六）护理健康教育普及化

健康教育是通过有计划、有组织、有系统的教育活动，促进人们自觉地采用利于健康的行为，消除或降低危险因素，降低发病率、伤残率和死亡率，提高生活质量，并对教育效果做出评价。其目的是减少或消除影响健康的危险因素，预防疾病，促进健康，提高生活质量。在国外，近几十年来，健康教育被认为是卫生保健不可或缺的一个方面而受到高度重视，并得到快速发展。许多发达国家将健康教育作为护士的一项基本职业要求。健康教育在我国应用的历史虽不长，但随着社区卫生服务的不断扩大，护士在健康教育中将发挥更重要的作用。

（七）护理管理法制化

随着医疗护理服务法律和法规的健全，人们具有更多的监督医疗护理实践的意识和能力，护理工作将更多地受到法律的保障和监督。国家颁布了《护士条例》，以立法的形式明确了各级卫生行政部门、医疗机构在护理管理方面的责任，从法律角度保护了护士的合法权益，完善了护士执业制度，规范了护士执业行为，从而保障人民群众的健康和生命安全。

（八）护理科研突出专业化

科研是促进学科持续发展的措施和动力。现代护理研究正朝着四个方向发展：从单纯的医院内临床护理向医院外社区护理方向发展；从单纯的疾病观察和护理向预防保健方向发展；从单纯的生理、病理角度护理向心理护理和康复护理方向发展；从单纯的疾病和患者护理向患者整体护理和健康人护理的方向发展。

（九）中国护理特色化

随着全球范围"中医热"的广泛兴起，中医护理将引起各国护理界的高度重视。为此，中医护理将结合脏腑、经络、阴阳五行学说，将中医理论和技术融入现代护理之中，对护理对象进行辨证施护，探索具有中国特色的护理理论和技术方法，在基础护理中体现中医特色，使中医护理为人类健康做出贡献。

第三节　护理学的任务、范畴及工作方式

随着护理学科的发展，护理对象发生了变化，护理工作的范畴也从对疾病的护理扩展到生命的全过程，促使护理学的任务、范畴及工作方式发生了深刻的变化。世界卫生组织在1978年指出："护士的唯一任务是帮助患者恢复健康，帮助健康人促进健康。"

一、护理学的任务

1. 促进健康　护理人员通过卫生宣教、护理实践活动教育人们对自己的健康负责，帮助人们获取在维持或增进健康个体时所需要的知识及资源，形成健康的生活方式，帮助人们维持最佳健康水平或健康状态。

2. 预防疾病　预防疾病就是采取积极的行动控制不良行为和危险因素，以预防疾病的发生。例如，为新生儿进行卡介苗的接种预防结核病的发生。

3. 恢复健康　恢复健康是帮助人们在患病或出现影响健康的问题后，改善其健康状况。例如，协助残障者参与他们力所能及的活动，使他们从活动中得到锻炼和自信，恢复健康。

4. 减轻痛苦　减轻痛苦是护理人员从事护理工作的基本职责和任务。通过学习护理学

基础和各专科知识，掌握及运用知识和技能于临床护理实践，帮助个体和人群减轻身心痛苦，提高生活质量。例如，对癌症晚期患者进行疼痛的管理，帮助患者减轻疼痛。

二、护理学的范畴

（一）理论范畴

1. **护理学研究对象** 护理学的主要研究目标是人类健康，服务对象不仅包括患者，也包括健康人。

2. **护理学与社会发展的关系** 主要研究护理学在社会中的作用、地位和价值，研究社会对护理学的影响及社会发展对护理学的要求等。例如：由于社会老龄化进程的加速、慢性患者增加，《中国老龄事业发展"十二五"规划》指出，加强老年病医院、护理院、老年康复医院和综合医院老年病科建设，有条件的三级综合医院应设立老年病科。

3. **护理学理论体系** 护理学理论体系是指导护理专业实践的基础。护理学理论用科学的方法描述和解释护理现象，从科学角度诠释了护理工作的性质，阐述护理知识的范围和体系，确立护理理念和价值观，指导护理专业的发展方向。

4. **护理分支学科和交叉学科** 包括基础护理学、内科护理学、外科护理学、妇产科护理学、儿科护理学、急救护理学、社区护理学、老年护理学等分支学科以及护理管理学、护理教育学、护理美学、护理心理学、护理伦理学等交叉学科。

（二）实践范畴

1. **临床护理** 护理服务对象是患者。护理内容包括基础护理和专科护理。基础护理是临床各专科护理的基础。其应用护理学的基本理论知识、基本实践技能和基本态度方法，满足患者的基本需要。专科护理结合临床专科特点、诊疗要求进行整体护理。

2. **社区护理** 以临床护理的理论、技能为基础，根据社区的特点，对社区范围内的居民及社会群体开展疾病预防，服务对象是个人家庭和社区，护士走出医院，走向社会和家庭，开展预防保健、家庭护理、健康教育等。如妇幼保健、家庭护理、预防接种、卫生宣传、健康教育及防疫灭菌等工作。以帮助人们建立良好的生活方式，促进全民健康水平的提高。

3. **护理管理** 运用现代管理学理论和方法，对护理工作的诸要素——人、财、物、时间、信息等进行科学的计划、组织、指挥、协调、控制等，主要包括医院和病区的护理组织管理和技术管理。通过系统化的管理，以确保护理工作正确、及时、安全、有效地开展，为护理对象提供完善、优质的服务，提高护理工作的效率，提高护理工作质量。

4. **护理研究** 运用观察、科学实验、调查分析等方法揭示护理学内在规律，促进护理理论、知识、技能和管理模式的更新和发展，包括护理理论、护理新技术和新方法的科学研究等。

5. **护理教育** 包括基础护理教育、毕业后护理教育和继续护理教育。基础护理教育分为中专、大专和本科教育。毕业后护理教育包括岗位培训教育和研究生教育。继续护理教育是对从事护理实践的人员提供的一种终身的在职教育。

三、护理工作方式

（一）个案护理

由专人负责实施个体化护理，即由一名护理人员负责一位患者全部护理的护理工作方式。适用于抢救患者或某些特殊患者，也适用于临床教学。

该工作方式护士责任明确，可对患者实施全面周到的管理，满足其各种需要，可体现护士的才能，满足护士的成就感，但是耗费人力，护士只能做到在班护理。

（二）功能制护理

以工作为导向，按工作内容分配护理工作，护理人员各司其职，是一种流水作业的工作方法，护士分工明确，易于组织管理，节省人力。但工作机械，护士容易倦怠，缺少与患者的交流机会，较少考虑患者的心理社会需求，忽视了人的整体性，护士较难掌握患者的全面情况，从而使患者对护士的工作满意度降低。

（三）小组制护理

以小组形式（3～5位护士）对一组患者（10～20位）进行整体护理。组长制订护理计划和措施，小组成员共同合作完成患者的护理。这种护理方式能发挥各级护理人员的优势和作用，小组成员间协调合作、相互沟通，利于形成良好的工作气氛，较好地了解患者的需要，弥补了功能制护理的不足。但护士个人责任感相对减弱。小组成员之间需要花费较多的时间去交流，可能因沟通不良影响护理工作，护理工作质量受到小组长的能力、水平和经验等的影响。

（四）责任制护理

由责任护士和辅助护士按护理程序对患者进行全面、系统和连续的整体护理。其结构是以患者为中心，要求从患者入院到出院均由责任护士对患者实行 8 小时在岗，24 小时负责制。由责任护士评估患者情况、制订护理计划和实施护理措施。这种工作方式护士的责任明确，责任感强，能全面地了解患者情况。但是对患者 24 小时负责难以实现，不能真正做到连续性的整体护理。同时对责任护士的要求较高，因而给责任护士带来一定的压力，同时护理工作的质量受到责任护士的影响较大，文字记录任务较多，所需人力、物力多，费用高。

（五）综合护理

综合护理以护理程序为核心，将临床护理与护理管理的各个环节系统化，其特点是建立指导护理实践的护理哲理，在护士的职责与评价、标准化的护理计划、患者教育计划、出院计划、各种护理表格的填写、护理质量的控制等方面都以护理程序为框架，环环相扣，整体协调一致，以确保护理服务的水平及质量。它融合了责任制护理及小组护理的优点。综合护理是一种通过最有效地利用人力资源，使具有不同经验、能力、学历层次的护理工作者在工作中得到合理的使用。为护理的个人发展提供了空间，最恰当地选择并综合应用上述几种工作方式，为服务对象提供既节约成本，又高效率、全面、系统、连续的整体护理。

复习思考

一、单项选择题

1. 护理学是一门生命科学中（　　　）

　　A. 综合自然及人文科学的技术性学科

　　B. 综合自然、社会的研究性学科

　　C. 综合社会及人文科学的边缘学科

　　D. 综合自然、社会及人文科学的应用学科

　　E. 综合自然、社会及人文科学的医疗辅助学科

2. 护理艺术、技能及行为方面的知识称为（　　　）

　　A. 个人知识　　　　　　B. 美学知识　　　　　　C. 行为知识

　　D. 伦理学知识　　　　　E. 科学知识

3. 自 1964 年以来，中国护理界群众性团体称为（　　　）

　　A. 中国护士会　　　　　B. 中华护士学会　　　　C 中华护理学会

　　D. 中国护理学　　　　　E. 中华护士会

4. 5 月 12 日国际护士节命名根据是（　　　）

　　A. 南丁格尔的生日

　　B. 南丁格尔所建立的第一所护士学校的日期

　　C. 南丁格尔逝世的日期

　　D. 南丁格尔受国际护士会奖励的日期

　　E. 南丁格尔受英国政府奖励的日期

5. 下列哪一项不属于以健康为中心阶段的护理特点（　　　）

　　A. 护理模式转变

　　B. 护理理论指导护理实践

　　C. 服务场所从医院扩展到了社区、家庭及各种机构

D. 护理的服务对象为所有年龄段的健康人及患者

E. 护理从属于医疗

6. 全国开始首次护士执业考试的时间是（　　　）

A. 1994 年 6 月 25 日

B. 1995 年 6 月 25 日

C. 1996 年 6 月 25 日

D. 1995 年 12 月 25 日

E. 1996 年 12 月 25 日

二、简答题

1. 南丁格尔对护理学的主要贡献是什么？

2. 试述护理的工作方式及特点。

扫一扫，知答案

扫一扫，看课件

护理学的基本概念

【学习目标】

1. 掌握护理学的基本概念、整体护理的概念。
2. 熟悉整体护理的内涵、意义、整体护理的实施。

　　护理（nursing）一词原意是哺育、照顾幼儿，包含有保护、养育、供给营养等。因为从原始社会时多有母亲或其他的妇女担任护理儿童的工作，这种照顾方式以后扩展到对老人或患者的照顾。护理学是健康学科中一门独立的应用学科，以自然科学和社会科学为基础，研究如何提高及维护人类身心健康的护理理论、知识和发展规律。随着社会的不断发展进步，人们对健康和护理的要求也越来越高，这些发展和变化将对护理工作提出新的更高更复杂的要求，护理学的概念也会不断地完善和发展。

第一节　基本概念

一、人

（一）人是一个统一的整体

　　1. 整体的概念　　整体是指按照一定方式、目的有秩序排列的各个个体（要素）的有机集合体。整体的概念强调：组成整体的各要素相互作用、相互影响，任何一个要素发生了变化，都将引发其他要素的相应变化。另外，整体所产生的行为结果大于各要素单独行为的简单相加。整体中各要素功能的正常发挥，都有助于其整体功能的发挥，从而全面提高整体的功效。

2. 人的统一整体　人的生理、心理、社会等方面相互作用，相互影响，其中任何一方的功能变化均可在一定程度上引起其他方面功能的变化；人体的正常运转，又能有力地促进人体整体功能的最大发挥，从而使人获得最佳的健康状态。

3. 护理中人的范围　随着护理学科的发展，护理的服务范畴与服务内容都在不断地深化和扩展，护理的服务对象也从单纯的患者扩大到健康的人。由于人是家庭的组成部分，而家庭又是社会的组成部分，因此从这种意义上来看，护理中的人包括个人、家庭、社区和社会四个层面。护理的最终目标不仅是维持和促进个人高水平的健康，而且更重要的应是面向家庭、面向社区，最终提高整个人类社会的健康水平。

4. 人是开放系统　系统分为开放系统和密闭系统。开放系统是指不断地与其周围环境相互作用，进行物质、能量和信息交换的系统；闭合系统是指不与周围环境相互作用的系统。人作为自然系统中的一个子系统，他总在不断地与周围环境进行着物质、能量和信息的交换。

人的基本目标是保持机体的平衡，这种平衡包括机体内部各子系统间的平衡以及机体与环境（包括内环境和外环境）间的平衡。

护理的主要功能是帮助个体调整其内环境，去适应外环境的不断变化，以获得并维持身心的平衡（即健康状态）。强调人是个开放系统，在进行护理时若想维持机体的平衡，不能只关心机体各系统或器官功能的协调平衡，同时还应注意环境中的其他人、家庭、社区甚至更大的群体对机体的影响，只有这样，才能使人的整体功能更好地发挥和运转。

（二）人的基本需要

人有自己的基本需要。人从出生到衰老死亡要经过不同的生长发育阶段，而在生命过程的各个发展阶段又具有不同的基本需要。当基本需要得不到满足时，就会出现机体的失衡，从而影响身心健康，甚至威胁生命。

1. 生理方面　人有维持生存所必需的呼吸、循环、进食、休息、睡眠、排泄等需要。

2. 社会方面　人有自我意识和群体意识，有与人沟通、交流、思维、感知、被尊重、被认同及实现人的价值等需要。

著名的心理学家马斯洛（Abraham Maslow）将人的基本需要总结为生理需要、安全需要、爱与归属需要、尊重需要和自我实现需要五个方面（详见第三章）。护理是一个帮助人、为人的健康服务的专业，护理的功能就是帮助护理对象满足他们的基本需要，维持或恢复身心健康，达到促进健康、预防疾病的目的。

（三）人的成长与发展

护理服务的对象是各年龄组的人，因此，护士必须对人生命全过程的成长与发展有所了解，以便有效地判断是否出现了异常，从而为我们日常工作的主观观察和判断提供标准和依据。

1. 成长与发展的定义　成长指个体在生理方面的量性增长。常用的可测量性生长指标有：身高、体重、年龄。

发展是个体随着年龄的增长及与环境间的互动而产生的身心变化过程，发展中包含有成长方面的内容。

狭义的成熟指生理上的成长与发展潜能得以充分发挥的过程。广义的成熟包含有心理社会方面的内容，即个体不仅获得了生理方面的全面发展，还表现出许多成熟的行为。

2. 成长与发展的内容

（1）生理方面：指身体的发育和各部分功能的发展。

（2）认知方面：指智能、知识、理解能力，包括感知、判断、推理、记忆、思考与想象能力的发展。

（3）社会方面：指个体与他人的相互作用和相互影响方面的发展。

（4）情感方面：指感觉和主观的经验，如喜、怒、哀、乐等内心体验与表现的发展。

（5）精神方面：指个体对生命的意义和生存价值认识方面的发展。

（6）道德方面：指个体信仰及是非观方面的发展。

3. 影响成长和发展的因素

影响成长和发展的因素包括家庭因素、环境因素，其中环境因素又包括家庭、学校等，还有宗教、文化、社会、学习及生活经验等因素，均影响个体的成长与发展。

（四）人的自我概念

1. 自我概念的定义　是指一个人对自己的看法，即个人对自己的认同感。自我概念的产生不是与生俱来的，综合其他人对自己的看法、自身的自我觉察和自我认识两方面而形成的。

2. 自我概念的组成

（1）身体心像：是指个人对自己身体的感觉和看法。个体是通过认识自己的外表、身体结构和身体功能形成对身体心像的内在概念的。

（2）角色表现：角色是对一个人在特定社会系统中一个特定位置的行为要求和行为期待。如果个人因能力有限或对角色要求不明确等原因而不能很好地完成角色所规定的义务时，挫折与不适感便油然而生，其结果便是负向的自我概念。

（3）自我特征：是个人对有关其个体性与独特性的认识。如：姓名、性别、年龄、种族、职业、婚姻状况、教育背景、信念、价值观、性格、兴趣等。自我特征以区别个人和他人为目的。

（4）自尊：指个人对自我的评价。若个人的行为表现达到了别人所期望的水平，受到了家人或对其有重要影响的人的肯定和重视，其自尊自然会提高。

良好自我概念会影响个人的思想和行为，影响个人的抉择，影响别人对自己的看法，影响个人面对各种变革时的应变能力。

二、环境

环境为我们每个人所熟悉。护理理论家罗伊认为，环境是"围绕和影响个人或集体行为与发展的所有因素的总和"；韩德森认为，环境是"影响机体生命与发展的所有外在因素的总称"。所有有生命的机体的环境又分为内环境和外环境。

（一）内环境

大量研究表明：人体是在无意识状态下，以自我调节的方式，靠机体的各种调节机制，如神经系统和内分泌系统的功能，来控制和维持一种动态的相对稳定状态。

（二）外环境

人的外环境可分为生态环境和人文社会环境。此外，与护理专业相关的环境还包括治疗性环境。

1. 生态环境（自然环境）　指存在于人类周围自然界中各种因素的总称，它是人类及其他一切生物赖以生存和发展的物质基础。包括物理环境，如空气、水、阳光、土壤等。以及生物环境，如动物、植物、微生物等。

2. 人文社会环境　是人们为了提高物质和文化生活而创造的环境。此环境中危害健康的因素包括人口过度增加、文化教育落后、人际关系不协调、缺乏科学管理、医疗保健服务体系不完善等。

3. 治疗性环境　是专业人员在以治疗为目的的前提下创造的一个适合患者恢复身心健康的环境，影响患者疾病恢复的进程和程度。主要考虑安全、舒适两方面的因素。

（三）环境与人类健康的关系

人类与环境相互依存，相互影响。人类的健康与环境息息相关，一方面，人类通过自身的应对机制在不断适应环境，通过征服自然与改善自然来不断地改善和改变自己的生存环境；另一方面，环境质量的优劣又不断地影响着人们的健康。因此要求人在改造自然的同时，要有环境保护意识，使人类与环境相互协调，使环境向有利于人类健康的方向发展。

三、健康

健康与疾病是医学科学中两个最基本的概念，是人类生命活动的本质及质量的一种反映。护理是为个人、家庭和各种社会团体提供保健服务的专业，其主要宗旨是帮助人们预防疾病，恢复、维持和促进健康，从而使每个人都尽可能地保持在最佳的健康状态。因此，护理人员必须了解健康与疾病的概念和理论，以便于为服务对象提供因人而异的整体护理。

（一）健康的概念

健康是一个复杂、多维、综合性且不断变化的概念。其意义相当广泛，且涵盖不同的层面。对健康的理解也受个人年龄、教育程度、生理状态、自我照顾能力、社会阶层、风俗习惯、价值观及科技发展等因素的影响。

世界卫生组织在 1946 年将健康定义为："健康不但是没有疾病和身体缺陷，还要有完整的生理、心理状态和良好的社会适应能力。"1978 年，WHO 又在《阿拉木图宣言》中重申："健康不仅是疾病与体弱的匿迹，而且是身心健康和社会幸福的完美状态。"再次提出了"健康是基本人权，达到尽可能的健康水平是世界范围内的一项重要的社会性目标"。

WHO 的健康定义不仅是对医学而言，而是世界上每一个国家、每一个社会都应努力为之奋斗的目标。每一个国家、每一个社会都应奋力，使每个人处于身体上、精神上和社会上的安宁状态。WHO 是从社会学角度给健康下定义的，这个定义从现代医学模式出发，既考虑了人的自然属性，又侧重于人的社会属性，把人看成既是生物的人，又是心理的人、社会的人。就人的个体而言，躯体健康是生理基础，心理健康是促进躯体健康的必要条件，而良好的社会适应性则是可以有效地调整和平衡人与自然、社会环境之间复杂多变的关系，使人处于最为理想的健康状态。就人的群体而言，WHO 又提出"道德健康"的概念，强调从社会公共道德出发，维护人类的健康，要求生活在社会中的每一个人不仅要为自己的健康承担责任，而且也要对他人的群体健康承担社会公德。可见，WHO 的健康定义把健康的内涵扩展到了一个新的认识境界，对健康认识的深化起到了积极的指导作用。

WHO 的健康定义是目前最有影响和最受重视的健康定义，这一定义一直都在被社会医学工作者及临床工作者广泛地引用和运用。可以说，具有权威性的 WHO 对健康的定义，概括了当代的思潮和流向。

整体观的健康概念是从生理、社会心理、精神及人与环境的和谐作用等几个方面来评价健康，并从动态的角度认识健康的。整体的健康观认为：健康不仅仅是没有疾病或感到不适，而是一个人努力适应外界环境的变化以保证自己的生理、社会心理及精神处于平衡状态的动态过程。

（二）健康的模式

1.健康－疾病连续相模式

（1）定义：健康－疾病连续相是指健康与疾病为一种连续的过程，处于一条连线上，其活动范围可以从濒临死亡至最佳的健康状态。在健康－疾病连续相模式中，健康是指人在不断适应内外环境变化过程中所维持的生理、心理、精神、文化及社会等方面的动态平衡状态；疾病则指人的某方面功能较之于以前的状况处于失常的状态。

（2）特点：任何人在任何时候的健康状况都会在这一连续相两端之间的某一点上占据

一个位置，而且这个位置时刻都在动态变化之中；连续相上的任何一点都是个体身、心、社会诸方面功能的综合表现，而非单纯的生理上无疾病；护士的职责是帮助服务对象明确其在健康－疾病连续相上所占的位置，并协助其采取措施从而尽可能达到健康的良好状态。

2. 最佳健康模式　此模式由邓恩（H.L.Dunn）于1961年提出，他认为：健康仅仅是"一种没有病的相对稳定状态，在这种状态下，人和环境协调一致，表现出相对的恒定现象"。而人应设法达到最佳健康水平。最佳健康模式更多地强调促进健康和预防疾病的保健活动，而非单纯的治疗活动。因此，护士应帮助其服务对象进行有利于发挥机体最大功能和发展潜能的活动，从而帮助其实现最佳健康。

（三）影响健康的因素

人们生活在自然和社会环境中，其健康自然要受到多种复杂因素的影响。概括起来，影响健康的主要因素有三种：生物因素、心理因素和环境因素。

1. 生物因素　生物因素主要包括两大类：一类是生物性致病因素，即由病原微生物引起的传染病、寄生虫病和感染性疾病。另一类是生物遗传因素导致的人体发育畸形、代谢障碍、内分泌失调和免疫功能异常。此外，影响人类健康的生物学因素还有年龄、性别、生长发育和代谢等。生物因素是影响人类健康的主要因素。

（1）病原微生物因素：病原微生物对人类健康的危害已经众所周知。在一些发展中国家，病原微生物的危害依然存在，甚至有些国家和地区还相当严重。另外，病毒、细菌对抗生素的耐药性已经成为全球性的问题，即使是一些很简单的感染，有时也很难找到有效的治愈方法。

（2）生物遗传因素：生物遗传因素对健康的影响也极为重要。人类的染色体决定人的性别，产生与亲代的相似性，人类的染色体还带有各种各样的显性或隐性基因，可造成染色体遗传性疾病，如糖尿病和血友病；此外某些疾病有较大的家族遗传倾向，如肿瘤、心血管疾病等。最后，遗传因素有时可以增加某些疾病发生的危险性，如糖尿病、心脏病、精神病和癌症等。

（3）其他因素：如年龄、性别、生长发育和代谢等。

2. 环境因素　环境是人类赖以生存和发展的社会和物质条件的总和。人类是在不断变化的环境中生存和发展的。通常情况下，人类依赖环境而生存，但环境中也存在着大量危害人类健康的因素。环境因素对健康的影响非常大，几乎所有的疾病，或者说人类的健康问题都或多或少地与环境因素有关。环境因素包括自然环境和社会环境。

（1）自然环境因素：如空气污染（一氧化碳、二氧化碳）、气候（空气的温湿度、气流和气压的变化）、水污染、土壤污染、辐射、噪声等。

（2）社会环境因素：社会环境包括经济、文化、教育、风俗习惯、职业、社交、婚姻、家庭及福利等多个方面。社会环境因素与人的健康有密切的关系。一般说来，与健康有关的社会环境因素主要有：

①社会政治经济制度：包括立法和社会支持系统、全社会资源分配、就业和劳动制度、劳动强度等。在众多社会因素中，经济因素对健康起着关键性的作用。经济因素通过与健康有关的其他社会因素，如工作条件、生活条件、营养条件和卫生保健服务设施等直接影响人们的健康。社会文化系统：包括教育制度、人们的文化素质、受教育程度、家庭和邻里的影响，也包括文化娱乐场所，新闻、出版、影视等大众媒介，风俗习惯和宗教信仰，以及各种社会潮流的影响。

②生活方式：生活方式指的是人们长期受一定文化、民族、经济、社会、风俗、规范，特别是家庭影响而形成的一系列生活习惯、生活制度和生活意识，这些都会影响个人的健康状态。如不良的饮食习惯、吸烟、酗酒、吸毒、药物依赖、体育锻炼和体力活动过少、生活工作紧张、娱乐活动安排不当、家庭结构异常等，都可能导致诸如营养不良、过度肥胖、酒精中毒、药物依赖、自杀、高血压、心肌梗死、消化性溃疡等疾病。

3. 心理因素　心理因素主要是通过对情绪和情感发挥作用而影响人的健康的。人的心理活动是在生理活动的基础上产生的。反过来，人的情绪和情感又通过其对神经系统的影响而对人体组织器官的生理和生化功能产生影响。

情绪对健康的影响分两个方面：积极的情绪可以增进健康、延缓衰老；消极的情绪可以损害健康，导致疾病。即心理因素可以致病，也可以治病。中医学自古以来就十分重视心理因素对健康的影响。《黄帝内经》中提到"怒伤肝""喜伤心""思伤脾""忧伤肺""恐伤肾"，认为人的情绪不稳定甚至紊乱可能引起各种不同的疾病。大量的临床实践也证明，不良的心理活动使人体对几乎所有的躯体疾病都有较高的易感性。如焦虑、恐惧、忧郁、怨恨等情绪因素可以引起人体各系统的机能失调，从而导致失眠、心动过速、血压升高、食欲下降和月经失调等症状。

四、护理

（一）护理的概念

南丁格尔认为，护理是将患者安置在有利于机体起作用的最佳状态的一种非治疗性活动。韩德森认为，护士的独特功能是协助患病的或健康的人，实施有利于健康、健康的恢复或安详死亡等活动；这些活动，在个人拥有体力、意愿与知识时，是可以独立完成的，护理也就是协助个人尽早不必依靠他人来执行这些活动。

美国护士协会（ANA）在1980年提出："每个人对自身存在的或潜在的健康问题，必须有一定的表现和反应，对这种反应的诊断和治疗即称为护理。"

国际护士协会（ICN）将护理定义为：护理是健康照顾系统中不可缺少的一部分，包括促进健康，预防疾病，以及在各种健康照顾机构和其他的社区中，照顾各种身体、心理有病及身体残疾等不同年龄层的人，在这个广大的健康照顾体系中，护理人员特别关心的是个人、家庭及团体对于现存的或潜在健康问题的反应；这些反应的范围广阔，小自个人恢复健康的反应，大至发展促进民众长期健康政策的反应。

（二）护理的基本内涵

1. 照顾　是护理永恒的主题，是护理的核心。护理是为服务对象提供服务。

2. 人道　护士是人道主义忠实的执行者。在护理工作中提倡人道，首先要求护理人员尊重个体，注重人性，视每一位服务对象为具有人性特征的个体，为具有各种需求的人。提倡人道，也要求护理人员对待服务对象一视同仁，不分高低贵贱，积极救死扶伤，为人们的健康服务。

3. 帮助性关系　帮助性关系是护士用来与服务对象互动以促进健康的手段。护理人员以自己特有的专业知识、技能与技巧提供帮助与服务，满足其特定的需求，与服务对象建立良好的帮助性关系。护士在帮助患者的同时也从不同的患者那里深化了自己所学的知识，积累了工作经验，因此，这种帮助性关系其实也是双向的。

（三）护理概念的演变过程

自1860年，欧美许多国家的南丁格尔式的护士学校如雨后春笋般出现，护理教育形成了多层次而完善的教育体制，护理向着专业化的方向发展，建立了科学的护理管理体制，临床护理分科的趋势更加明显。从护理学的实践和理论研究来看，现代护理学的发展经历了以疾病为中心、以患者为中心、以人的健康为中心的三个护理阶段。

以疾病为中心的阶段（19世纪60年代～20世纪40年代），此阶段人们对健康的认识十分局限，认为没有疾病就是健康。医疗活动的重点是治疗疾病，护理的工作重点是协助医生治疗、护理住院患者，忽视了人的整体性，忽略了社会和心理因素对人的健康和疾病的影响。

以患者为中心的阶段（20世纪40年代～70年代），二战以来，随着科学技术的发展和社会的进步，人们开始重视社会心理因素及生活方式对健康和疾病的影响，护理学的性质、任务发生了重大的变化，逐步形成了护理学的知识体系以作为专业的理论基础，应用护理程序对患者实施整体护理。

以人的健康为中心的阶段（20世纪70年代后～至今），1977年美国罗彻斯特大学的恩格尔教授提出了"生物－心理－社会"医学模式。医学模式的转变带动了护理模式的转变，要求护士在为人提供护理时应将服务对象看成是一个具有生理和社会心理需要的整体。护理工作的任务从对患者的护理扩大到对人生命全过程的护理，工作对象也从个体扩展到社会群体，护理工作场所也从医院扩展到家庭和社区。护理学已经由一门职业逐渐发展成为一门科学和艺术相结合的专业，出现了许多研究护理现象的护理理论及护理概念模式，护理学已经发展成为一门为人类健康服务的独立应用学科。

（四）人、环境、健康和护理的关系

护理学的这四个基本概念之间相互联系，相互作用。护理的对象是人，人的健康受环境的影响。护理的任务是改善环境、提高人对环境的适应能力来帮助人促进健康、预防疾病、恢复健康、减轻痛苦。

第二节 整体护理

一、整体护理的概念

整体护理的思想是护理学的基本概念框架之一，它始终贯穿于研究和发展护理理论和相关护理概念的过程中。也是我们解决复杂健康问题的指导思想。

整体护理是一种新兴的护理工作模式，护士除了应加强对患者自身的关注外，还需要把注意力放到患者所处的环境、心理状态、物理因素等对疾病康复的影响因素上。

整体护理是以现代护理观为指导，以护理程序为核心，将临床护理和护理管理的各个环节系统化的工作模式。整体护理是一种护理行为的指导思想，是以人为中心，以现代护理观为指导，以护理程序为基础框架，并且把护理程序系统化地运用到临床护理和护理管理中去的指导思想。整体护理的目标是根据人的生理、心理、社会、文化、精神等多方面的需要，提供适合人的最佳护理。

整体护理强调以现代护理观为指导。现代护理观是建立在现代医学模式基础之上的，同时也是现代护理实践活动在人们头脑中的反映。所谓现代护理观，简而言之，就是人们对现代护理的总认识。

二、整体护理观的内涵

1. 人是由身心、社会、文化各方面组成的，其健康也受到各种因素影响，整体护理要面向整体的人。护士在照顾患者时，应注意满足其生理、心理及社会等方面的整体需要。

2. 人的一切均需要护理，护士要关心人的生命过程的整体。护理应服务于人类生命的全过程，针对个体所处的生命不同阶段，给予相应的照顾和健康指导。

3. 护理是连续的，护士不仅当人生病时给予照顾，而且要关心其康复、自理，达到个人健康最佳水平。

4. 人是生活在社会中的，通过整体护理促使护理从个人向家庭、社区延伸。护理应逐步从个人延伸到家庭或社区，达到促进全民健康的目的。

三、整体护理的意义

1. 充实和改变了护理研究的方向和内容　整体护理在注重疾病护理的同时，更注重人的研究。因此，护理中充实了许多有关人的心理、社会、行为、伦理、道德等方面的内容。

2. 拓宽了护理的服务范围，改变了护士的传统形象　实施整体护理，护士不仅关心患者生理方面的问题，还要照顾到与生理问题有关的心理、社会问题，因此其服务范围由单纯的疾病护理拓宽到了以"人"为中心的对身、心、社会等方面实施全方位的护理。在这个过程中，护士不仅需要作为健康服务的照顾者，而且还需要成为有关健康的教育者、管理者和研究者。

3. 有助于建立新型的医护关系和护患关系　在以患者为中心的整体护理实践中，护士不再仅是医生的助手，同时还与医生一道，相互合作、相互补充，形成新型的合作伙伴关系。患者是护理服务的核心，其思想、行为与感受、情绪等都会受到护理人员的重视，因此护患关系得以加强。

4. 提出了新型护理管理观　整体护理的开展，要求护理管理者也同样应具有以患者为中心的思想，一切管理手段与管理行为均应以增进和恢复患者健康为目的。因此，一些传统的护理管理观念必须加以改进。

5. 改变了护理教育的课程设置　整体护理的事实，要求护士不仅能针对疾病有护理的能力，而且应有丰富的人文、社会科学知识与沟通交流技巧等。为了培养合格的护理人才，护理教育的课程设置也相应进行了调整，改变单纯重视医疗与疾病护理模式，增加了有关人的心理、行为、人际交往及环境、社会学方面的内容。

四、整体护理实施

（一）生活护理

住院患者对医院的环境、生活习惯、相关制度、饮食条件等难免会感到陌生、不适应，加上患者得病后生活自理能力下降，甚至不能自理，大多数患者会产生紧张焦虑的情绪，因此护理人员做好晨间护理，为患者建立良好的生活起居习惯，使患者整洁、舒适、促进机体血液循环，预防并发症，并同时注意观察病情，及时掌握病情变化，必要时做好记录，为诊断、治疗、制订护理计划、提高护理质量提供科学依据。做好清洁卫生，包括为患者淋浴、皮肤护理、协助大小便及其他个人卫生。

（二）环境护理

环境是人类生存的条件，也可以是导致疾病的因素，它包括生物环境、物理环境和心理社会环境。安全舒适的环境，可解除患者生理和心理的紧张，使患者身心松弛，愉快接受治疗与护理，以期达到健康的目的。环境护理则要做好保洁工作，再者要改善环境设施，给患者一个整洁、安静、安全、舒适的环境。

（三）心理护理

护理人员通过语言、表情、态度、姿势、行为的影响和环境的调节，对患者进行启发、开导、鼓励或暗示，达到调节患者情绪、改善其心理状态的作用，帮助患者树立战胜疾病的信心。

（四）饮食护理

饮食护理是在中医基础理论指导下，根据患者病情需要，给予适宜的饮食，达到治疗疾病或防病健身的一种方法。饮食是人体生命活动必不可少的物质基础。中医学十分重视饮食与人体健康的关系，认为科学的食谱和良好的饮食习惯，是健康长寿的关键之一。而对于患病之人，饮食的调护更是疾病治疗中必不可少的辅助措施。

复习思考

一、单项选择题

1. 下列哪一项是影响健康的主要因素（　　　）

　　A. 心理因素　　　　　　　B. 生物因素　　　　　　　C. 环境因素

　　D. 社会因素　　　　　　　E. 文化因素

2. 因过度悲哀引起的失眠、血压升高属于哪种影响健康的因素所致（　　　）

　　A. 生物因素　　　　　　　B. 心理因素　　　　　　　C. 物理因素

　　D. 经济因素　　　　　　　E. 文化因素

3. 人们重视心理 - 社会因素对健康与疾病的影响开始于（　　　）

　　A. 以疾病为中心的阶段　　　　　　　B. 以患者为中心的阶段

　　C. 以人的健康为中心的阶段　　　　　D. 以心理卫生为中心的阶段

　　E. 以上都不对

4. 护理理论的框架是（　　　）

　　A. 人、健康、环境和护理　　　　　　B. 人、健康、疾病和护理

　　C. 人、健康、家庭和护理　　　　　　D. 人、健康、关爱和护理

　　E. 患者、健康、环境和护理

5. 护理四个基本概念的核心是（　　　）

　　A. 人　　　　　　　　　　B. 环境　　　　　　　　　C. 健康

　　D. 疾病　　　　　　　　　E. 护理

6. 对健康的认识，正确的是（　　　）

　　A. 健康是绝对的，疾病是相对的　　　　B. 健康是相对的，疾病是绝对的

　　C. 健康是相对的，疾病也是相对的　　　D. 健康是静态的，疾病是动态的

　　E. 健康是动态的，疾病是静态的

7. 内环境是指（　　　）

　　A. 生理、心理的变化　　　　　　　　　B. 自然环境的变化

　　C. 社会环境的变化　　　　　　　　　　D. 居住环境的变化

　　E. 政治环境的变化

8. 护理理论的四个基本概念中对环境的叙述错误的是（　　　）

　　A. 环境是指人类赖以生存的自然、社会环境

　　B. 环境可以给人以压力

　　C. 人可以适应环境、改造环境

　　D. 护士要为人创造适于生活和疗养的环境

　　E. 护士应协助和指导患者提高应付环境的能力

9. 关于整体护理的内涵叙述正确的是（　　　）

　　A. 确立以疾病为中心的护理观　　　　　B. 其宗旨就是帮助患者恢复健康

　　C. 服务对象是指患病的个体　　　　　　D. 护理工作是满足患者的生理需求

　　E. 护理服务于人的生命全过程

10. 下列哪项不属于整体护理的观念（　　　）

　　A. 护理要以人为中心

　　B. 护理服务于人的生命过程

　　C. 护理的服务对象是人的个体

　　D. 护理中体现出对人生理、心理、社会等方面的关心

　　E. 帮助人与环境保持平衡

二、简答题

1. 试述影响健康的因素。

2. 试述整体护理观的内涵。

扫一扫，知答案

扫一扫，看课件

第三章

护理学的基本理论

【学习目标】

1.掌握系统、需要、压力、适应的概念；奥瑞姆自理模式的护理系统结构及应用、罗伊适应模式的三种刺激及应用。

2.熟悉系统的分类、基本属性；人的基本需要层次；压力反应、适应层次及住院患者常见压力源；罗伊适应模式与护理实践的关系；奥瑞姆自理模式及罗伊适应模式护理基本概念的论述。

3.了解护理相关理论在护理实践中的应用。

第一节　护理学相关理论

护理学作为一门年轻学科，其发展迫切需要建立自己的理论体系。在其理论体系的构建与护理实践过程中，引用了许多其他学科的理论，如系统论、需要理论、压力与适应理论、沟通理论等，这些理论用科学的方法解释护理现象，从不同角度说明护理工作的性质，有助于加深对护理学的深入理解，促进护理实践的发展。

一、系统理论

系统理论最早由美籍奥地利理论生物学家贝塔朗菲提出。20世纪60年代后，系统论得到了广泛的发展，其理论与方法已渗透到自然和社会的许多科学领域，日益发挥着重大而深远的影响。

（一）系统的概念

系统是由若干相互联系、相互作用的要素所组成的具有一定结构和功能的整体。其概念涵盖了两层意义：一指系统由相互作用、相互联系的独立要素组成；二指系统中每一个要素均有自己的独特结构和功能，但组成一个系统后，又具有各单独要素所不具备的整体功能。

（二）系统的分类

系统常用的分类方法有以下几种：

1. **按人类对系统是否施加影响分类**　系统可分为自然系统和人造系统。自然系统是由自然物所组成、客观存在的系统，不具有人为的目的性和组织性，如生态系统、人体系统等。人造系统是指为达到某种目的而人为建立起来的系统，如机械系统、护理质量管理系统等。实际上，大多数系统是自然系统与人造系统相结合的产物，称为复合系统，如医疗系统、教育系统等。

2. **按系统与环境的关系分类**　系统可分为开放系统与封闭系统。开放系统是指与外界环境不断进行物质、能量与信息交流的系统，如生命系统、医院系统等。开放系统与环境的联系是通过输入、转换、输出和反馈过程来完成的（图 3-1）。输入是指物质、能量与信息由环境流入系统的过程；转换是系统对输入的物质、能量、信息进行加工、处理、吸收；输出是由系统流入环境的过程；反馈是系统的输出对系统再输入的影响，即环境对输出的反应。开放系统正是通过输入、输出及反馈与环境保持协调和平衡并维持自身的稳定。封闭系统是指不与周围环境进行物质、能量和信息交换的系统。绝对的封闭系统并不存在，只有相对、暂时的封闭系统。

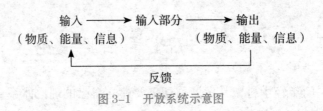

图 3-1　开放系统示意图

3. **按系统的运动状态分类**　系统可分为动态系统与静态系统。动态系统是指系统的状态随着时间的变化而变化，如生物系统、生态系统。静态系统是指系统的状态不随时间的变化而变化，具有相对稳定性，如建筑群。绝对的静态系统是不存在的。

（三）系统的基本属性

1. **整体性**　整体性是系统理论的基本思想。系统的整体性主要表现为系统的整体功能大于系统各要素功能之和。例如，人是一个系统，作为一个有机体，他（她）由生理、心理、社会文化等各部分组成，人的整体生理机能又由血液循环、呼吸、消化、泌尿、神经肌肉和内分泌等不同系统和组织器官组成。这些组成部分或器官组织中，每一个单独的部分均不能代表和体现人的整体性，只有当各部分相互作用、协调一致时，才形成一个完整的、独特的人。因此，我们在研究系统对象时，应将其视为有机的整体，探索每个要素以及要素之间的关系，通过对系统、要素、环境之间关系的分析，认识整体的性质与规律。

2. 相关性　系统各要素之间是相互联系、相互制约的，系统中任何一个要素的性质或作用发生改变，都会引起其他各要素，甚至于系统整体的性质或行为的变化。如血液系统出现问题，会影响到其他系统以及人这个整体。

3. 动态性　系统是随时间的变化而变化的，系统为了生存与发展，不断调整自己的内部结构，并且不断与环境之间进行物质、能量与信息的交换和流通。如人的成长发展，呼吸的进行。

4. 层次性　层次性是系统的本质属性。每个系统可以分为许多比较简单的、相互联系的次系统（要素）；同时，它自身又是更高层次即超系统的次系统（要素）。例如，人是由不同的器官组成的，但人又是家庭的组成部分，即器官是人的次系统，人是器官的超系统、又是家庭的次系统。系统的层次间存在着支配与服从的关系。高层次支配着低层次，起着主导作用。低层次从属于高层次，是系统的基础结构。

5. 目的性　每个系统都有明确的目的，不同的系统有不同的目的。系统结构不是盲目建立的，而是根据系统的目的和功能需要，设立各次系统，建立各次系统间的联系。

（四）系统理论在护理中的应用

1. 系统理论促进了整体护理思想的产生和发展

（1）人是一个整体的系统：根据系统论的观点，人是一个整体的系统。人是由生理、心理、社会、精神、文化等诸多要素组成的，各要素之间相互联系、相互作用，其中任何一个要素发生变化，都可引起其他要素乃至整个系统改变。因此，护士在护理护理对象时，应以整体护理思想为指导，从生理疾患想到可能引起的心理问题，从患者的心理障碍考虑到潜在的躯体症状，促进其整体功能的恢复和发挥。

（2）人是一个开放的、动态的系统：人是一个自然的开放系统，为了维持生命和健康，人体与周围物理、化学和社会等环境之间不断地进行着物质、能量、信息的交换，并受家庭、社区、社会等超系统的影响和控制，以保证自身内环境的稳定，达到与周围环境的协调平衡，维持健康状态。因此，我们在护理工作中，要维持人的健康，既要考虑到系统对环境的适应性，通过调整人体系统内部结构，使其适应周围环境；又要改变周围环境，使其适应系统发展的需要，使机体与环境保持一种良性循环关系，促使机体功能更好地运转。

2. 系统理论是护理程序的基本框架　护理程序是现代护理的核心，它包括评估、诊断、计划、实施和评价五个步骤。护理程序可以看作一个开放系统。输入的信息是护士评估的患者基本健康状况及对疾病的反应、护理人员的知识水平与技能、医疗设施条件等，经过诊断、计划和实施后，输出的信息主要是护理后患者的健康状况。经过评价，与预定目标进行比较，若患者尚未达到预定健康目标，则需要重新收集资料，修改计划及实施，直到患者达到预定健康目标，这是反馈和再输入的过程。

3. 系统理论是护理理论发展的依据　系统论为许多护理理论家所借用，如罗伊的适应模式、纽曼的系统模式等，这些护理理论和模式又为整体护理的实践提供了坚实的理论支撑。

4. 系统理论为护理管理者提供理论支持　系统论同样被护理管理者用于护理管理。护理系统包括医院临床护理、护理管理、护理教育、护理科研等一系列相互关联、相互作用的次系统。各次系统内部又有若干层次的次系统。它们之间关系错综复杂，功能相互影响。借助于系统论，医院护理系统可被视为医院整体系统的一个次系统，护理次系统的功能将有助于医院整体功能的实现，而医院作为整体系统其一切活动都将影响护理次系统的运转。

二、需要理论

19世纪50年代以来，许多心理学家、哲学家和护理学家从不同角度探讨了人的基本需要，形成了不同的理论。其中最有影响力、应用最广泛的是马斯洛的人类基本需要层次论。

（一）需要的概念

需要是有机体、个体和群体对其生存、发展条件所表现出来的依赖状态，是个体和社会的客观需求在人脑中的反映，是个体的心理活动与行为的基本动力。当个体的需要得到满足时，就处于一种相对平衡的健康状态。反之，个体则可能陷入紧张、焦虑、愤怒等负面情绪中，并直接或间接影响个体的生理功能，造成对环境适应性下降，严重时可导致疾病。因此，需要是维持生命不可或缺的基本条件。

（二）需要层次理论的内容

美国心理学家马斯洛（Maslow）将人的基本需要按其重要性和发生的先后顺序，由低到高分为五个层次，并形象地用"金字塔"形状来进行描述，形成人类基本需要层次理论（图3-2）。

1. 生理需要　生理需要是维持人类生存及种族延续的最原始、最基本、最低层次、最强有力的需要，是其他需要产生的基础，包括空气、水、食物、排泄、温度、休息、睡眠、避免疼痛等。在一切需要未得到满足之前，生理需要应首先考虑。但当生理需要被满足时，个体就会产生更高层次的需要。

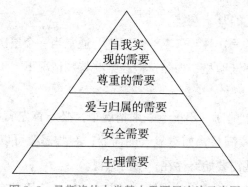

图 3-2　马斯洛的人类基本需要层次论示意图

2. 安全需要　安全需要是人类寻求保障、摆脱威胁从而获得安全感的需要，包括生命安全、财产安全和职业安全等，其涉及生理和心理两个方面。生理安全是个体需要处于生理上的安全状态，以防身体上的伤害或生活受到威胁；心理安全是个体需要有一种心理上的安全感，希望得到别人的信任，避免恐惧、焦虑和忧愁等不良情绪。例如，人们更喜欢在熟悉的环境下工作，希望在工作中有良好的人际关系等，都是为了更好地满足安全的需要。

3. 爱与归属的需要　爱与归属的需要是指个体需要被他人爱和接纳，同时也需要去爱和接纳他人，并且与他人建立良好的人际关系。如渴望父母、朋友、同事、领导、恋人等对其所表现的爱护与关怀、信任、友谊以及爱情等，若这一需要得不到满足，会让人感到孤独、空虚与绝望。

4. 尊重的需要　尊重包括自尊与他尊两个方面。自尊是指一个人希望自己能够独立、有价值，是人类积极性的源泉；他尊是指一个人希望得到他人的赏识和敬重，渴望自己的能力和工作能够得到社会的认可。尊重的需要得到满足会让人产生自信、有价值和成就感，从而产生更大的动力，追求更高层次的需要。反之，将会让人失去自信，怀疑自己的能力和价值，出现自卑、软弱、无能的感受。

5. 自我实现的需要　自我实现的需要是指个体需要充分发挥自己的才能与潜力，实现自己理想和抱负的需要。它是最高层次的需要，是在其他需要获得基本满足后，才出现并变得强烈，其需要满足的程度和满足的方式有很大的差异。

除以上的需要外，马斯洛在 1970 年修订的《动机与人格》一书中，还提到求知需要和审美需要也是人类普遍存在的、共有的需要，但尚无足够的证据证实是人类最基本的需要。另外，在马斯洛陈述本理论数年之后，凯利希（Richard Kalish）加以修改，又增加了一个层次，即刺激的需要，列在生理和安全的需要之间，包括性、活动、探索、新奇和操作等。

（三）需要层次理论的基本观点

1. 人的需要有一定的层次性，但不绝对固定　通常当一个层次的需要被满足，更高层次的需要才会出现，并逐渐明显、强烈；但在某些特殊情况下，不同层次的需要会出现重叠，甚至颠倒。

2. 各种需要得到满足的时间不同　一般情况下，必须首先满足人类基本的生理需要，有些必须立即供给并持续满足，如对氧气的需要；有些需要可以暂缓满足，如食物、休息、性、尊重等。但这些需要始终存在，不可忽视。

3. 人的行为是由优势需要决定的　同一时期内，一个人可能存在多种需要，但只有一种需要最明显、最强烈，成为支配其行为的优势需要。优势需要是在不断变动的。

4. 各层次需要相互依赖，彼此重叠　较高层次需要发展后，低层次的需要并未消失，而是对人行为的影响力降低。

5. 越高层次的需要，其满足的方式和程度差异越大　人们满足食物、排泄、睡眠等较低层次需要的方式是基本相同的，但对尊重、自我实现等较高层次需要的满足却因个人的性格、教育水平和社会文化背景等而有很大差异。

6. 人的需要满足程度与健康成正比　当一个人的需要大部分得到满足时，就将处于一种平衡的健康状态。否则，个体可能陷入紧张、焦虑等负性情绪之中，并直接或间接影响其生理功能，严重者可致疾病。

（四）需要层次理论在护理中的应用

马斯洛的基本需要层次论在护理中得到了广泛的应用。护理人员的任务是认识人的基本需要，帮助人们满足基本需要。

1. 帮助护士识别护理对象未满足的需要　需要理论可帮助护士观察、识别患者未满足需要的性质以及对患者所造成的影响，通常这些未满足的需要正是需要护士帮助护理对象解决的健康问题。

2. 帮助护士更好地领悟和理解护理对象的言行　根据需要理论评估患者，诊断其现存的需要。例如，患者住院后想家，希望亲友常来探视和陪伴，这是爱与归属的需要。

3. 帮助护士诊断护理对象潜在需要　针对护理对象潜在的问题，积极采取预防措施。例如，对于长期卧床的患者，护士为其提供整洁、干燥的床单位，采取有效的皮肤护理措施，避免皮肤完整性受损。

4. 帮助护士识别护理对象需要的轻重缓急　可根据需要层次理论判断护理问题的轻、重、缓、急，按其优先次序制订和实施护理计划，并对影响满足的因素，采取有效的护理措施，满足护理对象的各种需要。如对于大出血的患者，护士工作的重点是满足患者的生理需要。

三、压力与适应理论

在压力的作用下，人会产生生理、心理、社会、精神等多方面的综合反应。某些身心疾病，如溃疡病和高血压等与压力关系密切。因此，学习压力与适应的理论，可以帮助护士观察和预测护理对象的压力，并采取相应的护理措施帮助其避免和减轻压力，提高身心适应能力，促进、维护护理对象的身心健康。

（一）压力、压力源、压力反应

1. 压力　压力（stress）一词来源于拉丁文"stringere"，意为"紧紧拉住"的意思，所以又称为紧张或应激。压力是一个比较复杂的概念，不同的学科对压力有不同的解释。但目前普遍认为，压力是个体对作用于自身的内外环境中的刺激做出认知评价后引起的一系列非特异性的生理及心理紧张性反应状态。

2. 压力源　压力源（stressor）又称为紧张源或应急源，是指任何能使个体产生压力反应的内外环境中的刺激。生活中常见的压力源有以下几类。

（1）生物性压力源：如各种细菌、病毒、寄生虫等。

（2）物理性压力源：如温度、湿度、光、声、电、放射线等。

（3）化学性压力源：如药物、酸、碱等。

（4）生理病理性压力源

①正常生理功能变化：如青春期、妊娠期、更年期等，或基本需要未满足，如饥渴、活动等。

②病理性改变：如缺氧、脱水、电解质紊乱、疼痛或手术、外伤等。

（5）心理社会性压力源

①一般性社会因素：如丧失亲人、家庭或工作中人际关系不协调。

②灾难性社会事件：如地震、洪水等。

③心理社会因素：如参加考试、结婚、毕业分配等。

3. 压力反应　压力源作用于机体时，机体所出现的一系列非特异性反应称为压力反应。在压力状态下，每个人的压力反应表现不一，大体上可以分为以下几类。

（1）生理反应：如心率加快、血压升高、呼吸加快、肌肉张力增加、胃肠蠕动增快或减慢等，它是人的本能反应。

（2）心理反应：常见有焦虑、忧郁、否认、依赖、自卑、孤独、恐惧、愤怒等。

（3）认知反应：轻度压力可使人的注意力集中、分析问题与解决问题的能力增加。但持续的、强烈的压力可以降低个体的判断与决策能力。

（4）行为反应：表现为下意识过多地重复某些动作、语速增加或迟钝、难以用语言表达、频繁出错、行为混乱或退化等。

（二）塞里的压力与适应学说

汉斯·塞里（Hans Selye）是加拿大著名的生理心理学家，他于20世纪40～50年代对压力进行了广泛的研究，并于1950年出版了第一本专著《压力》（又译为《应激》），其压力理论对压力研究产生了重要影响，因此被称为"压力理论之父"。

1. **一般理论**　压力是人体对任何需求做出的非特异性反应。这种非特异性反应是一种无选择的影响了全部或大部分系统的反应，也就是整个身体对任何作用于他的特殊因素所进行的适应，而不是某一器官或系统。例如，对严寒和酷暑，人体是通过发抖和出汗这两种不同的表现进行适应。虽然这两种特异性反应不同，但严寒和酷暑这两种应激源所引起的非特异性反应却是相似的，也就是都能迫使人体的神经系统、血管和皮肤做出适应，促使机体恢复到平衡状态。

2. **全身适应综合征学说**　机体对面临长期不断的压力源而出现非特异性的、全身性反应，如全身不适、疲乏、疼痛、失眠、胃肠功能紊乱，是不同压力源的共同反应，是通过下丘脑－垂体－肾上腺轴产生的。全身适应综合征解释了不同的压力源作用下，机体产生相同的压力反应的原因。此外，塞里还提出了局部适应综合征（LAS）的概念，即压力源作用于人体时，机体在出现全身反应的同时所出现的某一器官或区域内的反应，如局部的炎症、溃疡等。

无论是全身适应综合征，还是局部适应综合征，塞里认为身体的压力反应按照一定的阶段性过程进行，分为以下三期（图3-3）。

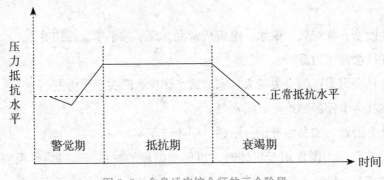

图3-3　全身适应综合征的三个阶段

（1）警觉期：警觉是人体觉察到威胁，激活交感神经系统而引起的警戒反应。在生理方面主要通过内分泌作用使身体有足够的能量去抵御压力，如心率加快、血压上升、血糖升高、瞳孔扩大等，持续的时间从几分钟到数小时。在心理方面主要通过人的心智活动而增加认知的警戒性。如果防御有效，则机体会恢复正常活动。如果压力源过强，有可能使人患病死亡。若压力源持续存在，在产生警戒反应之后，机体就转入第二反应阶段。

（2）抵抗期：此期以副交感神经兴奋及人体对压力源的适应为特征。机体的防御力量与压力源相互作用，处于持衡状态。作用结果有两种：一是机体成功抵御了压力，内环境恢复稳定；二是压力持续存在，人体的抵抗能力无法克服，进入衰竭期。

（3）衰竭期：发生在压力源强烈或长期存在时。人体在适应过程中适应性资源被耗竭，不能代偿性地应对压力源，抵抗能力已经达到极限，随之迅速崩溃。警戒期的症状再次出现，但已是不可逆的，容易出现各种身心疾病或严重的功能障碍，导致全身衰竭，最终可能会面临死亡。

3. 对压力的防卫　压力存在于人类社会生活的各个时期及各个领域，正确应对压力，可以减少及避免压力对个体的不良影响，以保护个体的健康及整个社会的安宁。以下防卫模式，有助于人们避免严重压力反应。

（1）第一线防卫——生理与心理防卫：当个体遭受压力源的作用时，首先启用生理与心理的防卫保护自己，一线防卫有益于个体的心理成长与发展。

①生理防卫：包括遗传因素、身体的一般状况、营养状况、免疫功能等。如完整的皮肤和健全的免疫系统可保护我们免受病毒和细菌的侵袭。

②心理防卫：指心理上对压力做出适当反应的能力，是自我保护行为。心理防卫能力与以往的应对技巧、社会支持系统、经济状况、智力、教育程度、生活方式等有关。如心理防卫机制中的否认、补偿、转移和升华等。

（2）第二线防卫——自力救助：如果压力反应严重，压力源突破第一线防卫，出现一些心身应激反应，此时就必须使用第二线防卫——自力救助，对抗或控制压力反应，以减少急、慢性疾病的发展机会。

①正确对待问题：首先识别压力的来源，针对压力源采取相应的方法处理。不要否认问题的存在而任其滋长，"没有压力的社会"是不切实际的。正确认识自己，正确认识和对待周围事物，培养积极的工作生活态度，对身心健康尤为重要。

②正确对待情感：当压力源作用于个体后，个体将出现焦虑、紧张、挫折、生气或其他不良的情绪情感。这些情绪情感持续时间过久会对个体的身心造成伤害，因此，应及时进行处理。处理的方法是首先找出引起这些情感的原因，有哪些伴随的生理反应；其次，要承认这些情感的存在，并进行认真分析、排解，恰当地处理好自己的情绪。

③利用可能得到的支持力量：当个体经受压力时，如果有一个坚强的社会支持系统可以帮助个体渡过困境，缓和压力及潜在的不良反应。社会支持是指来自父母、配偶、子女、朋友和社会各方面精神与物质上的关心照顾，支持的形式主要包括提供信息、给予关心、教育、帮助、鼓励等。

④减少压力的生理影响：良好的身体状况与生活习惯是有效抵抗压力源侵入的基础。相反，身体状况欠佳或生活习惯不良，会使个体对压力源的抵抗能力降低，容易出现严重的压力反应。因此，提高人们的保健意识，如养成良好的生活习惯、注意改善营养状况

等，都有助于加强第一线防卫。

（3）第三线防卫——专业辅助：当强烈的压力源导致心身疾病时，就必须寻求医护人员的帮助，由医护人员提供针对性的治疗和护理，如药物治疗、物理治疗和心理治疗等，并给予必要的健康咨询和教育来提高个体的应对能力，以利于康复。反之，如果医护人员辅助不及时或不当，未得到控制的压力可能导致慢性疾病或精神疾病，如溃疡性结肠炎、慢性抑郁症等，这些疾病本身又可成为压力源，加重患者负担。

（三）适应

1. 适应的概念 适应是指生物体促使自己更能适合生存的一个过程，是应对行为的最终目标。是生物体得以生存和发展的最基本特性，是区分非生物体的重要标志。个体在遇到任何压力源时，都会试图去适应它，若适应成功，身心平衡得以维持和恢复；若适应有误，则会致病，并需要进一步适应疾病。

2. 适应的层次 人类的适应可分为四个层次，这四个层次互相联系、互相影响。

（1）生理适应：生理适应是指压力源作用于机体时，机体产生的代偿性生理变化。

①代偿性适应：指当外界对机体的需求增加或改变时，机体将做出代偿性变化。例如，一个长期从事脑力工作的人在进行慢跑锻炼时，初期会感到心跳、呼吸加快、肌肉酸痛等不适，但坚持锻炼一段时间后以上感觉就会消失。

②感觉适应：即人体对某种固定情况的连续刺激引起的感觉强度的减弱。例如，中国有句谚语：入芝兰之室，久而不闻其香；入鲍鱼之肆，久而不闻其臭。说明一个人持续接触某一种气味，感觉强度就会减弱，不久就习惯了这种气味而适应。

（2）心理适应：指人们感到有心理压力时，调整自己的态度去认识压力源，摆脱或消除压力，恢复心理平衡的过程。一般可以运用心理防卫机制或学习新的行为（如放松技术）来应对压力源。心理防卫机制是一种在潜意识活动中产生的解脱烦恼，减轻内心不安，用以恢复情绪平衡的适应性心理反应，如潜抑、压抑、退化、否认、转移、反向作用、补偿、升华等。

（3）社会文化适应：社会适应是指调整个人的行为举止，使之与各种不同群体、社会规范、传统、信念等相协调。如不同家庭有不同的饮食习惯、生活习惯，新组成的家庭成员之间必须相互适应。文化适应是指调整个人的行为举止，使其与不同的文化观念、理想、风俗习惯等相适应，如入乡随俗。

（4）技术适应：技术适应是指人们在使用文化遗产的基础上创造新的科学工艺和技术，以改变周围环境，控制自然环境中的压力源。例如利用空调改变室内温度，但现代科学技术的发展也制造了一些新的压力源，如水、空气和噪音污染等，需进一步研究与适应。

（四）压力与适应理论在护理中的应用

在护理工作中存在着大量的压力源，影响着患者的疾病康复和护士的身心健康。作为护理人员，应将压力与适应的理论知识应用于护理实践，缓解或消除压力对患者造成的危害，维持身心平衡。

1. 患者常见的压力源及护理

（1）患者常见的压力源

①环境陌生：患者对医院环境、医护人员不熟悉；对作息制度不适应等。

②疾病威胁：患者感到严重疾病对生命造成的威胁，担心手术意外、可能致残等。

③与外界隔离：患者因住院与亲人、同事、工作环境隔离，与病友、护士之间缺乏沟通等。

④缺少信息：患者对所患疾病的诊断、治疗及护理不清楚，对医护人员所说的医学术语不能理解，疑虑得不到满意的答复等。

⑤自尊丧失：患者因疾病丧失自理能力，不能独立进食、正常的行走，不能按自己的意愿行事等。

（2）协助患者适应压力

①协助患者适应医院环境：舒适、优美、安全、安静的环境会使人心情愉快，有利于疾病的康复。病房环境包括物理环境和社会环境。物理环境包括病房的布局、颜色、温湿度、空气的流动情况等。社会环境包括患者之间的关系、医患关系、护患关系以及医院的各种规章制度等。护士应尽量为患者创造一个良好的物理环境和社会环境。介绍医院的规章制度、主治医生、同室病友，让其熟悉，使患者消除陌生、对疾病的恐惧、不安和孤独等负面因素的影响。

②满足患者的各种需要：疾病使患者的需要不能全部满足，护士应了解患者各方面的需要，在护理活动中满足患者的需要，从而降低患者的心理压力，消除不良情绪，使其更好地接受治疗及护理。

③提供患者有关疾病的信息：护士应及时向患者提供有关疾病的诊断、治疗、护理、预后等方面的信息，减少患者由于信息缺乏而产生的恐惧和焦虑，增加患者的自控能力和心理安全感，使患者发挥自己的主观能动性，更好地配合治疗及护理。

④协助患者适应角色：护士对患者要表示接纳、尊重、关心和爱护，使其尽快适应患者角色。根据患者年龄、性别、民族、文化程度、疾病轻重不同，与其进行沟通，倾听他们的诉说，并给予解释和安慰；对住院患者，应鼓励患者主动参与治疗和护理计划，使疾病得到早日康复；对恢复期患者，要避免患者角色强化，启发患者对生活和工作的兴趣，树立信心，早日重返社会。

⑤协助患者保持良好的自我形象：患者因疾病的影响，自理能力下降，如有些危重患

者连最基本的饮食、洗漱等都不能正常进行，活动也受到限制，这样往往会使患者失去自我而自卑。护士应尊重患者，用温和的态度与其沟通，协助患者生活护理，保护他们的隐私，保持患者整洁的外表，改善自我形象，从而恢复自尊和自信。

⑥协助患者建立良好的人际关系：护士应鼓励患者与医护人员及同病室病友搞好关系，融洽相处。允许家属、亲朋探视，并动员其支持、鼓励患者，使患者感受到周围人的爱护、关心和重视，从而达到心理平衡。

2. 护士的工作压力及应对　护士在工作中不可避免地会遇到各种压力源，如护理专业的问题、不良的工作环境、工作的高风险性、工作负荷过重及不规则、复杂的人际关系、社会偏见、知识缺乏、待遇低下等。这些压力源使护士产生工作疲惫感，表现为躯体、情绪和行为的异常，如情绪不稳定、易激惹、对护理对象漠不关心等，严重时可影响护士的身心健康与工作质量。

（1）护士工作中常见的压力源

①不良的工作环境：医院作为诊治疾病、提供医疗卫生保健服务的医疗机构，同时也是一个充满焦虑、变化和沟通障碍的场所。许多有毒的致病因子如细菌和病毒、核放射的威胁、拥挤的工作空间及令人不愉快的气味，都是护士不得不面对的工作环境。

②紧急的工作性质：护士在工作中经常面临各种困境，如急症抢救、生离死别、新技术的开展以及各种疾病的威胁。临床上患者病种千差万别，病情变化多端，护士必须及时观察患者的病情并做出反应，同时还要满足患者的各种需要，这些都会使护士产生工作压力。

③沉重的工作负荷：由于人们对医疗卫生服务的需求日益增长，护士数量普遍不足，护士的工作负荷越来越大，加上频繁倒班，尤其是夜班搅乱了人的正常生理节律，对护士生理及心理功能、家庭生活和社交活动都有不良的影响。

④复杂的人际关系：护理中最主要的人际关系是护患关系及医护关系。护理的服务对象是有生命有情感的人，而且每个人都带有自己的社会文化背景及生活经历，有自己的特殊生理、社会、文化、精神心理需求，加上服务对象经常变化，会增加护理人际关系的复杂性及处理难度，这无疑会增加护士的工作压力。医护关系也是主要的压力源，医生普遍受到社会的尊重和承认，但大部分人仍认为护士是医生的助手，而不是拥有专业知识的专业人员，同时医护协调上的矛盾及冲突，也会使护士产生压力。

⑤高风险的工作性质：护士的职责和基本任务是满足患者的各种需要，使患者舒适、帮助患者恢复健康，但在紧张的工作环境中担心出差错、事故也是护士的工作压力源之一。如果护士在工作中出现差错、事故，如打错针、发错药等，不仅会威胁到患者的身心健康，而且护士也必须为此承担相应的责任，这种风险性给护士带来很大的心理压力。

（2）护士工作压力的应对方法：有效应对护士的工作压力，应从个人应对和组织部门的支持双方面考虑，积极预防和缓解护士的工作疲惫感。

①各级组织领导部门的大力支持：医院领导应充分意识到护士的工作压力对护理工作的不利影响，采取措施减轻护士工作压力。如改善护士的工资及福利待遇，加强医院管理工作，加强护士新知识新技术培训，提供更多继续深造的机会，加大对护理科研的投入力度等；护理管理者应合理分配护士，对现有的人力资源进行科学重组；加强新护士岗前培训及业务学习，以便更好地胜任护理工作。

②护士自身：护士应树立正确的职业观，定期采用适宜的自我调节方法及寻求支持系统来减少压力对健康的损害，如学会微笑、幽默、参加有趣的活动等。

总之，压力是人的一生中无法避免的现象，同时也是影响身心健康的一个重要因素。在护理工作中，存在着大量的压力源，它既能影响患者的康复和身心健康，同时也会影响护士的身心健康及护理工作质量。因此，在护理工作中，护士应灵活运用压力与适应理论知识，在做好患者压力管理的同时，也要做好自身的压力管理，以缓解或消除患者的压力及自己的工作压力，避免工作疲惫，不断提高护理服务质量。

四、沟通理论

护理是为人的健康服务的工作，护理人员在工作中要经常与患者及其家属接触。由于不同社会文化背景、人格特征及不同的社会地位等多种因素的影响，护理人员在提供健康服务时，需要运用沟通的理论和技巧建立良好的护患关系，从而保证护理工作的顺利进行。

（一）沟通的概念

沟通是指信息的交流，是随着人类社会形成而产生，且随着物质生产的发展而发展。人们对沟通的认识经历了三个阶段。早期的沟通理论是一种操作模式，注重于信息怎样从一个人传达到另一个人。随后出现了相互作用模式，即接受者接到信息后再反馈给发送者。20世纪70年代出现了往返模式，即一方给另一方发送信息时，双方同时给予反馈。从此人们认识到"沟通"有着比"说话"更丰富的含义。根据往返模式，沟通可定义为遵循一系列共同规则互通信息的过程。

（二）沟通的要素

1. 信息背景　沟通过程的第一要素是背景。信息背景指引发个体进行沟通的所有刺激或理由，包括各种生理、心理、精神或物质环境等因素。

2. 信息发出者、接受者　信息发出者指的是发出信息的人，也称信息的来源。而信息传递的对象，即接受信息的人也称信息接收者。在人际沟通过程中，由于沟通的互动性，信息发出者和接收者的角色是不断互换的。

3. 信息　是指信息发出者希望传达的思想、感情、意见和观点等。信息包括语言和非语言行为以及这些行为传递的所有影响。

4. 信息传递途径　是指信息传递的渠道或手段。它可包括视觉、味觉、听觉、嗅觉和触觉等多种方式。

5. 反馈　是指信息接收者返回到信息发出者的信息，即信息接收者对所获得信息的理解和反应。

（三）沟通的种类

1. 语言性沟通　语言是人类用来交流信息常用的重要工具，语言性沟通是指使用语言、文字或符号的形式将信息发送给接受者的行为。其效果受个人意识的影响，并受文化、社会、经济及教育程度的影响。人与人之间的沟通，大约有35%属于语言性沟通。可分为书面语言沟通及口头语言沟通两种形式。

（1）书面语言：以文字及符号为传递信息的工具，一般比较正式、准确，具有备查的功能，包括阅读、写作、备忘录、协议等，其中最常用的是阅读和写作。

（2）口头语言：以语言为传递信息的工具，即说出的话，包括交谈、演讲、汇报、电话、讨论等形式。

2. 非语言性沟通　指不使用语言、文字或符号的交流。所包括的信息是通过身体姿势、目光接触、面部表情、气味、着装及利用空间、时间、声音和触觉产生的信息，常伴随着语言性沟通而发生。人与人之间的沟通约有65%是非语言沟通的形式，由于一个人很难控制自己的非语言性反应，所以一般较能表达真实的感受。

（四）沟通的技巧

1. 信息发送的最佳方法　如果要将自己发出的信息准确地表达，必须了解沟通对方的意愿、个人生活背景等信息，以便能更好地与对方沟通。在选择沟通方式上注意把握因人而异、深入浅出、简洁清晰、强调意义、开诚布公的原则。

2. 促进沟通向纵深发展的技巧

（1）自我暴露：就是坦率、真诚。生活中人们常希望和此类品质的人相处。

（2）沉默：适当运用沉默会有意想不到的效果。沉默可以给护患双方以思考的时间，也给护士观察患者非语言行为的机会。尤其在患者悲伤、焦虑、哭泣时，适当的沉默可让患者感觉护理人员在真心倾听，在体会他的心情。

（3）触摸：触摸是一种无声的安慰，它可以表达关怀和支持，使情绪不佳的患者平静下来。触摸也是护理人员和视觉、听觉有障碍者的有效沟通方法。但由于地域及风俗习惯和文化背景等的不同，护理人员需清楚触摸的意义，渐进性地对患者进行治疗性的触摸，并严格限制触摸部位。故在沟通中要注意时机、对象和部位的适应性。

（4）幽默：幽默是沟通的润滑剂，恰当地使用幽默，能缓和矛盾，减少不愉快，使双方在和谐的气氛中达到沟通效能的最佳发挥。

3.保证信息准确的技巧

（1）倾听：倾听是指全神贯注地接收和感受对方在交谈时所发出的全部信息（包括语言的和非语言的），并试图理解所传达的信息，是口语沟通中主要的接受信息的方式。

（2）核实：核对自己是否准确理解对方所要表达的信息的方法，可用复述、意述、澄清等方法。

（3）反应：是答复或示范对方所表达的内容，以简单的、概括性的方式将谈话内容进行总结回述，尤其是患者语句中隐含的意义，使对方明确你已理解他的意思。

（五）特殊情况下的沟通技巧

1.发怒的患者　应以语言或非语言的行为表示对患者的理解，然后帮助患者分析发怒的原因，劝导患者做些其他的活动，不要随意附和或指责患者的愤怒情绪。有效地对待患者的意见和要求，重视和满足患者的需要是较好的解决方法。护士切记不能让患者的情绪感染自己以怒制怒，亦不可逃避、视而不见。

2.哭泣的患者　哭泣有时是一种有益的情绪宣泄。因此，最好能在旁陪伴一会儿，除非她愿意独自待着；可以轻轻地抚摸患者片刻，之后可给患者一块毛巾和一杯温开水；哭泣停止后，鼓励患者说出哭泣的原因，并给予安慰和疏导。

3.抑郁的患者　此类患者反应迟缓和不自然，说话较慢，护士应以亲切、和蔼的态度提出一些简短的问题，并以自己的言行让患者感到对他的关心和重视。

4.病情严重的患者　对病情严重的患者交谈应尽量简短，并避免一些不必要的交谈。有时可通过表情、姿态、触摸等非语言的交流来加强沟通效果。

5.感觉缺陷的患者　交流时要有耐心，尽量采用各种方法来弥补患者因听力、视力或语言障碍而被遗漏和忽视的内容。可运用亲切的语言，适当的关怀，创造良好气氛，然后采用针对性、有效的方法努力达到沟通。如对聋哑患者，用纸笔或让患者看着口形、手语等与之交谈；对视力不佳的患者，可运用触摸，让患者感觉护士在他的身边，关心他。

6.不合作的患者　此类患者表现为不遵守医院规章制度，不服从治疗和护理等。护患之间可能会因此产生矛盾，甚至使护士很沮丧。此时护士应主动与患者沟通，了解不合作的原因，晓之以理，动之以情，使患者更好地面对现实，积极配合治疗与护理。

第二节　护理理论

护理理论是在护理实践中产生并经过护理实践验证的理性认识体系，是对护理现象和活动的本质与规律的总结。学习护理理论能提高护理人员对护理专业的认知水平，拓展护理人员的思维空间，培养护理人员发现问题及解决问题的能力，促进护理人员形成专业科研思想。并能用护理理论准确、全面地解释护理现象及其之间的关系，指导护理实践，预测护理活动的结果。常用的护理理论有奥瑞姆的自理模式、罗伊的适应模式。

一、奥瑞姆自理模式理论

奥瑞姆（Orem）是美国著名的护理理论学家之一，1971 年奥瑞姆出版了《护理：实践的概念》一书，首次提出了自理模式，而较完善的护理理论则是在 1991 年与同事共同提出。

（一）奥瑞姆自理模式的基本内容

自理，也称自护，是个体为维持自身的结构完整和功能正常，维持生长发育的需要，所采取的一系列受意识支配的连续活动，主要是通过后天学习、培养而习得的能力。

奥瑞姆自理模式主要由三个部分组成：自理理论、自理缺陷理论及护理系统理论（图3-4）。其中自理理论解释什么是自理，人有哪些自理需求两个问题；自理缺陷理论是该理论的核心，解释人什么时候需要护理的问题；护理系统理论则阐述如何通过护理系统帮助个体满足其治疗性自理需求。

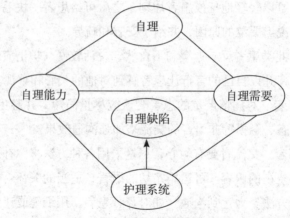

图 3-4　奥瑞姆自理理论模式图

1. **自理理论**　奥瑞姆认为，人是具有自理能力的自理体，每个个体都有自理的需要，这些需要因个人的健康状况及生长发育阶段的不同而不同。自理能力是指人进行自理活动或自我照顾的能力。在特定时期内，个体为满足自理的需要而采取的所有活动，被统称为人的自理总需要，也称治疗性自理需要。包括一般性的、发展性的和健康欠佳时的自理需要。

（1）一般性自理需要：一般性自理需要也称日常生活需要，是人类生存和繁衍的共同需要，是个体为保证生命过程、维持人体结构和功能完整而进行的一系列活动。包括六个方面：①摄入足够的空气、食物、水；②维持良好的排泄；③维持休息与活动的平衡；④维持独处与社会交往的平衡；⑤避免有害因素对身体的刺激，如避免过冷过热的环境；⑥

促进人的整体功能与发展的需要，包括身体、心理、社会等各方面，如控制体重在正常的范围。

（2）发展性自理需要：发展性自理需要是在生命发展过程中各阶段特定的自理需要或某种特殊情况下出现的新需求。如新生儿期、青春期、妊娠期、更年期的自理需要；丧失亲人、失学失业、地震、车祸后的调适；乔迁后对环境的适应等。

（3）健康欠佳时的自理需要：健康欠佳时的自理需要指个体患病、受伤或在诊断治疗过程中产生的需要。包括寻求恰当的健康服务，了解自己的病情及预后，合理支配诊疗及护理方案，学习相应的技能，接受自己伤残的现实并重新树立自我形象、自我概念等需要。如患病后及时就医；糖尿病患者需要学会注射胰岛素；残疾人要学会如何使用轮椅、拐杖等；结肠癌术后患者需适应带有人工肛门的生活。

2. 自理缺陷理论　是奥瑞姆自理模式的核心，奥瑞姆认为，在某一特定时间内，个体有特定的自理能力及自理需要，当个体的自理需要超过了自理能力时就出现了自理缺陷。即当个体不能或不完全能连续有效地进行自理时，就需要护理照顾和帮助。

3. 护理系统理论　护理系统结构说明如何通过护理系统帮助个体克服自理缺陷，满足自理需要。包括护士为患者提供的护理行为和患者自身的自理行为两个方面。

奥瑞姆根据护理对象的自理需要和自理能力不同，提出了三种护理系统，即全代偿系统、部分代偿系统和支持 - 教育系统。各护理系统的适用范围及护士和护理对象在各系统中所承担的职责见图 3-5。

（1）全代偿系统：护理对象完全没有能力进行自理，需要护士给予全面的护理帮助。包括：①神志、体力方面完全不能满足自理的个体，如全麻后未苏醒的患者、昏迷患者；②神志清楚，知道自己的需要，但体力上无法满足自理的患者，如重症肌无力、极度衰竭的患者；③精神障碍，无法正确判断和决定自己的自理需要的患者，如智障者、精神残疾的患者。

（2）部分代偿系统：适用于能完成部分自理活动，但某些方面缺乏自理能力的患者。根据程度不同，部分补偿系统分为以护理对象完成自理需要为主及以护士辅助完成自理需要为主的两种情况，如腹部术后患者可以自己在床上吃饭，穿衣服，但需要护士协助如厕、教会其咳嗽时保护伤口的方法等。

（3）支持 - 教育系统：护理对象通过护士从心理上的支持、技术上的指导、教育及提供促进发展的环境，学习自理的方法，以满足自理的需要，如糖尿病患者学习如何自我照顾，包括饮食控制，体育锻炼，按时服药，胰岛素的自我注射法，定期血糖监测等。

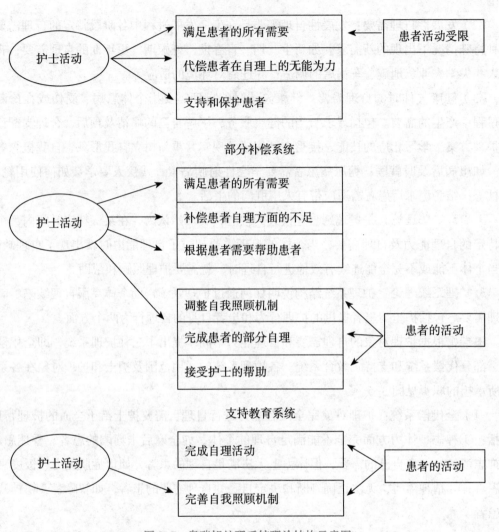

图 3-5 奥瑞姆护理系统理论结构示意图

（二）奥瑞姆自理模式与护理实践之间的关系

奥瑞姆的自理模式被广泛应用于护理实践中，她将自理理论与护理程序有机地结合，认为护理程序分为以下三个步骤。

1. 护理诊断与处置 通过收集资料，发现护理对象存在的自理缺陷及导致自理缺陷的原因，评估护理对象的自理能力和自理需要，从而确定采取的护理措施，以满足护理对象的自理需要。在此阶段，奥瑞姆强调评估护理对象及家属的自理能力，以便调动他们的主观能动性，促使他们积极参与护理活动，让护理对象尽早能够自理。

2. 设计及计划护理方案 根据护理对象的自理需要和自理能力，从全补偿系统、部分补偿系统及支持教育系统中筛选出最适合护理对象的系统，结合护理对象治疗性自理需要的内容设计、制订最佳的护理方案。

3.调整及评价　此阶段要求护士根据预定方案对护理对象实施护理，评价护理结果，并根据结果及护理对象的实际情况调整护理方案，以协调和帮助护理对象恢复和提高自理能力。

二、罗伊适应模式

罗伊（Roy）是美国护理理论家，主要理论专著有《护理学简介：适应模式》《护理理论架构：适应模式》及《罗伊的适应模式》等。适应模式形成于 1964 年至 1966 年，并在以后许多年不断得以完善和发展，主要应用于指导课程设置及临床护理实践。

（一）罗伊适应模式的基本内容

罗伊认为，人作为一个系统，始终处于内部和外部的各种刺激中，需要不断从生理、认知方面进行调节，以适应内外环境的变化。适应模式是围绕人的适应行为，即人对周围环境中的刺激的适应而组织。模式的基本结构及内容见图 3-6。

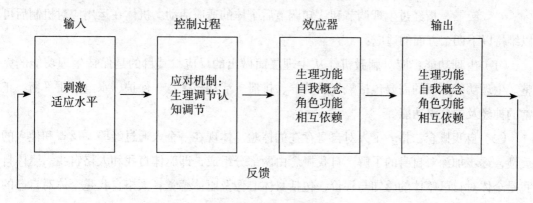

图 3-6　罗伊适应模式

在模式中，刺激和人的适应水平构成适应系统的输入；用应对机制说明人作为一个适应系统的控制过程；应对机制的适应活动则通过效应器来体现；机体的行为是适应系统的输出，分为适应性反应和无效性反应，前者可促进人的完整性，并使人得以生存、成长、繁衍、主宰及自我实现，后者无此作用。同时，两种反应又作为新的刺激输入该系统。

1.刺激　罗伊认为，刺激是能够引起护理对象某种反应的内部或外部的任何事物，包括主要刺激、相关刺激和固有刺激三类。

（1）主要刺激：指需要机体立即做出适应反应的刺激，是人当时所面对的，引起个体最大程度变化的刺激，如术后疼痛。

（2）相关刺激：指在当时对机体有影响或起到诱发性作用的刺激。这些刺激是可测量、观察到或能由护理对象诉说，如遗传因素、年龄、药物、烟酒、自我概念、角色、相互依赖等。

（3）固有刺激：指原有的、构成本人特有的刺激，如一个人的性别、经验、态度、个性、嗜好、文化背景等。这些刺激可能对当前的行为有影响，但其影响作用不确定或者未得到证实。

如心绞痛患者面临的主要刺激是心肌缺血缺氧；相关刺激是冠状动脉粥样硬化、情绪波动、活动量、痛阈、气候变化等；固有刺激如 A 型性格特征、吸烟等。

2. 适应水平　适应是有限度的，如果刺激未超过机体的适应限度，机体可能适应；否则，不能适应。

3. 应对机制　是机体对内、外环境的刺激做出的应对过程，由生理调节和认知调节构成。

（1）生理调节：是适应机制的亚系统，主要通过神经－内分泌系统调节。如气温下降出汗减少时，机体通过减少抗利尿激素的分泌，增多尿量来调节机体内部的水平衡。

（2）认知调节：是适应机制的亚系统，主要通过认知－情感渠道进行调节。

4. 效应器　指经过生理调节和认知调节后个体的适应活动。机体在运用应对机制后可以维持以下四个方面的适应：

（1）生理功能：应对刺激机体从生理层面做出的反应，其目的是保持生理功能的完整。生理功能方面的需要包括氧气、营养、排泄、活动与休息、保护、水电解质平衡、正常的神经及内分泌功能。

（2）自我概念：指一个人对自身存在的体验。体现在一个人通过经验、反省和他人的反馈，逐步加深对自身的了解。自我概念由两部分组成，即躯体自我和人格自我。躯体自我是个体对自己躯体的感知与评价，包括身体心像及躯体感觉；人格自我是个体对自己的智力、能力、性情、伦理道德、社会地位等方面的感知和评价。

（3）角色功能：角色，亦称社会角色，它指个人在特定的社会环境中相应的社会身份和社会地位，并按照一定的社会期望，运用一定权力来履行相应社会职责的行为。角色功能起到保持人的社会功能完整的作用。

（4）相互依赖功能：是人际交往方面的能力，同样具有保持人的社会功能完整的作用。罗伊认为，在相互关系中，一个人必须具有给予和接受爱和帮助的能力。

（二）罗伊适应模式与护理实践之间的关系

罗伊根据适应模式，将护理的工作方法分为 6 个步骤，即一级评估、二级评估、诊断、制定目标、干预和评价。

1. 一级评估　一级评估是指收集与生理功能、自我概念、角色功能和相互依赖四个方面有关的行为，又称行为评估。通过一级评估，护士可以确定护理服务对象的行为反应是否属于有效反应。

2. 二级评估　二级评估是对影响护理服务对象行为的三种刺激因素即主要刺激、相关刺激、固有刺激的评估，又称因素评估。通过二级评估可以帮助护士明确导致患者出现无效反应的原因。

3. 诊断护理　诊断护理是对护理服务对象适应状态的陈述或诊断。护士通过一级和二级评估，可以分析出服务对象出现的无效反应及原因，从而推断出护理问题或护理诊断。

4. 制定目标　目标是对服务对象经护理干预后应达到的行为结果的陈述。在制定目标时，护士应注意调动服务对象的主观能动性，尽可能与服务对象及其家属共同配合，尊重服务对象的选择，共同制定出可观察、可测量和能达成的目标。

5. 护理干预　干预是护理措施的制定和落实。罗伊认为，护理干预可通过消除或增强刺激、减弱或改变刺激的方式，使刺激处于个体能适应的范围；或通过干预使个体应对能力提高，适应范围增大，同样起到了使刺激处于适应范围内，促进机体适应的作用。

6. 评价　评价是将输出性行为与目标相比较，确定护理目标是否达成，然后根据评价结果对计划进行修订和调整。

复习思考

一、单项选择题

【A1 型题】

1. 系统的基本属性不包括（　　　）

A. 整体性　　　　　　B. 层次性　　　　　　C. 独立性

D. 相关性　　　　　　E. 动态性

2. 属于自然系统的是（　　　）

A. 学校　　　　　　　B. 人　　　　　　　　C. 家庭

D. 医院　　　　　　　E. 公安系统

3. 护理系统属于（　　　）

A. 自然开放系统　　　B. 自然封闭系统　　　C. 动态开放系统

D. 动态封闭系统　　　E. 静态开放系统

4. 马斯洛认为人最基本的需要是（　　　）

A. 生理需要　　　　　B. 安全需要　　　　　C. 归属需要

D. 尊重需要　　　　　E. 自我实现需要

5. 希望与周围人友好相处，得到他人信任和友爱，此属于（　　　）

    A. 生理需要   B. 安全需要   C. 归属需要

    D. 尊重需要   E. 自我实现需要

6. 某窃贼拼命逃跑后，心跳加快，敏感性增加，肌张力增强，这种反应是（　　　）

    A. 生理反应   B. 心理反应   C. 社会因素

    D. 注意力难以集中   E. 自我估计能力下降

7. 下列哪种沟通形式不属于非语言性沟通技巧（　　　）

    A. 倾听   B. 写作   C. 沉默

    D. 触摸   E. 眼神交流

8. 下列有关人类基本需要各层次间关系的陈述，正确的是（　　　）

    A. 人们满足各层次需要的活动基本相同

    B. 生理需要是最低层次的需要，可延迟给予满足

    C. 满足较高层次的需要对每个人来说，意义有所不同

    D. 人的各基本需要层次之间相对独立，没有相互作用

    E. 低层次的需要满足后，高层次的需要才会出现，不会重叠或颠倒。

9. 人遇到各种压力源都会（　　　）

    A. 情绪低落   B. 设法去适应它   C. 警觉性增加

    D. 回避它   E. 敏感性降低

10. 外界环境变化导致机体生理需求增加时所引起的反应称（　　　）

    A. 社会适应   B. 代偿性适应   C. 感觉适应

    D. 文化适应   E. 技术适应

11. 个体对所受压力而产生的一系列非特异性反应称（　　　）

    A. 压力   B. 压力源   C. 压力反应

    D. 压力防卫   E. 压力过高

12. 属于生理适应的是（　　　）

    A. 社会适应   B. 心理适应   C. 感觉适应

    D. 文化适应   E. 技术适应

13. 人与人交往，运用语言性沟通技巧约占（　　　）

    A. 20%   B. 35%   C. 50%

    D. 60%   E. 65%

14. 在倾听患者说话时，不妥的行为是（　　　）

    A. 全神贯注地听   B. 倾听过程中轻声地说"是"

    C. 及时评论患者所谈的内容   D. 保持目光交流

　　E. 适宜的距离

15. 医疗护理操作前未向患者解释而致患者紧张，此压力源属（　　）

　　A. 不被重视　　　　　　B. 丧失自尊　　　　　　C. 缺少信息

　　D. 环境陌生　　　　　　E. 疾病威胁

16. 罗伊适应模式与护理程序关系的描述，正确的是（　　）

　　A. 一级评估是影响因素的评估

　　B. 二级评估是行为的评估

　　C. 一级评估是判断人的行为是否为适应性反应

　　D. 二级评估是收集患者的生理功能方面的资料

　　E. 通过一级评估可识别主要刺激、相关刺激和固有刺激

17. 罗伊适应模式认为效应器的适应层面不包括（　　）

　　A. 生理功能　　　　　　B. 心理功能　　　　　　C. 自我概念

　　D. 角色功能　　　　　　E. 相互依赖

【A2 型题】

18. 患者王某，家住外地，住院期间无亲人探视，患者表现为流泪、少言寡语、抑郁不乐，护士应从哪方面给予满足（　　）

　　A. 生理需要　　　　　　B. 安全需要　　　　　　C. 爱与归属的需要

　　D. 尊重的需要　　　　　E. 自我实现需要

19. 李先生，35 岁，被确诊为原发性高血压，他努力调整自己的心态去接受患病的事实，此种适应属于（　　）

　　A. 生理适应　　　　　　B. 心理适应　　　　　　C. 文化适应

　　D. 社会适应　　　　　　E. 技术适应

20. 患者张某，女性，34 岁，新近被诊断为乳腺癌，需要施行乳腺癌根治术。患者得知此诊断后，不停地哭。患者所面对的压力源类型为（　　）

　　A. 物理因素　　　　　　B. 化学因素　　　　　　C. 生物因素

　　D. 生理病理因素　　　　E. 心理社会因素

21. 小徐护士在工作中出现差错，受到护士长的批评，回家后向丈夫大发脾气，此行为属于哪一种心理防卫机制（　　）

　　A. 否认　　　　　　　　B. 压抑　　　　　　　　C. 补偿

　　D. 反向作用　　　　　　E. 转移

22. 曾某，男，47 岁，住院后对前来探视的家属抱怨说，病房里无报纸可读，无收音机可听，也无人与他聊天，感觉两耳闭塞。引起曾先生抱怨的压力源可能是（　　）

　　A. 环境陌生　　　　　　B. 疾病威胁　　　　　　C. 不被重视

D. 丧失自尊　　　　E. 缺少信息

二、案例分析题

1. 王女士，30 岁。一年前因单位效益差而下岗，在家操持家务，后因夫妻感情不和而离婚，有一 6 岁女儿随其生活，靠做钟点工维持生计。近日查出患有甲型肝炎需住院治疗，听别人说肝炎是慢性病，难以治疗且费用高，加上孩子放在亲友家不放心，非常思念。故入院后情绪极为低落，少言寡语，夜晚常暗自饮泣。

（1）该患者遭遇了哪些压力源？

（2）如果你是责任护士应如何帮助患者减轻压力？

2. 男，60 岁，胸痛 2 小时，诊断为急性心肌梗死，立即行溶栓治疗。溶栓治疗 5 天后，为了解冠脉再通情况，行冠脉造影，造影显示冠脉开通。患者住院 4 周后病情稳定，体力增强，医嘱次日出院。请用奥瑞姆护理系统结构描述此个案的护理。

扫一扫，知答案

扫一扫，看课件

第 四 章

护理程序

【学习目标】

1. 掌握患者资料的收集与整理；护理诊断的概念、组成、书写方法；护理诊断的排序、护理目标的制定、护理措施的选择；护理实施的方法与步骤；护理评价的方法。

2. 熟悉护理程序的概念、组成。

3. 了解护理程序的发展史及对护理实践的指导意义。

系统论的出现，使人类的思维方式发生了深刻的变化。在系统论的影响下，科学的护理工作方法——护理程序应运而生。护理程序的应用，真正体现了护理工作的科学性、专业性和独立性，显示了护理的服务内容、职业行为和专业形象，是现代护理理论走向成熟的标志。

第一节　概　述

护理程序是现代护理学发展到一定阶段，在新的护理理论基础上产生和不断发展的结果；它是以人的健康为中心进行工作的一种方式，是一种科学的确认问题和解决问题的工作和思想方法。护理程序是护理专业独立性和科学性的体现，为护理学向科学化、系统化的方向发展奠定了科学基础。

一、护理程序的概念

护理程序是以增进和恢复护理对象的健康为目标所进行的一系列有目的、有计划的护理活动，是现代护理的核心，是一种科学的确认问题和解决问题的方法，是综合的、动态的、具有决策和反馈功能的过程。因此，护理程序不仅是一种有逻辑性、合乎科学原理的工作方法，还是一种思想方法。

二、护理程序的理论基础

护理程序是以行为科学、人文科学、心理社会科学为理论基础的学说，是在吸收多学科理论成果的基础上形成的。这些理论一方面相互联系，共同为护理程序提供理论上的支持与解释；另一方面又分别在护理程序实践过程的不同阶段、不同方面发挥独特的指导作用。

1. 系统理论　组成了护理程序的框架。护理程序是一个开放系统，其结构与功能以系统论为依据，由评估、诊断、计划、实施和评价五个步骤组成。构成这些系统的要素有患者、护士、其他医务人员、医疗仪器设备、药品及资料等，这些要素既有自己独特的功能，又通过与环境的相互作用，构成系统的特定功能，即给予护理对象有计划、有目的、系统的、主动的、全面的整体护理，使其恢复或增进健康。

2. 需要层次论　人的基本需要层次理论为评估患者健康状况，预见患者的需要，提供了理论依据。护理人员应在保持患者自主性的前提下，尽量满足患者的需要，必要时给予帮助。

3. 信息交流理论　运用于护理程序的每个阶段，它给予护士和患者交流能力、交流技巧，使护士及时了解真实的信息，以实施正确的护理，确保护理程序的最佳运行。

4. 问题解决理论　用于制订护理计划和处理护理程序中的问题。它为确认患者的健康问题，寻求解决问题的最佳方案及评价效果，奠定了基础；实施护理程序的过程是解决问题理论在护理实践中的具体应用，是保证护理质量的一个有效手段。

三、护理程序的特征

1. 目的性　运用护理程序的最主要目的就是解决护理对象的健康问题及因健康改变而引起的反应，从而保证护理人员能为护理对象提供高质量、全面及高效的护理。

2. 个体性　护理程序的主要特征是根据护理对象的具体情况和需求设计护理活动。服务对象的健康问题不同，预期目标也不同，护理活动也因人而异。

3. 科学性　护理程序是在吸收多学科理论的基础上构建而成的，是系统的、动态的、有计划地安排护理活动的科学工作程序。护理程序中不仅体现了现代护理学的理论观点，也涉及护理学的相关理论，如系统论、人类基本需要层次论、压力与适应理论等。

4. 循环性和动态性　护理程序的每个步骤都不是孤立的，而是一个开放、连续、动态的循环过程，会随着时间、护理对象的健康问题及反应、家庭和社会等各种变化而不断调整。

5. **互动性** 在运用护理程序的过程中，需要护理人员与护理对象、同事、医生及其他人员密切合作，以全面满足护理对象的需要。

第二节　护理程序的步骤

1973 年北美护理诊断协会（NANDA）第一次会议之后，确定了护理程序的五个步骤，即评估、诊断、计划、实施、评价。

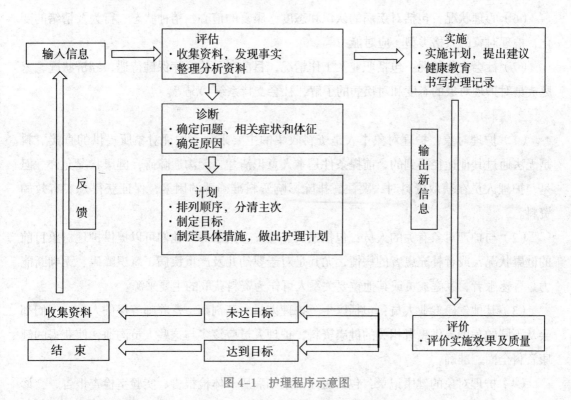

图 4-1　护理程序示意图

一、护理评估

护理评估是系统地、动态地、连续地收集有关护理对象健康相关的资料，并对资料进行整理分析及判断的过程。其目的是明确护理对象需要解决的健康问题。护理评估是护理程序的第一个步骤，是其他几个步骤的基础，贯穿于护理工作的全过程。护理评估包括收集资料、分析整理资料、记录资料三方面的内容。

（一）资料的收集

1. **资料的内容** 护理人员应收集与护理对象健康状况及护理活动有关的资料，内容涉及护理对象的生理、心理、社会、文化、发展、精神等方面。具体包括以下几个方面：

（1）一般资料：姓名、性别、年龄、民族、婚姻状况、职业、受教育水平、宗教信仰、个人爱好、家庭住址、联系人等。

（2）现在健康状况：包括主诉、现病史、医疗诊断、目前用药情况。

（3）既往健康状况：包括既往史、家族史、用药史、过敏史、传染病史等。

（4）生活状况及自理程度：包括饮食、营养、睡眠、自理、排泄、活动、生活方式、自理能力等。

（5）护理体检及实验室检查结果：包括各系统的体格检查、认知过程、生命体征、实验室检查等。

（6）心理状况：包括对疾病的认识和态度，康复的信心、精神状态、行为及情绪的变化，护理对象的人格类型、应对能力等。

（7）社会文化状况：包括职业及工作情况，目前享受的医疗保健待遇，经济状况，家庭成员对护理对象的态度和对疾病的了解，社会支持系统状况等。

2. 资料的来源

（1）护理对象：护理对象本人是资料收集的主要来源。护理对象所提供的直接资料是无法通过其他途径得到的，前提条件是本人意识清楚，无沟通障碍，健康状况允许。但是，护理人员在获取资料时，要注意排除影响资料准确性的因素，保证获得真实有效的资料。

（2）与护理对象有关的人员：包括家人、朋友、同事等。他们可以提供护理对象目前的健康状况，或者补充患者的病情，尤其是对于婴幼儿及严重疾病、意识障碍、无判断能力、昏迷患者，家庭成员或其他重要关系人可作为资料获取的主要来源。

（3）其他健康专业人员：包括医生、护理人员、药剂师、营养师等保健人员。他们都会从不同的角度提供患者相关的健康资料，护理人员应该多与这些人员沟通，使获得的健康资料全面、准确。

（4）护理对象的健康记录：包括医疗记录如病历、体检报告、实验室检查报告、会诊记录等，儿童预防接种记录，社区的卫生记录等。这些资料记录了患者以往及目前的健康信息，可以帮助护理人员更全面地了解护理对象的健康状况。

（5）文献查阅：相关文献可以提供理论知识、实验数据等指导，作为护理人员判断病情及实施护理工作的依据。

3. 收集资料的方法

（1）交谈：是指通过与护理对象及其家属的谈话，获得信息资料的过程。通常交谈都是有计划、有目的进行的。交谈不但可以获得信息资料，还有助于建立良好的护患关系，为护理对象提供心理支持。交谈分为两种类型：①正式交谈：是指事先通知护理对象准备，护士有计划地进行交谈，如对新入院患者进行第一次的全面评估。②非正式交谈：是指护士在日常工作中与护理对象进行的随意而自然的交谈。这种交谈对护理对象而言，可能觉得是护士与自己的一种闲谈，但对于护士则是有目的的，此种交谈方式往往使护理对象感到轻松、亲切，有助于从谈话中了解护理对象的真实感受和想法。

（2）观察：是通过护理人员的感觉器官有目的地收集护理对象的健康信息。观察时除了要注意患者的症状、体征、精神心理状态外，还要注意患者所处的环境状况及家属的相关情况，以便发现一些潜在的健康问题。观察是一个持续的过程，护理人员与患者的初次见面就是观察的开始，每次见到患者都要进行观察，并分析患者的病情变化。护理人员的理论知识和临床经验与观察能力密不可分，并直接影响所收集资料的全面性、有效性。

（3）护理体检：常用于收集客观资料。护理人员运用视、触、叩、听等体格检查技术，对患者的生命体征和各系统的功能进行检查。

（4）查阅资料：查阅患者的病历、护理记录、实验室检查、其他健康记录以及有关文献等。

4. 资料的类型

（1）主观资料：指患者的主诉，是患者对自己健康问题的体验和认识。如："我觉得头很疼""我感觉恶心，不想吃饭""我最近感觉特别累"等。主观资料多是护理对象主观的感觉。

（2）客观资料：是指通过他人观察、体格检查或借助医疗仪器和实验室检查所获得的资料。如"血压下降""腹部肿块""血红蛋白降低"等。客观资料是可观察到的或可测量到的，是客观存在的事实。

（二）资料的整理与分析

1. 资料的分类　　由于收集的资料涉及面广，内容庞杂，需要对资料进行分类、整理，以便于护士能清楚地、迅速地从中发现问题。

（1）按马斯洛的需要层次论分类：将所收集到的资料按马斯洛的基本需要层次对资料进行分类。

· 生理需要：如呼吸困难、电解质紊乱、大小便失禁、失眠、体重减少等。

· 安全需要：如对医院环境陌生、感觉寂寞或无助、对疾病担心、手术前紧张、对各种检查或治疗产生的恐惧和疑虑、对医护人员不信任、担心加重经济负担等。

· 爱与归属的需要：如住院后想家、害怕孤独希望有人来探视等。

· 尊重的需要：如因外貌受损而不敢见人、因所患疾病产生自卑感等。

· 自我实现的需要：如担心住院影响工作或学习、担心所患疾病会影响日后的事业发展和理想的实现等。

（2）按戈登（Gordon）的11个功能性健康型态分类：

· 健康感知 - 健康管理型态：如健康知识的认知、健康行为等。

· 营养代谢型态：如饮食习惯、营养状况等。

- 排泄型态：如排尿、排便、排汗等。
- 活动－运动型态：如日常活动能力、活动量、活动方式等。
- 睡眠－休息型态：如每日睡眠、休息等。
- 认知－感知型态：如个人的舒适感、对疾病的认识及感知能力等。
- 自我认识－自我概念型态：如个人对自己的认识、情感反应等。
- 角色－关系型态：如家庭关系、邻里关系、同事关系、同学关系、上下级关系等。
- 性－生殖型态：如月经、生育方面的情况。
- 应对－应激耐受型态：如宗教信仰、个人的理想、目标等。
- 价值－信念型态：如精神困扰、潜在的精神健康增强。

（3）按人类反应型态分类　北美护理诊断协会（NANDA）将所有的护理诊断按9种型态进行了分类，即：交换、沟通、关系、价值、选择、移动、感知、认识及感觉。

2. 资料的核实　对不清楚、有疑问的资料进行核实，确保所收集资料的真实、准确，没有遗漏。

3. 资料的分析　目的是发现问题，做出护理诊断。

（三）资料的记录

资料的记录并无统一格式，但要求内容全面、客观、准确、及时。

1. 记录的资料必须反映事实，应客观记录护理对象的诉说和临床所见，不能带有主观判断和结论。

2. 客观的记录应使用专业术语。

3. 记录时避免使用模糊不清的、无法衡量的词，如"中等""严重""不足"等。

二、护理诊断

护理诊断是护理程序的第二步，是在护理评估的基础上，运用评判性思维的方式确定护理对象的健康问题，也就是找出和确定护理诊断的过程。

（一）护理诊断的概念

护理诊断是关于个人、家庭、社区对现存的或潜在的健康问题以及生命过程反应的一种临床判断，是护理人员为达到预期目标制定护理措施的基础。

（二）护理诊断的组成

护理诊断有四个组成部分：名称、定义、诊断依据及相关因素。

1. 名称　是对护理对象健康状态或对疾病产生的反应的概括性描述。应尽量使用NANDA认可的护理诊断名称。

2. 定义　是对护理诊断名称的一种清晰、精确的描述，并以此与其他护理诊断相区别。如"便秘"是指个体正常排便习惯改变，其特征为排便次数减少和（或）排出干、硬便。

3.诊断依据 是做出某诊断的临床判断标准。诊断依据是患者所应具有的一组症状和体征以及有关病史,也可以是危险因素。诊断依据分为三种:

(1)必要依据:即确立某一护理诊断时必须具备的依据。

(2)主要依据:即做出某一护理诊断时通常需要存在的依据。

(3)次要依据:即对做出某一护理诊断有支持作用,但不一定每次做出该诊断时都存在该依据。

4.相关因素 是指影响个体健康状况,导致健康问题的直接因素、促发因素或危险因素,包括病理生理方面的因素、心理方面的因素、治疗方面的因素、情境方面的因素、年龄方面的因素。

(三)护理诊断的类型

1.现存的护理诊断 指护理对象目前已存在的健康问题。如"皮肤完整性受损""清理呼吸道无效"等。

2.有危险的护理诊断 指护理对象目前尚未发生,但有危险因素存在,如不采取护理措施,有可能出现的护理问题。如"有皮肤完整性受损的危险""有感染的危险"等。

3.健康的护理诊断 指有潜力增强或提高健康水平的状态,多用于护士为健康人群提供护理时。如"母乳喂养有效""寻求健康行为"等。

(四)护理诊断的陈述方式

完整的护理诊断通常包括三部分:健康问题(problem)、原因(etiology)、症状或体征(symptoms or signs),简称PES公式。陈述方式主要有以下三种:

1.三部分陈述:即PES公式,多用于现存的护理诊断。例如,气体交换受损(P):紫绀、呼吸困难(S):与阻塞性肺气肿有关(E)。

2.二部分陈述:即PE公式,多用于"有……危险"的护理诊断,因危险目前还未发生,因此没有S。例如,有皮肤完整性受损的危险(P):与长期卧床有关(E)。

3.一部分陈述:只有P,用于健康的护理诊断。例如,母乳喂养有效(P)。

(五)书写护理诊断时的注意事项

1.所列护理诊断应是护理职责范畴内能够予以解决或部分解决的。

2.确保资料与健康问题的一致性,评估收集的资料应与护理诊断符合,如果资料上没有,不可擅自提出。

3.根据定义和诊断依据确立护理诊断。

4.贯彻整体护理的观念,在对患者进行护理诊断时,应包括生理、心理、社会各方面,体现整体护理观念。

5.规范陈述护理诊断。

（1）使用统一的护理诊断名称，尽量使用 NANDA 认可的护理诊断名称。

（2）一个护理诊断只针对一个护理问题。

（3）明确每一个护理诊断的相关因素，在书写时，应使用"与……有关"的陈述方式。

（4）"知识缺乏"的护理诊断陈述应为"知识缺乏：缺乏……方面的知识"，而不使用"与……有关"的陈述方式。

（5）避免使用可能引起法律纠纷的语句。

（六）护理诊断与合作性问题及医疗诊断的区别

1. 护理诊断与合作性问题的区别　　合作性问题即"潜在并发症"（potential complication，PC），是指由于各种原因造成的或可能造成的生理上的并发症，需要护理人员进行监测，以及时发现其并发症的发生和情况的变化，并与其他医务人员共同合作以解决问题。陈述方式如"潜在并发症：产后出血"。

并非所有的并发症都是合作性问题，如果护士能够独立提供护理措施，并能预防其发生的并发症属于护理诊断；只有那些护理人员不能预防和独立处理的并发症才是合作性问题。

2. 护理诊断与医疗诊断的区别　　明确护理诊断与医疗诊断的区别十分重要，因为这关系到如何区分护理和医疗两个专业，关系到如何确定各自的工作范畴和应负的法律责任。

医疗诊断是医生对个体病理生理变化的一种临床判断，是描述疾病或病理状态的医疗术语。医疗诊断的侧重点在于对患者健康状况及疾病本质做出判断，特别是要对疾病做出病因诊断、病理解剖诊断和病理生理诊断，而护理诊断则侧重于对患者现存的或潜在的健康问题或疾病反应做出判断。二者区别见表4-1。

表4-1 护理诊断与医疗诊断的区别

	护理诊断	医疗诊断
临床判断的对象	对个人、家庭、社区现存的或潜在的健康问题的一种临床判断	对个体病理生理变化的一种临床判断
描述的内容	对个体健康问题的反应	一种疾病
决策者	护理人员	医疗人员
职责范围	护理职责范围	医疗职责范围
适用范围	个人、家庭、社区的健康问题	个体的疾病
数量及可变性	往往有多个，随病情的变化而变化	一般只有一个，只要诊断正确就不会变化

三、护理计划

护理计划是护理程序的第三个步骤，是以护理诊断为依据，制定护理措施的过程。其目的是为了确定护理对象的健康问题、护理目标以及护理人员将要实施的护理措施。

（一）护理诊断排序

1. **排列护理诊断的顺序**　通常情况下，护理对象的护理诊断有多个，护理人员需按照病情的轻、重、缓、急进行合理排序，将护理诊断分为首优、中优和次优问题。

（1）首优问题：指威胁患者生命，需立即解决的问题。如昏迷患者的"清理呼吸道无效"、肺栓塞患者的"气体交换受损"等问题，如不及时采取措施，将直接威胁患者的生命。

（2）中优问题：指虽然不直接威胁患者的生命，但也能导致身体上的不健康或情绪上发生变化，给患者带来痛苦。如"腹泻""有皮肤完整性受损的危险""焦虑"等。

（3）次优问题：指与此次发病或其预后关系不大的问题。这些问题并不急需解决，但并非不重要，而是指在安排护理工作时可以稍后考虑。如缺乏娱乐活动，经济紧张等。

2. **排序原则**

（1）首先解决危及患者生命的问题。

（2）按照马斯洛基本需要层次论排序，先满足低层次的需要，再满足高层次的需要，必要时适时调整。

（3）在与治疗、护理方案不冲突的情况下，可以优先考虑患者认为需要迫切解决的问题。

（4）护理诊断的先后顺序并不是固定不变的，会随着疾病的进展、患者反应的变化而变化。

（二）设定预期目标

护理目标是针对护理诊断提出的。设置目标可以帮助护理人员明确工作的方向，指导护理人员为达到目标采取相应的护理措施，并且在护理程序的最后一步即护理评价时，可以将目标作为评价的标准。

1. **目标的种类**　根据实现目标所需时间长短可分为短期目标和长期目标。

（1）短期目标：是指在相对较短的时间（一般指 1 周内）内可达到的目标。如"24小时内患者可自行排尿"等。

（2）长期目标：是指需要相对较长的时间（数周或数月）才能实现的目标。如"住院期间患者皮肤保持完整""三个月内患者可以独立行走 500m"。

2. **目标的陈述方式**　目标的陈述通常包括以下几个部分：主语、谓语、行为标准、条件状语及评价时间。陈述公式常为：时间状语 + 主语 + 条件状语 + 谓语 + 行为标准。

（1）主语：是指护理对象或护理对象机体的一部分。在陈述目标时，有时目标的主语可以省去，但其逻辑主语一定是护理对象或其机体的一部分。

（2）谓语：是指护理对象将要完成的动作。

（3）时间状语：是指护理对象完成该行为动作所需的限定时间。

（4）条件状语：是指护理对象完成该行为动作所需具备的条件状况。

（5）行为标准：是指护理对象完成该行为动作所要达到的程度。

举例：一个月内（时间状语）患者（主语）能借助双拐（条件状语）行走(谓语)100m(行为标准)。

3. 制定目标的注意事项

（1）目标应以护理对象为中心：目标陈述的是服务对象的行为，而非护理行为本身。如"出院前教会患者自己注射胰岛素"，应改成"出院前患者学会自己注射胰岛素"。

（2）目标应有明确针对性：一个目标来自一个护理诊断，但一个护理诊断可有多个护理目标。

（3）目标应具体：目标是可测量、可评价的，避免使用含糊的、不明确的词句。

（4）目标应现实可行：目标要在患者能力可及的范围内，要考虑其身体心理状况、智力水平、既往经历等。

（5）目标应是护理范畴内的，可以通过护理措施达到的。

（6）应让患者参与目标的制定，从而使患者认识到对健康负责不仅是医护人员的责任，也是患者自己的责任，护患双方应共同努力以保证目标的实现。

（7）关于潜在并发症的目标：潜在并发症属于合作性问题，仅通过护理措施往往无法阻止其发生，护士的主要任务是监测并发症的发生及发展。潜在并发症的目标可以描述为：护士能及时发现并发症的发生并积极配合处理。

（三）制定护理措施

护理措施是护士协助患者为达到预定目标所采取的具体方法。护理措施的制定是一个围绕患者的护理诊断，结合患者的具体情况，运用知识和经验做出决策的过程。

1. 护理措施的类型

（1）独立性护理措施：指不依赖于医生的医嘱，护士能够独立提出和采取的措施。

（2）合作性护理措施：是护士和其他保健人员相互合作采取的护理活动。如患者出现"营养失调：高于机体需要量"的问题时，护士为帮助患者减轻体重与营养师或运动医学专家一起制订饮食计划。

（3）依赖性护理措施：护士遵医嘱执行的护理措施，如遵医嘱给药等。

2. 制定护理措施的注意事项

（1）护理措施应该有科学性：每项护理措施都应有科学的原则和依据。

（2）护理措施应该有针对性：制定护理措施时应针对护理诊断中的相关因素制定，目的是为了达到预期目标。

（3）护理措施应切实可行：措施的制定要考虑：①患者的具体情况；②医院、病区现有的条件、设备、设施能否保证护理措施的实施；③护理人员的具体情况，包括护理人员的数量、知识水平、技术水平等能否完成所制定的护理措施。

（4）鼓励护理对象参与护理措施的制定：可以帮助患者理解护理措施的意义和功能，积极主动配合护理人员，从而取得更好的效果。

（5）护理措施应与医疗工作协调一致：护理措施与医疗工作要一致、避免相互冲突。

（6）护理措施应具体、有指导性：便于护士和护理对象都能按护理措施的要求准确地执行措施。

（四）护理计划成文

护理计划成文是将护理诊断、预期目标、护理措施等按一定的格式写成护理文件。既可以为护理程序的下一步实施提供指导，又有利于护理人员之间以及与其他医务人员之间的沟通交流。各医疗机构的书写格式都不尽相同，大致包含的内容有：护理诊断、预期目标、护理措施、评价时间等（表4-2）。

表4-2 护理计划单

姓名		床号		科别		病室		住院号	
开始日期	护理诊断		护理目标		护理措施		效果评价	停止日期	签名

随着计算机在病历管理中的应用，护理计划也逐渐趋向于计算机化。根据护理计划的书写要求制成计算机书写护理计划软件，把患者资料输入计算机，计算机便能制订出符合该患者具体情况的护理计划。

四、实施

实施是护理程序的第四个步骤，是执行和完成护理计划的过程。在这一步骤中，不仅要求护理人员具备丰富的专业知识，还要具备熟练的操作技能和良好的人际沟通能力，才能保证护理措施的顺利进行，保证患者得到高质量的护理。

（一）实施前的准备

1. 再次评估护理对象 患者的病情是不断变化的，在实施护理措施前，需再次评估患者目前的情况，了解患者对此项护理措施的理解、接受情况。

2. 审查修改计划 经过再次评估患者，发现护理计划中存在与患者实际情况不符的部分，应该及时修改。

3. 分析实施计划所需的护理知识与技能　在确定护理措施后，护理人员应该明确自己是否具备与措施相对应的护理知识与技能，若不具备，需要及时补充。

4. 预见并预防并发症　护理人员需运用专业知识和临床经验，预测并能预防计划实施过程中可能出现的并发症。

5. 合理利用资源　护理人员需按照计划要求，合理安排、利用计划所涉及的物品、设备、人员、环境和时间等资源。

（二）实施方法

1. 操作　即护士运用各种相应的护理技巧来执行护理计划。例如输液、口腔护理。

2. 管理　将护理计划的先后次序进行安排、排序，并委托其他护士、其他人员执行护理措施，使护理活动能够最大限度地发挥护士的作用，使患者最大程度地受益。

3. 咨询　由护士本人或其他医务人员回答患者及其家属关于疾病和康复的问题。

4. 教育　对患者及其家属进行疾病的预防、治疗、护理等方面的知识教育。

5. 指导　指导患者进行自我护理或家属辅助护士对患者的护理。

6. 沟通　运用沟通技巧，评估患者的情况，并及时反映护理措施的执行情况。

7. 记录　详细记录护理计划的执行情况。

8. 报告　及时向医生报告患者出现的身心反应、病情的进展情况。

（三）记录

实施各项护理措施后应准确进行记录。护理记录可描述患者接受护理照顾期间的全部经过，有利于其他医护人员了解该患者的情况，可作为护理质量评价的一个依据，为护理科研和教学提供资料和数据，并可作为处理医疗纠纷时的证据。

记录要求及时、准确、真实、重点突出，可采取文字描述或填表。比较常用的有 PIO 格式（表4-3）、SOAPIE 格式。PIO 格式的含义是：P（problem）问题，I（intervention）措施，O（outcome）结果。SOAPIE 格式的含义是：S（subjective data）主观资料，O（objective data）客观资料，A（assessment）评估，P（play）计划，I（intervention）干预，E（evaluation）评价。

表4-3　护理记录（PIO 格式）

姓名		床号		科别	病室		住院号	
日期		时间		护理记录（PIO）				签名
2010.12.10		9：00		P：体温过高（39.5℃）：与肺部感染有关				王××
		17：00		I：1. 给予乙醇擦浴、冰袋等物理降温方法				李××
				2. 遵医嘱给予抗生素、退热剂				
				3. 每4小时测量1次体温				
				O：体温 37.6℃				

五、护理评价

评价是将实施护理计划后所得到的患者的健康状况的信息与预期目标进行比较并做出判断的过程。评价是护理程序的最后一步，但实际上贯穿于护理程序的每一步骤中。此外，护理人员还要通过评价，发现新问题，做出新诊断和计划，或对原有计划进行修改，从而使护理程序循环往复地进行下去。

（一）评价方式

1. 护理人员自我评价。

2. 护士长与护理教师的检查与评定。

3. 护理查房。

4. 医院质量控制委员会检查。

（二）评价内容

1. 护理过程的评价　评价护理人员在进行护理活动、实施护理措施时是否符合护理程序的要求，如护理病历的质量、护理措施实施是否规范等。

2. 护理效果的评价　是评价的最主要部分。评价护理措施实施后，患者的行为和身心健康改善状况。

（三）评价步骤

1. 收集资料　收集患者目前的健康状态资料，以备与预期目标进行比较。

2. 判断效果　将患者目前的健康状况与目标中预期的状况进行比较，判断目标的实现程度，分为三种：①目标完全实现；②目标部分实现；③目标未实现。

3. 分析原因

（1）收集资料是否真实、准确、全面？

（2）护理诊断是否正确？

（3）护理目标是否合适？

（4）护理措施是否合适？是否得到有效实施？

（5）患者病情是否发生变化？

（6）患者及家属是否配合护理工作？

4. 修订计划

（1）停止：问题已经解决，相应的护理措施可以停止。

（2）继续：问题仍然存在，预期目标与护理措施恰当，继续执行计划。

（3）排除：对原认为可能存在的护理诊断，通过进一步的收集资料，分析验证，能排除的予以删除。

（4）修订：对诊断、目标、措施中不当之处予以修改完善。

（5）增加：评价过程中，从收集的资料中发现患者出现了新的护理诊断，应将新的护理诊断以及预期目标、护理措施及时加入护理计划中。

***

复习思考

一、单项选择题

【A1 型题】

1. 在评估患者的过程中，资料的主要来源是（　　　）

    A. 家属　　　　　　　　B. 医生　　　　　　　　C. 护士

    D. 患者　　　　　　　　E. 病历和记录

2. 排列护理诊断的次序时，直接威胁生命并需要立即解决的问题应列为（　　　）

    A. 首优问题　　　　　　B. 中优问题　　　　　　C. 次优问题

    D. 主要问题　　　　　　E. 次要问题

3. 制定预期目标过程中要以 _____ 为中心（　　　）

    A. 护士　　　　　　　　B. 护理　　　　　　　　C. 患者

    D. 疾病　　　　　　　　E. 健康

4. 目前有关"护理程序"概念的解释，哪项不妥（　　　）

    A. 是指导护士工作及解决问题的工作方法

    B. 其目标是增进或恢复服务对象的健康

    C. 是以系统论为理论框架

    D. 是有计划、有决策与反馈功能的过程

    E. 是由评估、决定、行动、评价四个步骤组成

5. 进行护理程序的第一步"评估"工作应在（　　　）

    A. 开出医嘱后

    B. 患者入院时

    C. 患者出院时

    D. 患者入院及出院时

    E. 自患者入院时开始直至患者出院为止

6. 属于患者客观资料的内容是（　　　）

    A. 我的头很疼　　　　　B. 我咽部充血　　　　　C. 我不想吃饭

    D. 我感到恶心　　　　　E. 我全身无力

7. 陈述"有……危险"的护理诊断常用的公式是（　　　）

    A. PES 公式　　　　　　B. PS 公式　　　　　　C. PE 公式

    D. ES 公式　　　　　　E. P 公式

8. 在对护理诊断进行排序时应注意（　　　）

    A. 一个患者首优的护理诊断只能有一个

    B. 首优的护理诊断解决之后再解决中优问题

    C. 护士可参照马斯洛的需要层次论进行排序

    D. 现存的护理诊断应排在"有……危险"的护理诊断之前

    E. 对某个患者来说，护理诊断的先后次序常常是固定不变的

9. 制定护理目标的要求不包括（　　　）

    A. 目标应现实、可行

    B. 目标可被观察和测量

    C. 一个诊断只有一个目标

    D. 属于护理工作范围之内

    E. 应让患者参与目标的制定

10. 执行医嘱中给药、治疗和有关操作，属于（　　　）

    A. 独立性护理措施　　B. 依赖性护理措施　　C. 辅助性护理措施

    D. 合作性护理措施　　E. 不属于护理措施

11. 下列护理目标的陈述正确的是（　　　）

    A. 每 2 小时测量血压一次

    B. 一周后患者自理能力增强

    C. 出院前教会患者注射胰岛素

    D. 住院期间患者无褥疮发生

    E. 疾病痊愈出院

12. 属于健康的护理诊断的是（　　　）

    A. 家庭作用改变　　　B. 母乳喂养有效　　　C. 有感染的危险

    D. 焦虑　　　　　　　E. 体温过高

13. 下列哪种护理诊断应排在首位（　　　）

    A. 营养失调　　　　　B. 焦虑　　　　　　　C. 气体交换障碍

    D. 自我形象紊乱 E. 活动无耐力

14. PIO 护理记录格式的含义依次是（　　　）

    A. 护理措施、健康问题、结果评价

    B. 健康问题、护理措施、结果评价

C. 健康问题、结果评价、护理措施

D. 护理措施、结果评价、健康问题

E. 结果评价、健康问题、护理措施

【A2 型题】

15. 患者，李某，男，昏迷，经评估确认患者存在以下护理问题，你认为应优先解决的问题（　　　）

A. 便秘　　　　　　　B. 语言沟通障碍　　　　　C. 气体交换受损

D. 皮肤完整性受损　　E. 营养失调，低于机体需要量

16. 男，62 岁，患肺源性心脏病 3 年，近 5 日因受凉后痰多，黏稠，不易咳出，诉全身乏力，已卧床 5 日未解大便。该患者的首要问题是（　　　）

A. 便秘　　　　　　　B. 活动无耐力　　　　　　C. 语言沟通障碍

D. 清理呼吸道无效　　E. 皮肤完整性受损

17. 患者张某，因脑出血昏迷入院，评估患者后，确认患者存在以下护理问题，你认为应优先解决的是（　　　）

A. 便秘　　　　　　　B. 语言沟通障碍　　　　　C. 清理呼吸道无效

D. 皮肤完整性受损　　E. 营养失调：低于机体需要量

18. 护士小刘发现 5 床糖尿病患者缺乏血糖监测的知识，下列护理诊断陈述正确的是（　　　）

A. 知识缺乏

B. 知识缺乏（特定的）

C. 知识缺乏：与糖尿病有关

D. 知识缺乏：与缺乏血糖监测的知识有关

E. 知识缺乏：缺乏有关血糖监测方面的知识

19. 患者吴某是一位新入院患者，护士小赵对其进行健康状况评估时不正确的做法是（　　　）

A. 与患者交谈了解其健康状况　　　B. 通过医疗病历获取体检资料

C. 观察患者行为收集客观资料　　　D. 与患者家属交谈以了解患者

E. 查阅化验报告获取客观信息

20. 程先生，59 岁，2 年前因直肠癌行结肠造口术，现因肿瘤复发而入院。患者体质虚弱、呈恶病质，生活无法自理，责任护士为其制定的护理措施不妥的是（　　　）

A. 指导其家属参与一定的护理活动

B. 对患者进行有计划、有目的的护理

C. 为患者提供 24 小时连续的护理照顾

D. 发挥患者积极性，指导其进行造口护理

E. 注重加强对患者生理、心理的整体护理

21. 患者，李某，男性，昏迷，经评估确认患者存在以下护理问题，你认为优先应解决的问题是（　　　）

A. 便秘　　　　　　　　B. 语言沟通障碍　　　　　C. 气体交换受损

D. 皮肤完整性受损　　　E. 营养失调：低于机体需要量

22. 小马是新入院患者张女士的责任护士，但与患者的第一次交谈就失败了，可能是由于小马（　　　）

A. 晚饭前开始交谈　　　B. 选择的环境安静　　　　C. 仪表端庄、整洁

D. 热情地自我介绍　　　E. 表情沉着、冷静

【A3/A4 型题】

（23 ～ 25 题共用题干）

患者男性，67 岁，高血压病 18 年，血脂高 3 年，2 年前又诊断为冠心病心绞痛。近 2 个月胸部疼痛发作频繁，休息或服硝酸甘油不能缓解，轻度咳嗽，吐少量白痰。1 小时前与家人争吵后，胸痛 20 分钟不缓解，伴大汗急诊入院。

23. 急诊护士对患者进行评估时主要的资料来源于（　　　）

A. 患者　　　　　　　　B. 家属　　　　　　　　　C. 医生

D. 既往病历　　　　　　E. 文献资料

24. 急诊护士评估后，认为首要的护理诊断是（　　　）

A. 活动无耐力　　　　　B. 疼痛　　　　　　　　　C. 低效性呼吸型态

D. 潜在并发症：感染　　E. 焦虑

25. 护士给患者喂服硝酸甘油的措施属于（　　　）

A. 紧急性护理措施　　　B. 协作性护理措施　　　　C. 独立性护理措施

D. 依赖性护理措施　　　E. 常规性护理措施

二、病例分析

宋某，女，三天，因哭声低，拒奶，全身发凉三天而入院。本月 19 日晨其母来院分娩，不料患儿在途中出生，即随母返回家中。此时患儿面色发青，周身发凉，一天后肢体仍发凉。入院时体温低（34℃），心率慢（78 次 / 分钟），呼吸表浅（42 次 / 分钟），体重 1600g，未成熟儿貌，刺激后略有反应，皮肤呈暗红色，双大腿外侧、臀部、胸腹部及面颊皮下脂肪硬肿。医疗诊断为低出生体重儿（双胎）、新生儿硬肿症。

请结合病情、家庭、环境、健康等提出护理问题（至少提出 5 个问题）

附1 护理评估单

科别：　　　　　病室：　　　　　床号：　　　　　住院号：

一、一般资料
姓名：　　　性别：　　　年龄：　　　职业：　　　　　婚姻：　　　民族：
籍贯：　　　文化程度：　　　信仰：　　　医疗费用支付形式：
住址：　　　　　　　　　　　　　　联系电话：
联系人：　　　联系人单位（住址）：　　　　　　　　联系电话：
入院时间：
入院类型：□门诊　□急诊　□转入（来自医院或科室：　）
入院方式：□步行　□扶走　□轮椅　□平车　□其他
入院诊断：
主管医师：　　　　　　　责任护士：
资料收集时间：　　　　资料来源：　　　　资料可靠程度：

二、简要病史

主诉（入院主要原因）：＿＿＿＿＿＿＿＿＿＿＿＿＿＿＿＿＿＿＿＿＿＿＿＿＿
＿＿＿＿＿＿＿＿＿＿＿＿＿＿＿＿＿＿＿＿＿＿＿＿＿＿＿＿＿＿＿＿＿＿＿

目前健康状况：＿＿＿＿＿＿＿＿＿＿＿＿＿＿＿＿＿＿＿＿＿＿＿＿＿＿＿＿
＿＿＿＿＿＿＿＿＿＿＿＿＿＿＿＿＿＿＿＿＿＿＿＿＿＿＿＿＿＿＿＿＿＿＿

目前用药情况：无/有＿＿＿＿＿＿＿＿＿＿＿＿＿＿＿＿＿＿＿＿＿＿＿＿＿
既往健康状况：很好/较好/一般/不好/很差
患病史：无/有　住院史：无/有
手术史：无/有　外伤史：无/有
过敏史：无/有　家族史：无/有
用药史：
月经史、生育史：

三、功能性健康型态

健康感知－健康管理型态	自觉健康状况：□良好　□一般　□较差　□差
	吸烟：□无　□有：（　年，平均支/日，戒烟：□未　□已　年）
	饮酒：□无　□有：（　年，平均两/日，戒酒：□未　□已　年）
	定期体检：□无　□有：（说明：　　　　　　　　　　　　　）
	药物依赖/药瘾/吸毒：□无　□有（名称，剂量　/日，　年）
	环境中危险因素：□无　□有：
	遵从医护计划健康指导：□完全遵从　□部分遵从　□不遵从（原因）
	寻求促进健康的行为：□无　□有：
	对疾病的认识：□完全认识　□部分认识　□不认识

续表

营养－代谢型态	膳食种类：□普通膳食　□软食　□半流质　□流质　□禁食　□治疗膳食
	饮食习惯：□偏食　□忌食　□其他：
	食欲：□正常　□亢进（　天）　□减退（　天）
	进食方式：□正常　□亢进　□鼻饲　□空肠造瘘　□全静脉营养　□其他
	饮水：□正常　□多饮（　　mL/d）□限制饮水（　　mL/d）
	近6个月内体重变化：□无　□增加（　kg）□减少（　kg）
	咀嚼困难：□无　□有（原因：　　　　　　　）
	吞咽困难：□无　□有（原因：　　　　　　　）
排泄型态	排便：　　次/日　颜色：　　　性状： □便秘（1次/日）□腹泻（　次/日）□失禁（　次/日） □造瘘（类型　　能否自理：□能　□否） 应用缓泻剂：□无　□有：
	排尿：　　次/日　颜色：　　　性状：　　　量：　　mL/d □尿失禁（_____级）　□排尿困难　　　□尿路刺激征 □留置尿管　□膀胱造瘘
	引流：□无　□有（类型：性状：量：mL）
活动－运动型态	生活自理能力： 表格见下 辅助用具：□手杖　□拐杖　□轮椅　□助行器　□假肢　□其他

生活自理能力：

项目	0	1	2	3	4	
进食/饮水						0= 能够独立完成
沐浴						1= 须借助辅助用具才能完成
穿衣/洗澡						2= 需有他人帮助才能完成
如厕						3= 需有他人帮助并借助辅助用具才能完成
床上活动						4= 自己不能完成，完全依赖他人帮助
转位						
走动						
上下楼梯						
购物						
烹饪						
理家						

	辅助用具：□手杖　□拐杖　□轮椅　□助行器　□假肢　□其他
	活动耐力：□正常　□容易疲劳　□呼吸困难　□吸氧
睡眠－休息型态	睡眠：□正常　□入睡困难　□多梦　□早醒　□失眠
	午睡：□无　□有（　　　）
	休息后精力是否充沛：□是　□否（原因　　）
	辅助睡眠：□无　□有：（　　　）

69

认知－感知型态	疼痛：□无 □有（部位：　；性质：　；程度：　；持续时间：　） 辅助药物：□无 □有（□有效 □无效）
	视力：□正常 □近视 □远视 □失明（□左眼 □右眼）
	听力：□正常 □耳鸣 □减退（□左耳 □右耳） □耳聋（□左耳 □右耳）
	味觉：□正常 □减退 □缺失 □其他：
	记忆力：□良好 □减退（□短时记忆 □长时记忆） □丧失
	注意力：□正常 □分散
	语言能力：□正常 □失语 □构音困难
	定向力：□正常 □障碍
自我概念型态	对自我的看法：□满意 □不满意 □其他：
	情绪：□焦虑 □恐惧 □绝望 □抑郁 □其他：
角色－关系型态	就业情况：　家庭功能：□正常 □异常
	家庭结构：　家庭关系：□和谐 □紧张
	社会交往情况：□正常 □较少 □回避
	角色适应：□良好 □角色冲突 □角色缺如 □角色强化 □角色消退
	经济状况：□良好 □一般 □较差
性－生殖型态	性生活：□正常 □障碍
	月经：□正常 □紊乱 □痛经 □绝经
	经量：□正常 □一般 □多 持续时间：
	生育史：　孕次：　产次：
压力－应对型态	对疾病和住院的反应：□否认 □适应 □依赖
	过去一年内重要生活事件：无□ 有□（　）
	支持系统：□胜任 □勉强 □不胜任
	家庭应对：□忽视 □能满足 □过于关心
价值－信念型态	宗教信仰：□无 □佛教 □基督教 □天主教 □其他：

四、体格检查
体温：　　℃ 脉搏：　　次／分 呼吸：　　次／分 血压：　　mmHg 身高：　　cm 体重：　　kg
全身状况：意识状况：□清晰 □嗜睡 □意识模糊 □昏睡 □浅昏迷 □深昏迷 □谵妄 营养：□良好 □中等 □不良 □肥胖 □消瘦 □恶液质 面容：□正常 □病容（类型：　　） 体位：□自动体位 □被动体位 □强迫体位（类型：　　） 步态：□正常 □异常（类型：　　）
皮肤黏膜：颜色：□正常 □发红 □苍白 □发绀 □黄染 □色素沉着 □色素脱失 湿度：□正常 □潮红 □干燥 温度：□热 □冷 弹性：□正常 □降低 完整性：□完整 □皮疹 □皮下出血（部位及分布：　　） 压疮：□无 □有（描述：　　） 水肿：□无 □有（描述：　　） 瘙痒：□无 □有（描述：　　）
淋巴结：□正常 □肿大（描述：　　）
头部：眼睑：□正常 □水肿 结膜：□正常 □水肿 □出血 □充血 巩膜：□正常 □黄染 瞳孔：□正常 □异常（描述：　　） 对光反射：□正常 □迟钝 □消失 口唇：□红润 □发绀 □苍白 □疱疹 □唇裂 口唇黏膜：□正常 □出血点 □溃疡 □其他（ ） 牙齿：□完好 □缺失（　　） □义齿（　　）
颈部：颈强直：□无 □有 颈静脉：□正常 □怒张 气管：□居中 □偏移（描述：　　） 肝颈静脉反流征：□阴性 □阳性
胸部：呼吸方式：□自主呼吸 □机械呼吸 □简易呼吸器辅助呼吸 呼吸节律：□规则 □不规则（描述：　　） 呼吸困难：□无 □轻度 □中度 □重度 □极重度 呼吸音：□正常 □异常（描述：　　） 啰音：□无 □有（描述：　　） 心率：　　次／分 心律：□齐 □不齐（描述：　　） 杂音：□无 □有（描述：　　）
腹部：外形：□正常 □膨隆 □凹陷 □胃型 □肠型 腹肌紧张：□无 □有（描述：　　） 压痛：□无 □有（描述：　　） 反跳痛：□无 □有（描述：　　） 肝肿大：□无 □有（描述：　　） 移动性浊音：□阴性 □阳性 肠鸣音：□正常 □亢进 □减弱 □消失
肛门直肠：□未查 □正常 □异常（描述：　　）

续表

生殖器官：□未查　□正常　□异常（描述：　　　　　）	
脊柱四肢：脊柱：□正常　□畸形（描述：）活动：□正常　□受限 四肢：□正常　□畸形（描述：　　　　）活动：□正常　□受限	
神经系统：肌张力：□正常　□增强　□减弱 肌力：　　级 肢体瘫痪：□无　□有（描述：　　　）Babinski征：□无　□有	
记录人签名： 　　年　　月　　日	

附 2　NANDA 护理诊断一览表（2015—2017）

领域 1：健康促进

☆缺乏娱乐活动

☆久坐的生活方式

☆老年综合征

☆有老年综合征的危险

☆缺乏社区保健

☆风险倾向的健康行为

☆健康维持无效

☆健康管理无效

☆有健康管理改善的趋势

☆家庭健康管理无效

☆不依从行为

☆防护无效

领域 2：营养

☆母乳不足

☆母乳喂养无效

☆母乳喂养中断

☆有母乳喂养改善的趋势

☆无效性婴儿喂养型态

☆营养失调：低于机体需要量

☆有营养改善的趋势

☆肥胖

☆超重

☆有超重的危险

☆吞咽障碍

☆有血糖不稳定的危险

☆新生儿黄疸

☆有新生儿黄疸的危险

☆有肝功能受损的危险

☆有电解质失衡的危险

☆有体液平衡改善的趋势

☆体液不足

☆有体液不足的危险

☆体液过多

☆有体液失衡的危险

领域 3：排泄

☆排尿障碍

☆有排尿功能改善的趋势

☆功能性尿失禁

☆溢出性尿失禁

☆反射性尿失禁

☆压力性尿失禁

☆急迫性尿失禁

☆有急迫性尿失禁的危险

☆尿潴留

☆便秘

☆有便秘的危险

☆慢性功能性便秘

☆有慢性功能性便秘的危险

☆感知性便秘

☆腹泻

☆胃肠动力失调

☆有胃肠动力失调的危险

☆排便失禁

☆气体交换受损

领域 4：活动 / 休息

☆失眠

☆睡眠剥夺

☆有睡眠改善的趋势

☆睡眠型态紊乱

☆有失用综合征的危险

☆床上活动障碍

☆躯体活动障碍

☆借助轮椅活动障碍

☆坐起障碍

☆站立障碍

☆移动能力障碍

☆行走障碍

☆疲乏

☆游走状态

☆活动无耐力

☆有活动无耐力的危险

☆低效性呼吸型态

☆心输出量减少

☆有心输出量减少的危险

☆有心血管功能受损的危险

☆有胃肠道灌注无效的危险

☆有肾脏灌注无效的危险

☆自主呼吸障碍

☆有心脏组织灌注不足的危险

☆有脑组织灌往注效的危险

☆外周组织灌注无效

☆有外周组织灌注无效的危险

☆呼吸机依赖

☆持家能力障碍

☆沐浴自理缺陷

☆穿着自理缺陷

☆进食自理缺陷

☆如厕自理缺陷

☆有自理能力改善的趋势

☆自我忽视

领域 5：感知 / 认知

☆单侧身体忽视

☆急性意识障碍

☆有急性意识障碍的危险

☆慢性意识障碍

☆情绪控制失调

☆冲动控制无效

☆知识缺乏

☆有知识增进的趋势

☆记忆功能障碍

☆有沟通增进的趋势

☆语言沟通障碍

领域 6：自我感知

☆有希望增强的趋势

☆无望感

☆有个人尊严受损的危险

☆自我认同紊乱

☆有自我认同紊乱的危险

☆有自我概念改善的趋势

☆长期低自尊

☆有长期低自尊的危险

☆有情境性低自尊的危险

☆情境性低自尊

☆体像紊乱

领域 7：角色关系

☆照顾者角色紧张

☆有照顾者角色紧张的危险

☆养育功能障碍

☆有养育功能改善的趋势

☆有养育功能障碍的危险

☆有依附关系受损的危险

☆家庭运作过程失常

☆家庭运作过程改变

☆有家庭运作过程改善的趋势

☆关系无效

☆有关系改善的趋势

☆有关系无效的危险

☆父母角色冲突

☆无效性角色行为

☆社会交往障碍

领域 8：性

☆性功能障碍

☆性生活型态无效

☆生育进程无效

☆有生育进程改善的趋势

☆有生育进程无效的危险

☆有母体与胎儿双方受干扰的危险

领域 9：应对 / 应激耐受性

☆创伤后综合征

☆有创伤后综合征的危险

☆强暴创伤综合征

☆迁移应激综合征

☆有迁移应激综合征的危险

☆活动计划无效

☆有活动计划无效的危险

☆焦虑

☆防卫性应对

☆应对无效

☆有应对改善的趋势

☆社区应对无效

☆有社区应对改善的趋势

☆妥协性家庭应对

☆无能性家庭应对

☆有家庭应对改善的趋势

☆对死亡的焦虑

☆无效性否认

☆恐惧

☆悲伤

☆复杂性悲伤

☆有复杂性悲伤的危险

☆情绪调控受损

☆有能力增强的趋势

☆无能为力感

☆有无能为力感的危险

☆恢复能力障碍

☆有恢复能力增强的趋势

☆有恢复能力障碍的危险

☆持续性悲伤

☆压力负荷过重

☆颅内调适能力降低

☆自主反射失调

☆有自主反射失调的危险

☆婴儿行为紊乱

☆有婴儿行为调节改善的趋势

☆有婴儿行为紊乱的危险

领域 10：生活准则

☆有精神安适增进的趋势

☆有决策能力增强的趋势

☆抉择冲突

☆独立决策能力减弱

☆有独立决策能力增强的趋势

☆有独立决策能力减弱的危险

☆道德困扰

☆宗教信仰减弱

☆有宗教信仰增强的趋势

☆有宗教信仰减弱的危险

☆精神困扰

☆有精神困扰的危险

领域 11：安全／防护

☆有感染的危险

☆清理呼吸道无效

☆有误吸的危险

☆有出血的危险

☆有干眼症的危险

☆有跌倒的危险

☆有受伤的危险

☆有角膜受损的危险

☆有手术期体位性损伤的危险

☆有热损伤的危险

☆有尿道损伤的危险

☆牙齿受损

☆口腔黏膜受损

☆有口腔黏膜受损的危险

☆有外周神经血管功能障碍的危险

☆有压疮的危险

☆有休克的危险

☆皮肤完整性受损

☆有皮肤完整性受损的危险

☆有婴儿猝死综合征的危险

☆有窒息的危险

☆术后康复迟缓

☆有术后康复迟缓的危险

☆组织完整性受损

☆有组织完整性受损的危险

☆有外伤的危险

☆有血管损伤的危险

☆有对他人施行暴力的危险

☆有对自己施行暴力的危险

☆自残

☆有自残的危险

☆有自杀的危险

☆受污染

☆有受污染的危险

☆有中毒的危险

☆有碘造影剂不良反应的危险

☆有过敏反应的危险

☆乳胶过敏反应

☆有乳胶过敏反应的危险

☆有体温失调的危险

☆体温过高

☆体温过低

☆有体温过低的危险

☆有手术期体温过低的危险

☆体温调节无效

领域 12：舒适

☆舒适度减弱

☆有舒适增进的趋势

☆恶心

☆急性疼痛

☆慢性疼痛

☆分娩疼痛

☆慢性疼痛综合征

☆有孤独的危险

☆社交孤立

领域 13：生长 / 发展

☆有生长比例失调的危险

☆有发育迟缓的危险

扫一扫，看课件

第五章

护士与患者

【学习目标】

1. 掌握患者的权利和义务；建立良好护患关系对护士的要求。

2. 熟悉护患关系的概念；护士角色与功能；护士的权利与义务。

3. 了解角色的概念和护患关系；影响患者角色适宜的因素。

第一节　角　色

一、角色的基本概念

角色原为戏剧舞台上演出用语，指剧本中的人物。其含义为：处于一定社会地位的个体或群体，在实现与这种地位相联系的权利与义务中，所表现出的符合社会期望的行为和态度的总模式。

二、角色的特征

1. 角色具有多重性　角色的多重性是指当多种角色集于某一个体时，该个体所处的位置，也称复式角色或角色集。如一位女性，在家庭中，她是妻子，是母亲；在医院里，她是护士，可能同时又是某学术团体的成员；在社会上，她是顾客，是乘客等。每个社会成员都有角色集，但最主要承担的角色是与职业和家庭相关的，如护士、母亲、妻子是医院护士最重要的角色。

2. 角色之间相互依存　任何角色在社会中不是孤立存在的，而是与其他角色相互依存，也就是说一个人要完成某一角色，必须有一个或一些互补的角色存在。如要执行学生的角色，必须有教师角色的存在；要完成护士的角色，必须有患者角色、医生角色的存在。

3. 角色行为由个体完成 社会对每一个角色均有"角色期待"。角色期待是指一个人在社会系统中的角色地位，其周围的人也总是要按照社会角色的一般模式对他的贪渎、行为方式提出合乎身份的要求和寄予的期望。如医护人员应具备良好的医德医风；学生应遵守学校的规章制度。个体根据自身对角色期待的认识，表现出相应的角色行为。个体要充分发挥角色功能，必须对角色的行为规范和自身扮演的角色是否适宜有准确的判断和衡量。若个体或群体的行为符合角色期待，则社会或群体将能和谐、圆满地共同生活。反之，则导致角色冲突。

第二节 护士角色

护士角色就是由学生在学校经过不断努力学习才获得的，并且要在护理工作中按护士的行为规范来约束自己的行为。

一、护士角色功能

护士角色是指护士应具有的与职业相适应的社会行为模式。随着社会的变迁和进步，护理学也从医学的辅助学科发展为现代独立的一门科学，护士角色也发生了根本性变化，由传统的形象逐渐发展到接受专门教育，有专门知识和技能，受到社会尊重的护理实践者。

1. 照顾者 护士的独特功能就是协调患者或健康人从事有益于健康、恢复健康与安详死亡的活动。这种功能是通过满足人的基本需要来实现的。护士的任务是应用专业知识满足患者生理、心理、社会文化、精神等需求，如食物的摄取、排泄、呼吸的维持、感染的预防和控制、药物的给予、安全、心理疏导等，以促进康复。

2. 计划者 护士运用护理专业知识和技能，收集护理对象的生理、心理、社会等相关资料，评估护理对象的健康状况，找出其健康问题，为患者制订护理计划，并按照护理计划为患者实施护理服务，尽快恢复患者健康。

3. 管理者 在临床护理工作中，护士必须对日常工作中的人、财、物、信息、时间、空间有计划地组织管理。充分发挥护士的管理才能，运用管理的艺术和技巧，合理利用资源。

4. 咨询者 护士运用沟通技巧及自己的知识和技能，解答患者及家属的具体问题，提供相关信息，给予情感支持及健康指导。澄清患者对疾病与健康有关问题的疑惑，使患者清楚地认识自己的健康状况，从心理和行为上适应患者角色，更好地配合治疗，尽快恢复健康。

5. **协调者** 患者所获得的医疗护理照顾是整体性的，这需要健康保健系统中所有成员的密切配合才能够完成。护士有责任维持有效的沟通，以保证诊断、护理工作能够有序、高效地进行，保证患者获得最适宜的整体性医护照顾。

6. **教育者** 护士可以在医院、家庭和社区等各种场所，针对护理对象不同的特点，完成其教育者的职能，以期待改善人们的健康状态和健康行为，达到预防疾病、促进健康的目的。

7. **研究者** 护理事业的发展和护理质量的提高与护理科研是密不可分的。护士在实践工作中，要善于发现问题，勇于探索，寻找问题的答案，验证和提炼现有知识及创造新知识，并总结和推广研究成果，从而指导实际工作。

8. **患者利益维护者** 护士是患者权益的维护者，有义务反映患者及其家属的要求，并与有关人员联系和沟通，为患者解决困难，尽量满足其需求。尤其对无法表达自己意见的患者，护士应采取各种预防措施以保护护理对象不受伤害和威胁。随着医学科学的发展和各种新技术在医疗上的应用，患者入院后所面临的是各种检查手段和电子仪器的使用，以及与医疗有关的各种专业人员组成的复杂环境。在这种环境中，患者的权益可能会受到伤害，护士应尽力保证患者有安全的治疗环境，以预防患者损伤和治疗带来的副作用的影响。

二、护士的权利与义务

为改善护士的工作条件，保障护士待遇，加强护士队伍建设，促进护理事业健康发展，2008年1月31日中华人民共和国国务院令第517号公布了《护士条例》，自2008年5月12日起实行。条例中明确了护士的权利和义务，作为一名护士，应了解自己的合法权益，正确行使权利，自觉履行义务。

（一）护士的权利

1. 有按照国家有关规定获取工资报酬、享受福利待遇、参加社会保险的权利。

2. 有获得与其所从事的护理工作相适应的卫生防护、医疗保健服务的权利。从事直接接触有毒有害物质、有感染传染病危险工作的护士，有依照有关法律、行政法规的规定获得赔偿的权利。

3. 按照国家有关规定获得与本人业务能力和学术水平相应的专业技术职务，职称的权利。

4. 参加专业培训、从事学术研究和交流、参加行业协会和专业学术团体的权利。

5. 获得疾病诊疗、护理相关信息的权利和其他与履行护理职责相关的权利，可以对医疗卫生机构和卫生主管部门的工作提出意见和建议。

（二）护士的义务

1. 护士执业，应当遵守法律、法规、规章和诊疗技术规范的规定。

2. 在执业活动中，发现患者病情危急，应当立即通知医师；在紧急情况下为抢救垂危患者生命，应当先行实施必要的紧急救护；发现医嘱违反法律、法规、规章或者诊疗技术规范规定的，应当及时向开具医嘱的医师提出；必要时，应当向该医师所在科室的负责人或者医疗卫生机构负责医疗服务管理的人员报告。

3. 护士应当尊重、关心、爱护患者，保护患者的隐私。

4. 护士有义务参与公共卫生和疾病预防控制工作。发生自然灾害、公共卫生事件等严重威胁公众生命健康的突发事件，护士应当服从县级以上人民政府卫生主管部门或者所在医疗卫生机构的安排，参加医疗救护。

第三节　患者角色

一、患者角色特征

患者角色最初由美国社会科学家帕森斯于 1951 年在其所著《社会制度》一书中提出。他认为患者角色的概念应包括以下几个特点：

1. 免除或减轻日常生活中的其他角色及义务，免除的程度取决于所患疾病的性质与严重程度。

2. 患者一般不需要为其患病承担责任：患病是超出患者意志所能控制的事情，不是患者的过错，因而也免除了其因疾病所造成问题的责任。

3. 患者应该努力使自己康复，有接受治疗、恢复健康的义务：多数人患病后期望早日康复，并为治疗疾病做各种各样的努力。然而由于患者角色有一定的特权，可成为其继发性获益的来源。因此，一些人努力去寻求患者角色，安于患者角色，甚至出现角色依赖等。

4. 患者有寻求有效帮助、并在治疗中积极配合医疗和护理的责任；人处于患病状态时都应该寻求他人的帮助，包括可靠的技术帮助和感情帮助。

二、患者的权利与义务

（一）患者的权利

1. 有免除一定社会责任和义务的权利　当人生病后，有权根据疾病的性质、病情发展的进程等，要求免除或部分免除正常的社会角色所应承担的责任。

2. 享有平等医疗、护理、保健的权利　享受健康是每个人的基本权利，患者在社会中的地位、职务、经济状况千差万别，但他们享受的医疗、护理、保健的权利是平等的，医护人员应对患者一视同仁，给予平等的服务。

3. 有知情、同意的权利 患者有权了解有关自己疾病的所有信息，包括疾病的诊断、检查、治疗、护理、预后等内容。所以医护人员在不损害患者权益和不影响疾病治疗的前提下应尽可能全面及时地向患者提供有关疾病的信息。患者在知情的基础上，对治疗、护理等服务有权做出接受或拒绝的决定。

4. 有自由选择的权利 患者有权根据医疗条件或自己的经济状况选择医院、医护人员、医疗和护理方案。

5. 有要求医务人员保密的权利 患者有权要求医务人员为其在治疗、护理患者过程中涉及的患者个人隐私和生理缺陷进行保密，不使其扩散。

6. 有监督的权利 患者有权监督医院对其实施的医疗、护理工作。如果患者的正常需求得不到满足，或由于医务人员的过失而使患者受到不必要的损害，患者有权要求赔偿并追究有关人员的责任。

（二）患者的义务

1. 有及时寻求医护帮助的义务。

2. 有遵守医疗机构规章制度和提出改进意见的义务。

3. 有按时如数交纳医疗费用的义务。

4. 有尊重医务人员的义务。

5. 承担不服从医护人员提供的治疗和护理计划后果的义务。

6. 有接受强制性治疗的义务，如急危重、戒毒、传染病、精神病等患者。

三、患者角色适应中的问题

患者不能正常地行使其权利和义务，就会产生角色适应不良。一般常见的患者角色适应不良及主要的心理原因如下：

1. 角色行为冲突 角色行为冲突即患者角色与其他角色发生冲突。现实生活中，人们总是承担着多种社会角色，当患者从其他角色转变为患者角色时，其他角色则处于从属角色，若患者不能很好地由常态下的社会角色转向患者角色，则会对治疗和康复带来很大的不利。

2. 角色行为强化 角色行为强化即患者因为患病而导致自信心减弱，对家庭和社会的依赖性增强；当病情好转，由患者角色向常态角色转变时，仍然安于患者角色，产生退缩和依赖心理。表现为依赖性增强，害怕出院，害怕离开医务人员，对正常的生活缺乏信心等。角色行为强化主要是由于患病后体力和能力的下降，以及因病享受到的额外的精神和经济待遇所致，是患者角色适应中的一种变态现象。

3. **角色行为缺如** 角色行为缺如指患者没有进入患者角色，不愿意承认自己是患者，这是一种心理防御的表现。常发生于由健康角色转向患者角色及疾病突然加重或恶化时。

4. **角色行为减退** 角色行为减退是指患者已经适应了患者角色，但由于某种原因，使其又重新承担起来原来扮演的其他角色，患者往往忽视了患者角色，而偏重其他角色。如一位心肌梗死的患者，住院后经治疗已经好转，但由于他年迈的母亲突发中风，他毅然离开医院承担起照顾自己母亲的责任，这是因为此时"儿子"的角色在他心中已经占据了主导地位，于是他放弃了患者角色而承担起"孝子"的角色。

5. **角色行为异常** 角色行为异常即患者虽然知道自己患病，但受疾病折磨而出现的失落、悲观、厌倦甚至自杀等行为表现。

四、影响患者角色适应的因素

1. **疾病的性质和严重程度** 疾病的类型对患者来说极为重要，预后程度和预期病程是患者关注的附加因素，如患者察觉到自己的病情严重或影响到个人的生活质量时，会立即寻求医护人员的帮助，并容易适应患者的角色，使自己的角色与行为相吻合。

2. **症状的可见性** 症状可见与否影响着患者的就医与角色适应。人们通常容易为一些明显的症状如外伤、大出血就医，并很快进入患者角色，对不显著的症状如食欲不振、消化不良等则表现为不关心和不重视，而且不易进入患者角色。

3. **医院规则** 为了不断提高医疗质量和护理水平，保证医疗护理工作的顺利进行，为患者能得到良好的医疗和护理提供条件，医院根据各自的具体情况，制定出必要的规章制度，这对患者有一种约束感而容易产生一定的影响。患者首先感到不能按照自己的意愿行事、不能广泛接触外界等，这些都影响着患者角色的适应。

4. **患者的社会特征** 年龄、性别、性格、文化程度、生活习惯、工作、家庭经济状况等因素都影响患者角色的适应。另外，患者与家属、同事、病友、医护人员之间的关系也影响着患者角色的适应。

第四节 护患关系

护士在从事护理工作的过程中，由于其工作性质、职能范围等方面的特点，需要与各种服务对象，包括健康人及患有各种身心疾患的服务对象、服务对象家属、医疗保健机构的其他医务人员建立各种人际关系，以便为服务对象提供良好的身心休养与康复环境，促进服务对象的康复。

一、人际关系

个体生活在社会中，必然要与他人接触、交往和相处，从而形成各种各样的人际关系。人际关系是个体在社会中生存与发展的基本关系，反映个体或团体寻求社会需要满足的心理状态。

人际关系作为一个社会心理学名词，其概念有广义和狭义之分。广义的人际关系是指社会中所有人与人的关系，以及人与人之间关系的一切方面，包括经济关系、政治关系、法律关系等；而狭义的人际关系是指在社会实践中，个体为了满足自身生存与发展的需要，通过一定的交往媒介与他人建立及发展起来、以心理关系为主的一种显在的社会关系。

二、护患关系的概念与特征

护理服务过程中涉及多方面的人际关系，但其本质是以患者为中心延伸开来的，即护患关系。护患关系是护理人际关系的核心，也是影响护理人际关系平衡的最重要因素。

（一）概念

护患关系是护理工作过程中护士与服务对象在相互尊重并接受彼此文化差异的基础上，形成和发展的一种工作性、专业性和帮助性的人际关系，有广义和狭义之分。广义的护患关系是指围绕服务对象的治疗和护理形成的所有人际关系，包括护士与服务对象、医生、家属及其他人员之间的关系。狭义的护患关系单指护士与服务对象之间在特定环境及时间段内互动所形成的一种特殊的人际关系。

（二）特征

护士与患者的双向关系在特定的背景下形成，以一定的目的为基础。因此，护患关系有其自身的特性，具体表现为：

1. 以治疗为目的的专业性帮助　护患关系是护士应用自身的专业技能满足服务对象生理、心理、精神等方面需要的人际关系。因此，这种关系是以专业活动为中心，以保证服务对象的身心健康为目的。

2. 以服务对象为中心　护患关系以保证服务对象的身心健康为目的，因此，护患交往都必须以解决服务对象的护理问题为核心，以维护和促进服务对象的健康为宗旨，以对服务对象的影响为评价标准。

3. 工作关系　护患关系是护士为了满足护理工作需要，与服务对象交往的一种职业行为。不管服务对象是何种身份、年龄、性别、职业，护士都要一视同仁，与之建立良好关系，并给予帮助，满足服务对象的需要。

4. 互动关系　护患关系是护士与服务对象之间的相互影响，受护患双方阅历、学识、经历、性格等各方面的影响，并会随着护患双方的相互接触、相互影响出现一定程度的变化与发展。

5. 治疗关系　　良好的人际关系能使人心情舒畅，有利于身心健康。而不良的人际关系会使人产生厌恶、愤怒等负性情绪，损害身心健康。良好的护患关系能够减轻或消除服务对象来自疾病、诊疗、环境等多方面的压力。因此，护患关系本身就具有治疗作用。

6. 多方位的人际关系　　护患关系不仅局限于护士与服务对象之间，还涉及医生、亲属、后勤人员及行政人员等，这些关系会多角度、多方位地影响护患关系。

7. 短暂的人际关系　　护患关系是在护理服务过程中存在的一种人际关系，护理服务结束，这种人际关系就会结束。

（三）意义

良好的护患关系不仅可以提高服务对象各方面的应对能力，而且也是维护护士身心健康的必要条件。因此，护患关系的意义主要体现在以下几个方面：

1. 是开展护理工作的重要前提　　创造良好的护患关系氛围是顺利开展各项护理工作的前提。护患双方只有在友好、相互信任、相互尊重的前提下才能提高合作程度，从而有效地实施各项护理措施。此外，良好的护患关系也是开展各项护理科研活动的必要条件。良好的护患关系有助于护患双方在科研活动过程中相互理解、相互配合，从而为护理科研的顺利进行创造必备的条件。

2. 是对服务对象良好的社会心理支持　　良好的社会心理支持是促进患者康复的一剂良方。服务对象的社会支持来源于家属、朋友、社会等多个方面，其中护士是社会支持的重要来源之一。因此，良好的护患关系可以为服务对象提供更多、更重要的社会心理支持。

3. 是维护护士身心健康的重要条件　　护理工作的性质决定了护士承受着各种各样的压力。如果护患关系不良，造成护患间的冲突，甚至是纠纷，势必对护士心理造成影响。而良好的护患关系也能够帮助护士学会享受工作，体会工作带来的乐趣，维护身心健康。

三、影响护患关系的因素

护患双方的关系基础是一致的，都是为了能够更好地使服务对象恢复或保持健康，彼此在利益上没有冲突。但由于多方面原因，目前护患关系尚不十分和谐，主要影响因素有护士、服务对象、社会因素三方面。

（一）护士的因素

1. 职业道德不良　　良好的职业道德是作为护士的基本条件。职业道德不良主要表现为：

（1）服务态度生硬，服务意识淡化，甚至训斥患者。

（2）缺乏工作责任感，粗心大意，敷衍了事，玩忽职守，造成医疗差错事故。这些行为不仅影响护士的形象，更使服务对象的健康受到损害。

2. 护理业务不精 精益求精的护理业务水平是作为护士的必备条件。护理业务不精主要表现为：

（1）不钻研业务，不求上进，不更新知识，满足于一知半解，不能很好地为服务对象提供健康指导和咨询。

（2）护理技术操作不熟练，仪器设备使用生疏，操作过程中增加了患者的痛苦或耽误了治疗时间。护理业务不精的护士工作期间必然会给服务对象健康带来不良影响，甚至引起医疗纠纷，造成护患关系紧张。

3. 服务环境不佳 良好的服务环境是提高护理服务水平的重要保证。服务环境不佳主要表现为软硬件两个方面：

（1）软件方面：主要是医院秩序混乱、医务人员服务态度差，给服务对象就诊带来不便与困难。

（2）硬件方面：主要是由于医疗设备或生活设施的数量或质量问题不能满足服务对象需要。

因此，医疗服务环境应从生物－心理－社会医学模式出发，创造一个有利于服务对象身心健康的舒适环境，才能提高服务水平和医疗质量。

（二）服务对象的因素

1. 对护理工作存有偏见 部分服务对象受传统观念的影响，认为护士知识水平低，护理工作不重要，对护士信任感降低。

2. 法律意识增强 服务对象维权意识增强是社会进步的表现，随着自我保护意识和法律意识的增强，服务对象不再满足于主动－被动型的医疗关系。但也出现不少服务对象甚至不顾医疗服务的特殊性，过度维权，总想以最小的付出得到最佳的服务，常对医疗费用、治疗效果及医务人员的操作产生质疑。

3. 病态心理 服务对象患病后，经受病痛折磨，加之在陌生的环境中与陌生的人员接触，其心理状态发生一定变化，极易导致对事物的认知、分析产生偏差，从而造成护患双方出现认知分歧。

（三）社会因素

1. 卫生法律法规建设滞后 国家先后制定和颁布了许多卫生法律法规，对保障人们健康，维护医疗卫生工作秩序和护患双方合法权益，起到了积极的作用。但仍存在立法缓慢、服务对象法制观念淡薄等问题，从而导致服务对象扰乱医院正常秩序的现象发生。

2. 医疗保健供需矛盾 目前，我国医疗卫生事业的发展还远不能满足广大人民群众的需要，主要表现在医疗卫生资源不足，分配不均，医疗设备与药品使用不合理，医疗资源浪费现象严重等，从而损害护患双方的合法权益，引发服务对象对医疗服务的不满。

四、建立良好护患关系对护士的要求

（一）保持健康的生活方式

作为护士应保持健康的生活态度和自我调节的生活方式。如合理的饮食来维持适当的体重，维持应激情况下的工作、心理反应等。当护士看起来很健康，表现出活力与愉悦精神，患者就会注意她们，就会在饮食、运动等方面模仿她们。

（二）保持健康的情绪状态

由于护士的感觉和情绪反应会影响护患关系的建立，因而护士应了解自己的心理状态，并注意自己的情绪流露对患者的影响，让患者体验到积极向上的生活态度。

（三）确立良好的第一印象

第一印象是指交往双方在初次见面时，彼此间产生的印象。它在人际交往中占有很重要的位置。护患交往的短暂性、有限性等，决定了"第一印象"在护患关系中的重要性。如护士端庄的仪表仪容、文雅的举止、得体的语言、整洁的服饰等往往可以留给患者良好的第一印象，相反则留给患者不良的第一印象，会使患者对护士的工作缺乏尊重和支持，使双方的交往和沟通陷于困境。

（四）具有真诚的态度和关怀

在护患接触过程中，护士要换位思考，经常站在患者角度，体会感受，以真诚的态度和关怀对待患者，解除其病痛。这样患者会感到护士的温暖和关心，从而增进护患之间的了解，促进护患关系的良好发展和患者的康复。

（五）主动沟通交流，提供疾病信息

主动与服务对象沟通交流，并提供关于疾病的信息，可以帮助服务对象缓解焦虑、不安的不良情绪，而且主动与服务对象沟通，将人文服务技巧应用于护理工作过程中，也可增强服务对象对护士角色功能及分工的认识，消除由于角色定位模糊对护患沟通造成的影响，更好地满足服务对象的需求。

（六）提高业务水平，维护双方权益

精湛的业务水平不仅可以增加服务对象的信任感，也是保障护患双方合法权益的重要条件。因此，护士在工作过程中，应注重业务的不断钻研，知识的持续更新。除了强化专科方面的知识外，也应注重心理、法律、社会等相关交叉学科的学习，以维护服务对象及自身的合法权益。

复习思考

一、单项选择题

【A1 型题】

1. 有关护士的权利与义务的叙述，下列正确的是（　　　）

    A. 护理人员所执行的所有业务均应有医嘱指示

    B. 患者的保健措施与执行，不属于护理记录范畴

    C. 护理人员的记录不需要保存

    D. 遇有危急患者，必要时先行给予紧急救护处理

    E. 为了科研的需要，可以暴露患者的一切信息

2. 以下属于护士权利的是（　　　）

    A. 遵守法律、法规、规章和诊疗技术规范的规定

    B. 保护患者隐私

    C. 对医疗卫生机构和卫生主管部门的工作提出意见和建议

    D. 发现患者病情危急，立即通知医生

    E. 能力不足时不能参加患者的抢救

3. 以下属于护士义务的是（　　　）

    A. 按照国家有关规定获取工资报酬、享受福利待遇，参加社会保险

    B. 获得与本人业务能力和学术水平相应的专业技术职务、职称

    C. 参与公共卫生和疾病预防控制

    D. 对医疗卫生机构和卫生主管部门的工作提出意见和建议

    E. 从事有感染传染病危险工作的护士，应当接受职业健康监护

4. 针对护士在执业活动中面临职业危害的问题，《护士条例》中未作规定的是（　　　）

    A. 护士应当获得与其所从事的护理工作相适应的卫生防护、医疗保健服务

    B. 从事有感染传染病危险工作的护士，应当接受职业健康监护

    C. 不得要求护士从事直接接触有毒有害物质的危险工作

    D. 护士患职业病的，有依照有关法律、行政法规的规定获得赔偿的权利

    E. 从事直接接触有毒有害物质的护士，应当按照国家有关规定给予津贴

【A2 型题】

5. 某病区护士，确诊患有职业病，其应享受的权利，下列哪一项不妥（　　　）

    A. 依法享受国家规定的职业病待遇

    B. 诊疗、康复费用按照国家有关工伤社会保险的规定执行

    C. 被诊断患有职业病，但用人单位没有依法参加工伤社会保险的，其医疗的生活

保障由用人单位承担

D. 用人单位除负责该护士的生活保障外，不负责其他经济损失，护士不得向用人单位提出赔偿要求

E. 明确职业病诊断，可由工伤社会保险给付

6. 患者男性，27 岁，因深夜酒后驾驶发生车祸，全身多处骨折、严重颅脑损伤，被送至某医院急诊科，值夜班护士处理措施错误的是（　　　）

A. 应立即通知医师

B. 医师不能马上到达，护士应先行实施必要的紧急救护

C. 护士实施必要的抢救措施，但要避免对患者造成伤害

D. 因为值夜班，护士有权独立抢救危重患者

E. 护士必须依照诊疗技术规范救治患者

7. 某消化内科护士，从事护理工作 30 年，应享受护士的权利，下列哪一项除外（　　　）

A. 按规定获取工资报酬

B. 保护患者隐私

C. 对医疗卫生机构和卫生主管部门的工作提出意见和建议

D. 享受专业知识能力的教育和培训

E. 应获得荣誉护士表彰

8. 护士李丽，是某医院产科护士，其有一朋友从事婴儿奶粉销售工作，该朋友经常在李丽单独值班时，以探视好友为名，到科室找李丽聊天，李丽因此经常热心地将产妇的联系电话告知该朋友，其行为属于（　　　）

A. 未尽护理患者义务　　　　　　　B. 未尽保护患者隐私义务

C. 未尽紧急救治患者义务　　　　　D. 享有获得物质报酬的权利

E. 享有履行护士职责的权利

9. 某感染科护士，向卫生主管部门投诉其所在医院侵犯其护士权益，该护士投诉的理由，不妥的是（　　　）

A. 医院未为其提供卫生防护用品

B. 医院未按照国家有关规定给予其津贴

C. 医院未按照国家有关规定为其足额缴纳社会保险费用

D. 医院以"未办理执业变更手续"为理由拒绝其在该医院继续从事护理工作

E. 医院以"护理人员不足"为理由，限制其参加护士职称晋升考试

10. 某医院护士，被卫生主管部门处予"暂停其 6 个月以上、1 年以下执业活动"的处罚，其最有可能的原因是（　　　）

 A. 发现患者病情发生变化未立即通知医师

 B. 发现医嘱违反法律、法规、规章或诊疗技术规范的规定，未向卫生主管部门汇报

 C. 向患者隐瞒疾病诊断

 D. 与另一护士谈论患者隐私

 E. 由于发生火灾，大批伤病员等待救援，其不服从医院安排，拒绝参加医疗救护。

【A3 型题】

（11 ～ 12 题共用题干）

患者女性，进餐时不慎吞下鱼刺，刺伤咽部，由于处理不当导致喉头水肿，呼吸困难被家人送至急诊科。

11. 值班护士处理不当的是（　　　）

 A. 依照诊疗技术规范处理

 B. 立即通知医师

 C. 根据患者的实际情况和自身能力水平进行力所能及的救护

 D. 处理时避免对患者造成伤害

 E. 等待医师到场，方可实施抢救

12. 抢救患者时，护士对医师的医嘱，处理错误的是（　　　）

 A. 医师到达之前，电话告知的医嘱不执行

 B. 口头医嘱，应在抢救结束后 6 小时内要求医师补写医嘱，并签名

 C. 护士发现医嘱剂量错误，但医师坚持己见，护士有权拒绝执行

 D. 发现医嘱违反诊疗技术规范规定，如有必要，可向该医师所在科室负责人报告

 E. 发现医嘱违反法律、法规、规章或者诊疗技术规范规定，可向开具医嘱的医师提出

（13 ～ 14 题共用题干）

某门诊输液室护士，给一腹泻患儿执行静脉输液治疗时，因患儿血管塌陷，导致静脉穿刺失败，患儿哭闹严重，患儿父亲认为护士技术不娴熟，以致增加患儿痛苦，并对护士进行殴打。

13. 患儿父亲的行为属于（　　　）

 A. 犯罪   B. 不尊重护士   C. 侵犯护士人身安全

 D. 可以理解   E. 正当防卫

14.经调查后，给予患儿父亲行政处罚，给予处罚的部门是（　　　　）

A.医疗卫生机构保卫部门　　　　B.卫生管理机构　　　　C.医疗卫生机构

D.公安机关　　　　　　　　　　E.劳动保障部机构

二、论述题

影响护患关系的因素有哪些？

扫一扫，知答案

扫一扫，看课件

第 六 章

医疗卫生保健体系及医院环境

【学习目标】

1. 掌握门、急诊的护理工作，备用床、暂空床、麻醉床、卧床患者更换床单法的目的及铺床方法。

2. 熟悉医院的分类、分级和功能，医院物理与社会环境的调控内容。

3. 了解中国医疗卫生保健体系，患者床单位及设备。

第一节　中国医疗卫生保健体系

一、医疗卫生保健体系的概念

（一）概念

医疗卫生保健体系是指以医疗、预防、保健、医疗教育和科研工作为功能，由不同层次的医疗卫生机构组成的有机整体。

我国医疗卫生体系是整个国民经济体系中的一个重要分支，为执行新时期卫生工作方针，实现卫生工作的总目标，提高广大人民群众的健康水平，承担着组织保障作用。

（二）我国医疗卫生体系

根据我国医疗卫生组织系统的性质、任务，大致可以分为三类：卫生行政组织、卫生事业组织、群众卫生组织。

1. 卫生行政组织　卫生行政组织是贯彻实施党和政府的卫生工作方针政策，领导全国和地方卫生工作，编制卫生事业发展规划，制定医药卫生法规和督促检查的机构系统。按照实际情况，因地制宜地制定卫生事业发展规划，并监督检查，调查了解情况，进行控制反馈，组织经验交流，总结推广提高。

2. 卫生事业组织　卫生事业组织是具体开展卫生业务工作的专业机构，按工作性质可分为以下机构：

（1）医疗预防机构：是以承担治疗疾病任务为主的业务组织，是我国分布最广、任务最重、卫生人员最集中的机构。包括综合医院、专科医院、医疗保健院、疗养院、康复医院、老人护理院、健康体检中心等。

（2）卫生防疫机构：以承担预防疾病为主要任务的业务组织。对危害人群健康的影响因素，如环境卫生、食品卫生、放射卫生以及学校卫生等进行监测检查和监督。包括各级疾病控制中心，职业病、地方病、寄生虫病防治机构及国家卫生检疫机构。

（3）妇幼保健机构：以承担保护妇女儿童健康任务为主的业务组织，负责制定对妇女、儿童卫生保健规划，计划生育的技术质量标准的监督检查、新技术开发研究及优生优育工作。它包括妇幼保健院（所、站）、产科医院、儿童医院、计划生育专业机构，如计划生育门诊部、咨询站等。

（4）有关药品、生物制品、卫生材料的生产、供销及管理、检定机构：以承担发展我国现代医药学和传统医药学，保证安全用药为主要任务的机构。包括药品检验所、生物制品研究所等。

（5）医学教育机构：以承担发展医学教育、培养医药卫生人才为主要任务的机构，是培养输送各级各类卫生人员，对在职人员进行专业培训的专业组织。由高等医药院校、中等卫生学校等组成。

（6）医学研究机构：以承担医药卫生科学研究为主要任务的机构，为推动医学科学和人民卫生事业的发展奠定基础。包括医学科学研究院、中医研究院、预防医学中心等。各省、市、自治区也成立医学科学院的分院及各种研究所，各级医学院校及卫生组织机构也附设医学研究所（室）。

3. 群众卫生组织　群众卫生组织是由专业或非专业人员在政府部门的领导下，按不同任务设置的机构。可分为以下三类。

（1）由国家机关和人民团体的代表组成的群众卫生组织：主要任务是协调有关各方面的力量，推动群众性除害灭病、卫生防病。如爱国卫生运动委员会、血吸虫或地方病防治委员会等。

（2）由卫生专业人员组成的学术性团体：主要任务是提高医药卫生技术、开展各种学术活动和培训专业技术人员、交流经验、科普咨询等。如中华医学会、中医学会、护理学会等。

（3）由广大群众卫生积极分子组成的基层群众组织：主要任务是发动群众开展卫生工作，宣传卫生知识，组织自救、互救活动，开展社会服务活动和福利救济工作。中国红十字会就是这类组织的代表机构。

二、组织结构和功能

医院是对群众或特定人群进行防病、治病的场所，是通过医务人员的集体协作，运用医学科学理论和技术，达到对住院或门诊患者实施科学、正确的诊疗和护理的医疗事业机构。

（一）医院的性质

卫生部颁发的《全国医院工作条例》明确规定了我国医院的基本性质："医院是治病防病、保障人民健康的社会主义卫生事业单位，必须贯彻国家的卫生工作方针政策，遵守政府法令，为社会主义现代化建设服务。"

（二）医院的类型

（1）按收治范围分类

综合医院：收治各类疾病的患者，医院内除设有内科、外科、儿科、妇产科、眼科、耳鼻喉科、肿瘤科等各类疾病的诊疗科室外，还设有药剂、检验、影像等医技部门，并配有相应的医务人员和设备。对患者进行综合的治疗和护理。

专科医院：是为诊治专科疾病而设置的医院。如传染病医院、肿瘤医院、口腔医院、妇产医院、胸科医院、眼科医院等。

（2）按特定任务分类：根据特定任务和特定服务对象分为教学医院、科研医院、企业医院、军队医院等。

（3）按所有制分类：根据所有制不同分为个体所有制医院、集体所有制医院、全民所有制医院、中外合资医院等。

（三）医院的分级

医院分级管理可促进我国三级医疗卫生网络的发展，合理利用有限的卫生资源，促进医院综合水平的提高。根据医院的功能、规模、任务、技术水平、设施条件、医疗服务质量和科学管理的综合水平，将医院划分为三级（一、二、三级）十等（每级设甲、乙、丙三个等级，三级医院增设特等）。

1. 一级医院　指直接向社区提供预防、保健、医疗、护理、康复服务的基层医疗机构。主要指城市街道医院、农村乡镇卫生院和某些企事业单位的职工医院等。

2. 二级医院　指向多个社区提供综合医疗卫生服务，并承担一定教学、科研任务的地方性医院。如一般的县医院、市医院、省辖市的区级医院等。

3. 三级医院　是跨地区、省、市以及向全国范围内提供医疗卫生服务的医院，为国家高层的医疗卫生服务机构。如全国、省、市直属的市级大医院及医学院校的附属医院等。

（四）医院的组织结构

根据我国现状，医院的组织结构大致分为三大系统：诊疗部门、辅助诊疗部门、行政后勤部门，实行党委领导下的院长负责制（图6-1）。

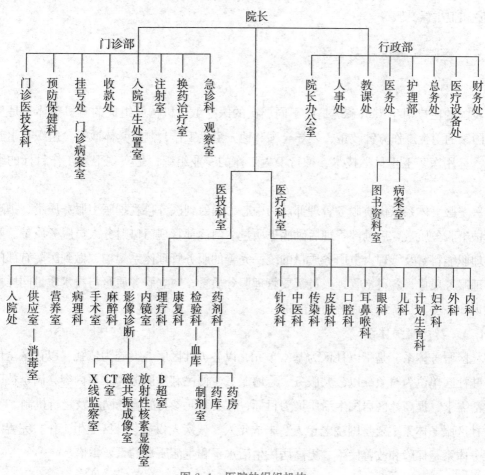

图6-1　医院的组织机构

（五）医院的功能

医院的功能即医院的任务。卫生部颁发的《全国医院工作条例》明确指出，我国医院的任务是"以医疗为中心，在提高医疗质量的基础上保证教学和科研任务的完成，并不断提高教学质量和科研水平。同时做好扩大预防、指导基层和计划生育的技术工作"。

1.**医疗**　包括诊疗与护理工作。在医技部门密切配合下，形成一个医疗整体，为患者提供优质医疗服务，促进患者早日康复。

2.**教学**　对每个专业技术人员的培养，都必须经过学校教育和临床实践教育两个阶段。在职人员也需要不断接受继续教育，更新知识和技术，才能适应医学科学技术的发展，满足广大人民群众的保健需求。

3.**科学研究**　医院是医学科学研究的重要阵地，通过开展科学研究解决临床上的许多疑难问题，从而不断创新技术，提高医疗水平和质量，推动医学发展。

4. 预防保健和社区卫生服务　医院的工作不仅要对患者进行治疗，还要为社区群众提供预防和卫生保健服务。

三、医院与社区服务体系

（一）医院服务体系

我国的医疗卫生组织系统是由不同层次的医疗卫生机构所组成的有机整体，是贯彻实施国家的卫生工作方针政策，领导全国和地方卫生工作，制定具体政策，组织卫生专业人员，运用医药卫生科学技术，推行卫生工作的专业组织，是实现卫生工作目标的组织保证。

医院服务体系以优质服务管理部门为中心，辐射到医务科管理医生服务质量、护理部管理护士服务质量、后勤部管理后勤服务质量、门诊部管理窗口财务人员服务质量、监察科管理职能科室及管理人员服务质量的统一完善的服务管理体系架构，做到医院有部门专项管理服务质量，各科室管理人员都要管理服务质量，树立服务质量与技术质量同样重要的意识和态度，是各级管理者的重要责任。

（二）社区服务体系

社区服务体系，是指以社区为基本单元，以各类社区服务设施为依托，以社区全体居民、驻社区单位为对象，以公共服务、志愿服务、便民利民服务为主要内容，满足社区居民生活需求、提高社区居民生活质量为目标，社会多元参与的服务网络及运行机制。

社区服务体系主要是围绕老年人、未成年人、残疾人权益、社区卫生工作，完善的社区服务体系是保障和改善民生、提高居民生活水平和生活质量的重要举措。

四、卫生服务的策略

（一）2000年人人享有卫生保健

1977年5月，世界卫生组织在瑞士日内瓦召开第30届世界卫生大会做出决定，世界卫生组织和各国政府的主要卫生目标是：到2000年使世界所有人的健康状况能在社会和经济两方面都享有卓有成效的生活水平，即称"2000年人人享有卫生保健"。这一目标指的是：实现人人都能够有成效地进行工作，能积极参加所在社区的社会生活，每个人都应享有初级卫生保健，而且卫生保健起始于社区、家庭、学校和工厂等。

初级卫生保健指主要由基层卫生人员提供居民必需的保健服务。初级卫生保健一般由社区卫生工作者承担。

（二）卫生服务的新策略

由于全球人口的不断增加，平均期望寿命延长，人口结构改变，老年人口比例增加，带来一系列新的问题。卫生问题面临新的挑战，必须研究新的策略，以便有效地利用各国与地区的卫生服务以及有限的卫生资源，成功地解决新老卫生问题。

1. 生命的培育　确保婴幼儿不仅能在生命的最初几年内得以存活，并适当培育，使其在一生中能发挥潜能。

2. 生命的保护　支持个体全面发展和维持健康的生活方式，保护他们免受潜在有害环境所引起的疾病的困扰。目的在于尽可能以最经济有效和公平的方式，延长富有创造力、健康及没有伤残的生命。

3. 晚年的生活质量　使所有老年人获得并保持充满创造力及有意义生活所必需的身体、精神和社会适应能力。

第二节　医院环境

医院是为患者提供医疗卫生保健的服务机构，是专业人员为患者创造的适合患者身心健康恢复的治疗性环境。医院环境的布局不仅要适合医疗、护理的功能，还要兼顾患者的舒适、安全，满足患者多方位的需求，促进患者的健康。

一、医院环境的分类及其特点

（一）医院环境的分类

医院环境分为物理环境和社会环境，社会环境又分为医疗服务环境和医院管理环境。

1. 物理环境　是指医院的硬件设施环境，即医院的建筑设施、环境布局、医疗设备等物质环境。

2. 社会环境　是指医院的软环境，包括医院服务环境和医院管理环境。

（1）医疗服务环境：是护理人员护理技术、人际关系、精神面貌、服务态度等给患者营造的人文环境。护理人员掌握精湛的护理技术，具备良好的人际关系有利于患者在住院期间疾病的康复。

（2）医院管理环境：是医院的各项规章制度、监督机制。管理环境应以人为本，体现医院文化。护理人员严格执行各项规章制度，提高工作效率，满足患者的需要。

（二）医院环境的特点

1. 医院的服务专业性　医院服务的对象是复杂的生命有机体，具有生理、心理和社会、精神文化的人。医务人员应具备全面扎实的专业理论知识、丰富的临床实践经验、精湛的技术和操作能力，才能为患者提供医疗、护理服务，满足患者对健康的多方位需求。

2. 医院环境的安全性　医院是患者治疗疾病、恢复健康的场所，满足患者的安全需要是保证患者健康的必要条件。

（1）安全的治疗环境：医院的物理环境，包括空调、温度、湿度、空气、光线、噪声的适量控制等。医院的建筑设计、设备配置、布局符合相关标准，安全设施齐备完好，避免患者在治疗护理过程中发生损伤。

（2）安全的生物环境：医院的治疗性环境中，致病菌及感染源的密度相对较高，应建立、健全院内感染监控系统和相关制度并严格执行，避免发生医院内感染和疾病传播，保持生物环境的安全性。

（3）安全和谐的人文环境：医护人员耐心热情地接待患者，建立和睦的人际关系，重视患者的心理、被尊重、爱与归属感的需要，创造安全和谐的人文环境。

3.医院管理的统一性　医院医疗服务范围广，临床科室、医技科室等部门繁多而复杂，为确保患者及医务人员在医院工作环境的安全，医院应制定相关的管理规范和制度并实行统一管理。

二、医院环境的调控

医院是住院患者接受诊疗、护理及康复休养的场所，也是医护人员全面开展医疗、预防、教学、科研活动的重要阵地。病区的设置、布局和管理质量直接影响到医疗、护理、教学、科研任务的完成。护士应为患者创造一个安静、整洁、舒适、安全的物理环境，以及身心愉悦、温馨和睦的社会环境，促进患者早日康复。

（一）医院物理环境的调控

1.温度　适宜的温度使人感觉舒适、安宁，有利于患者休息以及治疗、护理工作的进行。一般病室温度以 18 ～ 22℃为宜，婴儿室、产房、手术室以 22 ～ 24℃为宜。室温过低则使人畏缩，肌肉紧张，患者易在治疗和护理时受凉；室温过高不利于机体散热，并可干扰消化及呼吸功能，使人烦躁，影响体力恢复。

病室内应有温度计，便于观察和调节室温。护士可根据季节变化采取不同的措施。冬季可采用暖气或其他取暖设备保持适宜的室温；夏季可采用空调或电风扇调节室温，根据气温变化增减患者的盖被及衣服；在实施护理措施时应尽可能减少不必要的暴露，防止患者着凉。

2.湿度　病室的相对湿度是指在单位体积的空气中，一定湿度条件下所含水蒸气的量与其达到饱和时含水量的百分比。病室相对湿度以 50% ～ 60% 为宜。相对湿度过低，室内空气干燥，人体水分大量蒸发，可引起口干舌燥、咽痛烦渴等不适，对气管切开或呼吸道疾病的患者不利；相对湿度过高，空气潮湿，细菌易于繁殖，人体水分蒸发减少，使患者感到气闷不适，尿液排出增加，对心、肾疾病不利。

病室内应备有湿度计，便于护士观察和调节。当室内的相对湿度过低时，冬季可在暖气上放置水壶，也可使用加湿器；夏季可在地上洒水。当相对湿度过高时，可打开门窗使空气流通或使用空气调节器、除湿器等。

3.噪音　噪音是指与环境不协调、不悦耳、不想听的声音，或能引起人们生理、心理上不愉快的声音。噪音的危害程度视音量的大小、频率的高低、持续时间和个人的耐受性而定。衡量声音强弱的单位是分贝（dB），一般能听到的声音强度为20dB，当声音在30dB以下时环境显得非常安静，40dB为环境中的正常声音，50～60dB的声音会对人产生相当大的干扰，当声音高达120dB以上时可造成高频率的听力损失甚至永久性失聪。人若长时间处于90dB以上的噪声环境中，可导致疲倦、不安、眩晕、耳鸣、头痛、失眠、血压波动等症状。

WHO规定，白天医院内较理想的噪音强度为35～45dB。为控制噪音，工作人员应努力做到"四轻"：说话轻、走路轻、操作轻、关门轻；病室的桌、椅脚应钉上橡皮垫；推车的轮轴应定期滴注润滑油；护士应向患者及家属宣传保持病室安静的重要性，以取得他们的配合，共同创造一个安静的休养环境。

4.通风　通风使室内外空气流通，保持空气新鲜，并可调节室内的温、湿度，降低室内空气中二氧化碳及微生物的密度，减少呼吸道疾病传播。不通风可导致室内空气污浊，氧气不足，患者可出现烦躁、疲乏、头晕和食欲不振等现象。

病室应每日定时开窗通风换气，通风时间可根据病室内外温差大小而变化，一般每次通风30分钟即可达到通风换气的目的。通风时应避免对流风直吹患者，冬季通风时应注意为患者保暖。

5.光线　病室采光来自于自然光源和人工光源，护士可根据治疗、护理需要以及不同患者对光线的不同需求给予满足。适当的日光照射可增加患者的舒适感。应经常打开病室门窗，使日光能直接照进病室，但应避免日光直接照射患者眼睛，以防引起目眩。午休时应用窗帘遮挡日光，夜间应采用地灯或可调节型床头灯，既方便护士夜间巡视病房，又不影响患者睡眠。

6.装饰　优美的环境、合理的布局可使人精神愉快、身体舒适。色彩对人的情绪、行为和健康均有一定影响，现代医院多根据病室的不同需求来选择适当的颜色。一般病室墙壁上方可涂白色或米黄色，病室内外及走廊上适当摆放鲜花和绿色植物，不仅能美化环境，令人赏心悦目，还能增强患者战胜疾病的信心。在病室的周围栽种树木、草坪和修建花坛、桌凳等，为患者创造一个舒适、优美的休养环境。

（二）医院社会环境的调控

医院是一个特殊的社会组成部分，患者住入医院后，病区的人际关系和规章制度会使之感到不适应而产生不良的心理反应。为了保证患者能获得安全、舒适的治疗环境，使患者恢复最佳心理状态，更好地配合治疗与护理，护士应协助患者尽快进入患者角色，以适应病区的社会环境。

1.护患关系　护患关系是指护士与患者之间的关系，是病区社会环境中最主要的部分。作为处于主导地位的服务者，护士应尊重患者的人格与权利，维护他们的自尊，使之感受到自己是受欢迎和被关心的。护士端庄的仪表、稳重的举止、和蔼的态度、良好的职业道德、丰富的专业知识、娴熟的技术给予患者心理安慰，使之产生安全感和信任感。

2. 病友关系　病友关系是指同病室患者之间的关系。同住一病室的患者有着共同的心理倾向，病友之间的相互帮助与照顾有利于消除新患者的陌生感和不安情绪。护士有责任协助患者建立良好的人际关系，鼓励患者与病友进行感情交流，调动患者的乐观情绪，更好地配合治疗与护理。

3. 患者与其他人的关系　患者在医院内还应与其他人员建立一个良好的人际关系。当患者来到新的环境时，护理人员应主动介绍其他医务人员和同病室的病友，鼓励患者与其他人员的沟通和交往。同时，护理人员要注意观察和调整患者与亲友之间的关系。亲友对患者病情的关心及心理支持，可增强患者战胜疾病的信心和勇气，护士应加强与患者亲友的沟通，取得他们的信任与理解，共同做好患者的身心护理。

4. 医院规章制度　医院的各种规章制度，如入院须知、探视制度等。合理的规章制度是医疗、护理工作正常、有序地进行的重要保证。但医院规则在一定程度上对患者是一种约束，如患者必须遵从医院的规章制度，不能完全按照自己的意愿进行活动，易产生孤寂感、焦虑感等。因此，护士应根据患者的不同情况和适应能力，主动给予患者热情的帮助、耐心的解释和正确的健康指导，及时提供有关信息和心理支持，使之逐渐适应并自觉遵守医院规则，减少不良情绪的产生，促进患者早日康复。

第三节　门　诊

一、门诊部

门诊是医院面向社会的窗口，是医疗护理工作的第一线。门诊部的各项工作直接关系到医院的医疗、护理质量及综合管理水平。因此，门诊部的医护人员应努力为患者创造良好的就诊环境，提供优质的医疗、护理服务，使患者得到及时的诊治和护理。

（一）门诊的设置和布局

1. 设置　医院门诊设有和医院各科室相对应的诊室，并设有大厅、挂号室及自助挂号设施、收费室及自助缴费系统、候诊厅、诊断室、治疗室、化验室、药房等。诊室内配备诊察床，床前设有遮隔设备，室内设有洗手池和诊断桌及电脑设施，备有各种体检用具、各种检验检查申请单、处方等。

2. 布局　门诊具有患者聚集、人员流动量大、病种复杂、交叉感染可能性大、季节随机性强、就诊时间短等特点。布局应以方便患者就诊为目的，突出公共卫生为原则，体现医院对患者的人文关爱。保持环境安静、整洁、美化，备有醒目的标志和指示路牌，各种医疗服务项目清晰、透明，就诊程序简便、快捷，让患者感到亲切、放松，对医院产生信任、安全感，愿意配合医院的医疗和护理工作。

（二）门诊的护理工作

1. 预检分诊　由临床经验丰富并具有良好职业道德素质的护士承担，接诊时护士应主动、热情，简明扼要询问患者的病史，通过病情观察做出初步判断，给予患者合理的分诊，做到先预检分诊，后挂号就诊，同时做好传染病患者的消毒隔离工作。

2. 安排候诊与就诊　患者挂号后，分别到候诊厅等待电子叫号就诊。就诊工作如下：

（1）开诊前检查候诊和就诊环境，备齐各种检查器械及用物。

（2）开诊后按挂号先后顺序安排就诊，分理初诊和复诊病案，收集整理化验单、检查报告。

（3）根据患者的病情测量体温、脉搏、呼吸、血压，并记录于门诊病案上。

（4）按先后次序叫号就诊，必要时协助医生诊疗检查。

（5）患者病情较重或年老体弱者，可适当调整就诊顺序。

（6）随时观察候诊患者的病情，对高热、呼吸困难、出血、休克等患者，应安排提前就诊或送急诊室处理。

3. 健康教育　门诊护士利用患者候诊时间进行健康教育，可采用口头、图片、板报、电视录像或赠送健康处方等多种形式进行。

4. 实施治疗　门诊护士根据医嘱执行各项治疗，如注射、换药、导尿、灌肠等，并严格遵守操作规程，确保患者接受的治疗安全、准确、及时、有效。

5. 消毒隔离　门诊人流量大，患者相对集中，极易发生交叉感染，应严格执行消毒隔离规范。门诊的空气、地面、墙壁、扶手、桌椅、诊察床、平车、轮椅等设施应定期进行清洁、消毒措施，各种治疗后物品应按要求进行医用垃圾的分类处理。对传染病或疑似传染病患者，应分诊到隔离门诊就诊，并做好疫情报告。

6. 保健门诊　由经过专门培训的护士参与各类健康保健咨询工作，如健康体检、疾病普查、预防接种、健康教育等保健工作。

二、急诊科

急诊是医院诊治急症患者的场所，是抢救患者生命的第一线。急诊科 24 小时开放，当危及生命及意外灾害事件发生时，急诊科医务人员应立即组织人力、物力，快速、高效地抢救患者。急诊科护士应具有良好的职业素质，严格的时间观念，高度的责任心，丰富的急救知识和经验，娴熟的抢救技术，及时有效地对患者进行抢救。急诊科护理的组织管理和技术管理应达到最优化、标准化、程序化和制度化。

（一）急诊的设置和布局

1. 设置　设有预检室、诊疗室、治疗室、抢救室、观察室等。此外，还有药房、化验室、X射线室、心电图室、挂号室及收费室等，形成一个相对独立的单元，以保证急救工作顺利完成。

2. 布局　设有专用电话、专用通道和宽畅的出入口，醒目的标志和路标，夜间有明显的灯光指示。室内宽敞、光线明亮、空气流通、安静整洁，物品放置整齐、有序。以方便急诊患者就诊，为患者赢得抢救时间。

（二）急诊科的护理工作

1. 预检分诊　当患者送达急诊科时，应有专人负责迎接。预检护士要掌握急诊就诊标准，做到一问、二看、三检查、四分诊。遇危重患者应立即通知有关医护人员，进行紧急处理与治疗；遇意外灾害性事件及成批患者时，立即报告护士长及有关部门组织抢救；遇法律纠纷、刑事案件、交通事故时，应迅速向医院保卫部门报告或与公安部门取得联系，并请家属或陪送人员留下做好相关处理。对烈性传染病、职业病严格按要求上报，并做好登记记录。

2. 抢救工作　包括急救物品的准备和配合抢救。

（1）急救物品准备：急救物品应齐全、性能良好，有醒目标志，做到"五定"：定数量品种、定点放置、定人保管、定期消毒灭菌、定期清点与检查维修，抢救物品的完好率应达到100%。护士必须熟悉各种抢救设备的性能和使用方法，并能排除一般故障，确保急救设备能正常使用，保证抢救工作顺利进行。

（2）积极配合抢救：①严格遵守操作规程：做到分秒必争，在医生未到之前，护士应根据患者病情快速做出分析和初步判断，给予紧急处理，如建立静脉输液通路、测量血压、给氧、止血、进行心肺复苏等；医生到达之后，立即汇报处理情况，密切配合医生采取各项抢救措施，准确执行医嘱。②严格执行查对制度：在抢救过程中，所用药物必须经两人核对，凡执行口头医嘱必须向医生复诵一遍，双方确认无误后再执行；抢救完毕后，请医生及时补写医嘱和处方，所用安瓿、输液瓶、输血袋等集中存放，以便统计、查对。③做好各项抢救记录：护士应及时、准确、清晰地做好抢救记录，要详细记录抢救过程并注明时间，如患者和医生到达的时间、各项抢救措施落实的时间及病情动态变化。

3. 病情观察　急诊科设有一定数量的观察床，又称急诊观察室。收治暂时不能确诊或已明确诊断、病情危重暂时住院困难的患者或需短时间观察即可回家的患者，急诊观察时间一般为3～7天。护士应对被观察的患者进行入室登记，建立病案，认真填写各种记录，书写病情观察报告；对被观察的患者要主动巡视和观察，及时处理医嘱，做好晨、晚间护理，维持观察室良好的秩序和环境。

第四节 病 区

一、病区的设置与布局

每个病区应设有病室、危重病室、抢救室、治疗室、医生办公室、护士办公室（护士站）、配膳室、库房、洗涤间、浴室、厕所、污物处理间、医护值班室、示教室等。有条件的病区应设置患者娱乐室、会客室及健身室等。

每个病区设 30～40 张床位较为适宜，每间病室设 2～6 张床位，还可设置单人病室，尽量配有卫生间。两床之间距离不小于 1m，应有床帘或屏风，以便在必要时遮挡患者。

二、病区的环境

适宜的病区环境不仅影响患者的心理状态，而且关系到治疗的效果及疾病的康复。护士应为患者创造一个安静、整洁、安全、舒适和美观的环境，以满足患者休养、生活、治疗及护理的需要，促进患者早日康复。

（一）安全

医院是患者治疗疾病、恢复健康的场所，首先应满足患者安全的需要。工作人员要耐心、热情地对待患者，建立良好的人际关系，增加患者的安全感。另一方面，医院的建筑、布局应符合有关标准，环境安全、舒适，设施齐备、完好，避免患者发生损伤。同时建立医院内感染预防监控系统，健全有关规章制度并严格执行，避免医院内感染的发生，保障患者的安全。

（二）舒适

医护人员应注意为患者营造一个良好的人际关系氛围，重视患者的心理护理，满足患者被尊重的需要及爱与归属的需要。同时，应注意医院物理环境的调试，如空间、温度、湿度、光线、噪音等，以满足患者的基本需要，增加患者的舒适感。

（三）整洁

主要指病区护理单元、患者及工作人员整洁规范。

1.医院的工作人员仪表应端庄，工作服应整洁、大方、得体。

2.病室设施齐全，物品规格统一，摆放整齐，方便患者使用。

3.治疗后应及时撤去用物，患者的排泄物、污染敷料等应及时清除，并按规定进行消毒分类处理。

4.患者的口腔、皮肤、头发要保持清洁，被服要定期更换。

（四）安静

安静的环境有利于患者更好地休息，使患者早日康复。医院内的工作人员应自觉遵守有关规章制度，尽量减少噪音，为患者提供一个安静利于休养的环境。

三、病区的护理工作

病区护理工作应以患者为中心，运用护理程序实施整体护理，满足患者生理、心理、社会等方面的需求，促进患者早日康复。

1.加强病区环境管理，避免和消除一切不利于患者康复的环境因素。

2.做好患者入院、出院、转院的护理工作及临终患者的身心护理。

3.运用护理程序准确评估患者的健康状态，正确提出护理诊断，针对患者实际情况制定个性化的护理计划及健康教育计划，认真落实护理措施，适时进行健康指导，及时评价护理效果，随时补充和修改护理计划。

4.认真执行医嘱，协助医生完成各项诊疗和抢救工作，严格遵守护理操作规程，杜绝医疗差错事故的发生。

5.严格按照要求书写、保管各种医疗护理文件。

6.及时了解患者心理变化，认真做好心理护理。

7.做好患者生活方面的护理，满足患者清洁、舒适、安全等方面的需要。

8.经常巡视病室，随时了解患者的病情动态及疗效。

9.做好病区消毒隔离工作，预防医院内感染的发生。

10.开展健康教育，对患者用药、饮食、功能锻炼等进行指导。

11.开展临床护理科研工作，不断提高临床护理质量和水平。

四、人体力学在护理工作中的应用

人体力学是运用力学原理研究维持和掌握身体的平衡，以及身体从一种姿势变成另一种姿势时身体如何有效协调的一门科学。在护理实践中，合理运用力学原理，保持正确的姿势，有助于提高工作效率，减轻身体疲劳，避免因不正确的姿势引起肌肉、肌腱劳损，常见的有腰肌扭伤等。

（一）常用力学原理

1.杠杆作用　是指在外力作用下使杠杆绕一固定点（支点）转动。人体活动主要是由骨骼、关节和肌肉，在神经和其他系统的配合下共同完成的。骨骼起着杠杆的作用，关节是运动的枢纽，肌肉是运动的动力。一般来讲杠杆分为三类：

（1）平衡杠杆：支点位于力点和阻力点之间。例如人体头部在寰枕关节上进行仰头和低头的动作，就是平衡杠杆的运动。

（2）省力杠杆：阻力点在支点和力点之间。杠杆运动幅度小，但效应大，所以省力。例如人在提足跟时。

（3）速度杠杆：力点在阻力点和支点之间，是人体最常见的杠杆运动。例如用手臂举起重物时的肘关节运动。

2. 平衡与稳定　　根据力学原理，物体的平衡和稳定与重力的大小、重心的位置及重力线与支撑面的关系有关。

（1）物体的重量与稳定度成正比：物体重量越大，稳定性越高。体积相同的物体，受到相同大小的外力作用时，重量轻的会先倒。

（2）支撑面的大小与稳定度成正比：支撑面的大小是人或物体与地面接触时，支持重力的面积。可为直立、体重或移动时提供稳定性。

（3）物体重心高度与稳定度成反比：物体受地球作用的力，即重力，重力作用集中于一点，即物体的重心。形状规则、质量均匀的物体，重心即位于它的几何中心。当物体的形状发生改变，重心位置也会随之改变。人体的重心位置，随着躯干和四肢的改变而改变。

（4）重力线必须通过支撑面，才能保持人或物的稳定：重力线是重量的作用线，通过重心垂直于地面，人体在重力、支持力的作用下，重力线通过支撑面时保持平衡。

3. 压力与摩擦力

（1）压力：指受力面积上所承受的垂直作用力。对于相同重量的物体而言，受力面积越大，则单位面积所承受的压力越小。

（2）摩擦力：是一个物体在另一个物体表面做相对运动或有相对运动趋势时产生的反作用力。摩擦力的方向与运动力的方向相反。

（二）人体力学在护理实践中的应用

在护理实践中正确运用力学原理，不仅可避免护士自身受损伤，提高工作效率，还有助于增进患者的舒适与安全。

1. 维持身体正常平衡　　人站立时，身体前后肌群相互作用处于平衡状态，维持身体直立。护士在日常护理工作中需要关节、肌肉的运动很多，在铺床等消耗体力的护理操作时，两脚间应保持适当距离，扩大支撑面，维持重心稳定取得平衡的姿势。

2. 工作面较低的操作技术　　护理工作中常会遇到低平面操作或取位置较低的物品时，两下肢应随身体动作的方向前后或左右分开，以增加支撑面，同时屈膝屈髋，上身伸直，减少弯曲，减轻背部的疲劳；身体下蹲时，重心降低，利用重心的操作，可以维持身体的稳定性。

3. 合理运用压力与摩擦力

（1）合理运用压力：局部承受的压力大小与受力面积有关。护士可通过增大受力面积来减轻局部压力。如给患者安置卧位时，在骨突处等易受压的部位垫气圈、软枕等，增加受力面积，减轻局部承受的压力。

（2）合理运用摩擦力：摩擦力大小主要与压力的大小及接触面的粗糙程度有关。护士可通过改变接触面的粗糙程度和压力大小来改变摩擦力。如在浴室应用防滑地砖，在拐杖前端加橡皮垫等；拐杖使用时应尽量靠近身体，因为太靠前或靠外，会减小地面和拐杖间的压力，减小摩擦力，容易打滑。另外，搬动患者时，应抬起患者，避免因拖、拉、拽损伤患者皮肤；搬动物品时，尽量以拉代推，因为拉的力量向上，有利于减小压力，减少摩擦力。

4. 两臂持物的姿势　两臂持物是护理工作中常用的操作，操作时，两臂宜紧靠身体的两侧，上臂下垂，前臂和所持物体靠近身体，因重力臂缩短、重力矩小而省力。操作中能用整只手时，尽量不用手指；能使用躯干部和下肢肌肉的力量，尽量不使用上肢的力量。

5. 搬运或提取重物的方法和姿势　提取重物时，尽可能采用推或拉的方法代替提取，因提取一个重物时，必须举起它的重量，克服重力，推拉重物时，只需克服物体本身的习惯，比提起同一重物所用的力要小。搬移患者时，应保持平稳、缓慢、有节律地移动，让自身的肌肉有较多的时间收缩而得到有效的应用，也使患者更舒适和安全。

五、患者床单位与设备

患者床单位是指在住院期间医疗机构提供给患者使用的家具和设备，是患者休息、睡眠、饮食、排泄、活动与治疗的最基本的生活单位。患者床单位的设备及管理要以患者的舒适、安全，有利于治疗、护理和康复为前提。患者床单位的固定设备有床、床垫、床褥、枕芯、棉胎或毛毯、大单（必要时加铺橡胶中单、中单或铺一次性中单）、被套、枕套、床旁桌、床旁椅及床上桌；另外，床头墙壁上有照明灯、呼叫装置、供氧和负压吸引管道（图6-2）。

（一）病床单位的设施

1. 病床　病床是患者睡眠和休息的用具，是病室中最主要的设备。医院的病床一定要符合实用、耐用、安全、舒适的原则。一般病床的长为2m，宽0.9m，高0.6m。常用的床有：①手摇床：床头、床尾可支起或摇起，以调节体位。床腿可装带制动闸小轮，便于移动（图6-3）。②硬板床：骨科患者多用（或在床垫上放一块木板）。③电动控制多功能床：患者通过按钮自行控制床的升降或改变体位（图6-4）。

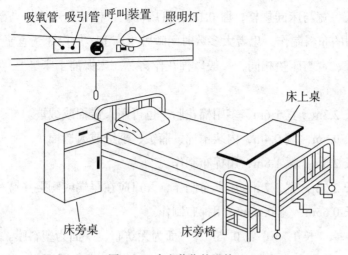

图 6-2　病床单位的设施

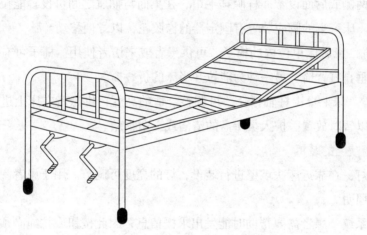

图 6-3　手摇床

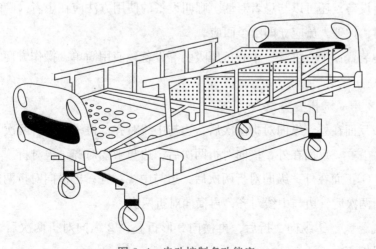

图 6-4　电动控制多功能床

2. 床垫　　长、宽与床同规格，厚 0.1m。可用棕丝、棉花、木棉、马鬃或海绵做垫芯，包布应选用牢固的布料制作，患者大多数时间睡卧于床上，所以床垫宜坚硬、结实。

3. 床褥　　长、宽与床垫相同，一般以棉花作褥芯。床褥铺于床垫上，吸水性强，并可防止床单滑动。

4. 棉胎　　长 2.3m，宽 1.6m，多用棉花胎，也可用人造棉或绒被。

5. 枕芯　　长 0.6m，宽 0.4m，内装木棉、蒲绒、羽绒或人造棉。

6. 大单　　长 2.5m，宽 1.8m，用棉布制作。

7. 被套　　长 2.5m，宽 1.7m，用棉布制作，开口应在尾端或侧端并钉有系带。

8. 枕套　　长 0.65m，宽 0.45m，用棉布制作。

9. 一次性中单　　长 1.7m，宽 0.85m，一面为无纺布，一面为塑料膜。

10. 床旁桌　　放置在病床旁的小桌，主要放置患者日常生活用物。上层为抽屉，下层是有门柜子。两侧或后面设金属杆晾挂毛巾。在桌面与抽屉之间可设置能拉出的桌板，以代替桌面使用。床旁桌的脚应装置有固定器的橡胶轮，以方便移动。

11. 床旁椅　　患者床单位内的椅子，可供患者或来访者使用。椅子可有两种形式，一种为无扶手的垂直靠背椅，另一种为能拉开当床的折叠椅。

12. 床上桌　　床上桌由杆轴撑托，可调整合适的高度，供患者在床上进食、写字、阅读之用。也可以暂时放置医护人员所需的清洁或无菌物品。

13. 床头墙壁上的装置

（1）床头灯：在靠近床头墙壁进行装设，灯的亮度可调节。用于患者阅读或医护人员治疗护理时的照明。

（2）呼叫系统：患者需要帮助时能发出求援信息，因此按钮或拉绳必须放在患者方便触及处。当按钮按下或拉红灯线时，护士站讯号灯会亮并发出声音以显示出求援患者的位置。如有对讲设备，还可以与患者对话。呼叫设备的使用方法应在患者入院时介绍。当患者寻求帮助时，护理人员应立即给予回应。

（3）其他装置：中心供氧、中心负压吸引等设备，使用简单，操作方便，一般在患者需要时使用。

（二）床上用品的折叠方法

1. 大单　　反面在外，纵向对折两次后，边与中线对齐，再横向对折两次。

2. 一次性中单　　反面在外，横向对折两次后，边与中线对齐，再对折。

3. 被套　　①正面在外，纵向对折两次后，边与中线对齐，再横向对折两次；②反面在外，纵向对折两次后，边与中线对齐，再横向对折两次。

4. 棉胎或毛毯　　①纵向 3 折后，再横向 S 形折叠；②纵向对折两次后，边与中线对齐，再横向对折两次。

5.床褥 ①横向 S 形 3 折后，再纵向对折 1 次；②横向对折两次后，再纵向对折 1 次。

六、铺床法

铺床是为了保持病室干净、整洁，满足患者休息的需要。铺好的床单位应干净、整洁，患者舒适、安全、实用。常用的床有备用床、暂空床、麻醉床。

（一）备用床

【目的】

保持病室整洁、美观，准备接收新患者。

【评估】

1.病室内患者有无进行治疗或进餐。

2.病床单位设施及性能是否完好。

3.床上用物是否干净、齐全、符合季节要求。

【计划】

1.用物准备 床褥、大单、被套、棉胎或毛毯、枕套、枕芯、免洗手部消毒液。将床上用品按便于操作的原则折叠，按使用先后顺序摆放于护理车上。

2.环境准备 安静、整洁、宽敞、明亮、温湿度适宜。

【实施】

1.操作方法

（1）将护理车推至床尾正中，距离床尾约 15cm。

（2）有脚轮的床，应先固定脚轮，调整床的高度。

（3）移开床旁桌离床约 20cm，移床旁椅至床尾一侧。

（4）翻转床垫上缘紧靠床头，自床头至床尾清扫床垫，取床褥齐床头平铺于床垫上。

（5）铺大单

1）取大单放于床褥上，大单的中线与床的中线对齐，分别向床头、床尾散开。

2）先铺近侧床头大单：一手托起床垫，另一手伸过床头中线将大单平整塞在床垫下，在距床头约 30cm 处，向上提起大单边缘，使其同床边垂直，呈一等边三角形；以床沿为界，将三角形分为两半，上半三角形覆盖于床上，下半三角形平整地塞入床垫下，再将上半三角形翻下塞入床垫下，使之形成 45°（图 6-5）。

3）至床尾将大单拉紧，对齐床中线，同上述方法铺好床尾大单。

4）两手将大单中部边缘拉紧，平整塞入床垫下。

5）转至对侧，同法铺好对侧大单。

（6）套被套

1）"S"形式：①将被套正面向外，中线与床中线对齐，封口端与床头平齐，开口端向床尾，平铺在大单上；②开口端上层被套向上拉约 1/3；③再将"S"形折叠的棉胎放入被套尾端的开口处，底边与被套开口边缘平齐（图 6-6A）；④拉棉胎上缘至被套封口端，对好两上角，棉胎先对侧后近侧向两侧展开，平铺于被套内，至床尾逐层拉平盖被。盖被尾端开口处用系带系好（图 6-6B）。

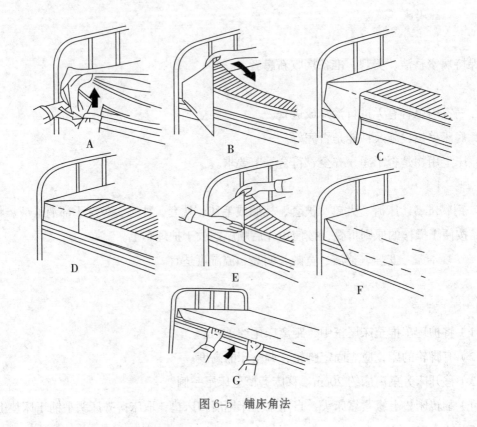

图 6-5 铺床角法

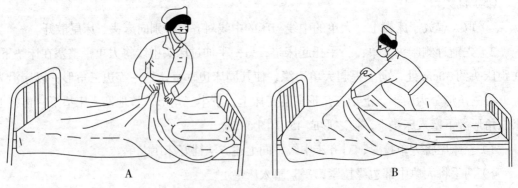

图 6-6 "S"形套被套

A：放棉胎的方法；B：将棉胎拉至被套封口端

2）卷筒式：①将被套正面向内平铺于床上，中线与床中线对齐，封口端齐床头，开口端向床尾；②将棉胎（毛毯）平铺在被套上，上缘与被套封口边对齐；③将棉胎与被套同时自床头卷至床尾（图6-7），自开口处翻转至床头，拉平各层，系好带子。

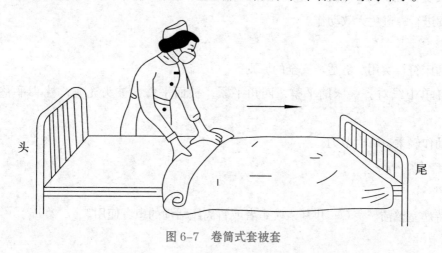

头　　　　　　　　　　　　　　　　　　　　　　　　　　尾

图6-7　卷筒式套被套

（7）被套两侧边缘内折和床沿齐，尾端内折至床垫下。

（8）将枕套套于枕芯上，枕头放于床头盖被上，开口侧背门（图6-8）。

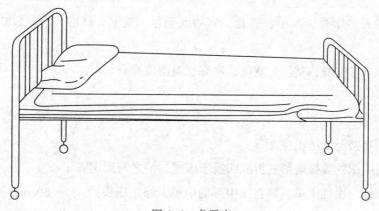

图6-8　备用床

（9）移回床旁桌、椅，整理用物，洗手。

2. 注意事项

（1）操作前应仔细评估床的各部位有无损坏，以确保操作者与患者的安全。

（2）病室内有患者进餐或做治疗时应暂停铺床。操作中动作要轻稳，避免尘埃飞扬。铺床后护士应使用快速手消液，按照七步洗手法做好消毒隔离。

（3）操作中注意节时省力。用物准备齐全按顺序放置，减少走动的次数。能升降的床，应将床升至方便铺床的高度，以避免腰部过度弯曲或伸展；铺床时身体尽量靠近床边，上身保持直立，两腿间距离与肩同宽，两膝稍弯曲，两脚根据活动情况前后或左右分开，扩大支撑面，降低重心，增加身体的稳定性；操作时使用肘部力量，动作平稳有节律、连续进行；避免无效动作。

【评价】

1.病床符合实用、舒适、安全的原则。

2.各单中线对齐；床铺平整，四角平紧；被面平整，被头充实；枕头平整，四角充实。

3.动作轻柔，省时节力。

（二）暂空床

【目的】

保持病室整洁、美观，供新入院患者或暂离床活动的患者使用。

【评估】

1.患者入院诊断与病情，有无呕吐、大小便失禁，有无伤口或渗血、渗液等情况，是否需要铺设一次性中单。

2.其余同备用床。

【计划】

1.用物准备　床褥、大单、被套、棉胎或毛毯、枕套、枕芯、一次性中单、免洗手消液。

2.环境准备　安静、整洁、宽敞、明亮、温湿度适宜。

【实施】

1.操作方法

（1）将用物携至床尾正中。

（2）将备用床的盖被扇形三折或四折于床尾，使之与床尾齐。

（3）酌情铺一次性中单，铺在床中部的中单上缘距床头约45～50cm，铺在床头部的中单上缘应与床头平齐，铺在床尾的中单下缘应与床尾平齐；中单的中线和床中线对齐。将一次性中单边缘下垂部分一起平整地塞入床垫下，转至对侧，同法铺好一次性中单（图6-9）。

（4）整理用物，洗手。

2.注意事项　同备用床。

【评价】

1.铺设的中单符合患者病情需要，能有效保护床单位。

2.其他同备用床。

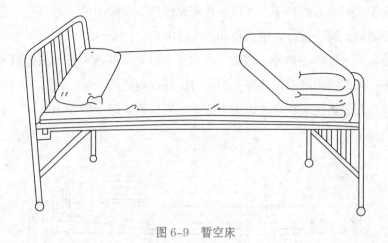

图 6-9 暂空床

（三）麻醉床

【目的】

1. 便于接受和护理麻醉手术后的患者。

2. 使患者安全、舒适，预防并发症。

3. 保护被褥不被血液、排泄物或呕吐物污染。

【评估】

1. 患者的病情、手术部位和麻醉方式、术后需要抢救或治疗的物品等。

2. 其余同备用床。

【计划】

1. 用物准备

（1）床上用物：同备用床，根据需要另加一次性中单。

（2）麻醉护理盘：治疗盘内备压舌板、舌钳、通气导管、牙垫、无菌开口器、治疗碗、吸氧管或鼻塞、吸痰导管、镊子、纱布数块，并备手电筒、血压计和听诊器、护理记录单和笔、治疗巾、弯盘、棉签、胶布、别针。必要时准备多功能监护仪。

（3）其他：调适吸痰装置、供氧装置为备用状态，必要时备热水袋及毛毯等。

2. 环境准备　安静，整洁，宽敞，明亮，湿度适宜，调节合适室温。

【实施】

1. 操作方法

（1）同备用床法携物至床尾，固定脚轮，移开床旁桌椅。

（2）核对患者床头（尾）卡。

（3）拆除原有的被套、枕套、大单、中单并置于污衣袋内。

（4）同备用床铺大单法，铺好近侧大单。

（5）根据患者麻醉方式和手术部位，按需要铺好一次性中单。

（6）转至对侧，同法铺好对侧大单和一次性中单。

（7）按铺备用床法套好被套，盖被上端与床头平齐，两侧内折与床边沿平齐，被尾内折与床尾平齐，将盖被扇形三折叠于一侧床边，开口侧朝门。

（8）套好枕套，将枕头横立并固定于床头，开口侧背门（图6-10）。

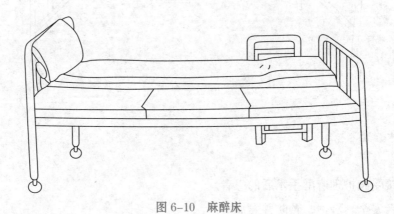

图6-10 麻醉床

（9）移回床旁桌，床旁椅放在接收患者对侧。

（10）置麻醉盘于床旁桌上，其他物品按需要放置。

（11）整理用物、洗手。

2.注意事项

（1）铺麻醉床时应更换干净的被单，保证术后患者舒适，避免感染的发生。

（2）其余同备用床。

【评价】

1.所备用物符合病情需要，以确保患者能及时得到抢救和护理。

2.其余同暂空床。

七、卧有患者床的整理及更换床单法

（一）卧有患者床整理法

【目的】

1.满足患者身心需要，保持病室整洁、美观。

2.保持病床平整、舒适，预防皮肤感染和压疮。

【评估】

1.患者病情，意识状态，肢体活动能力，自理能力及合作程度。

2.患者床单位的清洁程度，病室内患者有无进行治疗或进餐。

3.患者是否需要便器。

【计划】

1.用物准备　床刷及一次性刷套（略湿润）。

2.患者准备　患者了解整理目的并能积极配合。

【实施】

1.操作方法

（1）洗手，戴口罩。

（2）备齐用物携至患者床旁，核对床尾卡，再次向患者解释操作目的和配合方法；酌情关闭门窗；移开床旁桌椅，如病情许可，放平床头和床尾支架，意识不清患者应拉起床挡。

（3）松开床尾盖被，把枕头移向对侧，协助患者背向护士侧卧，盖好被子。

（4）从床头到床尾松开近侧各层床单，取床刷扫净一次性中单上的渣屑，分别搭在患者身上，然后从床头到床尾扫净大单上的渣屑。

（5）将大单、一次性中单逐层拉平铺好。

（6）协助患者翻身侧卧于扫净侧，转到对侧以同样的方法扫净中单、大单上的渣屑并拉平铺好各层。

（7）协助患者平卧，整理盖被，棉胎上缘与被套封口端平齐，拉平棉胎和被套，两侧边缘向内折叠与床沿平齐，尾端塞于床垫下；取下枕头放回患者头下。

（8）移回床旁桌、椅，根据患者病情摇起床头和膝下支架，整理床单位，帮助患者取舒适卧位，打开门窗。

（9）整理用物、洗手。

2.注意事项

（1）病室内有患者进餐或做治疗时应暂停整理。整理前护士应洗手，污染被服应放入污衣袋内。操作中动作要轻稳，避免尘埃飞扬。

（2）操作中保证患者安全、舒适，必要时使用床挡，以防止患者在变换体位时坠床。

（3）操作中注意与患者交流，随时观察患者的反应，一旦病情发生变化，应立即停止操作。

（4）操作中注意节时省力。若护士两人配合操作，注意动作协调一致。

【评价】

1.操作轻稳，节时省力，床单位整洁、美观。

2.患者感觉舒适、安全。

3.护患沟通有效，满足患者身心需要。

（二）卧有患者床更换床上用物法

【目的】

同卧有患者床整理法。

【评估】

同卧有患者床整理法。

【计划】

1.用物准备　清洁大单、一次性中单、被套、枕套、床刷及套（略湿润）、免洗手消液，需要时准备清洁衣裤和便器。

2.患者准备　患者了解更换床单的目的并能积极配合。

【实施】

1.操作方法

（1）同卧有患者床整理法（1）。

（2）同卧有患者床整理法（2）。

（3）更换床单法

1）侧卧位更换床单法

①松开床尾盖被，把枕头移向对侧，协助患者背向护士侧卧，盖好被子。

②从床头到床尾松开近侧各层床单，中单、大单污染面向内翻卷塞于患者身下，扫净床褥。

③将清洁大单中线与床中线对齐，正面向上铺在床褥上，将近侧大单展开，对侧一半大单塞入患者身下，按铺床法铺好近侧大单；铺一次性中单，卷对侧中单塞于患者身下，将近侧中单拉紧塞入床垫下（图6-11）。

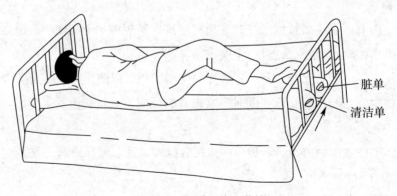

脏单

清洁单

图6-11　侧卧更换床单法

④协助患者平卧，护士转向对侧，移枕头于患者头下并协助患者背向护士侧卧于辅好的一侧；松开各层床单，扫净橡胶单，搭于患者身上，取下一次性污中单及大单放于护理车下层（或污衣袋内）；从床头至床尾扫净床褥渣屑，取下床刷套放于护理车下层（或污衣袋内）；从患者身下取出清洁大单，展开拉紧铺好，再展开一次性中单拉紧铺好。

2）平卧位更换床单法

①先松开大单、一次性中单。

②一手托起患者的头部取出枕头，拆下枕套放于护理车的下层，枕芯放于椅子上，将床头大单、一次性中单卷成筒状塞在患者的肩下。

③将卷成筒状的清洁大单放在床头，对齐床中线，铺好床头大单。

④抬起患者上半身，将污大单、污中单一起从患者的肩下卷至臀下，同时将清洁大单拉至臀下（图6-12）。

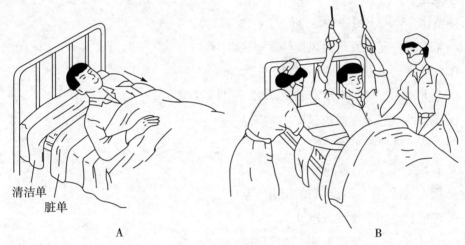

清洁单
脏单

A

B

图6-12 平卧更换床单法

⑤放下患者的上半身，抬起患者的臀部迅速撤下污大单、污中单，将清洁大单拉至床尾，展平铺好。污大单、污中单放于护理车下层（或污衣袋内）。

⑥将大单中部边缘拉紧，塞入床垫下。

⑦铺好一侧的一次性中单，另一半塞入患者的身下，转至对侧，拉出患者身下的一次性中单，展平铺好。

（4）协助患者平卧，铺清洁被套于盖被上，打开被套尾端开口，从污被套里取出棉胎（S形折叠）放于清洁被套内，套好被套，棉胎上缘与被套封口端平齐，拉平棉胎和被套，取出污被套放于护理车的下层（或污衣袋内）。拉平棉胎和被套系带，两侧边缘向内折叠与床沿平齐，尾端塞于床垫下或内折与床尾平齐。

（5）套好枕套，置于患者头下。

（6）移回床旁桌椅，根据患者病情摇起床头和膝下支架，整理床单位，帮助患者取舒适卧位，打开门窗。

（7）整理用物、洗手。

2. 注意事项　同卧有患者床的整理法。

【评价】

同卧有患者床的整理法。

复习思考

一、单项选择题

【A1 型题】

1. 调整休养环境下列哪种是合理的（　　　）

　　A. 病室内应定时开窗通风换气，每次 2 小时

　　B. 气管切开患者，室内相对湿度应为 30%

　　C. 婴儿室、产房、手术室温度以 22 ～ 24℃为宜

　　D. 老弱病残患者室温应保持在 37℃左右

　　E. 产休室应保暖不能开窗

2. 关于湿度说法不正确的是（　　　）

　　A. 湿度过低对呼吸道疾病的患者不利

　　B. 湿度过高加重肾脏负担

　　C. 空气流通是调整湿度的一项简便措施

　　D. 人对湿度的需求是变化的

　　E. 病室湿度以 20% ～ 30% 为宜

3. 保持病区环境安静，下列措施哪项不妥（　　　）

　　A. 推平车进门，先开门后推车

　　B. 病室门、桌、椅脚应钉橡皮垫

　　C. 轮椅要定时注润滑油

　　D. 医务人员应穿软底鞋

　　E. 医务人员讲话应附耳细语

4. 手术室适宜的温度及相对湿度是（　　　）

　　A. 16 ～ 18℃，50% ～ 60%　　　　　　　　B. 18 ～ 20℃，55% ～ 60%

　　C. 20 ～ 22℃，50% ～ 60%　　　　　　　　D. 22 ～ 24℃，50% ～ 60%

E. 24 ~ 26℃，55% ~ 70%

5. 有关环境的概念下列描述正确的是（　　　）

　　A. 环境完全控制人的生存

　　B. 人的心理环境与物理环境互不影响

　　C. 环境是动态的、变化的

　　D. 人的内环境和外环境是截然分开的

　　E. 医院环境包括自然环境及社会环境

6. 病室通风的目的与下列哪项无关（　　　）

　　A. 调节室内温度、湿度

　　B. 增加氧含量

　　C. 降低空气中微生物的密度

　　D. 保持空气新鲜

　　E. 保持病室安静

7. 室温过高可致（　　　）

　　A. 消化功能亢进　　　　　　B. 提高呼吸功能　　　　　　C. 促进体力恢复

　　D. 神经系统受抑制　　　　　E. 有利于体温散发

8. 病房日间噪音应保持在（　　　）

　　A. 120dB　　　　　　　　　　B. 100dB　　　　　　　　　　C. 90dB

　　D. 70dB　　　　　　　　　　　E. 40dB

9. 通风的目的哪项是错误的（　　　）

　　A. 有利于患者的精神愉快　　B. 促进食欲　　　　　　　　C. 减少室内细菌含量

　　D. 增加汗液蒸发及热的消散　E. 避免噪音刺激

10. 病室墙面的色调不宜用（　　　）

　　A. 绿色　　　　　　　　　　　B. 黑色　　　　　　　　　　C. 浅蓝色

　　D. 奶油色　　　　　　　　　　E. 上方涂白色，下方涂浅蓝色

11. 儿科护士服采用下列哪种颜色可减少儿童的恐惧感（　　　）

　　A. 粉色　　　　　　　　　　　B. 深绿色　　　　　　　　　C. 蓝色

　　D. 黄色　　　　　　　　　　　E. 灰色

12. 病室湿度过低，患者可表现为（　　　）

　　A. 多汗、发热　　　　　　　　B. 咽喉痛、口渴　　　　　　C. 面色苍白、头晕

　　D. 食欲不振、疲倦　　　　　　E. 闷热、难受

13. 通风的时间一般应为 （　　　）

　　A. 10 分钟　　　　　　　　　　B. 15 分钟　　　　　　　　　C. 20 分钟

D. 25 分钟　　　　　　　　　　E. 30 分钟

14. 病区的环境管理中社会环境的内容是（　　　）

A. 安全　　　　　　　　B. 安静　　　　　　　　C. 整洁

D. 良好的护患关系　　　E. 舒适

15. 病房最适宜的温度和相对湿度为（　　　）

A. 14 ～ 15℃，15% ～ 25%

B. 10 ～ 17℃，30% ～ 40%

C. 20 ～ 22℃，40% ～ 50%

D. 18 ～ 22℃，50% ～ 60%

E. 15 ～ 16℃，60% ～ 70%

16. 病室环境要舒适，以下哪项不符合要求（　　　）

A. 室温 18 ～ 22℃

B. 室内相对湿度为 50% ～ 60%

C. 定时通风，每次约 30 分钟

D. 午休和睡眠时室内光线宜柔和暗淡

E. 哮喘患者病室内放置鲜花

17. 以下哪项关于良好医院物理环境的叙述是错误的（　　　）

A. 病室内合适的温度是 18 ～ 22℃

B. 通风是降低室内空气污染的有效措施

C. 病室内合适的湿度为 50% ～ 60%

D. 病室的布置应简单、美观、整洁

E. 护理人员应消除所有病室内噪音

【A2 型题】

18. 马先生，70 岁，因呼吸功能减退，行气管切开术，进行人工呼吸，患者的病室环境应特别注意（　　　）

A. 保持安静　　　　　B. 调节适宜的温、湿度　　　C. 加强通风

D. 合理采光　　　　　E. 适当绿化

19. 某破伤风患者，神志清楚，全身肌肉阵发性痉挛、抽搐，所住病室环境，下列哪项不符合病情要求（　　　）

A. 室温 18 ～ 20℃　　　　　B. 相对湿度 50% ～ 60%

C. 门、椅脚钉橡皮垫　　　　D. 保持病室光线充足

E. 开门关门动作轻

【A3/A4 型题】

（20 ～ 22 题共用题干）

马萍，女，45 岁，因车祸外伤致脾破裂急诊行脾切除术，患者术后转入 ICU 病房。

20. 患者最适宜的温度是（　　　）

　　A. 20 ～ 22℃　　　　　　B. 22 ～ 24℃　　　　　　C. 18 ～ 22℃

　　D. 20 ～ 24℃　　　　　　E. 18 ～ 24℃

21. 为患者调节最适宜的湿度是（　　　）

　　A. 40% ～ 60%　　　　　B. 50% ～ 60%　　　　　C. 45% ～ 60%

　　D. 55% ～ 65%　　　　　E. 45% ～ 65%

22. 为保持病室安静，应将声音控制在多少最适宜（　　　）

　　A. 30 ～ 40dB　　　　　B. 45 ～ 55dB　　　　　C. 40 ～ 50dB

　　D. 555 ～ 65dB　　　　　E. 35 ～ 45dB

二、病例分析题

1. 林小姐，25 岁，职业为公司秘书，大学本科文化程度，因咳嗽发热、身体不适一周，近日加重，诊断为大叶性肺炎而入院，入院时，护士应如何为患者调节环境？

2. 马先生，52 岁。既往病史：十二指肠球部溃疡，因昨天晚上喝酒，今晨出现恶心、呕吐，呕血量约 800mL，入院时意识淡漠、面色苍白、四肢湿冷，护理体检：T36℃，P100 次 / 分钟，R26 次 / 分钟，BP70/50mmHg，初步诊断为上消化道出血。请问：

（1）作为急诊护士，在医生未到之前护士应如何进行抢救？

（2）抢救时对于医生的口头医嘱护士应如何处理？

扫一扫，知答案

扫一扫，看课件

第 七 章

入院和出院的护理

【学习目标】

1. 掌握分级护理的适用对象和护理要点。
2. 熟悉患者出、入院护理工作的主要内容和运送患者的方法。
3. 了解患者入院程序。

　　入院和出院护理是主要护理工作内容之一。护理人员要掌握入院护理的一般程序，按整体护理的要求，对患者进行全面评估，了解患者的护理需要，提供有针对性的护理措施，使其尽快适应环境，遵守医院规章制度，配合医疗护理工作，促进康复。当患者康复至可以出院时，护理人员协助其办理出院手续的同时，还应通过健康教育等有效方式提高患者的自我护理能力，指导其在出院后巩固治疗效果，增进健康，提高生活质量。

第一节　入院的护理

　　入院护理是指患者经门诊或急诊医生诊查，因病情需要住院治疗时，经诊查医生签发住院单后，由护理人员对患者进行的一系列护理工作。其目的：①使患者和家属感到被关心，消除紧张、焦虑等不良情绪；②协助患者尽快熟悉病区环境，使其适应医院生活；③观察和评估患者的身心状况，为制订护理计划提供依据；④满足患者各种合理需求，以调动患者配合治疗护理的积极性；⑤做好健康教育。

一、入院程序

　　入院程序是指患者持医生签发的住院单，从住院处办理入院手续到进入病区的过程。

（一）办理入院手续

患者和（或）家属凭医生签发的住院单到住院处办理入院手续，缴纳住院保证金和办理医保等，再由住院处工作人员登记入册。需要急诊手术的，可先手术后办理住院手续。

（二）通知病房

住院处工作人员接收患者后，要立即通知病区护士根据病情做好接收新患者的准备。若病区没有空余床，应协助病情稳定的患者办理待床手续；对于急诊的患者，应设法与病房主管医师联系，调整或增加床位，安排其入院。

（三）卫生处置

根据医院条件和患者病情，对患者进行卫生处置，如沐浴、修剪指（趾）甲等。危、急、重症者可根据情况暂免卫生处置。对有虱、蚬者，应先行灭虱，再行卫生处置。对于确诊或疑似传染病的患者要进行隔离。患者换下的衣服及不需要的物品，交由家属带回或整理后带至病区。

（四）护送患者入病区

根据患者病情，住院处护士选用步行、轮椅或平车等方式护送患者至病区。护送时，要保证患者舒适和安全，注意保暖。要保持正在进行的输液、给氧等治疗的连续性。外伤者还要注意其卧位正确。送达病区后，与病区护士详细交接患者的病情、治疗及物品等。

二、入病区后的初步护理

（一）一般患者入住病区后的初步护理

1. 准备床单位　病区护士接到住院通知后要根据病情安排床位。将备用床改为暂空床，并备齐患者所需用物，如脸盆、病号服等。

2. 迎接新患者　护士要以热情的态度、亲切的言行迎接患者，与患者沟通时要称呼其姓名并冠以相应年龄的称谓。做好入院指导，向患者介绍自己的职责，介绍病区环境、规章制度与所在病室、床单位等，还可介绍同室病友。

3. 测量体温等　测量患者体温、呼吸、脉搏、血压，对能站立的患者测量身高和体重，并将测量结果记录于体温单上。

4. 填写住院病历和有关护理表格

（1）用蓝笔或黑碳素笔填写体温单、医嘱单等表格相关项目。

（2）用红笔在体温单40～42℃之间的相应时间栏内纵向填写入院时间。

（3）填写诊断卡、床头（床尾）卡及腕带。将诊断卡、床头（尾）卡分别插入患者一览表和床头（尾）夹内，并为患者佩戴腕带。

（4）住院病历按下列顺序排列：体温单、医嘱单、入院记录、病程记录（手术、分娩记录单及特殊治疗记录单等）、各项检验检查报告单、护理病历、住院病历首页、门诊病历。

5.**通知主管医生** 通知主管医生诊查患者，必要时予以协助。

6.**执行医嘱** 根据医嘱执行各项诊疗措施。执行时，应告知患者操作目的和可能出现的不良反应，取得患者合作。

7.**安排膳食** 根据病情和医嘱向患者及家属解释相关的饮食要求；根据需要通知营养科准备膳食。

8.**留取标本** 告知患者次日晨起留取各类标本的时间、方法、目的及注意事项。

9.**护理评估** 全面收集患者的生理、心理和社会（文化教育、家庭情况、风俗习惯、社会地位）等方面资料，作为拟定护理计划和措施的依据。

（二）危急重症患者入住病区后的初步护理

危急重症患者多因病情急重而急诊入院，护理人员接到通知后要立即通知医生，共同做好抢救准备工作。

1.**准备床单位** 将患者安置在危重监护室或抢救室，将备用床改为暂空床，手术患者备麻醉床。

2.**备好急救器材和药品** 如急救车、氧气、吸引器、心电监护仪、静脉输液用具等。

3.**交接患者** 与护送人员交接患者病情、治疗及物品等情况。对不能准确叙述病情的患者，如婴幼儿及听力障碍、意识不清或语言障碍者等，需暂留家属或护送者，以便询问病史。

4.**配合救治** 密切观察患者病情变化，积极配合医生进行抢救，并做好护理记录。

三、分级护理

分级护理是指患者在住院期间，医护人员根据患者病情和（或）生活自理能力确定并实施不同级别的护理。临床实践中，医护人员根据患者的病情和生活自理能力的变化动态调整患者的护理级别（表7-1）。

表7-1 分级护理

护理级别	适用对象	护理要点
特级护理	维持生命，实施抢救性治疗的重症监护患者；病情危重，随时可能发生病情变化，需要进行抢救的患者；各种复杂或者大手术后患者；严重创伤或大面积烧伤的患者	①24小时专人护理，密切观察患者病情变化，监测生命体征，及时准确做好特别护理记录。②严格执行医嘱，观察患者的反应。③做好基础护理及专科护理，如实施特殊口腔护理、压疮护理、气切护理等。防止并发症，确保患者安全。④每日进行床旁交接班

护理级别	适用对象	护理要点
一级护理	病情趋向稳定的重症患者;病情不稳定或随时可能发生变化的患者;术后或治疗期间要严格卧床的患者;自理能力重度依赖患者	①每1小时巡视患者1次,观察患者病情变化,及时准确做好特别护理记录。②严格执行医嘱,观察患者的反应。③做好基础护理及专科护理,防止并发症。④提供健康指导,满足患者身心需要
二级护理	病情趋于稳定或未明确诊断前,仍需观察,且自理能力轻度依赖者;病情稳定,仍需卧床,且自理能力轻度依赖者;病情稳定或处于康复中,且自理能力中度依赖者	①每2小时巡视患者1次,密切观察患者的病情变化。②严格执行医嘱。③根据患者病情,正确实施护理措施。及时准确做好专科护理记录。④提供健康指导,满足患者身心需要
三级护理	病情稳定或处于康复期,且自理能力轻度依赖或无需依赖者	①每3小时巡视患者1次,观察病情变化。②正确执行医嘱。③根据患者病情,正确实施护理措施。④提供健康指导,满足患者身心需要

为更直观地显示患者的护理级别,临床上常在诊断卡和床头(尾)卡上采用不同颜色的标志来区分护理级别。特级和一级护理为红色标志,二级护理为黄色标志,三级护理为绿色标志。

第二节 出院的护理

出院护理是指护理人员对出院患者所进行的一系列护理工作。患者出院方式包括:①患者病情好转、痊愈出院;②患者仍需住院治疗,但由于经济、家庭等原因而自行要求出院;③患者病情需要转往其他医院继续诊治的。出院护理目的:①指导患者和家属办理出院或转院手续;②对痊愈出院患者进行健康指导,使其尽快转换角色,重返社会,并能定期复诊;③整理床单位,准备迎接新患者。

一、出院前护理

1.根据医嘱,告知患者和家属出院的日期,协助其做好出院准备。

2.有针对性地进行健康教育,如患者的饮食、用药、功能锻炼、定期复查等方面的注意事项,并指导与疾病相关的护理知识和技能,必要时可为其提供相应的书面资料。

3.征求患者和家属对医院工作的意见或建议,以便提升医疗护理质量。

二、出院时护理

1.执行出院医嘱

(1)用红笔在体温单40～42℃之间的相应时间栏内纵向填写出院时间。

(2)停止一切医嘱,注销所有治疗、护理执行单(服药单、注射单、饮食单等)。撤去诊断卡及床头（尾）卡。

（3）填写出院登记本。

（4）若患者出院仍需继续服药，应遵医嘱到药房领取药物，交由患者或家属带回，并给予用药指导。

2. 收回患者住院期间借用的物品并消毒处理，归还患者寄存物品。

3. 告知患者办理出院手续的流程。

4. 取下患者腕带，根据病情用轮椅或平车等护送患者出院，至病区门外或医院门口。

三、出院后护理

1. 处理床单位：①撤去病床上的污被服，送被服间消毒、清洗。②床垫、床褥、棉胎、枕芯等可用臭氧消毒机或紫外线灯消毒或日光曝晒 6 小时，定时翻动，以保证消毒效果。③用消毒液擦拭床和床旁桌椅，非一次性痰杯、脸盆用消毒液浸泡消毒。④开窗通风。⑤铺备用床，准备迎接新患者。⑥传染性疾病患者的病床单位及病室要按传染病终末消毒法处理。

2. 按出院病历排列顺序整理病历，交病案室保存。

第三节　运送法

凡不能行走的患者在入院、出院或在医院内进行检查、治疗时，护理人员要根据其病情选用轮椅、平车或担架等运送工具。运送过程中，护理人员要正确运用人体力学原理，做到舒适、安全、快速地运送患者。

一、轮椅运送法

【目的】

1. 护送能坐起但不能行走的患者进行出入院、检查、治疗、室外活动等。

2. 帮助患者下床活动，促进血液循环和体力恢复。

【评估】

1. 患者床号、姓名、年龄和诊断，生命体征、病情、意识状态、体重、活动耐力与合作程度。患者治疗和各种管路情况等。

2. 轮椅性能与操作环境。

【计划】

1. 用物准备　轮椅、保暖外衣或毛毯（按季节备）、软枕（根据患者需要）。

2. 患者准备　了解运送的目的、过程及注意事项。

【实施】

1. 操作方法

（1）核对患者的床号、姓名与年龄，指导患者配合的方法，取得患者配合。

（2）将轮椅推送至患者健侧床边，椅背与床尾平齐，面向床头与床头呈45°，制动车闸，翻起脚踏板。

（3）协助患者面向轮椅侧卧，坐起，帮助其穿衣服及鞋袜。身体虚弱者，坐起后稍停片刻，没有特殊情况方可下地，避免发生体位性低血压。

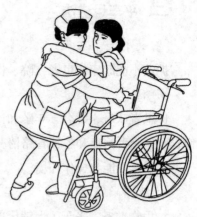

图7-1 轮椅运送法

（4）协助患者上轮椅。护士面向患者，双脚前后分开，屈髋屈膝，双手环抱患者腰，同时患者双手放在护士肩部，在护理人员的帮助下慢慢下床，坐入轮椅，叮嘱患者尽量向后坐，切勿向前倾斜或自行下车（图7-1）。若病情允许，护士立于轮椅背后，身体固定轮椅，请患者自行坐入轮椅。

（5）放下脚踏板，将患者双脚置于其上，两手臂放于扶手上。根据季节采取保暖措施，避免患者受凉。

（6）观察患者情况，确定没有不适反应后，松闸，护送患者至目的地。

（7）下轮椅时，使轮椅背与床尾平行，制动车闸，翻起脚踏板。护士面向患者，双脚前后分开，屈髋屈膝，两手置于患者腰部，同时患者的双手放在护士肩部。协助患者转身坐于床沿，脱去外衣、鞋袜，躺卧于舒适体位，盖好盖被。

（8）整理床单位，轮椅放于原处，洗手记录。

2. 注意事项

（1）经常检查轮椅，保持良好的性能。

（2）协助患者下床时注意尽量使用躯干整体力量，避免弯腰扭伤腰部。

（3）推行时应随时观察患者的病情变化。下坡时，倒转轮椅，缓慢下行；过门槛时，应翘起前轮，使患者头、背部后倾，并抓住扶手，避免发生意外。

【评价】

1. 患者或家属明确轮椅运送的目的及操作要点。

2. 护理人员操作轻稳、协调、节力，患者感觉舒适、安全。

3. 护患沟通有效，患者配合操作。

二、平车运送法

【目的】

护送不能起床的患者入院、检查、治疗、手术或转运。

【评估】

1. 患者床号、姓名、年龄和诊断，生命体征、病情、意识状态、体重、活动耐力与合作程度。患者治疗和各种管路情况等。

2. 平车性能与操作环境。

【计划】

1. 用物准备　平车（上铺床单，按季节加铺褥垫）、中单（根据需要）、枕头、盖被。

2. 患者准备　了解运送目的、过程及注意事项。

【实施】

1. 操作方法

（1）核对患者的床号、姓名与年龄，指导患者配合的方法，取得患者配合。

（2）妥善安置患者身上的各种导管（尿管、鼻饲管、输液管等），避免导管脱落、扭曲受压或液体反流。

（3）搬运患者

1）挪动法：适用于病情允许、有配合能力的患者。

①移开床旁桌、床旁椅，松开盖被。

②将平车紧靠床边与床平行，大轮端靠床头，轮闸制动。

③嘱患者自行移至床边，协助患者按上半身、臀部、下肢的顺序依次向平车移动（图7-2），并根据病情需要给患者安置合适卧位，头部枕于大轮端；从平车移回床上时，先帮助其移动下肢，再移动上半身。

2）一人搬运法：适用于小儿或体重较轻、不能自行挪动、病情较轻者。

①将床旁椅移至对侧床尾。

②推平车至床尾，使平车大轮端与床尾呈钝角，以缩短搬运距离，轮闸制动。

③松开盖被，协助患者穿衣。将盖被铺于平车上，患者移至床边。

④搬运者站于床边，双脚前后分开，稍屈膝，一手自患者腋下插至对侧肩外侧，另一手插至对侧臀下。嘱患者屈膝，双臂交叉于搬运者颈后（图7-3）。

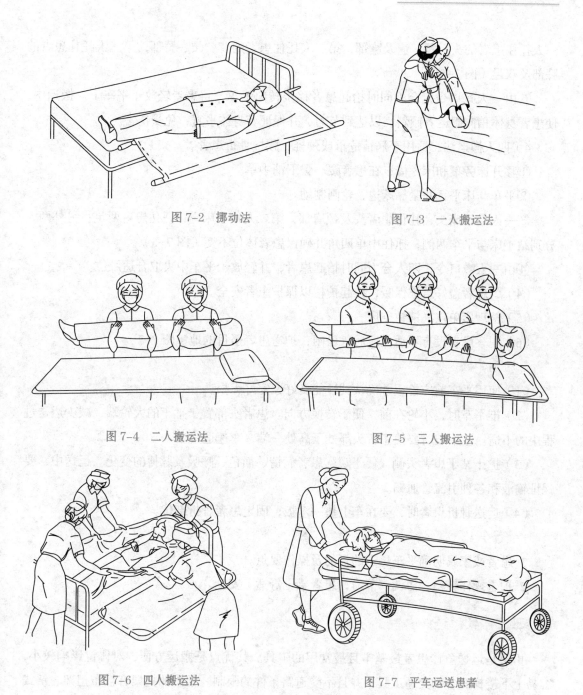

图 7-2 挪动法　　　　　　　　　　　图 7-3 一人搬运法

图 7-4 二人搬运法　　　　　　　　　图 7-5 三人搬运法

图 7-6 四人搬运法　　　　　　　　　图 7-7 平车运送患者

搬运者抱起患者移步转向平车，将患者轻放于平车上。

3）二人或三人搬运法：适用于病情较轻但不能自行活动者或体重较重者。

①～④同单人搬运法。

⑤二人或三人站于床的同侧，双脚前后分开，稍屈膝，能承重者托上半身。二人法：一人的手托住患者颈肩部和腰部，另一人的手托住患者臀部和腘窝处（图 7-4）。三人法：

一人托住患者的头、颈、肩及胸部，第二人托住患者的背、腰、臀部，第三人托住患者的膝部及双足（图7-5）。

⑥由一人喊口令，合力同时抬起患者移步转向平车，将患者轻放于平车上。搬运中，使患者身体稍向搬运者倾斜，以达到节力，并保证其身体平直，免受伤害。

4）四人搬运法：适用于病情危重或颈椎、腰椎骨折患者。

①移开床旁桌和床旁椅，在患者腰、臀下铺中单。

②平车与床平行并紧靠床边，轮闸制动。

③一人站于床头，托住患者头及颈肩部；第二人站于床尾，托住患者两足；另外两人分别站于床与平车两侧，抓住中单四角并确保患者体位不变（图7-6）。

④由一人喊口令，四人合力同时抬起患者，并轻放于平车中央取合适卧位。

（4）为患者盖好盖被保暖，拉起护栏以保护患者安全。

（5）整理床单位，铺暂空床。

（6）观察患者没有不适反应后，松闸，护送患者至目的地（图7-7）。

2. 注意事项

（1）使用平车前应检查并确认其性能良好，完好无损。

（2）推平车时，小轮在前，便于转换方向。患者头部置于平车的大轮端，减少运送过程中的不适。上下坡时要使患者头部处于高处一端，车速适宜。

（3）护士站于患者头侧，便于观察患者病情、面色、呼吸及脉搏的变化。运送中，要保证输液和各种引流管通畅。

（4）运送骨折患者时，要在车上垫一木板，固定患者骨折部位。

【评价】

1. 患者或家属明确平车运送的目的及操作要点。

2. 护士操作轻稳、协调、节力，患者感觉舒适、安全。

三、担架运送法

担架是运送急诊患者最基本且最常用的工具。其优点是搬运方便，对体位影响较小，容易上下楼梯和各种交通工具，并且不受道路条件的限制。常用的担架有帆布担架、铲式担架、四轮担架和可折叠式担架。操作方法同平车运送法。

运送中注意事项：①患者头朝前，脚向后仰卧在担架中间，要扣好安全带。②运送中，要严密观察患者的病情变化，保持呼吸道通畅，防止舌后坠阻塞呼吸道，防止分泌物或呕吐物吸入气管引起窒息。③尽量不要晃动，保持平稳，上下坡时，患者头部处于高位。④脊柱损伤的患者要使用铲式担架；疑似颈椎损伤的患者保持头颈中立位，防止头颈左右移动。

四、运送技术操作并发症的预防及处理

1. 擦伤 搬运前应告知患者操作的目的和方法，取得配合；搬运时动作轻柔，避免拖、拉、拽等动作。一旦出现擦伤，伤口要清创处理，每天用 0.5% 聚维酮碘涂抹局部，范围超过创面范围 2cm 左右，预防感染。

2. 跌倒或坠地 使用轮椅、平车和担架前要确保其性能良好，患者上下轮椅、平车前要将闸制动，并指导患者配合方法，取得合作。搬运前评估患者意识状态、躯体活动能力及合作程度，选择合适的搬运法。多人搬运时，注意动作协调统一。

运送途中系好安全带，避免坑洼不平路面。使用轮椅时，嘱患者扶住轮椅扶手，身体尽量靠后，切勿向前倾或自行下车，以免跌倒。下坡时倒转轮椅，减慢速度，过门槛时将前轮翘起，以防发生意外。若发生患者跌倒或坠地，立即通知医生，并协助其评估患者的意识、受伤部位及全身状况等，做好病情的记录，并对症处理。怀疑有骨折，肌肉、韧带的损伤或脱臼的患者，协助专科医生采取相应措施。做好患者及家属的安抚工作，消除其恐惧、紧张心理。

3. 导管脱出 搬运前应妥善固定患者身上的各种导管，保证其通畅。搬运时动作轻柔，防止导管脱出。导管脱出后，一般处理措施如下：

（1）协助患者保持合适体位，消除患者紧张情绪。

（2）立即通知医生，采取必要的紧急措施，必要时立即予以重新置管。

（3）检查脱出的导管是否完整，如有管道断裂在体内，须进一步处理。

（4）脱管处伤口如有出血、渗液时，应对伤口予以消毒后用无菌敷料覆盖。

（5）发生导管接口处脱落时，立即将导管反折，对导管接口处的两端彻底消毒后再连接，并做好妥善固定。

（6）继续观察患者生命体征，并做好护理记录。

复习思考

一、单项选择题

【A1 型题】

1. 病区护士接到住院处有新患者入院后，首先要（ ）

    A. 向患者做入院指导　　　　　　　　B. 到门口迎接新患者

    C. 安排床位，将备用床改为暂空床　　D. 收集病情资料

    E. 填写有关表格

2. 出院病历中排在最后的是（　　　　）

    A. 体温单　　　　　　　B. 病程记录　　　　　　C. 出院记录

    D. 护理病历　　　　　　E. 各种检查及检验报告

3. 有关两人搬运法的正确描述是（　　　　）

    A. 甲托住肩部，乙托住臀部

    B. 甲托住背部，乙托住臀、腘窝部

    C. 甲托头、背部，乙托臀和小腿

    D. 甲托颈、腰部，乙托大腿和小腿

    E. 甲托头颈肩、腰部，乙托臀、腘窝部

4. 患儿女，5 岁，因火灾造成全身大面积烧伤，护士应提供的护理级别是（　　　　）

    A. 特级护理　　　　　　B. 一级护理　　　　　　C. 二级护理

    D. 三级护理　　　　　　E. 四级护理

【A2 型题】

5. 患者男，23 岁，发热待查收入院，体格检查 T39.6℃，P123 次 / 分，R28 次 / 分，BP107/70mmHg，神志清楚，急性面容，患者诉头痛剧烈。此患者入院护理时的首要步骤是（　　　　）

    A. 向患者介绍病室环境　　　　　　　　B. 做好入院评估

    C. 填写住院病历和有关护理表格　　　　D. 备好急救药品和物品

    E. 立即通知医生诊治患者，及时执行

6. 患者男，37 岁，因车祸导致下肢瘫痪前来就诊，诊断为腰椎骨折。运送患者的最佳的方式是（　　　　）

    A. 平车挪动法　　　　　B. 平车单人搬运法　　　　C. 平车两人搬运法

    D. 平车三人搬运法　　　E. 平车四人搬运法

7. 患者男，17 岁，因大叶性肺炎入院，伴咳嗽，咳浓痰，体温 40.3℃，护理人员巡视该患者的时间为（　　　　）

    A.24 小时专人护理　　　　　　　　　　B. 每 30 分钟巡视一次

    C. 每 1 小时巡视一次　　　　　　　　　D. 每 2 小时巡视一次

    E. 每日 2 次

【A3/ A4 型题】

（8 ～ 10 题共用题干）

患者男，39 岁，体重 79kg，高空坠落后致肝破裂，入院后须立即手术治疗。

8. 住院处的护理人员首先要（　　　　）

    A. 办理住院手续　　　B. 给予卫生处置　　　C. 通知科室医生

D. 护送患者入院　　　　E. 收集病情资料

9. 病房护士接到手术室通知患者回病房后首先应该（　　　）

A. 准备床单位　　　　B. 收集病情资料确定护理问题

C. 通知医生　　　　　D. 填写住院病历

E. 测量生命体征

10. 护士将患者移至床上的方法为（　　　）

A. 挪动法　　　　B. 一人搬运法　　　　C. 两人搬运法

D. 三人搬运法　　　E. 四人搬运法

二、病历分析题

患者，男，58 岁，过度劳累后突然出现四肢无力，意识不清，呼吸急促，双侧瞳孔不等大，大小便失禁，120 将其送入医院，头颅 MRI 显示，左侧颞叶皮层脑梗死（急性期）。

（1）该患者入院后的初步护理工作包括哪些？

（2）住院期间，要采取何种运送方式？

扫一扫，知答案

扫一扫，看课件

第八章

舒适与安全

　　舒适与安全是人类的基本需要，而个体由于受生理、心理、社会、环境等多种因素的影响，有时无法满足这一基本需要，机体处于不舒适，乃至疼痛或身心缺乏安全的状态，影响健康。因此，护理人员要具备分析影响患者舒适与安全因素的能力，为患者提供有效的护理措施，以满足其对舒适与安全的需要。

第一节　舒　适

　　随着现代护理学科的发展，护理工作不再是单纯的技术操作，而是更注重"以人为本"的护理过程。在整个护理过程中倡导舒适护理，力求通过护理活动，使人在生理、心理、社会等方面达到愉快的状态或降低不愉快的程度，目的是使患者身心处于最佳状态，以便更好地配合治疗，减少并发症，促进机体早日康复。

一、舒适与不舒适的概念

　　舒适是指个体身心处于轻松自在、满意、无焦虑、无疼痛的健康、安宁状态时的一种自我感觉。从整体观来看，舒适与生理、心理、社会、环境四方面密切相关。生理舒适是个体身体上的舒适感觉；心理舒适是个体信念信仰、自尊、生命价值等精神需求的满足；社会舒适是人际关系、家庭与社会关系的和谐；环境舒适是外在物理环境中适宜的温湿度、声音、光线、颜色等使个体产生舒适的感觉。

不舒适是指个体身心不健全或有缺陷，生理、心理需求不能全部满足，或周围外环境有不良刺激，身体出现病理改变，致身心负荷过重的一种自我感觉。

舒适与不舒适之间没有截然的分界线，个体每时每刻都处于两者之间连线的某一点上，且呈动态变化。当个体心情舒畅、精力充沛、感到安全和放松，身心需要均能得到满足时，处于最高水平的舒适。而当身心需要得不到满足时，机体的舒适程度会逐渐下降，最终被不舒适所替代，疼痛是不舒适的最严重表现形式。护理人员在日常护理中，要用动态的观点来评估患者舒适与不舒适的程度，并注意个体差异。

二、影响舒适的因素

引起患者不舒适的因素很多，主要包括生理、心理、社会和环境因素，这些因素互为因果、互相影响。

（一）生理因素

1. 疾病影响　疾病所致恶心、呕吐、发热、咳嗽、腹胀、腹泻以及疼痛等症状均会造成机体不舒适。

2. 姿势或体位不当　当肢体缺乏适当支托，关节过度屈曲或伸张，肌肉过度紧张或牵拉，局部组织长期受压时，均可引起麻木、疼痛等不适感。

3. 活动受限　疾患所致不能随意翻身或使用约束带、石膏、绷带、夹板等限制患者的活动而造成不适。

4. 个人卫生不佳　因疾病导致日常活动受限，自理能力降低，个人卫生状况不佳，出现口臭、汗臭、皮肤污垢、瘙痒等均可引起机体的不舒适。

（二）心理因素

1. 焦虑或恐惧　对疾病与死亡的恐惧，担心治疗及手术效果，担忧疾病对家庭、经济、工作和学习带来的不良影响等，或对医院的规章制度以及医护人员、同室病友感到陌生而产生心理上的不舒适。

2. 自尊受损　如被医护人员疏忽，照顾与关心不够，或治疗、护理中隐私权得不到保护，可使患者自尊心受挫，产生不适感。

（三）社会因素

1. 角色适应不良　由于家庭、学习或工作等原因，出现角色行为冲突或紊乱等，而不能安心养病，影响康复。

2. 生活习惯改变　住院后，起居、饮食习惯的改变会使患者一时适应不良。

3. 支持系统缺乏 住院后与家人隔离或被亲朋好友忽视或缺乏经济支持等。

（四）环境因素

不适宜的物理环境，如病室内温湿度过高或过低、空气污浊有异味、噪音过强或干扰过多、被褥不整洁、床垫软硬不当等都会使患者感到不适。

三、护理原则

（一）预防为先，促进舒适

护士应熟悉引起患者不舒适的原因，对患者的身心及所处的环境进行全面评估，根据评估结果，提供必要的护理和健康教育，预防为先，促进舒适。如指导或协助患者正确活动、保持良好的个人卫生、采取舒适卧位；创造适宜的病室环境；建立融洽的护患、病友关系等。

（二）加强观察，去除诱因

舒适与不舒适都属于主观感觉，客观评估比较困难。这就需要护理人员细心的观察，通过患者的面部表情、手势、语言、声音、姿势及活动能力、饮食、睡眠情况、皮肤颜色、有无出汗等进行判断，并积极祛除引起患者不舒适的因素，如患者由于便秘导致不适，可采取适当的方法进行通便，必要时行大量不保留灌肠，以解除因便秘腹胀而导致的不适。

（三）互相信任，心理支持

对因心理社会因素引起不适的患者，护理人员应在充分尊重患者的基础上，通过有效的沟通，正确指导患者调节情绪，并及时与家属、单位取得联系，使其配合医护人员，共同做好患者的心理护理。

第二节 疼痛患者的护理

疼痛是临床上最常见的症状，与疾病的发生、发展与转归有着密切的联系，是临床上诊断疾病、鉴别疾病的重要指征之一，同时也是评价治疗与护理效果的标准之一。因此，护士要正确认识疼痛，掌握疼痛的相关知识，做好疼痛患者的护理。

一、概述

（一）疼痛的概念

疼痛是伴随着现存的或潜在的组织损伤而产生的一种令人痛苦和苦恼的主观感受，是机体对有害刺激的一种保护性防御反应。

（二）与疼痛相关的概念

1. 痛觉 是一种意识现象，是个体的主观知觉体验，受个体的心理、性格、经验和文化背景等影响，个体表现为生理或心理的痛楚。

2. 疼痛阈 是个体感知疼痛的最小刺激强度。

3. 疼痛耐受力 是个体所能忍受的疼痛强度和持续时间的最高限度。

4. 痛反应 是个体对伤害刺激机体所产生的一系列生理、病理的变化。患者可表现出不同的疼痛反应，主要包括：①生理（病理）反应：如面色苍白、呼吸急促、血压升高、瞳孔扩大、骨骼肌收缩、出汗、恶心呕吐、休克等。②情绪反应：如紧张、焦虑、恐惧等。③行为反应：如身体蜷曲或烦躁不安、呻吟、哭闹、皱眉、咬唇等。这些反应均表明疼痛的存在。

（三）疼痛的特征

1. 疼痛是一种主观感受，很难评估。同时区分生理或心理因素引起的疼痛也很困难。

2. 疼痛是一种身心不舒适的感觉，常表示个体身心受到侵害，可提示有治疗、护理的必要。

3. 疼痛是痛觉和痛反应两个成分的结合。因个体疼痛阈和耐受力不同，对相同程度的刺激，表现出的痛反应也会不同。

4. 疼痛是一种机体保护机制。当机体遇到有害刺激，如锐器引起疼痛，会以极快的速度避开刺激，免于再次受到伤害。

（四）疼痛的原因

多由导致组织损伤的伤害性刺激引起，包括：

1. 机体外刺激 刀切割、针刺、碰撞、身体组织受牵拉、肌肉受压等物理损伤；高温和强酸、强碱等温度和化学刺激均可成为伤害性刺激，使组织损伤而引起疼痛。

2. 机体内刺激

（1）病理改变：疾病造成的体内某些管腔堵塞，组织缺血、缺氧，空腔脏器过度扩张，平滑肌痉挛或过度收缩，局部炎性浸润等均可引起疼痛。

（2）心理因素：心理状态不佳，如情绪紧张或低落、愤怒、悲痛、恐惧等都能引起局部血管收缩或扩张而导致疼痛。如神经性疼痛常因心理因素引起。此外，疲劳、睡眠不足、用脑过度等可导致功能性头痛。

（五）影响疼痛的因素

1. 生理因素

（1）年龄：个体对疼痛的敏感程度因年龄不同而不同。婴幼儿对疼痛不敏感，随着年龄增长，对疼痛的敏感性也随之增加；老年人对疼痛的敏感性又随之下降。因此，要特别关注儿童和老年人。

（2）疲劳：疲劳可提高对疼痛的感知，降低对疼痛的耐受力。这种情况在长期慢性疾病患者中尤为明显。当得到充足的睡眠与休息后，疼痛会减轻，反之则加剧。

2. 心理因素

（1）过去经历：如曾反复经受疼痛折磨的人会对疼痛产生恐惧心理，对疼痛的敏感性会增强。他人的疼痛经历对患者也有一定的影响，如手术患者的疼痛会对同病室将要做相同手术的患者带来恐惧心理，增强敏感性。而儿童对疼痛的体验往往取决于父母的态度。

（2）注意力：当注意力高度集中于其他事物时，痛觉可以减轻甚至消失。可以通过松弛疗法、听音乐、看电视、愉快交谈等分散患者注意力而减轻疼痛感。

（3）情绪：积极的情绪可减轻疼痛；消极的情绪可加重疼痛加剧。愉快的情绪有减轻疼痛知觉的作用，而焦虑可使疼痛加剧，而疼痛又会反过来增加焦虑情绪。

（4）个性心理特征：疼痛的程度和表达方式还因性格不同有所差异。自控力及自尊心较强的人疼痛耐受力就强；善于表达的人对疼痛的叙述会较多。

3. 社会因素

（1）文化背景：患者所生活的社会环境和文化背景可影响他们对疼痛认知的评价，进而影响其对疼痛的反应。若患者生活在鼓励忍耐和推崇勇敢的文化背景中，往往更能够耐受疼痛。患者的文化教养也会影响其对疼痛的反应和表达方式。

（2）患者的支持系统：有亲朋好友陪伴可以减少患者的孤独和恐惧感，从而减轻疼痛。父母的陪伴对患儿尤为重要。

4. 医源性因素

（1）医护人员的技术操作：许多治疗和护理操作也会使患者产生疼痛感，如注射、局部伤口缝合等。

（2）医护人员对疼痛的认知：医护人员掌握的疼痛理论知识与实践经验，可影响其对疼痛的正确判断与处理，如评估疼痛方法不当，仅依据患者的主诉判断是否存在疼痛，或过分担心止痛药的副作用或成瘾性，均会使患者得不到必要的镇痛处理。

二、护理评估

（一）评估内容

除患者的一般资料外，应重点评估疼痛发生的部位、时间、性质、程度、伴随症状；疼痛发生时的表达方式；自身控制疼痛的方式、对疼痛的耐受性；引起或加重疼痛的各种因素；患者过去疼痛的经历及家庭支持系统情况；疼痛对患者功能活动、心理情绪的影响等。

（二）评估方法

1. 询问法　疼痛本身是一种主观感觉，患者是唯一有权利描述其疼痛是否存在以及疼痛性质的人，护士应通过与患者的有效沟通（可咨询表 8-1 中的问题），听取患者的主诉，来判断患者的疼痛程度。

表 8-1　疼痛咨询表

咨询问题
1. 您觉得什么地方痛？
2. 什么时间开始痛的？
3. 持续多长时间？有什么规律吗？
4. 怎么痛？刺痛？还是胀痛？……
5. 您的痛有多严重？（可以采用疼痛评估工具）
6. 什么可以缓解您的疼痛？什么会加重您的疼痛？
7. 除了疼痛，您还有哪些不舒服的感觉或症状？
8. 您有过类似的疼痛经历吗？
9. 您试用过什么方法来缓解疼痛？哪些有效？哪些不起作用？
10. 疼痛对您的哪些方面造成了影响？食欲？睡眠？活动？

2. 观察与体格检查　检查患者疼痛部位，观察患者疼痛时的生理、情绪和行为反应。护士可以通过观察患者发出的各种声音和身体动作，来判断其疼痛的情况。观察患者发出的各种声音，如呻吟、喘息、尖叫、呜咽、哭泣等，应注意其音调的大小、快慢、节律、持续时间等，尤其是无语言交流能力的患儿，更应注意收集这方面的资料。观察患者的身体动作，①静止不动：即患者维持某一种最舒适的体位或姿势，常见于四肢或外伤疼痛者；②无目的乱动：在严重疼痛时，有些患者常通过无目的地乱动来分散其对疼痛的注意力；③保护动作：是患者对疼痛的一种逃避性反射；④规律性动作或按摩动作：为了减轻疼痛的程度常使用的动作。如头痛时用手指按压头部，内脏性腹痛时按揉腹部等。

3. 采用疼痛评估工具　评估疼痛程度时，护士可视患者的病情、年龄和认知水平选择下列相应的疼痛评估工具加以评估。

（1）文字描述评定法（verbal descriptors scale，VDS）：把一条直线等分成 5 份，每个点表示不同的疼痛程度，其中一端表示无痛，另一端表示剧痛，中间依次为微痛、中度疼痛、重度疼痛，请患者按照自身疼痛的程度选择合适的描述文字（图 7-1）。

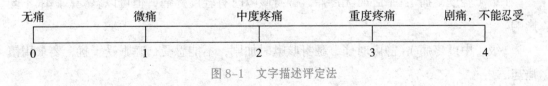

图 8-1　文字描述评定法

（2）数字评分法（numerical rating scale，NRS）：用数字代替文字来表示疼痛的程度。将一条直线等分成 10 段，标有从 0 到 10 的数字，数字越大表示疼痛越强，让患者自己评分。此评分法宜用于疼痛治疗前后效果测定对比（图 8-2）。

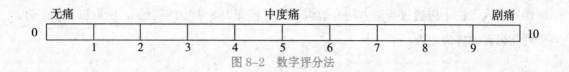

图 8-2　数字评分法

（3）视觉模拟评分法（visual analogue scale, VAS）：划一条长 10cm 直线，不作任何划分，仅在直线的两端分别注明"无痛"和"剧痛"，请患者根据自己对疼痛的实际感觉在直线上标记疼痛的程度。护士根据划线位置判定（图 8-3）。0 表示无痛，轻度疼痛平均值 2.57±1.04，中度疼痛平均值 5.18±1.41，重度疼痛平均值 8.41±1.35。视觉模拟评分法比前两个评估方法更敏感，患者能完全自由地表达疼痛的程度。

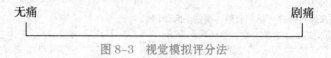

图 8-3　视觉模拟评分法

（4）面部表情疼痛评定法（face pain scale, FPS）：采用从微笑、悲伤至哭泣的 6 种面部表情来表达疼痛程度（图 8-4），6 个面孔分别代表不同的疼痛程度，儿童可从中选择一个面孔来代表自己的疼痛感受。适用于 3 岁以上的儿童。

图 8-4　面部表情疼痛测量图

（5）按 WHO 的疼痛分级标准进行评估，疼痛分为 4 级：

0 级：指无痛。

1 级（轻度疼痛）：平卧时无疼痛，翻身咳嗽时有轻度疼痛，但可以忍受，睡眠不受影响。

2 级（中度疼痛）：静卧时痛，翻身咳嗽时加剧，不能忍受，睡眠受干扰，要求用镇痛药。

3 级（重度疼痛）：静卧时疼痛剧烈，不能忍受，睡眠严重受干扰，需要用镇痛药。

（6）Prince-Henry 评分法：主要适用于胸腹部大手术后或气管切开插管不能说话的患者，需要在术前训练患者用手势来表达疼痛程度。此评分法分为 5 个等级，分别赋予 0～4 分的分值以评估疼痛的程度。

0 分：咳嗽时无疼痛。

1 分：咳嗽时有疼痛发生。

2 分：安静时无疼痛，但深呼吸时有疼痛发生。

3 分：静息状态时即有疼痛，但较轻微，可忍受。

4 分：静息状态时即有剧烈疼痛，并难以忍受。

（三）评估记录

护士在护理记录单中应详细记录患者的疼痛情况，包括疼痛的时间、疼痛部位、程度、性质、镇痛方法及给予时间，疼痛缓解程度，疼痛对睡眠、活动的影响等。记录要有连续性、有效果评价。

三、护理措施

（一）给予止痛措施

1. 对症处理 减少或消除引起疼痛的原因，如外伤所致的疼痛，应酌情给予止血、包扎、固定、处理伤口等措施；胸腹部手术后，患者会因咳嗽或呼吸引起伤口疼痛，术前应对其进行健康教育，指导术后深呼吸和有效咳嗽的方法，术后可协助患者在按压伤口后，进行深呼吸和咳痰。

2. 药物止痛 是临床治疗疼痛最常用、最主要的手段。护士应正确使用镇痛剂，要注意：①在诊断未明确前不能随意使用镇痛剂，以免掩盖症状，延误病情。②临床上普遍采用 WHO 所推荐的控制癌痛的三阶梯镇痛疗法用药。

（1）三阶梯镇痛疗法

1）基本原则：①口服给药：是药物止痛的首选给药途径，具有给药方便、疗效确切、不良反应小、安全性高的优点。②按时给药：变传统的按需给药为根据药物的半衰期按时给药，以保证疼痛持续缓解。③按阶梯给药：选择药物应由弱到强，不同程度的疼痛选择相对应阶梯的药物，以充分缓解疼痛。若急性疼痛解除，应及时停药，最大限度减少药物依赖性。④个体化给药：由于个体间对药物的敏感性和耐受性差异很大，所以应根据患者的疼痛程度、性质、耐药性等个体化选择药物，确定剂量。最佳剂量是能使疼痛缓解并且副作用最小的剂量。⑤密切观察及宣教：对用镇痛剂的患者要注意监护，密切观察其反应，并将药物正确的使用方法、可能出现的不良反应告知患者与家属，其目的是使患者获得最佳疗效，减少不良反应的发生，提高患者的生活质量。

2）主要内容：①第一阶梯：选用非阿片类镇痛药物，如布洛芬、对乙酰氨基酚、阿司匹林等，酌情加用辅助药，主要适用于轻度疼痛的患者。②第二阶梯：选用弱阿片类镇痛药物，如氨酚待因、可待因、曲马多、布桂嗪等，加非阿片类镇痛药物，酌情加用辅助药，主要适用于中度疼痛的患者。③第三阶梯：选用强阿片类镇痛药物，如吗啡、哌替啶、美沙酮等，加非阿片类镇痛药物，酌情加用辅助药，主要用于重度和剧烈癌痛的患者。常用的辅助药物主要包括镇静催眠药，如弱安定药（如艾司唑仑和地西泮）和强安定药（如氯丙嗪和氟哌啶醇），抗抑郁药（如阿米替林和盐酸曲舍林）等，以减少主药的用量和副作用。

（2）患者自控镇痛泵止痛：患者自控镇痛泵镇痛技术是 20 世纪 70 年代初问世的一种全新的术后镇痛模式，自 90 年代以来已广泛应用于临床。当患者疼痛时，患者自控镇痛泵通过由计算机控制的微量泵主动向体内注射设定计量的药物，按患者的需求止痛。

（3）中药止痛：中药镇痛作用明显，不良反应极小，已成为药物止痛治疗的重要补充。目前研究表明具有止痛作用的中药镇痛机理可归纳为六个方面，中枢镇痛、麻醉镇痛、抗感染镇痛、解热镇痛、解痉镇痛和抗凝镇痛。汤方有桃红四物汤、和营止痛汤、舒筋活血汤、七厘散和小活络丹加减等。给药途径有口服、外敷、熏洗、熨敷和吹药疗法。

3. 物理止痛　是应用自然界或人工的物理因子以及传统医学中的物理方法作用于机体，引起体内一系列生物学效应，达到消除病因，消除或减轻疼痛的目的。冷热疗法、牵引、按摩、推拿及刮痧均是临床上常用的物理止痛方法。

4. 针灸止痛　是根据疼痛部位，运用针刺或灸法刺激相应腧穴，使人体经脉疏通、气血调和，以达到止痛的目的。

5. 电刺激疗法　经皮神经电刺激疗法采用脉冲刺激仪，在疼痛部位或附近放置 2～4 个电极，用微量电流对皮肤进行温和的刺激，提高患者痛阈来缓解疼痛。主要用于慢性疼痛的患者。

（二）心理护理

1. 参与活动　组织患者参加自己喜欢的活动，如书法、绘画、下棋、听音乐、玩游戏、看电视、愉快的交谈等。对患儿来说，护士的爱抚和微笑、有趣的故事、玩具、糖果、游戏等都能有效地转移注意力，缓解疼痛感。

2. 引导想象　是利用对某一令人愉快的情景或经历的想象来降低患者对疼痛的意识。在作诱导性想象之前，先作规律性的深呼吸运动和渐进性的松弛运动效果更好。

（三）促进舒适

通过帮助患者取合适体位，提供舒适整洁的病床单位，创造温湿度适宜、通风良好的病室环境，建立融洽的护患关系等各种护理活动来促进患者身心舒适，从而减轻或解除疼痛。

（四）健康教育

包括向患者解释疼痛的原因和诱因、缓解疼痛常采取的方法、止痛剂的用法、作用及注意事项等；指导患者正确使用评估疼痛的工具评价疼痛情况，客观地向医护人员讲述疼痛的感受。

第三节 卧位与舒适

卧位是指患者休息和适应医疗护理需要所采取的卧床姿势。适当的卧位不仅可以增进患者的舒适度，有利于诊疗护理工作顺利进行，还能预防因长期卧床而导致的并发症。护理人员要熟练掌握各种卧位，协助患者采取正确、安全、舒适的卧床方式。

一、舒适卧位的基本要求

舒适卧位是指患者卧床时，身体的各个部位均处于合适的位置，感到轻松自在。维持舒适卧位的基本要求：

1. 卧床姿势 应尽量符合人体力学要求，将体重平均分配到身体的负重部位，维持关节处于正常的功能位置，体内脏器在体腔内拥有最大的空间。

2. 体位变换 经常更换体位，至少每 2 小时变换 1 次，并加强受压部位的皮肤护理，预防压疮等并发症的发生。

3. 身体活动 在无禁忌证的情况下，患者身体各部位每天均要进行主动、被动运动和全范围关节运动练习。

4. 保护隐私 适当地遮盖患者身体，保护患者隐私，促进患者身心舒适。

二、卧位的性质

（一）根据卧位的稳定性

根据卧位的稳定性可分为稳定性卧位和不稳定性卧位。

1. 稳定卧位 是指支撑面大，重心低，平衡稳定的卧位。此类卧位状态下，患者感到舒适、轻松，如仰卧位。

2. 不稳定卧位 是指支撑面小，重心较高，难以平衡的卧位。在不稳定性卧位状态下，大量肌群肌肉紧张，易疲劳，患者感到不舒适。如两下肢并齐伸直，两臂也在两侧伸直的侧卧位。

（二）根据卧位的自主性

根据卧位的自主性可分为主动卧位、被动卧位和被迫卧位三种。

1. 主动卧位 是指患者根据自己的习惯和意愿采取的最舒适卧位。常见于病情较轻及术前、疾病恢复期的患者。

2. 被动卧位 是指患者自己无力变换卧位时，由他人帮助安置的卧位。常见于极度衰弱或意识丧失的患者。

3. 被迫卧位 是指患者的意识清晰，也有变换卧位的能力，但由于疾病的影响或治疗的需要，被迫采取的卧位。如哮喘急性发作的患者由于呼吸极度困难而被迫采取端坐位。

（三）根据卧位时身体的姿势

根据卧位时身体的姿势分为仰卧位、侧卧位、俯卧位、半坐卧位、端坐位、头高足低位、头低足高位、膝胸卧位和截石位。常用卧位主要依据此种分类方式。

三、常用卧位

（一）仰卧位

仰卧位也称平卧位，是一种自然的休息姿势。患者仰卧，头下置一枕，两臂放于身体两侧，两腿自然伸直。根据病情或治疗、检查等需要，仰卧位可分为：

1. 去枕仰卧位

（1）姿势：患者去枕仰卧，头偏向一侧，两臂放于身体两侧，两腿自然放平，枕头横立于床头（图 8-5）。

（2）适用范围：昏迷或全身麻醉未清醒的患者，可防止呕吐物误入气管而引起窒息或肺部并发症；椎管内麻醉或脊髓腔穿刺后的患者，可预防因颅内压降低而引起的头痛。

2. 中凹卧位（休克卧位）

（1）姿势：患者的头胸部抬高 10°～20°，下肢抬高 20°～30°（图 8-6）。

（2）适用范围：休克患者。抬高头胸部有利于保持呼吸道通畅，改善通气功能，从而改善缺氧症状；抬高下肢，有利于静脉回流，增加心排出量，从而缓解休克症状。

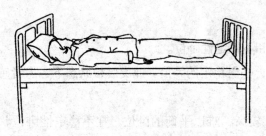
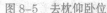
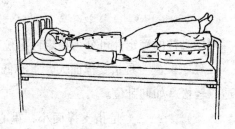

图 8-5　去枕仰卧位　　　　　　　　　　　图 8-6　中凹卧位

3. 屈膝仰卧位

（1）姿势：患者仰卧，头下垫枕，双臂放于身体两侧，两膝屈起，稍向外分开（图 8-7）。

（2）适用范围：胸腹部检查或行导尿、会阴冲洗等，有利于放松腹肌，便于检查或暴露操作部位。

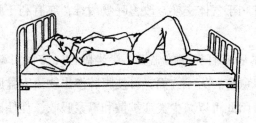

图 8-7 屈膝仰卧位

（二）侧卧位

1. 姿势　患者侧卧，臀部稍后移，两臂屈肘，一手放于胸前，另一手放于枕旁，下腿稍伸直，上腿弯曲（臀部肌内注射时，应下腿弯曲，上腿伸直，使被注射部位肌肉放松）。必要时在两膝之间、后背和胸腹前放置软枕，以扩大支撑面、稳定卧位，使患者舒适、安全（图 8-8）。

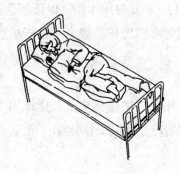

图 8-8 侧卧位

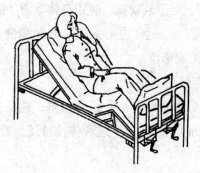

图 8-9 半坐卧位

2. 适用范围

（1）灌肠、肛门检查、胃肠镜检查、臀部肌内注射等。

（2）与仰卧位交替，便于擦洗和按摩受压部位，预防压疮。

（3）对单侧肺部病变者，视病情采取患侧卧位或健侧卧位。

（三）半坐卧位

1. 姿势　患者仰卧，先摇起床头支架 30°～50°，再摇高膝下支架 15°～20°，以防身体下滑。必要时，床尾可放置一软枕，垫于患者的足底，增加患者舒适感（图 8-9）。放平时，先摇平膝下支架，再摇平床头支架。危重患者采取半坐卧位时，臀下要放置海绵软垫或使用气垫床，防止局部受压而发生压疮。

2. 适用范围

（1）胸腔疾病、胸部创伤或心脏疾病引起呼吸困难患者：采取半坐卧位时，借助重力使膈肌下降，胸腔容积增大，部分血液滞留在下肢和盆腔脏器内，回心血量减少，可减轻肺部瘀血和心脏负担，有利于气体交换，改善呼吸困难，亦有利于脓液、血液及渗出液的引流。

（2）腹腔、盆腔手术后或有炎症的患者：半坐卧位一方面可减轻腹部切口缝合处的张力、疼痛，有利于切口愈合；另一方面，可使腹腔渗出物流入盆腔，由于盆腔腹膜抗感染能力强，而吸收较弱，因此可以减少炎症扩散和毒素吸收，促使感染局限化和减轻中毒反应。

（3）某些面部及颈部手术后患者：采取半卧位可减少局部出血。

（4）恢复期体质虚弱的患者：采取半卧位，可使患者逐渐适应体位的改变，有利于向站立位过渡。

（四）端坐位

1. 姿势　扶患者坐起，抬高床头 70°～80°。患者身体稍向前，床上放一跨床小桌，桌上放一软枕，患者可伏桌休息。背部放一软枕，使患者背部能向后倚靠。同时，膝下抬高 15°～20°，足下放软枕，防止身体下滑（图 8-10）。必要时加床挡，保证患者安全。

2. 适用范围　适于左心衰竭、心包积液、支气管哮喘发作的患者。由于极度呼吸困难，患者被迫端坐位。

（五）头低足高位

1. 姿势　患者仰卧，头偏向一侧，枕头横立于床头以防碰伤头部，床尾用支托物垫高 15～30cm（图 8-11）。这种体位易使患者感到不适，不可长时间使用，颅内高压患者禁用。

2. 适用范围

（1）肺部分泌物引流，使痰易于咳出。

（2）十二指肠引流，需同时采取右侧卧位，有利于胆汁引流。

（3）跟骨牵引或胫骨结节牵引时，利用人体重力作为反牵引力，防止下滑。

（4）妊娠胎膜早破时，防止脐带脱垂。

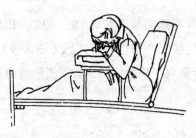

图 8-10　端坐位

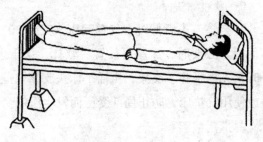

图 8-11　头低足高位

（六）头高足低位

1. 姿势　患者仰卧，床头用支托物垫高 15～30cm 或根据病情而定。另将一软枕横立于床尾（图 8-12）

2. 适用范围

（1）颈椎骨折进行颅骨牵引患者。

（2）降低颅内压，预防脑水肿。

（3）颅脑手术后的患者。

（七）俯卧位

1. 姿势　患者俯卧，头偏向一侧，双臂屈肘放于头部两侧，两腿伸直，胸下、髋部及踝部各放一软枕支撑（图 8-13）。

2. 适用范围

（1）腰、背部检查或配合胰、胆管造影检查。

（2）脊椎手术后或腰、背、臀部有伤口，不能仰卧或侧卧的患者。

（3）缓解胃肠胀气所致的腹痛。

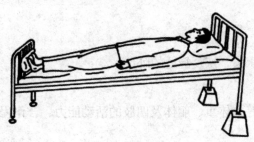

图 8-12　头高足低位

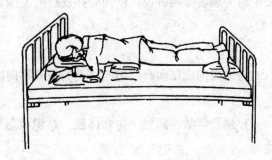

图 8-13　俯卧位

（八）膝胸卧位

1. 姿势　患者跪卧，两小腿平放床上，稍分开，大腿和床面垂直，胸贴床面，腹部悬空，臀部抬起，头转向一侧，双臂屈肘放于头的两侧（图 8-14）。

2. 适用范围

（1）肛门、直肠、乙状结肠镜检查或治疗。

（2）矫正子宫后倾或胎位不正。

（3）促进产后子宫复原。

（九）截石位

1. 姿势　患者仰卧于检查床上，两腿分开，放在支腿架上，臀部齐床边，双手放在胸前或身体两侧。采用此卧位时，要为患者保暖和遮盖（图 8-15）。

2. 适用范围　会阴、肛门部位的检查、治疗或手术。如膀胱镜、妇产科检查或产妇分娩。

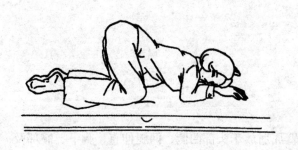

图 8-14　膝胸卧位

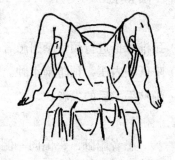

图 8-15　截石位

四、卧位的变换

长期卧床患者由于活动能力下降，局部组织受压，呼吸道分泌物不易咳出，血液循环障碍，易出现压疮、坠积性肺炎、消化不良、便秘、肌肉萎缩等并发症。因此，护理人员要定时为患者变换卧位，以预防并发症的发生。

（一）协助患者移向床头法

【目的】

协助滑向床尾而自己不能移动的患者移向床头，恢复舒适的卧位。

【评估】

1. 患者年龄、病情、生命体征、意识状态等，体重、躯体及四肢的活动能力、合作程度等。

2. 患者局部皮肤受压情况、手术部位、伤口及引流情况、各种导管情况等。

3. 患者和家属对操作的目的、方法了解程度。

【计划】

1. 用物准备　根据病情准备枕头等物品。

2. 患者准备　了解移向床头的目的、方法、注意事项及配合要点。

【实施】

1. 操作方法

（1）核对患者床号、姓名，向患者解释操作目的、过程，取得患者的理解和配合。

（2）固定床脚轮闸，妥善安置各种导管，将枕头横立于床头，避免撞伤患者，必要时将盖被折叠至床尾或一侧。

（3）移动患者。

1）一人协助患者移向床头法：适用于体重轻，生活能部分自理的患者（图 8-16）。

嘱患者仰卧屈膝，双手握住床头栏杆，双脚蹬床面，护士靠近床一侧，两腿前后分开，屈曲，一手托住患者肩背部，另一手托住臀部，在护士抬起患者同时，患者脚蹬床面，使身体上移。

2）两人协助患者移向床头法：适用于重症或者体重较重的患者。

两名护士分别站在床的两侧，交叉托住患者颈肩部和臀部，同时行动，协调地将患者抬起，移向床头；或两人同侧，一人托住患者颈、肩部及腰部，另一人托住患者臀部及腘窝，同时抬起患者移向床头。

（4）放回枕头，视病情需要摇起床头或支起靠背架，安置患者舒适卧位，整理床单位。

2. 注意事项

（1）护士要注意节力原则，尽量靠近床沿，双膝弯曲，使重力线通过支撑面保持平衡，同时缩短力臂，达到安全、省力的目的。

（2）患者身上有导管时，移动前应妥善安置，移动后应仔细检查，发现扭曲、受压、移位等情况时及时处理。

（3）移动患者时切忌拖拉患者，减少患者与床之间的摩擦力，避免组织受伤。

【评价】

1. 患者上移达到预定的高度，感觉舒适、安全。

2. 护士操作轻稳、协调、节力，未使患者造成皮肤损伤。

3. 护患沟通有效，患者配合操作。

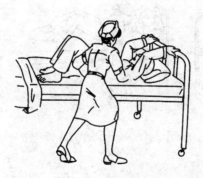

图 8-16　一人协助患者移向床头法

（二）协助患者翻身侧卧法

【目的】

1. 协助长期卧床患者不能自行翻身的患者变换卧姿，增进舒适感，预防压疮、坠积性肺炎等并发症发生。

2. 便于进行背部皮肤护理、肌内注射、更换床单等操作。

【评估】

同协助患者移向床头法。

【计划】

1. 用物准备　根据病情准备枕头等物品。

2. 患者准备　了解翻身侧卧的目的及执行该项护理操作的方法、注意事项、配合要点。

【实施】

1. 操作方法

（1）核对患者床号、姓名，向患者解释操作目的、过程，取得患者理解和配合。

（2）固定床脚轮闸，妥善安置各种导管，避免受压，必要时将盖被折叠至床尾或一侧。

（3）患者仰卧，双手放于腹部，两腿屈曲。

（4）协助翻身侧卧。

1）一人协助患者翻身侧卧法：适用于体重较轻的患者（图 8-17）。

先将患者肩、腰、臀部移向护士侧的床沿，再将患者双下肢移近并屈膝。护士一手托肩，一手托膝，轻轻将患者转向对侧，使患者背向护士，意识不清者应拉起床挡，防止坠床。

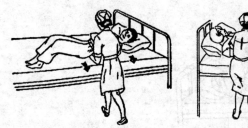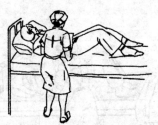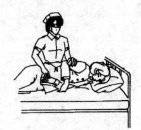

图 8-17　一人协助翻身侧卧法

2）两人协助患者翻身法：适用于体重较重或病情较重的患者（图 8-18）。

两名护士站在床的同一侧，一人托住患者颈肩部和腰部，另一人托住患者臀部和腘窝部，两人同时将患者抬起，移向近侧，再分别托住患者的肩、腰部和臀、膝部，轻轻将患者转向对侧，使患者背向护士。

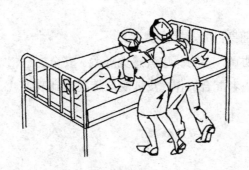

图 8-18 两人协助翻身侧卧法

3）轴线翻身法：适用于脊椎受损或脊椎手术后患者。

①患者去枕、仰卧，护士小心地将大单铺于患者身体下。

②两名护士站于病床同侧拉起对侧床挡，分别抓紧靠近患者肩、腰背、髋部、大腿等处的大单，将患者拉至近侧。绕至病床另一侧，将患者近侧手臂移到头侧，另一手放于胸前，两膝间放一软枕。

③护士双脚前后分开，两人双手抓紧患者肩、腰背、髋部、大腿等处远侧大单，由其中一人发口令，两人动作一致地将患者整个身体以圆滚轴式翻转至侧卧位，翻转角度不超过 60°。翻转时，勿让患者身体屈曲，以免脊柱错位而损伤脊髓。

（5）按侧卧位要求，用枕头将患者背部和肢体垫好，扩大支撑面，确保患者卧位稳定、安全，必要时使用床挡。

（6）检查并安置患者肢体各关节处于功能位置，保持各导管通畅。

（7）洗手，记录皮肤状况及翻身时间，做好交接班。

2. 注意事项

（1）根据患者的病情和皮肤受压情况，确定翻身间隔的时间。如发现患者皮肤有红肿、破损时，应及时处理，增加翻身次数，同时记录于翻身卡上。

（2）患者身上有导管时，翻身前应妥善安置，翻身后应仔细检查，发现扭曲、受压、移位、脱落等情况时及时处理，以保持通畅。

（3）为手术后患者翻身前，应先检查伤口敷料有无潮湿或脱落，如已脱落或已被分泌物浸湿，应先换药再翻身。颅脑手术后的患者头部转动过于剧烈可引起脑疝，导致猝死，因此一般只能卧于健侧或平卧。骨牵引患者，翻身时不可放松牵引。石膏固定或有较大伤口的患者，翻身后应将伤口侧置于合适位置，防止受压。

（4）操作时护士应注意节力原则，让患者尽量靠近护士，使重力线通过支撑面保持平衡，同时缩短力臂，达到安全、省力的目的。

【评价】

1. 患者或家属明确翻身目的及操作要点。

2. 护士操作轻稳、协调、节力，患者感觉舒适、安全。

3. 护士沟通有效，患者配合操作，皮肤受压情况得到改善。

第四节 安 全

安全对所有人都是重要的，对患者尤为重要。在马斯洛的人类基本需要层次理论中，其重要性仅次于生理需要。护理人员应努力为患者提供一个安全的环境，以满足患者安全的需要。同时，要对患者进行安全健康教育，提高患者自我保护的意识和能力。

一、影响安全的因素

（一）患者因素

1. 年龄 如婴幼儿需依赖他人的保护；儿童正处于生长期，好奇心强，喜欢探索新事物，容易发生意外事件；老年人各种器官功能逐渐衰退，也容易受到伤害。

2. 生理状况 健康状况不佳，容易使人发生意外和受到伤害。如免疫功能低下者易发生感染；各种感觉障碍，也会妨碍个体辨别周围环境中存在的或潜在的危险因素而易受到伤害。如白内障患者因视物不清，易发生撞伤、跌倒等意外。

3. 心理状况 焦虑时，因注意力不集中而无法警觉环境中的危险，易受到伤害。

（二）外在因素

1. 医护人员因素 是指医护人员素质或配置数量方面的因素。医护人员素质包括思想政治素质、职业素质、业务素质、心理素质和身体素质等。人力资源配置是否符合标准要求直接影响患者安全，充足的医护人员有利于满足患者就医、诊疗、护理的各种需求。

2. 医院管理因素 是指医院的规章制度、工作流程、岗位职责和人员培训等方面的因素。管理制度是否健全、工作流程和岗位职责是否明确、培训是否到位也是影响患者安全的关键因素。

3. 医院环境 在医院环境中，可能存在各种影响安全的物质，如各种医用气体、电器设备、放射线、致病微生物、化学药品等，应采取措施加以防护。

4. 诊疗手段 一些特殊的诊疗手段，在发挥协助诊断、治疗疾病与促进康复作用的同时，也可能会给患者带来一些不安全的因素，如各种侵入性的诊断检查与治疗、外科手术等造成的皮肤损伤及潜在的感染等。

二、医院常见的不安全因素与防范

（一）物理性损伤与防范

1. 机械性损伤　常见有跌倒、坠床、撞伤等。其防范措施如下：

（1）躁动不安、意识不清及婴幼儿患者易发生坠床等意外，应根据患者情况使用床挡或其他保护具加以保护。

（2）年老体弱、行动不便患者离床活动时应给予协助，可用辅助器具或扶助行走。

（3）地面应保持干燥，物品放置合理，减少障碍物，防止发生撞伤、跌倒。

（4）病室的走廊、浴室、厕所应设置扶手；患者常用物品应放于容易获取处，以防患者失去平衡而跌倒。

（5）对精神障碍者，应注意将剪刀等器械妥善放置，避免患者接触而发生危险。

2. 温度性损伤　常见有热水袋、热水瓶所致的烫伤；冰袋、制冷袋等所致的冻伤；各种电器如烤灯、高频电刀等所致的灼伤；易燃易爆品如氧气、乙醚及其他液化气体所致的各种烧伤等。其防范措施如下：

（1）护士在应用冷、热疗法时，应严格执行操作规程，注意听取患者的主诉及观察局部皮肤的变化。

（2）对于易燃易爆品应妥善保管，并设有防火措施。

（3）医院内的电路及各种电器设备应定期检查维修。使用前应进行安全检查，并对患者进行安全用电的知识教育。

3. 压力性损伤　常见有因长期受压所致的压疮、因高压氧舱治疗不当所致的气压伤等。其防范措施见相关章节。

4. 放射性损伤　主要由放射性诊断和治疗过程中处理不当所致，常见有放射性皮炎、皮肤溃疡坏死，严重者可致死亡。其防范措施如下：

（1）在使用 X 线或其他放射性物质进行诊断或治疗时，正确使用防护设备。

（2）尽量减少患者不必要的身体暴露，保持照射野的标记。正确掌握照射剂量和时间。

（3）指导患者保持接受放射部位皮肤的清洁、干燥，避免用力擦拭、肥皂擦洗及搔抓局部皮肤。

（二）化学性损伤及防范

化学性损伤通常是由于酸、碱、药物使用不当或错用引起。常见有周围静脉输液渗出或外渗、用药错误、消毒液使用不当引起皮肤或呼吸系统损伤等。其防范措施如下：

1. 护士应具备一定的药理知识，严格执行药物管理制度。

2. 进行药疗时，严格执行"三查七对"，注意药物的配伍禁忌，观察患者用药后的反应。

3. 进行用药指导，向患者及家属讲解安全用药的有关知识。

4. 正确保管、使用消毒液。

（三）生物性损伤及防范

生物性损伤包括微生物及昆虫对人体的伤害。病原微生物侵入人体后会诱发各种疾病，将直接威胁患者的安全。其防范措施如下：

1. 护士应严格执行消毒隔离制度，严格遵守无菌技术操作原则，加强和完善各项护理措施。

2. 采取措施消灭有害的蚊虫。

（四）心理性损伤及防范

患者对疾病的认识和态度及医护人员对患者的行为和态度等均可影响患者的心理状态，甚至会引起患者心理性损伤，其防范措施如下：

1. 进行有效沟通，努力构建良好的护患、病友关系。

2. 对患者进行有关疾病知识的健康教育，并引导患者采取积极乐观的态度对待疾病。

（五）医源性损伤及防范

医源性损伤是指由于医务人员言谈或行为的不慎而造成患者心理或生理损伤。其防范措施如下：

1. 加强医护人员的职业道德教育，提高素质修养，树立以患者为中心的服务理念。

2. 监督医护人员严格执行各项规章制度和操作规程，做到有效防范，保障患者的安全。

三、保护患者安全的措施

（一）保护具的应用

保护具是用来限制患者身体或某一部位的活动以避免患者受伤，或使损伤部位免于受压，以达到维护患者安全与治疗效果的各种器具，包括床挡、约束带和支被架。床挡、约束带适用于容易发生坠床、抓伤、自伤等意外的患者，如小儿、麻醉后未清醒者及意识不清、躁动、身体极度虚弱、病情危重及精神障碍者。

【评估】

1. 患者的年龄、病情、肢体活动度，有无皮肤破损及血液循环障碍等情况。

2. 患者与家属对保护具使用目的及方法的了解、接受和合作程度。

【计划】

1. 用物准备　根据需要准备床挡、约束带及棉垫、支被架。

2. 患者准备　患者及家属了解操作的目的、方法、注意事项及配合要点。

【实施】

1. 操作方法

（1）床挡：主要用于预防患者坠床。①多功能床挡（图8-19）平时插于床尾，使用时插入两侧床缘。②半自动床挡（图8-20）平时插于两侧床缘，可按需升降。是目前应用最多的一种床挡。③木杆床挡（图8-21）使用时将床档挡妥固定于两侧床边。床挡中间为活动门，操作时将门打开，平时关闭。

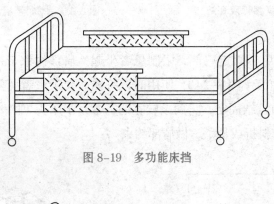

图 8-19　多功能床挡

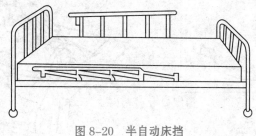

图 8-20　半自动床挡

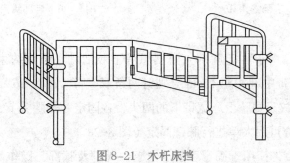

图 8-21　木杆床挡

（2）约束带：用于保护躁动患者，限制身体或肢体活动，防止患者自伤或坠床。

1）宽绷带：常用于固定手腕及踝部。使用时，先用棉垫包裹手腕部或踝部，再用宽绷带打成双套结（图8-22），套在棉垫外，稍拉紧，确保肢体不脱出（图8-23），松紧以不影响血液循环为宜，然后将绷带系于床缘。

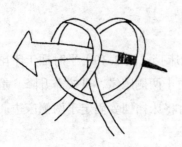

图 8-22　宽绷带双套结

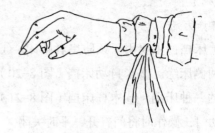

图 8-23　宽绷带腕部约束法

2）肩部约束带：用于固定肩部，限制患者坐起。肩部约束带用宽布制成，宽 8cm，长 120cm，一端做成袖筒（图 8-24）。使用时，将袖筒套于患者两侧肩部，腋窝垫棉垫，两袖筒上的细带在胸前打结固定，将两条较宽的长带系于床头（图 8-25），必要时将枕横立于床头。亦可将大单斜折成长条，做肩部约束。

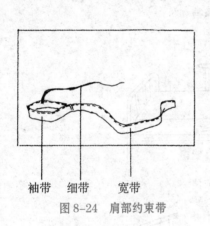

袖带　　细带　　　宽带

图 8-24　肩部约束带

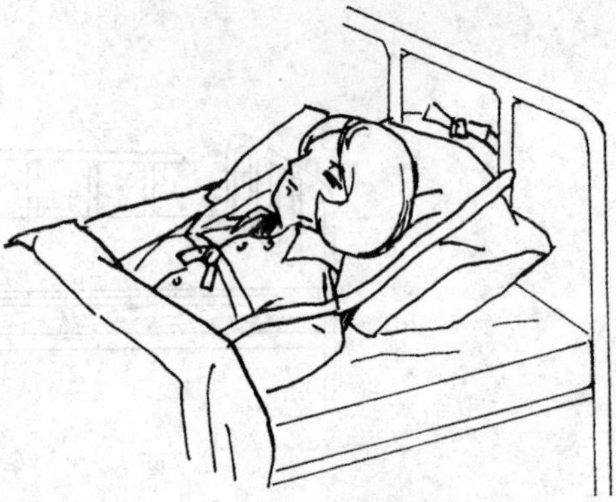

图 8-25　肩部约束带固定法

3）膝部约束带：用于固定膝部，限制患者下肢活动。膝部约束带用宽布制成，宽 10cm，长 250cm，宽带中部相距 15cm 分别钉两条双头带（图 8-26）。使用时，两膝之间垫棉垫，将约束带横放于两膝上，宽带下的两头带各固定一侧膝关节，然后将宽带两端系于床缘（图 8-27）。亦可用大单进行膝部固定（图 8-28）。

4）尼龙搭扣约束带：用于固定手腕、上臂、踝部及膝部，操作简便、安全，便于洗涤和消毒。约束带由宽布和尼龙搭扣制成（图 8-29）。使用时，将约束带置于关节处，被约束部位垫棉垫，松紧适宜，对合约束带上的尼龙搭扣后将带子系于床缘。

（3）支被架：可用于肢体瘫痪者，防止盖被压迫肢体而造成不舒适或足下垂等；用于皮肤大面积损伤，如天疱疮、烧伤、烫伤等患者采用暴露疗法需保暖时；也可用于泌尿外科手术及其他创伤性患者，保护创面，减少患者痛苦。使用时，将支被架罩于防止受压的部位，盖好盖被（图 8-30）。

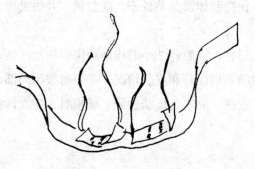

图 8-26　膝部约束带

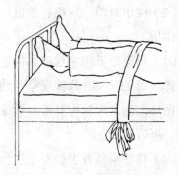

图 8-27　膝部约束带固定法

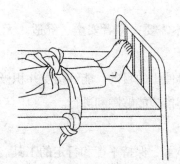

图 8-28　膝部大单固定法

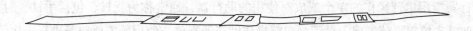

图 8-29　尼龙搭扣约束带

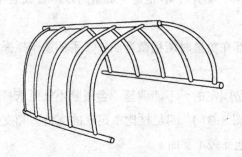
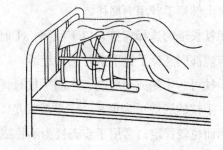

图 8-30　支被架

2. 注意事项

（1）严格掌握保护具应用的适应证和使用时间。除非必要，否则尽可能不用。保护具只宜短期使用。使用前应向患者及家属说明保护具使用的目的、操作要点及注意事项。

（2）使用时须注意患者的卧位舒适，保持肢体及关节处于功能位置，并协助患者经常更换体位。

（3）约束带下应垫棉垫，固定松紧要适宜，一般每2小时松解约束带一次，活动被约束肢体。每15～30分钟观察受约束部位的末梢循环和皮肤情况。必要时按摩局部以促进血液循环。当发现脉搏异常、肢端变冷、苍白、麻木、皮肤肿胀、破损时，应立即松解约束带，报告医师。

（4）将呼叫器置于患者手边。

（5）记录使用保护具的原因、时间、观察结果、相应的护理措施及解除约束的时间。

【评价】

1. 能满足患者身体的基本需要，患者安全、舒适。无血液循环障碍、皮肤破损、坠床、撞伤等并发症或意外发生。

2. 患者及家属了解保护具使用的目的，能够接受并积极配合。

3. 各项检查、治疗和护理措施能够顺利进行。

（二）助行器的应用

助行器是辅助人体支撑体重、保持平衡和行走的工具。主要用于步态不稳，下肢短缩或一侧下肢不能支撑或步态不平衡的患者，如用于身体残障或因疾病、高龄而行动不便者进行活动，以保障患者的安全。

助行器根据操作方式进行分类，可分为单臂操作助行器和双臂操作助行器。单臂操作助行器指用单臂操作的单个或成对使用的助行器，通常称为拐杖，包括手杖、肘（拐）杖、前臂支撑拐、腋（拐）杖等；双臂操作助行器指单个使用的需要双臂进行操作的助行器，常称为步行器，包括助行架、助行椅以及助行台。

1. 手杖　是指一只手扶持以助行走的工具，常用于不能完全负重的残障者或老年人。手杖应由健侧手臂用力握住。

手杖长度的选择需符合以下原则：①肘部在负重时能稍微弯曲；②手柄适于抓握。弯曲部与髋部同高，手握手柄时感觉舒适。

手杖可为木制或金属制，木制手杖长短是固定的，不能调整。金属制手杖可依身高来调整。手杖的底端可为单足、三足或四足（图8-31）。四足杖比单足杖的支持力和支撑面大，因而也较稳定，常用于步态极为不稳或地面较不平时。

2. 腋杖　是提供给短期或长期残障者离床时使用的一种支持性辅助用具（图8-32）。

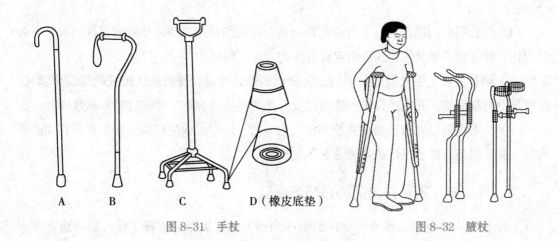

A　　　B　　　C　　　D（橡皮底垫）

图 8-31　手杖　　　　　　　　　　图 8-32　腋杖

选择腋杖的长度为使用者身高减去 40cm，把手高度应调节至手负重时手肘弯曲 30°处。使用时，使用者双肩放松，身体挺直站立，腋窝与腋杖顶垫间相距约 2～3cm，以手臂持重，不能用腋部持重，以免造成腋下神经损伤。腋杖底端应侧离足跟 15～20cm。握紧把手时，手肘应可以弯曲。腋杖底面应较宽并有较深的凹槽，且具有弹性。

患者使用腋杖走路的方法：①两点式：走路顺序为同时出右腋杖和左脚，然后出左腋杖和右脚。②三点式：两腋杖和患肢同时伸出，再迈出健肢。③四点式：为最安全的步法。先出右腋杖，而后左脚跟上，接着出左腋杖，右脚再跟上，始终为三点着地。④跳跃法：先将两侧腋杖向前，再将身体跳跃至两腋杖中间处。常为永久性残疾者使用。

3. 助行架　是一种三边形的金属框架，将患者保护其中，支撑体重，便于站立行走的工具（图 8-33）。前边两足有的可带轮。助行架的特点是支撑面积大，稳定性好。适合于上肢健康、下肢功能较差的患者。

长度选择类似手杖长度的测量方法。使用助行架步行时（图 8-34），患者首先双手握住助行架，双脚站于助行架两后脚连线稍前侧（即站在助行架的框架内），站稳，接着开始行走：①提起或推动助行架，放置身前一臂远处；②向前迈出患侧或肌力较弱的腿，足跟落在助行架两后腿连线位置稍前侧；③迈出健腿，站稳。如此重复，完成步行。

4. 使用助行器的注意事项

（1）使用者意识清楚，身体状态良好、稳定。

（2）使用者的手臂、肩部或背部应无伤痛，活动不受限制，以免影响手臂的支撑力。

（3）使用助行器时，患者的鞋要合脚、防滑，衣服要宽松、

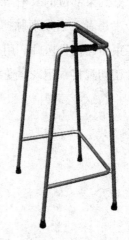

图 8-33　助行架

合身。

（4）选择适合的助行器。不合适的助行器与错误的使用姿势可导致患者跌倒或腋下神经损伤、腋下和手掌挫伤，还会引起背部肌肉劳损、酸痛。

（5）调整腋杖、手杖及助行架后，将全部的螺钉拧紧，使橡胶底垫或轮轴靠牢腋杖、手杖及助行架底端，并应经常检查确定橡皮底垫的凹槽能否产生足够的吸力和摩擦力。

（6）练习场地应宽敞，避免拥挤和注意力分散，同时地面应保持干燥，无可移动的障碍物。必要时备有椅子，供患者疲劳时休息。

四、约束技术操作并发症的预防与处理

1. 患者和家属的不良情绪　使用约束前向患者和家属做好解释工作，取得患者和家属的理解和配合，严格执行约束的相关制度，不可采用约束法惩罚患者；对于不合作及有危险行为的精神病患者要先予以警示，无效者再予以约束。患者约束后要及时做好安抚工作，评估患者病情，及时松解约束。必要时遵医嘱使用药物稳定患者情绪。

2. 皮肤擦伤　使用约束带时，要垫内衬垫，固定约束带时松紧适度，以能伸入 1～2 手指为宜，尽量减少被约束肢体的活动度。根据患者病情，及早松解约束。一旦出现擦伤，交待患者切勿抓挠，对于擦伤部位，保持局部的清洁干燥，并用 0.5% 聚维酮碘溶液外涂。若发生溃烂、破损，则需换药处理。

3. 关节脱位　掌握正确的约束方法，避免用力过猛；及时评估约束部位的关节及肢体活动。一旦发生异常，立即评估约束部位肢体及关节情况，同时报告医生，配合医生进行关节复位。

4. 压疮、肢体血液回流障碍　约束时应用多层软棉布衬垫，注意约束的松紧度，以能伸入 1～2 手指为宜；每 2 小时松解约束带一次，活动被约束肢体；每 15～30 分钟观察约束部位的末梢循环和皮肤情况。必要时按摩局部以促进血液循环。尽量避免长时间约束患者。当发现脉搏异常、肢端变冷、苍白、麻木、皮肤肿胀、破损时，应立即松解约束带，报告医师。用 50% 硫酸镁溶液湿热敷肿胀部位；发生局部组织坏死者，给予处理。密切观察，记录病变部位皮肤情况。

复习思考

一、单项选择题

【A1 型题】

1. 椎管内麻醉后患者需去枕仰卧位 6 小时，目的是（　　）

    A. 预防脑部感染　　　　　　　　B. 预防颅内压降低引起头痛

    C. 预防脑缺血　　　　　　　　　D. 预防脑压升高

    E. 有利于脑部血液循环

2. 支气管哮喘急性发作时应采取（　　）

    A. 半坐卧位　　　　　　B. 去枕仰卧位　　　　　　C. 头低脚高位

    D. 平卧位　　　　　　　E. 端坐位

3. 下列不属于保护用具使用范围的是（　　）

    A. 躁动　　　　　　　　B. 老年患者　　　　　　　C. 谵妄

    D. 昏迷　　　　　　　　E. 高热

4. 限制患者坐起的约束方法是（　　）

    A. 约束手腕　　　　　　B. 固定肩部　　　　　　　C. 固定双膝

    D. 固定一侧肢体　　　　E. 约束腰部

【A2 型题】

5. 患者男，46 岁，大量饮酒后出现呕血，护士应协助患者采取（　　）

    A. 俯卧位　　　　　　　B. 半卧位

    C. 中凹卧位　　　　　　D. 平卧位，头偏向一侧

    E. 头低足高位

6. 患者女，50 岁，因肠梗阻入院后，行肠切除术，术后护士嘱患者取半坐卧位的目的是（　　）

    A. 减少局部出血　　　　　　　　B. 改善局部血液循环

    C. 减轻腹部缝合处张力　　　　　D. 增加肺活量，改善呼吸困难

    E. 减少静脉回心血量，减轻心脏负担

7. 患者女，30 岁，妊娠 38 周，由于阴道持续流液 2 小时入院。医生诊断为胎膜早破，护士协助其采用的卧位应为（　　）

    A. 平卧位　　　　　　　B. 头高足低位　　　　　　C. 截石位

    D. 头低足高位　　　　　E. 膝胸卧位

8.患者男，48岁，颅内血肿清除术后第2天，护士需要为患者更换卧位，下列操作中不正确的是（　　）

    A.让患者卧于患侧　　　　B.将导管固定妥当后再翻身　　　C.注意节力原则

    D.先换药，再翻身　　　　E.两人协助患者翻身

【A3/ A4型题】

（9～10题共用题干）

患者男，55岁，患肝硬化6年，近来呼吸困难，胸闷加重，经心脏彩超检查发现大量心包积液，立即收住院治疗。

9.为了缓解患者呼吸困难，应嘱其采取（　　）

    A.平卧位　　　　　　　　B.俯卧位　　　　　　　　C.头高足低位

    D.端坐位　　　　　　　　E.膝胸卧位

10.让患者处于上述卧位，其性质属于（　　）

    A.主动卧位　　　　　　　B.被动卧位　　　　　　　C.被迫卧位

    D.稳定型卧位　　　　　　E.不稳定型卧位

二、病例分析题

陈某男，47岁，患躁狂症。护理人员为了保证治疗的顺利进行：

（1）应为患者提供哪种保护具？

（2）使用此种保护具时的注意事项有哪些？

（3）使用前应对患者家属做哪些解释工作？

扫一扫，知答案

扫一扫，看课件

第 九 章

休息与活动

【学习目标】

1. 掌握促进患者休息和睡眠的护理措施；关节活动范围练习的方法。

2. 熟悉睡眠周期各时相的主要特征，影响睡眠的因素，以及各种睡眠障碍的临床表现；患者活动情况的评估方法。

3. 了解休息和活动的意义，活动受限的原因及对患者的影响。

休息与活动是人类生存和发展的重要基础，适当的休息与睡眠能够促进健康、消除疲劳和减轻病痛。护理人员应充分认识到休息与活动的作用和意义，掌握与休息、活动有关的知识和技能，发现患者休息与活动方面的问题，满足患者的需要，促进其早日康复。

第一节 休 息

休息是指在一段时间内通过相对减少活动量或改变活动方式，使身心放松，处于一种没有紧张和焦虑的松弛状态。休息包括身体和心理两方面的放松。

一、休息的意义

休息对维持人体健康至关重要。对健康人来说，充足的休息可以消除疲劳，促进机体正常的生长发育，使人从生理上和心理上得到放松。对患者来说，充足的休息有利于组织的修复和器官功能的恢复，减轻患者的精神负担，促进疾病的康复。

二、休息的条件

要想达到真正的休息，必须满足以下几个条件：

1. **生理的舒适** 生理舒适是保证患者休息的重要条件之一。各组织器官功能良好，皮肤完整无破损，身体无任何不适以及卧位舒适的情况下才能得到真正的休息。

2. **心理的安宁** 个体的心理和情绪状态会影响到休息的质量。心情愉悦、精神放松对促进休息十分重要，反之，负性情绪的存在和紧张的精神状态会直接影响到患者的休息和睡眠型态。

3. **充足的睡眠** 在休息的各种形式中，睡眠是最基本、最重要的。睡眠的数量和质量是影响休息的重要因素，无论是原发性或继发性的睡眠障碍，都可以引起睡眠数量的不足或质量的下降，从而影响患者疾病的康复。

4. **舒适的环境** 良好而舒适的环境也是睡眠数量和质量的重要保证。环境中的空间、温度、湿度、色彩、噪音等均会对睡眠产生影响。护理人员要为患者营造舒适的病室环境，保持病室温度、湿度适宜，空气清新，提供舒适的病床、合理的空间和必要的遮挡。对患者的医疗及护理活动应相对集中，除特殊情况外，各种治疗及护理项目应集中在日间进行，尽量避免占用患者的休息时间，以保证患者能得到充足的休息。

第二节 睡 眠

睡眠是一种周期发生的知觉特殊状态，由不同时相组成，对周围环境可相对地不做出反应。

睡眠是各种休息方式中最重要的一种，为人类生存所必需。人的一生中大约有三分之一的时间是在睡眠中度过的，通过睡眠能使机体消除疲劳，恢复精力和体力，从而保持良好的觉醒状态以提高工作效率。睡眠对于维持人类的健康，尤其是促进疾病的康复，具有十分重要的意义。

一、睡眠的生理

1. **睡眠的发生机制** 睡眠是一个主动的过程，并非脑活动的简单抑制。睡眠中枢位于脑干尾端，向上传导冲动作用于大脑皮层（或称上行抑制系统），与控制觉醒的脑干网状结构上行激动系统的作用相拮抗，从而调节睡眠与觉醒的相互转化。睡眠的控制和调节还与5-羟色胺、去甲肾上腺素、乙酰胆碱等中枢神经递质和体液因子有关。

2. **睡眠的生理特点** 睡眠是一种循环发生的周期现象。睡眠时机体的视、触、嗅、听等感觉功能减退，骨骼肌反射和肌张力减弱，并伴有一系列自主神经功能的变化，如瞳孔缩小、血压下降、心率减慢、呼吸变慢、体温下降、尿量减少、代谢率降低、唾液分泌减少、胃液分泌增多、发汗增强等。

3. **睡眠时相** 根据睡眠过程中眼电图（EOG）、肌电图（EMG）和脑电图（EEG）的变化，可将睡眠分为非快速眼球运动睡眠（non rapid eye movement sleep，NREM sleep）和快速眼球运动睡眠（rapid eye movement sleep，REM sleep）两个时相。

（1）非快速眼球运动睡眠：又称慢波睡眠（slow wave sleep，SWS）或正相睡眠（orthodox sleep，OS）。根据脑电图的特点，可将 NREM 睡眠分为四个时期。

1）入睡期（Ⅰ期）：此期是从清醒到睡眠的过渡阶段，是所有睡眠期中睡得最浅的一期，脑电图的特点与清醒时相似，很容易被唤醒。此期人体的生命体征与新陈代谢逐渐减慢。此期时间很短，很快过渡到Ⅱ期。

2）浅睡期（Ⅱ期）：此期已进入睡眠状态，但仍然可听到声音，容易被唤醒，身体功能活动继续减慢，肌肉逐渐放松。此期大约持续 10 ～ 20 分钟。

3）中度睡眠期（Ⅲ期）：此期肌肉完全放松，生命体征数值下降，但仍然规则，身体很少移动，很难被唤醒。此期大约持续 15 ～ 30 分钟。

4）深度睡眠期（Ⅳ期）：此期身体完全松弛且无法移动，极难被唤醒，腺垂体分泌生长激素，人体组织愈合加快。此期大约持续 15 ～ 30 分钟。

在 NREM 睡眠中，机体感觉功能、骨骼肌反射功能、循环、呼吸、交感神经等系统的活动随睡眠的加深而减慢；同时，腺垂体分泌生长激素明显增多。因此，NREM 睡眠有利于促进生长和体力恢复。长期睡眠不足后，如果任其自然睡眠，则 NREM 睡眠，尤其是深度睡眠将明显增加，以补偿前阶段的睡眠不足。

（2）快速眼球运动睡眠：又称快波睡眠（fast wave sleep，FWS）或异相睡眠（paradoxical sleep，PS）。此期睡眠的特点是出现眼球阵发性快速运动，脑电波活跃，与觉醒时相似，因此又被称为快波睡眠或异相睡眠。在 REM 睡眠时，机体表现为各种感觉功能的进一步减退，骨骼肌反射和肌张力减弱，肌肉几乎完全松弛，唤醒阈提高，睡眠深度进一步加深。此外，可间断出现阵发性的眼球快速运动、肢体抽动、血压升高、心率加快、呼吸快而不规则等表现。REM 睡眠期间，脑的耗氧量和血流量增多，脑内蛋白质合成加快。REM 睡眠与幼儿神经系统的成熟有密切关系，能够促进学习和记忆。做梦是 REM 睡眠的特征之一，生动、充满感情色彩的梦境可以舒缓精神压力，让人们面对内心深处的事情和感受，消除意识中令人忧虑的事情，因此，REM 睡眠对恢复精力，保持情绪平衡十分重要。睡眠各阶段的变化见表 9-1。

表 9-1 睡眠各阶段变化

睡眠时相		特点	生理表现	脑电图特点
NREM 睡眠	Ⅰ期	可被外界的声响或说话声唤醒	全身肌肉松弛，呼吸均匀，脉搏减慢	低电压混合频率波
	Ⅱ期	进入睡眠状态，但仍易被唤醒	全身肌肉松弛，呼吸均匀，脉搏减慢，体温、血压下降	纺锤波或 K 复合波

睡眠时相	特点	生理表现	脑电图特点
	Ⅲ期 睡眠逐渐加深，需要巨大声响才能唤醒	肌肉松弛，呼吸均匀，心率减慢，体温、血压继续下降	出现δ波，占20%～50%
	Ⅳ期 很难唤醒，可出现梦游和遗尿	身体完全松弛，无任何活动，呼吸缓慢均匀，脉搏、体温继续下降，生长激素分泌增多	缓慢而高的δ波，占50%以上
REM 睡眠	很难唤醒，眼球快速转动，梦境往往在此阶段出现	心率、血压、呼吸波动幅度较大，大量分泌肾上腺素。除眼肌外，全身肌肉松弛	相对低电压混合频率波，α波，与Ⅰ期相似

4.睡眠周期 正常情况下，睡眠是由 NREM 睡眠和 REM 睡眠发生周期性交替的过程。在成人每夜 6～8 小时的睡眠中，平均每晚出现 4～6 个 NREM-REM-NREM 睡眠周期。每一个睡眠周期为 60～120 分钟，平均为 90 分钟。

在睡眠周期中，每个时相所占的时间比例随睡眠的进行而有所变化。刚入睡时，NREM 睡眠的Ⅲ期和Ⅳ期睡眠约占 90 分钟，REM 睡眠持续不超过 30 分钟；进入深夜，REM 睡眠会延长到 60 分钟，而 NREM 睡眠的Ⅲ期和Ⅳ期睡眠时间则会相应缩短。因此，NREM 睡眠主要出现在上半夜，在睡眠后期逐渐减少甚至消失；REM 睡眠则多发生在下半夜，在睡眠后期逐渐增加。

在睡眠周期中，两种睡眠时相状态均可直接转变为觉醒状态。但从觉醒状态转为睡眠状态时，只能先进入 NREM 睡眠，而不能直接从觉醒状态进入 REM 睡眠。无论个体在任何一个睡眠时相被唤醒，再继续睡眠时，不会回到其被唤醒的那个睡眠时相中，而是从觉醒状态开始依次经过 NREM 睡眠和 REM 睡眠各期。在夜间，若患者的睡眠经常被中断，患者将整夜无法获得深度睡眠和 REM 睡眠，患者正常的睡眠型态受到干扰，睡眠质量大大下降，因此患者就不得不通过增加睡眠总时数来补充缺乏的深度睡眠和 REM 睡眠，以至于造成睡眠型态紊乱。

5.睡眠的需要 睡眠的需要量因人而异，受年龄、个体健康状况、职业等多种因素的影响。疲劳、怀孕、术后或患病状态时，个体的睡眠需要量会明显增加；儿童尤其是婴幼儿睡眠时间较长，随着年龄的增长，睡眠时间逐渐减短；体力劳动者比脑力劳动者需要的睡眠时间长；肥胖者对睡眠的需要多于瘦者。

二、睡眠的评估

睡眠的质量和数量会受到诸多因素的影响，护理人员要对睡眠的影响因素进行全面的评估，从而有针对性地采取相应的护理措施，改善患者睡眠，促进身体的恢复。

（一）影响睡眠因素的评估

1. 生理因素

（1）年龄：年龄是影响个体睡眠需要量的重要因素，随着年龄的增长，个体的睡眠时间逐渐减少。新生儿 24 小时中大部分时间处于睡眠状态；婴儿约为 16 小时；幼儿为 12～14 小时；学龄儿童为 10～12 小时；青少年为 8～9 小时；成人一般为 7～8 小时；65 岁以上老年人为 5～7 小时。各睡眠时相所占时间的比例也随年龄的变化而变化。NREM 睡眠的深度睡眠期时间随年龄增长而减少，入睡期和浅睡期的时间随年龄的增长而增加。REM 睡眠的比例在婴儿期大于儿童期，青年期和老年期逐渐减少。总之，随着年龄的增长，总的睡眠时间减少，首先是 NREM 睡眠中的第Ⅳ期时间的减少；睡眠过程中醒来的次数增多；NREM 睡眠第Ⅰ、Ⅱ期所占的睡眠时间增加。

（2）昼夜性节律：昼夜性节律是指人体根据内在的生物性规律，在 24 小时内规律地运行它的活动，相当于一个人的生物时钟，每天 24 小时周期规律运转，形成一个人的日常生活节奏，反映出人体在生理与心理方面的起伏变化，如激素分泌的变化、体温的变化、代谢的变化等。睡眠一般发生在昼夜性节律的最低期，与人的生物钟保持一致。如果人的睡眠不能与昼夜性节律协同一致，如长时间频繁地夜间工作，造成生物节律失调，可影响入睡及睡眠质量。

（3）内分泌变化：女性月经前期和月经期常出现嗜睡现象，与内分泌变化有关；妊娠早期孕激素升高可有催眠作用；绝经期女性由于内分泌的变化会引起睡眠紊乱，补充激素可以改善睡眠质量。甲状腺激素分泌不足，患者会出现疲乏和嗜睡。

2. 病理因素 许多疾病都会干扰正常的睡眠型态，因躯体疾病造成的不适、疼痛、心悸、呼吸困难、瘙痒、恶心、发热、尿频等症状均会影响正常的睡眠。高血压、心脏病、哮喘、消化性溃疡、甲状腺功能亢进、癌症等疾病常伴有失眠。神经衰弱、精神分裂症、焦虑症、抑郁症等精神障碍或精神疾病也可导致患者失眠。

3. 环境因素 环境是影响个体睡眠时间和睡眠质量的重要因素，噪音、室温、光线、空气、卧具的舒适程度，以及睡眠环境的改变都可影响睡眠状况。大多数人在陌生的环境中难以入睡，在新环境中 NREM 睡眠和 REM 睡眠的比例会发生变化，出现入睡时间延长，REM 睡眠减少，觉醒次数增加等现象。医院环境的复杂性、医院工作性质的昼夜连续性是影响患者睡眠的重要因素之一。患者睡眠时的体位、持续的治疗护理以及所处的环境等均会直接影响患者的睡眠质量。

4. 药物因素 某些药物在治疗疾病的同时可能会影响睡眠，如强心苷类药物地高辛可引起头晕、头痛、失眠和嗜睡等；β 受体阻滞剂可使患者出现失眠、睡眠中断及恶梦等不良反应；利尿剂如呋塞米、螺内酯等，能引起夜间多尿，频繁起夜也会扰乱睡眠。安眠药能够加速睡眠，但只能在短时间内增加睡眠量，长期不适当地使用，可产生药物依赖或药物戒断反应，如白天嗜睡、疲乏、精神混乱等，加重原有的睡眠障碍。

5.心理社会因素　强烈的情绪变化及不良的心理反应，如兴奋、焦虑、悲哀、恐惧、抑郁等均可能影响正常睡眠。此外，患者对疾病的担忧、角色转变、经济压力、人际关系紧张等因素都可能造成睡眠障碍。

6.睡眠障碍　睡眠障碍是指睡眠量及质的异常，或者是在睡眠中或睡眠觉醒转换时发生异常的行为或生理事件，也包括影响入睡或保持正常睡眠能力的障碍。睡眠障碍分为器质性睡眠障碍和非器质性睡眠障碍，通常所说的睡眠障碍是指非器质性睡眠障碍。非器质性睡眠障碍的种类很多，临床常见于下列几种情况：

（1）失眠：失眠是以入睡困难或维持睡眠障碍为主要表现，导致睡眠时间减少或质量下降，不能满足个体生理需要并明显影响日间社会功能的一种主观体验，是临床上最常见的睡眠障碍。失眠可引起患者的焦虑、抑郁或恐惧心理，并导致精神活动效率下降，妨碍社会功能。其临床表现为入睡困难（入睡时间 > 30 分钟），睡眠维持障碍（整夜觉醒次数 ≥ 2 次），早醒，睡眠质量下降和总睡眠时间减少（< 6 小时），同时伴有疲劳或全身不适，注意力、注意维持能力或记忆力减退，情绪波动或易激惹，学习、工作和（或）社交能力下降，紧张，头痛，头晕，或与睡眠缺失有关的其他躯体症状等日间功能障碍。

（2）睡眠呼吸暂停：睡眠呼吸暂停是指睡眠中出现呼吸反复停顿，表现为在每夜 7 小时的夜间睡眠过程中，出现口鼻呼吸气流持续停止 ≥ 10 秒并反复发作 30 次以上，或呼吸暂停 / 低通气指数（AHI）≥ 5 次 / 小时。睡眠呼吸暂停伴有动脉血氧饱和度降低、低氧血症、高碳酸血症，会增加患者患心血管疾病的风险。

（3）发作性睡病：发作性睡病的临床表现主要包括日间发作性过度睡眠、猝倒发作和夜间睡眠障碍。绝大多数的发作性睡病患者会出现日间发作性过度睡眠，患者白天出现难以遏制的困倦或陷入睡眠，部分患者可能在行走、吃饭、说话时突然睡眠发作，而呈现出一些无意识的行为或刻板动作。发作性睡病的患者在单调、无刺激的环境中更容易入睡，而无论患者夜间睡眠时间长短，日间过度睡眠每日均会发生。

猝倒发作是发作性睡病最具特征性的临床表现，表现为清醒期突然发生的双侧骨骼肌肌张力下降。猝倒可仅表现为局部骨骼肌无力，如眼睑下垂、舌脱垂、面部松弛，也可影响到下肢，导致患者跌倒。猝倒发作时间通常短暂（< 2 分钟），可由大笑、高兴、愤怒、悲伤等强烈的情绪诱发。

（4）睡眠过度：睡眠过度指睡眠时间过长或长期处于想睡的状态，觉醒困难，或醒后精力不能恢复。睡眠过度可继发于严重的脑部疾病，如脑血管病变、脑外伤、脑炎、脑瘤等，也可见于严重的抑郁患者，患者通过睡眠逃避日常生活的紧张和压力。对睡眠过度患者的脑电图进行研究发现，睡眠过度尽管延长了总的睡眠时间，但睡眠时相的周期进展和每一时相所占的百分比均在正常范围之内。

（5）睡行症：睡行症又称梦游症或梦行症，是一种在睡眠过程中尚未清醒而起床在室内或户外行走，或做一些简单活动的睡眠和清醒的混合状态，多见于男童。睡行症发作时患者从睡眠中突然起床，到室内外进行某些活动，如跑步、来回徘徊，或做某些游戏活动，动作似有目的性。发作当时意识恍惚，睁眼或闭眼，步态不稳，面部无表情，往往不语，偶尔也喃喃自语，但不能正确回答问题。经过几分钟或几十分钟，又自动上床入睡，但不论是即刻苏醒或次晨醒来对所进行的活动均不能回忆。睡行症通常出现在睡眠的前1/3段的深睡期，特别是无梦的第Ⅲ、Ⅳ期。患者的临床表现往往随着年龄的增长而逐渐消失，提示本病可能与中枢神经发育不成熟有关。此外，情绪焦虑、家庭或学校中的矛盾与冲突、学习紧张等与睡行症发生也有一定的关系。

（6）梦魇：梦魇是指睡眠时从恶梦中惊醒，醒后能生动地回忆起恶梦的内容，并心有余悸的睡眠行为障碍。表现为睡眠中出现恶梦，如梦到猛兽追赶，或从高处落下而突然惊醒。醒后有短暂的情绪紧张、焦虑，身体不能转动，呼吸、心跳加快，面色苍白或出冷汗，全身肌肉松弛等，刚醒时对梦中景象尚有回忆。本病常发生于 REM 期睡眠，多在夜间睡眠的后半段发作。常由于白天受到惊吓，睡前过度兴奋，室内空气污浊，被褥过厚，胸前或四肢受压，呼吸道不畅，晚餐过饱引起胃部膨胀感等所致。长期服用抑制 REM 期睡眠的镇静安眠剂突然停药后出现 REM 期睡眠反跳，亦可导致梦魇发生。梦魇一般不会带来严重的后果，无需特殊治疗即可自愈。若存在环境或躯体因素时，应改善环境和消除不良因素。

（7）睡惊症：睡惊症又称夜惊，是指睡眠中突然惊醒并惊叫的睡眠障碍。主要表现为睡眠中突然惊叫、哭喊，伴有惊恐表情和动作、心跳加快、呼吸急促、出汗、瞳孔扩大等自主神经兴奋症状，发作时意识呈朦胧状态，难以唤醒。通常发生在 NREM 睡眠第Ⅲ、Ⅳ期，一般在入睡后的较短时间内发作，每次发作持续 1～2 分钟，发作后对发作时的体验完全遗忘。本病多见于儿童，睡前紧张、兴奋会诱发本病。

（8）夜间遗尿：夜间遗尿指 5 岁或以上儿童睡眠状态时发生的不自主漏尿。其发病机制十分复杂，涉及睡眠觉醒功能障碍、夜间多尿、膀胱功能异常、家族遗传等多种因素。其中，睡眠觉醒功能障碍是夜间遗尿最重要的发病机制，患儿在进入睡眠状态后，膀胱充盈所产生的神经冲动不能唤醒患儿，导致患儿在非清醒的睡眠状态下排尿。而夜间抗利尿激素分泌不足导致的夜间尿量增多和膀胱功能性容量减小是促发夜遗尿的重要病因。儿童夜间遗尿虽不会对患儿造成急性伤害，但长期夜间遗尿常常给患儿及其家庭带来较大的疾病负担和心理压力，对其生活质量及身心成长造成严重不利影响。

7. 其他因素

（1）饮食：过饱或空腹均会使人不易入睡，某些食物及饮料的摄入也会影响睡眠状况，含有 L- 色氨酸较多的食物，如肉类、乳制品和豆类能促进睡眠。少量饮酒能促进放松，缩短入睡时间，但大量饮酒会抑制脑干维持睡眠的功能，干扰睡眠结构，使睡眠变浅。浓茶、咖啡中含有咖啡因，饮用后使人兴奋，难以入睡，在睡前 4 ～ 5 小时应避免饮用。

（2）运动：晚上进行轻、中度运动有助于增加睡眠。对一般人而言，适量的运动，能够促进大脑分泌抑制兴奋的物质，促进睡眠，迅速缓解疲劳。但临睡前过量的运动所带来的疲劳，将导致大脑过度兴奋，不利于提高睡眠质量。

（3）个人生活习惯：睡前的一些生活习惯，如洗热水澡、喝牛奶、阅读书报、听音乐等均有助于睡眠。而睡前任何种类的身心强烈刺激，如看恐怖电影或听恐怖故事、剧烈地活动、过度兴奋、悲伤等也会影响睡眠。

（二）住院患者的睡眠评估

1. **住院患者的睡眠特点**　住院患者由于疾病、环境、心理、社会等因素的影响，睡眠型态会发生变化，主要表现为以下两方面：

（1）睡眠节律改变：病房持续的诊疗护理活动、医院环境中的噪音、持续光照、身体不适等因素均会干扰住院患者的夜间睡眠，导致昼夜节律去同步化，使得患者正常的昼夜性节律遭到破坏，睡眠与昼夜性节律不协调。具体表现为患者出现日间嗜睡，夜间失眠，觉醒阈值降低，极易被惊醒，继而出现焦虑、沮丧、烦躁、不安等症状。

（2）睡眠质量改变：对住院患者睡眠质量的影响主要是发生以下几种情况：

1）睡眠剥夺：由于多种因素的影响，使患者处于长期缺乏持续的、自然的、周期性睡眠的状态，即发生睡眠剥夺。具体表现为：入睡时间延长、睡眠持续时间缩短、睡眠次数增多、总睡眠时间减少，尤其是 REM 睡眠减少。

2）睡眠中断：睡眠中断是指患者的睡眠被中断，不能保证睡眠的连续性，无法完成较完整的睡眠周期。当睡眠被打断时，患者的睡眠周期又从觉醒状态开始，导致睡眠周期中 NREM 睡眠的Ⅲ、Ⅳ期睡眠和 REM 睡眠占总睡眠时间的比例减少甚至丧失。此外，由于睡眠 - 觉醒转换次数增加，会造成交感神经和副交感神经刺激的快速改变，尤其在 REM 睡眠期间，容易出现致命性的心律失常。REM 睡眠的突然中止会造成心室纤颤，同时还会影响正常的呼吸功能。

3）诱发补偿现象：诱发补偿现象指患者睡眠被打断后，NREM 睡眠的第Ⅲ、Ⅳ期和 REM 睡眠减少，会在下一个睡眠周期中得到补偿。一般 NREM 睡眠的第Ⅳ期优先得到补偿，同时分泌大量生长激素，以弥补因觉醒时间增加造成的能量消耗。REM 睡眠不足则更加严重，严重者会出现神经官能症及精神障碍。

2. **患者睡眠状况的评估**　包括入睡潜伏期（上床开始睡觉到入睡的时间），睡眠中觉醒次数、持续时间，早晨觉醒时间，总卧床时间，总睡眠时间，有无夜间异常症状（异常呼吸、行为和运动等），日间体力和精力恢复情况，午休情况，自我体验等。需要注意的是，在评估上述内容时应考虑患者过去 2~4 周的平均状况，不宜将单夜的睡眠状况和体验作为诊断依据。

三、促进休息和睡眠的护理措施

护理人员要根据以上内容对住院患者的睡眠质量进行全面的评估，从而采取相应的护理措施，保证患者的睡眠质量，促进疾病的康复。

1. 创造良好的睡眠环境　调整病室的温度、湿度至适宜的程度。睡前开窗通风，保证空气的清新，及时清理病室中的呕吐物和排泄物，避免异味对患者睡眠的影响。保持病室安静，将夜间可能出现的噪音，如器械碰撞声、开关门声、走路声、电话铃声、监护仪器报警声等降低到最小限度。夜间应尽量熄灯或使用地灯、床头灯，避免光线照射而影响睡眠。为患者提供舒适的卧具，床褥、被褥及枕头的厚薄及软硬适宜。合理安排治疗、护理活动，常规的护理工作应安排在白天，如必须在夜间采取的护理措施，操作的时间应相对集中，并将活动间隔90分钟（一个正常睡眠周期所需时间为90分钟），尽量减少对患者睡眠的影响。

2. 做好晚间护理　在睡前协助患者洗漱、排便、更衣、整理床单位等，帮助患者采取舒适的卧位。检查伤口、引流管、敷料、牵引等，必要时更换敷料，对疼痛的患者，根据情况采取减轻疼痛的措施，促进患者的舒适。在不影响疾病治疗、护理的前提下，尽可能保持患者平常的睡前习惯，如洗澡、泡脚、喝热饮等。

3. 疏解患者的心理压力　护士应经常观察、询问患者，了解患者的心理需要，及时发现患者的心理变化，耐心倾听患者的主诉。当患者因感到紧张、焦虑或恐惧而无法入睡时，应多与患者交流，指导其做一些放松活动，如听舒缓的音乐或进行渐进性肌肉放松训练，使其情绪稳定以促进睡眠。

4. 建立良好的睡眠习惯　指导患者根据人体生物节律性调整作息时间，白天适当活动，避免在非睡眠时间卧床，形成规律的就寝时间，避免熬夜。睡前可以进食少量易消化的食物或热饮料，防止饥饿影响睡眠，但应避免饮用咖啡、浓茶、可乐以及含酒精的刺激性饮料，或摄入大量不易消化的食物。患者睡前可以根据个人习惯选择洗热水澡、泡脚、适度活动、阅读、听音乐等方式促进睡眠。

5. 合理使用药物　护士应注意观察患者日常服用的药物是否影响睡眠，如有影响睡眠的药物应报告医生，根据情况予以调整。对于失眠的患者，可在其他促进睡眠的方法无效时适当使用镇静催眠药，护士应掌握镇静催眠药的种类、使用方法、药效及不良反应，并注意观察患者在服药期间的睡眠情况及身心反应。目前常用的镇静催眠药有下列几类：

（1）苯二氮䓬类：第二代镇静催眠药，主要有地西泮（安定）、硝西泮、艾司唑仑（舒乐安定）、咪达唑仑等，是目前临床最常用的镇静、催眠、抗焦虑药，由于其安全范围较大，副作用较小，而广泛地应用于失眠症的临床治疗。但长期服用可产生耐受性和依赖性，停药后易导致戒断症状，如失眠、焦虑、兴奋、出汗、震颤，以及反弹性失眠，因此不宜长期服用。服用该类药物的过程中，不宜饮酒或同时服用中枢抑制药，以免加重中枢抑制，引起过度嗜睡或呼吸困难。

（2）新型非苯二氮䓬类：包括唑吡坦（思诺思）、扎来普隆、佐匹克隆，为新一代的镇静催眠药。此类药物治疗失眠安全、有效，药物半衰期短，次日残余效应被最大程度地降低，一般不产生日间困倦，产生药物依赖的风险较传统苯二氮䓬类药物低。

（3）巴比妥类：如苯巴比妥（鲁米那）、戊巴比妥、异戊巴比妥等，此类药物通过抑制网状结构上行激活系统，使大脑皮层兴奋性降低，从而达到镇静、催眠的作用。巴比妥类药物的安全范围窄，耐受性及成瘾性强，临床上已极少用于镇静催眠。

（4）其他：褪黑素受体激动剂可用于治疗以入睡困难为主诉的失眠以及昼夜节律失调性睡眠障碍。该药不会产生药物依赖性和戒断症状，可作为不能耐受前述催眠药物患者以及已经发生药物依赖患者的替代治疗。水合氯醛，10%的溶液口服或直肠给药，临床上主要用于顽固性失眠或用其他催眠药效果不佳的患者。水合氯醛具有强烈的黏膜刺激性，口服时与水或食物同服可以避免胃部不适，直肠炎或结肠炎的患者不可直肠给药。

6.睡眠障碍的护理　对发作性睡病的患者，护士应指导患者学会自我保护，注意发作前兆，减少意外发生，告诫患者禁止从事高空、驾车等高危性和高警觉性的工作，避免发生意外；对于睡眠呼吸暂停的患者，护士应指导其采取正确的睡眠姿势，以保证呼吸道通畅；对睡行症的患者应采取各种防护措施，将室内危险物品移开，锁门，避免发生危险；对于睡眠过多的患者，指导其增加有趣和有益的活动并限制睡眠时间；对于遗尿的患儿，应限制其晚间饮水，并于睡前督促其排尿。

第三节　活　动

活动是人的基本需要之一，对维持人的生命和健康十分重要。活动的方式很多，根据运动方式可将运动分为主动运动和被动运动；根据运动的耗氧情况可将运动分为有氧运动和无氧运动；根据运动时肌肉收缩方式可将运动分为等长运动、等张运动和等速运动。患者因疾病或其他原因导致活动障碍，不仅会影响机体各系统的生理功能，导致身体出现压疮、关节僵硬、挛缩、肌张力下降、肌肉萎缩、便秘等并发症；也会影响患者的心理状态，使患者产生焦虑、自卑、抑郁等心理问题，从而影响患者的生活质量和疾病康复。因此，护士应掌握活动的基本方法，从满足患者身心发展需要和疾病康复的角度来协助患者选择并进行适当的活动，促进患者早日康复。

一、活动的意义

适当的活动可以保持良好的肌张力，增强运动系统的强度和耐力，保持关节的弹性和灵活性，增强全身活动的协调性；可以促进血液循环，增加心排出量，稳定血压，改善血液成分，提高机体氧合能力，增强心肺功能，同时还可以促进消化、预防便秘；能够促进新陈代谢，增加能量消耗，控制体重，预防肥胖；有助于缓解心理压力，促进身心放松，有助于睡眠，并能减慢老化过程，预防慢性疾病的发生。

二、活动受限的原因

活动受限是指身体的活动能力或任何一部位的活动由于某些原因而受到限制。活动受限的原因很多，主要有以下几方面：

1. 疼痛　疾病、外伤或手术引起的疼痛会限制患者的活动。患者为避免或减轻疼痛而主动或被动地限制活动，导致活动能力下降或丧失。

2. 运动、神经系统结构改变或功能受损　肢体的先天畸形、残疾，疾病、损伤造成的骨折、关节肿胀、变形、肌肉萎缩，均可直接或间接导致机体活动障碍。神经系统功能受损可造成暂时的或永久的运动功能障碍，如脑血管意外、脊髓损伤造成的中枢神经功能损伤，导致受损神经支配的身体出现运动障碍。

3. 营养状态改变　严重营养不良、疲乏无力的患者，因不能提供身体活动所需的能量而活动受限。此外，过度肥胖的患者也会出现身体活动受限。

4. 精神心理状况　情绪会影响患者活动，如沮丧、悲哀等不良情绪会引起活动能力下降。严重抑郁患者、木僵患者会出现机体活动量明显减少，甚至自主活动停止。

5. 治疗、护理措施的执行　为治疗某些疾病而采取的治疗、护理措施可能使患者的活动能力和活动范围受到限制。如为预防躁动的患者出现意外，采取必要的约束措施限制其肢体活动；骨折患者在牵引和使用石膏绷带过程中，会限制其活动范围，甚至需要制动；心肌梗死早期、脑出血、先兆流产的患者需要绝对卧床休息。

三、活动受限对机体的影响

1. 对心血管系统的影响

（1）体位性低血压：是指患者从卧位到坐位或直立位时，或长时间站立出现血压突然下降超过 20mmHg，并伴有头昏、头晕、视力模糊、乏力、恶心等表现。长期卧床的患者，第一次起床时常会感到头晕、心悸、乏力。发生这种现象的原因，主要是患者长期卧床，外周动脉血管收缩反射迟钝，由卧位突然直立时，小动脉尚未收缩，仍处于舒张状态，使血液积聚在下肢，造成血压的突然下降，脑供血减少而导致患者出现眩晕等低血压的症状。

（2）深静脉血栓形成（DVT）：是指血液在深静脉内不正常凝结引起的静脉回流障碍性疾病，多发生于下肢。DVT主要表现为患肢的突然肿胀、疼痛、软组织张力增高，活动后加重，抬高患肢可减轻，静脉血栓部位常有压痛。DVT形成的主要原因是静脉壁损伤、血流缓慢和血液高凝状态。DVT多见于长期卧床、肢体制动、大手术或创伤后的患者。长期卧床的患者，由于机体活动量减少，血容量不足，血液黏稠度增高，血液流速减慢，形成血栓的危险性增加。同时由于缺少肢体活动，下肢深静脉血流缓慢，影响了深静脉的血液循环，如果血液循环不良的时间超过机体组织受损的代偿时间，就会发生血管内膜受损，进一步促进血栓的形成。血栓脱落形成栓子，随血流运行，若栓塞于肺部血管，将导致肺动脉栓塞。因此，对大手术后或慢性疾病需长期卧床者，应鼓励患者在床上进行下肢的活动。术后能起床者尽可能早期下床活动，促使小腿肌肉活动，增加下肢静脉回流。已有下肢静脉血栓形成时也应尽早处理，以防血栓向近心端延伸或脱落。

2. 对呼吸系统的影响

（1）限制有效通气：活动减少使机体代谢需求降低，尤其是平卧时腹腔脏器增加横膈的压力，使胸腔变小，肺部扩张受限，导致呼吸浅表。而肺底部长期处于充血、淤血状态，使得有效通气减少，影响氧气的正常交换，导致二氧化碳潴留，严重时会出现呼吸性酸中毒。

（2）影响呼吸道分泌物的排出：长期卧床患者大多体质虚弱，呼吸肌运动能力减弱，胸廓与横膈运动受限，无力进行有效的深呼吸，加之患者无力咳嗽，不能将痰液咳出，致使呼吸道内分泌物排出困难，痰液大量堆积于深部支气管，使细菌繁殖，造成肺部感染，引发坠积性肺炎。因此对长期卧床的患者要定时翻身、拍背，保持呼吸道通畅和肺正常的通气功能，避免坠积性肺炎的发生。

3. 对消化系统的影响

（1）食欲下降：活动减少会引起消化液分泌减少，患者出现食欲下降，摄入的营养物质减少，胃肠消化吸收功能减退，导致营养不良。

（2）便秘：长期卧床或活动减少还会使肠蠕动减慢，加之患者摄入的水分和纤维素减少，导致便秘。便秘可因腹肌和提肛肌无力而进一步加重，使排便更加困难，严重时出现粪便嵌塞。

4. 对肌肉骨骼系统的影响

（1）肌张力减弱、肌肉萎缩：活动减少，使肌肉供血减少，肌蛋白丢失，导致肌纤维变短及弹性下降，肌肉发生萎缩。

（2）骨质疏松、骨骼变形：当机体活动完全受限时，造骨细胞缺乏刺激，停止造骨活动，但破骨细胞仍然继续其功能，造骨和破骨功能失衡，骨质内的钙磷流失，导致骨质疏松，造成病理性骨折等。

（3）关节僵硬、挛缩、变形：卧床时，为了舒适往往采取屈曲位，使关节僵硬、挛缩、变形，出现垂足、垂腕、髋关节外旋及关节活动范围缩小。

5. 对泌尿系统的影响

（1）排尿困难、尿潴留：正常情况下，当处于站姿或坐姿时，会阴部肌肉放松，利于排尿。平卧时，由于排尿姿势的改变，患者可能出现排尿困难，若长期存在，膀胱膨胀造成逼尿肌过度伸展，机体对膀胱胀满的感觉性变差，形成尿潴留。

（2）泌尿系结石和感染：由于机体活动量减少，尿液中的钙磷浓度增加，因同时伴有尿潴留，容易形成泌尿道结石。此外，由于尿液潴留，正常排尿对泌尿道的冲洗作用减少，大量细菌繁殖，造成泌尿系感染。

6. 对皮肤的影响　长期卧床的患者，如果不进行主动和被动活动，可使身体局部组织长期受压，造成局部血液循环障碍，使组织营养不良，受压的组织缺血、缺氧、坏死，形成压疮。

7. 对心理状态和社会功能的影响　持续的活动受限，常使患者出现焦虑、抑郁、愤怒、挫折感等不良情绪，有些制动患者容易出现情绪波动。部分患者由于活动受限，社会交往机会减少，正常的社会支持系统被剥夺，会导致自尊改变和自我认同障碍，并面临经济困难。

四、患者活动能力的评估

适当的活动有益于身心健康，而过度的活动反而可能造成机体损伤，不利于疾病康复。因此，在协助活动前，应对患者的身体状况进行全面、系统的评估。主要内容包括：

1. 患者的一般情况　包括患者的年龄、性别、文化程度、职业等。在活动的选择上，首先应考虑年龄，年龄是决定机体对活动的需要及耐受程度的重要因素之一。老年人身体逐渐老化，应选择节奏缓慢的活动如太极拳、散步等。由于生长发育及体力的差异，男性和女性的运动方式及运动强度有一定区别。文化程度和职业可以帮助护士分析和预测患者对活动的态度和兴趣。护士在制订活动计划时应全面考虑以上因素，选择适合患者的活动方式。

2. 心肺功能状态　活动会增加机体对氧的需要量，使机体出现心率及呼吸加快、血压升高，给呼吸和循环系统带来压力和负担，当患者有循环系统或呼吸系统疾病时，不恰当的活动会加重原有疾病，甚至会引发心搏骤停。因此，活动前应评估患者的血压、心率、呼吸，根据心肺功能确定活动量及活动方式。

3. 骨骼肌肉状态　机体活动需要具有健康的骨骼组织和良好的肌力。肌力是指肌肉的收缩力量，可以通过机体收缩特定肌肉群的能力来判断肌力。肌力一般分为 6 级：

（1）0级：完全瘫痪、肌力完全丧失。

（2）1级：可见肌肉轻微收缩，但无肢体运动。

（3）2级：肢体可移动位置，但不能抬起。

（4）3级：肢体能抬离床面，但不能对抗阻力。

（5）4级：能作对抗阻力的运动，但肌力减弱。

（6）5级：肌力正常。

4. 关节功能状况　机体若要正常活动，还须具有良好的关节功能。在评估关节的功能状况时，通过主动运动（患者自己移动关节）和被动运动（护士协助患者移动关节），观察关节是否有肿胀、僵硬、变形，关节活动范围有无受限，活动时关节有无声响或疼痛、不适等症状。

5. 机体活动能力　通过对患者日常活动情况的评估来判断其活动能力，如观察患者的行走、穿衣、梳头、洗漱、如厕等动作，对其完成情况进行综合评价。机体活动功能可分为5级：

（1）0级：完全能独立，可自由活动。

（2）1级：需要使用设备或器械（如拐杖、轮椅）。

（3）2级：需要他人的帮助、监护和教育。

（4）3级：既需要他人帮助，也需要设备和器械。

（5）4级：完全不能独立，不能参加活动。

6. 疾病的性质和严重程度　疾病可限制机体的活动，评估疾病的性质和严重程度有助于合理安排患者的活动量及活动方式，同时也有利于患者的康复。如骨折、截瘫、昏迷等患者的活动完全受限，应采取由护士协助为主的被动运动方式。如果为慢性病或在疾病的恢复期，病情对活动的影响较小，护士应鼓励患者坚持进行主动运动。此外，在评估患者疾病的同时，护士还应考虑到疾病治疗方案对活动的特殊要求，正确处理肢体活动与制动的关系，制订合理的护理计划。

7. 社会心理状况　患者的心理状况会影响其对活动的积极性。如果患者情绪低落、焦虑，对活动缺乏热情，不愿配合活动时，会严重影响活动的进行。因此，帮助患者保持情绪的愉快，对治疗的信心以及对活动的兴趣，有助于活动的进行。此外，患者家属的态度和行为也会影响患者的心理状态，因此，护士还应告知家属给予患者充分的理解和支持，帮助患者建立广泛的社会支持系统，提高参与活动的积极性，共同完成护理计划。

五、对患者活动的指导

对患者的活动能力进行全面评估，采取相应的护理措施进行指导，最大程度上地恢复患者的活动能力。

1. **协助患者采取正确的卧位** 长期卧床的患者，由于缺乏活动，或长时间采取不适当的被动体位或强迫体位，会影响脊柱、关节及肌肉组织的功能，患者可能出现局部疼痛、肌肉僵硬等症状。因此，卧床患者若病情允许，应经常变换体位，同时保持身体各关节处于最佳功能位置，防止关节变形、挛缩，保持肌肉和关节的功能。此外，长期卧床的患者，应注意在其颈部和腰部以软枕支托，以维持脊柱的正常生理弯曲。

2. **协助患者进行关节活动范围练习** 关节活动范围（range of motion，ROM）是指关节运动时所通过的运动弧，常以度数表示，亦称关节活动度。关节活动度练习（range of motion exercises）简称为 ROM 练习，是指根据每一特定关节可活动的范围，通过应用主动或被动的练习方法，对此关节进行屈曲和伸展的运动，以维持关节正常的活动范围，恢复和改善关节功能的锻炼方法。ROM 练习分为主动性 ROM 练习和被动性 ROM 练习。由个体独立完成的称为主动性 ROM 练习；需要医务人员协助完成的称为被动性 ROM 练习。对于活动受限的患者应根据病情尽快进行 ROM 练习，开始可由医务人员完全协助或部分协助完成，随后逐渐过渡到患者能独立完成。被动性 ROM 练习可利用为患者进行清洁护理、翻身和变换卧位时完成，既节省时间，又可随时观察患者的病情变化。下面主要介绍被动性 ROM 练习的具体方法。

（1）目的：维持关节活动度，预防关节僵硬、粘连和挛缩，促进血液循环，有利于关节营养的供给，修复丧失的关节功能，维持肌张力。

（2）操作方法

1）运动前帮助患者更换宽松、舒适的衣服，协助患者采取自然放松姿势，使活动肢体置于舒适自然的体位。

2）操作者面向患者，并尽量靠近患者。

3）根据各关节的活动形式和范围，依次对患者的颈、肩、肘、腕、手指、髋、膝、踝、趾关节做屈曲、伸展、内收、外展、内旋、外旋等关节活动练习。关节活动范围练习各动作的定义见表9-2。

表9-2 关节活动范围练习各动作的定义

动作	定义
屈曲	关节弯曲或头向前弯
伸展	关节伸直或头向后仰
伸展过度（过伸）	超过一般的范围
外展	远离身体中心
内收	移向身体中心
内旋	旋向中心
外旋	自中心向外旋转

4）活动关节时操作者的手应作环状或支架支撑关节远端的肢体。

5）每个关节每次应缓慢、有节律地做 5 ～ 10 次完整的练习，每天训练 1 ～ 2 次，每次 20 ～ 30 分钟。

6）注意观察患者的反应，当患者出现疼痛、疲劳、痉挛或抵抗反应时，应停止操作。

7）活动结束后，测量生命体征，协助患者采取舒适的卧位，整理床单位。

8）记录每日活动的项目、次数、时间以及关节活动度的变化。

（3）注意事项

1）运动前应全面评估患者，根据训练目标和患者的功能水平制订运动计划。

2）在运动过程中，动作宜缓慢、柔和，避免过度、过快活动关节，造成损伤。同时注意观察患者的反应，有无关节僵硬、痉挛、疼痛及其他不良反应。若出现异常情况及时报告医生，给予处理。

3）对骨折、肌腱断裂、关节脱位的患者进行 ROM 练习时，为避免再次出现损伤，不宜过早开始练习，并且应在医生的指导下完成；对有心脏病的患者，在 ROM 练习时应特别注意观察患者有无胸痛、血压、心律、心率等方面的变化，避免因剧烈活动诱发心脏病的发作。

4）运动后应及时、准确地记录活动的时间、内容、次数、关节的活动变化及患者的反应，以便制订下一步的活动计划。

5）护士应向患者及家属介绍关节活动的重要性，鼓励患者积极配合锻炼，并最终达到由被动转变为主动的运动方式。

3. 指导和协助患者进行肌力训练

（1）目的：增强肌力及肌肉耐力，防止肌肉废用性萎缩，增强关节周围肌力以提高关节稳定性。

（2）方法：练习时应根据患者的病情、现有肌力等级选择合适的肌力训练方法，常用的方法有：

1）等长运动（isometric exercises）：指肌肉张力增加而肌肉长度基本不变的练习，因不伴关节的明显活动，故又称为静力练习。等长运动有利于增加或维持固有的肌肉张力，防止肌肉萎缩，促进静脉回流。等长运动时关节角度不变，肌肉张力大幅增高，可同时增强训练角度附近 20°范围内的肌力。由于不引起关节活动，故可在肢体被固定，关节活动明显受限，关节损伤、积液、炎症时应用。

2）等张运动（isotonic exercises）：指肌肉收缩，肌肉张力不变，肌肉长度改变的运动，可带动关节和肢体的移动，故又称为动力练习。等张练习的优点是肌肉运动符合大多数日常活动的肌肉运动方式，同时有利于改善肌肉的神经控制。常用于可活动肢体的锻炼，防止关节僵硬和肌肉挛缩。

（3）注意事项

1）帮助患者认识活动与疾病康复的关系，使患者能够积极配合练习，达到运动的目的。

2）肌力训练前必须进行肌力测试，并据此选择肌力训练方法。

3）运动前后应作充分的准备及放松运动，避免出现肌肉损伤。

4）严格掌握运动的量与频率，以肌肉达到适度疲劳而不出现明显疼痛为原则。每次运动后有适当的间歇让肌肉得到放松和复原。

5）如锻炼中出现严重疼痛、不适，或伴有血压、脉搏、心律、呼吸、意识、情绪等方面的变化，应及时停止锻炼，并报告医生给予必要的处理。

6）注意心血管的异常反应，如肌肉等长收缩引起的升压反应及心血管负荷的增加，因此有心血管疾病的患者慎用肌力练习，严重者禁作肌力练习。

复习思考

一、单项选择题

【A1 型题】

1. 休息的形式中最重要的是（　　　）

　　A. 躺下　　　　　　　　　B. 听音乐　　　　　　C. 睡眠

　　D. 运动　　　　　　　　　E. 闭目养神

2. 梦游和遗尿常发生于睡眠时相的哪一期（　　　）

　　A. NREM 第 I 期　　　　　B. NREM 第 II 期　　　C. NREM 第 III 期

　　D. NREM 第 IV 期　　　　　E. REM 期

3. 在睡眠过程中生长激素分泌最多的是（　　　）

　　A. NREM 第 I 期　　　　　B. NREM 第 II 期　　　C. NREM 第 III 期

　　D. NREM 第 IV 期　　　　　E. REM 期

4. 正常情况下，一个睡眠周期平均为（　　　）

　　A. 60 分钟　　　　　　　　B. 90 分钟　　　　　　C. 120 分钟

　　D. 140 分钟　　　　　　　E. 180 分钟

5. 下列哪项不是关节活动范围练习的目的（　　　）

　　A. 保持皮肤完整性　　　　B. 维持关节活动度　　C. 促进血液循环

　　D. 恢复关节功能　　　　　E. 维持肌张力

【A2 型题】

6. 患者，女性，30 岁。近两日夜间睡眠时出现恶梦，因而呼叫呻吟，情绪紧张，面色苍白，情绪紧张。该患者在睡眠过程中出现了什么情况（   ）

    A. 梦魇   B. 梦游症   C. 睡眠剥夺

    D. 失眠   E. 睡惊症

7. 患者，男性，58 岁。向护士反应病室人员嘈杂，夜间难以入睡。该护士最恰当的护理措施是（   ）

    A. 提供安眠药，促进患者入睡

    B. 做好心理护理，帮助患者适应环境

    C. 把护理及治疗集中在白天进行

    D. 把监护仪报警音调到最小

    E. 做好其他患者的宣教工作，保持病室安静

8. 患者，女性，50 岁。脑梗死。患者住院期间偏瘫、失语症状已经得到改善，日常生活如穿衣、下床、如厕等可自理，但需要使用拐杖等辅助器械。该患者的机体活动功能属于（   ）

    A. 0 级   B. 1 级   C. 2 级

    D. 3 级   E. 4 级

【A3/ A4 型题】

（9 ～ 11 题共用题干）

患者，男性，60 岁。因脑出血导致中风后遗症，左侧肢体偏瘫。现患者左侧上肢可见肌肉轻微收缩但无肢体活动。

9. 患者的肌力评估属于（   ）

    A. 0 级   B. 1 级   C. 2 级

    D. 3 级   E. 4 级

10. 为了防止肌肉萎缩和关节功能退化，患者最宜进行哪项练习（   ）

    A. 握力练习   B. 等长练习   C. 等张练习

    D. 下床活动   E. 关节活动范围练习

11. 在运动的过程中下列哪项是错误的（   ）

    A. 运动前要对患者的情况进行全面评估

    B. 随时观察患者对活动的反应及耐受性

    C. 以护士主动协助为主，患者被动接受为辅

    D. 运动时保持病室环境适宜

    E. 运动后及时准确记录运动情况

二、病例分析题

李某，女，60岁，因急性心肌梗死发作住院治疗已经两周，住院期间患者由于疾病及环境因素影响，睡眠质量较差，夜间觉醒次数增多，出现焦虑、烦躁等症状。请问：

（1）患者出现了何种情况？

（2）应采取哪些护理措施？

扫一扫，知答案

扫一扫，看课件

第十章
医院内感染的预防与控制

【学习目标】

1. 掌握医院内感染、消毒、灭菌、隔离、无菌技术概念；物理消毒灭菌方法及化学消毒剂的使用原则、配制方法和应用；无菌操作技术原则、消毒隔离原则；无菌操作技术和隔离技术。

2. 熟悉消毒、灭菌的方法及注意事项。

3. 了解消毒供应中心的工作内容。

医院内感染是与医院建立相依并存的问题，随着现代医学的飞速发展，医疗水平的不断提高，各项新的诊疗技术的开展，以及抗生素和免疫抑制剂的广泛使用等，导致医院内感染的发生逐年增加。医院内感染不仅严重威胁患者的身心健康，也威胁医务人员的健康，同时给社会安定及经济发展带来了巨大的影响和损失。世界卫生组织提出有效控制医院内感染的关键措施是：清洁、消毒、灭菌、无菌技术、隔离技术、合理使用抗菌药物和消毒与灭菌的效果监测，这些措施都与护理工作密切相关。因此，护理人员必须遵循医院内感染管理的制度和规范，掌握预防与控制医院内感染的相关知识，认真执行各项技术，减少内医院感染的发生。

第一节 概 述

一、医院内感染的概念

医院内感染是指住院患者在医院内获得的感染，包括在住院期间内发生的感染和在医院内获得而出院后发生的感染，但不包括入院前已开始或入院时已处于潜伏期的感染。医院工作人员在医院内获得的感染也属于医院内感染。

二、医院内感染的分类

（一）内源性感染

内源性感染也称自身感染，指寄居在患者体内的正常菌群或条件致病菌，在患者机体免疫功能低下时引起的感染。

（二）外源性感染

外源性感染也称交叉感染，指患者与患者、患者与工作人员之间的直接感染或通过水、空气、医疗器械等的间接感染。

三、医院内感染发生的原因

（一）医院内感染的形成条件

医院内感染的形成必须具备感染源、传播途径和易感宿主三个基本条件，当三者同时存在，并有互相联系的机会，即形成感染链，可导致感染。感染链是医院内感染形成的主要条件。

（二）医院内感染的形成因素

1. 医务人员对医院内感染及其危害性认识不足　不能严格执行无菌操作技术和消毒隔离制度，医院感染管理制度不健全，缺乏对消毒灭菌效果的监测等。

2. 侵入性诊治措施的广泛应用　在检查治疗中经常使用内窥镜、泌尿系导管、动静脉导管、气管插管、吸入装置、牙钻、采血针、监控仪器探头，以及脏器移植等侵入性诊治手段，不仅可把外界的微生物导入体内，而且损伤了机体的防御屏障，使感染的机会增多。

3. 免疫抑制剂的使用　某些患者使用激素或免疫抑制剂，接受放疗、化疗，使自身免疫功能下降而成为易感者。

4. 滥用抗生素　治疗过程中应用多种抗生素或集中使用大量抗生素，使患者体内正常菌群失调，耐药菌株增加，致使病程延长，感染机会增多。

5. 环境污染严重　医院中传染源多，环境污染也严重。其中污染最严重的是病房及病区中的公共用品和场所，如水池、浴盆、便器、手推车等。

6. 对探视者未进行必要的限制　由于对探视者放松了合理和必要的限制，使探视者或陪住人员把病原菌带入医院的可能性增加，加重了医院内感染。

四、医院内感染的管理和控制

（一）建立三级监控体系（表 10-1）

表 10-1　医院感染三级管理体系

级别	管理组织机构	人员构成	任务
一级	临床科室感染管理小组	科室主任、护士长和兼职监控护士	科室监控措施的实施与监督；监督全科消毒、灭菌、无菌技术操作的执行；落实抗菌药物使用规定
二级	医院感染管理科	医生、护士等专职人员	拟定全院感染控制计划，并组织实施；监察全院的感染管理制度落实情况；开展医院感染调查研究，并对在职人员进行培训；监督抗菌药物使用管理；完成医院感染的检测
三级	医院感染管理委员会	护理部副主任、医院感染委员会副主任	为感染管理领导决策机构，全面负责医院感染管理

（二）健全并落实各项规章制度

依照国家有关卫生行政部门的法律、法规，健全医院内感染管理制度，包括清洁卫生制度；消毒灭菌制度；隔离制度；消毒灭菌效果监测制度；一次性医疗器材及门、急诊常用器材的监测制度；各重点科室（手术室、产房、供应室、换药室、导管室、监护室等）的感染管理制度；医务人员医院感染知识培训制度以及感染管理报告制度等。并在实际操作中严格执行各项制度，避免医院感染的发生。

（三）落实医院感染管理措施

预防与控制医院感染必须切实做到控制感染源、切断传播途径、保护易感人群。其主要措施为：医院建筑布局合理，有利于消毒隔离；医疗过程中使用无菌技术、洗手技术、隔离技术，做好清洁、消毒、灭菌工作；合理使用抗生素，严格掌握使用指征，对消毒灭菌的过程及物品进行消毒灭菌效果的监测；对医院污水、污物按有关规定处理。

（四）加强对医务人员医院内感染知识教育，明确责任

对医务人员进行理论教育，提高预防和控制医院感染的自觉性，增强自我防护意识，严格执行医院感染管理的各项规章制度和技术操作规程，发现医院感染病例，及时送病原学检验，查找感染源、感染途径，控制蔓延，并对感染情况及时上报。发现法定传染病，按《传染病防治法》的规定报告。

（五）合理使用抗生素

应严格掌握使用指征，根据药物的敏感性，选择合适剂量、用法的抗生素，一般不宜预防性使用抗生素。

第二节　清洁、消毒、灭菌

一、概念

1. 清洁　是指用物理方法清除物体表面的污垢、尘埃和有机物。其目的是去除和减少微生物。

2. 消毒　是指用物理或化学方法清除或杀灭物体上除芽胞以外的各种病原微生物。

3. 灭菌　是指用物理或化学方法清除或杀灭物体上所有微生物，包括细菌芽胞和真菌孢子。

二、物理消毒灭菌方法

物理消毒灭菌法是应用物理原理，抑制或杀灭包括芽胞在内的一切微生物的方法。常用的方法有热力消毒灭菌法、光照消毒法、微波消毒法和生物净化法。

（一）热力消毒灭菌法

热力消毒灭菌法是利用热力破坏微生物的蛋白质、核酸、细胞壁和细胞膜，从而导致其死亡的方法。热力消毒灭菌法分干热法和湿热法。前者由空气导热，传热较慢；后者由空气和水蒸气导热，传热快，穿透力强。

1. 干热法

（1）燃烧法：常用于无保留价值的污染物品，如污纸、特殊感染（破伤风、气性坏疽、绿脓杆菌感染）的敷料置于焚化炉内，燃至灰烬。某些金属器械（锐利刀剪禁用此法，以免锋刃变钝）可在火焰上烧灼20秒。搪瓷类容器可倒入少量95%的乙醇慢慢转动，使乙醇分布均匀，然后点火燃烧至熄灭。燃烧时须远离易燃、易爆物品，如氧气、乙醚等；燃烧中途不得添加燃料，以免引起烧伤或火灾。

（2）干烤法：是利用特制的烤箱进行灭菌，其热力传播和穿透主要依靠空气对流和介质传导，灭菌效果可靠。适用于在高温下不变质、不损坏、不蒸发的物品，如油剂、粉剂、玻璃器皿和金属制品的灭菌。消毒：箱温120～140℃，时间10～20分钟；灭菌：箱温180℃，时间20～30分钟。也可根据消毒灭菌的物品和烤箱的类型确定。

2. 湿热法

（1）煮沸消毒法：是应用最早的消毒方法之一，适用于耐湿、耐高温的物品。如金属、搪瓷、玻璃和橡胶类等。

方法：将物品刷洗干净，全部浸没在水中，然后加热煮沸，消毒时间从水沸后算起。5～10分钟可杀灭繁殖体，达到消毒效果。还可将碳酸氢钠加入水中，配成1%～2%的浓度，不仅可使沸点提高到105℃，增强杀菌作用，还有去污防锈作用。

注意事项：①各类物品尽可能分类煮沸，物品消毒前，有轴节的器械或带盖的容器应将轴节或盖打开再放入水中，空腔导管需先在腔内注水。②物品不宜放置过多，大小相同的碗、盆不能重叠，要保证物品各面都与水相接触。③根据物品性质决定放入水的时间及消毒时间，玻璃器皿应在冷水时放入，消毒时间为10～15分钟，橡胶制品用纱布包好，待水沸后放入，消毒时间为5～10分钟；金属及搪瓷类物品，消毒时间为10～15分钟。④在海拔高的地区应适当延长消毒时间，因水的沸点受气压影响（海拔高，气压低，水的沸点低），一般海拔每增高300m，消毒时间需延长2分钟。

（2）压力蒸汽灭菌法：是利用高压下的高温饱和蒸汽杀灭所有微生物及其芽胞的方法，是物理消毒灭菌法中效果最好的一种方法，也是临床要求必须使用的一种方法。适用于耐高温、耐高压、耐潮湿的物品，如各类器械、敷料、搪瓷、橡胶、玻璃制品及溶液等的灭菌。

根据排放冷空气的方式和程度的不同，分为下排气式压力蒸汽灭菌和预真空压力蒸汽灭菌两大类。下排气式压力蒸汽灭菌是利用重力置换的原理，使热蒸汽在灭菌器中从上而下，将冷空气由下排气孔排出，全部由饱和蒸汽取代，利用蒸汽释放的潜热使物品达到火菌（潜热是指当1g100℃的水蒸气变成1g100℃的水时所释放的热能，为2255J）。灭菌所需压力为102.9kPa，温度121℃，时间为15～30分钟。预真空压力蒸汽灭菌器是利用机械抽真空的方法，使灭菌柜室内形成2.0～2.7kPa的负压，通入蒸汽后得以迅速穿透到物品内部进行灭菌。所需压力为205.8kPa，温度132℃，维持灭菌时间4分钟，到达灭菌时间后，抽真空使灭菌物品迅速干燥。根据一次性或多次抽真空的不同，分为预真空和脉动真空两种，后者空气排除更彻底，效果更可靠。预真空压力蒸汽灭菌整个过程需25分钟；脉动真空压力蒸汽灭菌整个过程需29～36分钟。由于预真空压力蒸汽灭菌器的灭菌效果更显著，目前临床上已逐步以预真空压力蒸汽灭菌器取代了下排气式灭菌器。操作灭菌器的人员需进行专门的培训，持上岗证方可进行灭菌操作。

注意事项：①灭菌包不宜过大（布类包裹在下排气式压力蒸汽灭菌时不超过30cm×30cm×25cm，预真空压力蒸汽灭菌时不超过30cm×30cm×50cm，重量不超过5kg，金属类重量不得超过7kg）。②灭菌包在放置时不宜过紧，各包之间应留空隙，便于蒸汽流通，有利于蒸汽透入包的中央，在排气时蒸汽可迅速排出，保持物品干燥。③尽量将同类物品一批灭菌，如材质不同，将纺织类物品竖放于上层，金属器械类放于下层；不同性质的物品放在一起灭菌，应以最难达到灭菌物品所需的时间、温度为标准。④盛装物品的容器打开孔，必要时将盖打开，以利于蒸汽进入。⑤装填量不得超过柜室容积的90%（下排气式不超过80%），同时预真空和脉动真空压力蒸汽灭菌器的装填量又分别不得小于柜室容积的10%和5%，以防止残留空气影响灭菌效果。⑥物品包的摆放应使叠的方向与水平面成垂直状态。⑦各类灭菌包均要避免与灭菌室的四壁接触，以防止吸入过多的冷凝水。⑧经灭菌的物品干燥后才能取出，存放于无菌室备用。

压力蒸汽灭菌效果监测：

工艺监测：主要是反映灭菌器的状态，指灭菌器的各项关键参数是否达到设计或该次灭菌设置的要求，如压力蒸汽灭菌的温度、压力和时间等。在每一次灭菌的整个过程中，都必须详细观察和记录各项关键参数。工艺监测可以直观瞬时地反映灭菌器是否正常运行，但不能真实反映灭菌器内每个包裹的灭菌过程和微生物的杀灭情况，因此，还需要结合化学监测和生物监测来综合反映灭菌的质量。

化学监测：通过化学指示剂经一定的温度和时间后，所呈现的颜色变化来辨别是否达到灭菌要求。①化学指示卡：用于监测灭菌包中心的情况。使用时将化学指示卡放在灭菌包的中央部位，灭菌后，根据指示卡颜色的改变，判断是否达到灭菌效果。②化学指示胶带：用于包表面的监测。粘贴在需灭菌物品的包装外面，根据指示胶带颜色的改变，判断此包是否经过灭菌处理。化学指示卡（胶带）用在每一件灭菌物品上。③B–D试验：用于监测预真空压力灭菌器空气排除效果。预真空灭菌器每日开始灭菌运行前应空载进行 B–D 测试，检测灭菌器冷空气排除效率，排气系统正常方可使用。试验时将 B–D 试验指示图放于标准试验包的中心部位，试验包放在排气孔上部，在 134℃温度下作用 3.5 分钟，最长不超过 4 分钟，取出试验包，指示图变色均匀，即为检测合格，方可进行物品的灭菌。

生物监测：是最可靠的监测法。利用对热耐受力较强的非致病性嗜热脂肪杆菌芽胞作为检测菌株，制成菌纸片，封入纸袋内，使用时将其分别放在灭菌器的四角和中央，待灭菌完毕，用无菌镊子取出菌纸片放入培养基内，在 56℃温箱中培养 7 天，若全部菌片无细菌生长则表示灭菌合格。此方法多用于定期监测。我国在《医院感染管理规范（试行）》中要求，对日常使用的灭菌器应每月进行生物监测，新灭菌器使用前也必须进行生物监测，合格后方能使用。

（二）光照消毒法

光照消毒法又称辐射消毒，主要利用紫外线、臭氧及高能射线，使菌体蛋白质发生光解、变性，菌体内的核酸、酶遭到破坏而致细菌死亡。该消毒法对杆菌杀菌力强，对球菌较弱，真菌则更弱，对生长期的细菌敏感，对芽胞敏感性差。电离辐射灭菌则有广谱杀菌作用。

1.日光曝晒法　日光具有热、干燥和紫外线的作用，有一定的杀菌力。常用于床垫、毛毯、衣服、书籍等物品的消毒。方法：将物品放在直射阳光下曝晒 6 小时，定时翻动，使物品各面均能受到日光照射。

2.紫外线灯管消毒法　紫外线灯管是人工制造的低压汞石英灯管（常用紫外线灯管有

15W、20W、30W、40W 四种），通电后，汞气化放电而成紫外线，一方面紫外线可直接杀菌，同时紫外线照射后，使空气中的氧电离产生具有较强杀菌作用的臭氧，二者共同发挥杀菌作用。紫外线杀菌作用最强的波段为 250～270nm。

方法：紫外线灯管消毒法主要用于空气消毒和物品表面的消毒。用于空气消毒：有效照射距离不超过 2m，消毒时间为 30～60 分钟；用于物品消毒，有效距离为 1m 以内（25～60cm），消毒时间不少于 30 分钟，消毒时将物品摊开或挂起，使其各面均受到直接照射。消毒时间从灯亮 5～7 分钟后开始计时。如需再次使用，关灯后须间歇 3～4 分钟再开启。

注意事项：①要经常保持灯管清洁，灯管表面每周一次用乙醇棉球擦拭，以减少灰尘和污垢对紫外线穿透力的影响；②紫外线对人的眼睛和皮肤有刺激作用，直接照射 30 秒就可引起眼炎或皮炎，照射过程中产生的臭氧对人体亦不利，故照射时人应离开房间，必要时戴防护镜、穿防护衣；③紫外线消毒时房间内的适宜温度为 20～40℃，相对湿度为 40%～60%；④定时检测紫外线的照射强度或记录使用时间，若灯管照射强度低于 70μW/ cm^2 或使用时间累计超过 1000 小时需更换灯管；⑤定期作空气培养，以检测灭菌效果。

3. 臭氧灭菌灯消毒法　灭菌灯内装有臭氧发生管，在电场作用下，将空气中的氧气转换成高纯度臭氧。臭氧主要依靠其强大的氧化作用杀菌，可杀灭细菌繁殖体、病毒、芽胞、真菌，并可破坏肉毒杆菌毒素。主要用于病区空气的消毒、医院污水和诊疗用水消毒及物品表面消毒。

方法：使用灭菌灯时，关闭门窗，人员须离开现场，消毒结束后 20～30 分钟方可进入。

4. 电离辐射灭菌法　是利用 γ 射线或电子加速器产生的高能电子束进行辐射灭菌。由于电离辐射灭菌法是在常温下灭菌，故又称"冷灭菌"。此方法穿透力强，杀菌效果可靠，用于不耐热物品的灭菌，如一次性注射器、输液器、输血器、精密医疗器械等。此方法多在医疗用品、生物医学制品等的生产厂家使用，医院较少采用此方法。

（三）微波消毒灭菌法

微波是一种波长短、频率高的超高电磁波，它具有较强穿透力，可直接对物体内部加热，热效应不需要物质传导，物体内外温度均匀。常用于食物、餐具、化验单、票证、药品及耐热非金属材料器械的消毒灭菌。

（四）生物净化法

通过三级空气过滤器，除掉空气中 0.5～5μm 的尘埃，选用合理的气流方式达到空气洁净的目的。主要用于手术室或烧伤病房等。

三、化学消毒灭菌方法

化学消毒灭菌法是利用化学消毒剂杀灭病原微生物的方法。其原理是使菌体蛋白凝固变性，酶蛋白失去活性，抑制细菌代谢和生长，或破坏细菌细胞膜的结构，改变其通透性，使细胞破裂、溶解，从而达到消毒灭菌的作用。

（一）化学消毒剂的使用原则

1. 根据物品的性能及不同微生物的特性，选择合适的消毒剂。

2. 严格掌握化学消毒剂的有效浓度、消毒时间及使用方法。

3. 消毒剂应定期更换，易挥发的要加盖，并定期检测，调整浓度。

4. 用浸泡法消毒时，消毒物品应先洗净擦干再消毒，物品应全部浸没在消毒液内，注意打开物品的轴节或套盖，管腔内注满消毒液。

5. 浸泡消毒后的物品在使用前用无菌生理盐水冲净；气体消毒后的物品，应待气体散发后再使用，以免药物刺激人体组织。

（二）化学消毒灭菌的使用方法

1. 浸泡法　将物品洗净、擦干后浸没在消毒溶液中，按标准的浓度与时间，达到消毒灭菌目的。用于耐湿不耐热的物品、器械的消毒，如人的体表、锐利器械、化学纤维制品等。

2. 擦拭法　用标准浓度的消毒剂擦拭物品表面，达到消毒作用。用于桌椅、墙壁、地面等的消毒。

3. 喷雾法　用喷雾器将化学消毒剂均匀喷洒，使消毒剂呈微粒气雾弥散在空间，在标准浓度内达到消毒作用。用于空气和物品表面的消毒。

4. 熏蒸法　将消毒剂（如过氧乙酸、乳酸等）加热，使消毒剂呈气体状，在标准的浓度及时间内，达到消毒灭菌目的。用于空气及不耐湿、不耐热物品的消毒，如血压计、听诊器、纸制物品等。

（三）常用的化学消毒剂（表 10-2）

表 10-2　常用化学消毒剂

消毒剂名称	消毒效力	使用范围	注意事项
戊二醛	高效	2% 戊二醛溶液加入 0.3% 碳酸氢钠，成为 2% 碱性戊二醛，用于浸泡不耐高温的金属器械、医学仪器、内窥镜等，消毒需 10~60 分钟，灭菌需 10 小时	①每周过滤 1 次，每 2 周应更换消毒液 1 次 ②浸泡金属类物品时，加入 0.5% 亚硝酸钠作为防锈剂 ③灭菌后的物品，使用前用无菌蒸馏水冲洗 ④内窥镜每天使用前、后需浸泡 30 分钟，消毒后用无菌蒸馏水冲洗

消毒剂名称	消毒效力	使用范围	注意事项
过氧乙酸	高效	①0.2%溶液用于手消毒，浸泡1～2分钟 ②0.5%溶液用于餐具消毒，浸泡30～60分钟 ③0.2%～0.5%溶液用于物体表面的消毒，或浸泡10分钟 ④1%～2%溶液用于室内空气消毒，8mL/m²，加热熏蒸，密闭门窗30~120分钟	①对金属有腐蚀性，对织物有漂白作用 ②易氧化分解而降低杀菌力，需现配现用 ③浓溶液有刺激性和腐蚀性，配制时要戴口罩和橡胶手套 ④存于阴凉避光处，防止高温引起爆炸
含氯消毒剂（常用的有漂白粉、漂白粉精、氯胺T、二氧异氰脲酸钠等）	高效	①0.5%漂白粉溶液、0.5%~1%氯胺溶液用于浸泡餐具、便具等，浸泡30分钟 ②1%~3%漂白粉溶液，0.5%~3%氯胺溶液喷洒或擦拭地面、墙壁及物品表面 ③排泄物消毒：漂白粉与粪便以1∶5量搅拌后，放置2小时，尿液100mL加漂白粉1g，放置1小时	①消毒剂保存在密闭容器内，置于阴凉、干燥、通风处，减少有效氯的丧失 ②配制的溶液性质不稳定，应现配现用 ③有腐蚀及漂白作用，不宜用于金属制品、有色衣服及油漆家具的消毒 ④3天更换一次消毒液
乙醇	中效	①75%溶液用于皮肤消毒 ②95%溶液可用于燃烧灭菌	①使用浓度勿超过80%，因乙醇消毒需一定量的水分，浓度过高或过低均影响消毒效果 ②不适于手术器械灭菌，因不能杀灭芽胞 ③易挥发，需加盖保存，定期检测，保持有效浓度 ④有刺激性，不宜用于黏膜及创面消毒 ⑤易燃，应加盖置于避火处
碘酊	中效	①2%溶液用于皮肤消毒，擦后待干，再用75%乙醇脱碘 ②2.5%溶液用于脐带断端的消毒，擦后待干，再用75%乙醇脱碘	①对皮肤有较强的刺激性，不能用于黏膜的消毒 ②对金属有腐蚀性，不可用于金属器械的消毒 ③对碘过敏者禁用
碘伏	中效	①3000~5000mg/L有效碘溶液用于外科手术及注射部位皮肤消毒，涂擦2次 ②250mg/L有效碘溶液用于浸泡消毒 ③500mg/L有效碘溶液用于黏膜、创面消毒	①碘伏对二价金属制品有腐蚀性，不应做相应金属制品的消毒 ②于阴凉处避光、防潮、密闭保存 ③皮肤消毒后不需脱碘
苯扎溴铵（新洁而灭）	低效	①0.01%~0.05%溶液用于黏膜消毒 ②0.1%~0.2%溶液用于皮肤消毒 ③0.1%~0.2%溶液用于金属器械消毒，浸泡15~30分钟（加入0.5%亚硝酸钠以防锈）	①对肥皂、碘、高锰酸钾等阴离子表面活性剂有拮抗作用 ②有吸附作用，会降低药效，所以溶液内不可投入纱布、棉花等 ③对铝制品有破坏作用，故不可用铝制品盛装

续表

消毒剂名称	消毒效力	使用范围	注意事项
氯己定 （洗必泰）	低效	①0.5％溶液用于手消毒，浸泡3分钟 ②0.5％溶液用于手术部位、注射部位的皮肤消毒及创面的消毒，擦拭2遍 ③0.5％～0.1％溶液用于冲洗阴道、膀胱或伤口黏膜创面	①勿与肥皂、洗衣粉等阴离子表面活性剂混合使用或前后使用 ②冲洗消毒时，若创面脓液过多，应延长冲洗时间

注：高效：可杀灭一切微生物，包括芽胞。
中效：可杀灭细菌繁殖体、结核杆菌、病毒，不能杀灭芽胞。
低效：可杀灭细菌繁殖体、部分真菌和亲脂性病毒，不能杀灭芽胞、亲水性病毒和结核杆菌。

四、医院内常见的清洁、消毒、灭菌工作

医院清洁、消毒、灭菌工作是指根据一定的规范、原则进行消毒处理的过程，从而尽最大可能地减少医院内感染的发生。

1. 医院选择消毒、灭菌方法的原则　医院清洁、消毒、灭菌工作应严格遵守消毒程序。凡是接触过患者的器械和物品均应先预消毒，再清洗，然后按以下方法进行合理的消毒或灭菌。

（1）根据医院用品的危险性选择消毒、灭菌的方法

1）高度危险性物品，必须选用灭菌法以杀灭一切微生物。

2）中度危险性物品，一般情况下达到消毒即可，可选择中水平消毒法或高水平消毒法。

3）低度危险性物品，一般可用低水平消毒法或只做一般的清洁处理即可。存在病原微生物污染时，必须针对所污染的病原微生物的种类选择有效的消毒方法。

（2）根据污染微生物的种类、危险性选择消毒、灭菌的方法

1）对受到致病性芽胞、真菌孢子和抵抗力强、危险程度大的病毒污染的物品，选用灭菌法或高水平消毒法。

2）对受到致病性细菌、真菌、亲水病毒、螺旋体、支原体、衣原体污染的物品，选用中水平以上的消毒法。

3）对受到一般细菌和亲脂病毒污染的物品，可选用中水平或低水平消毒法。

4）消毒物品存在较多有机物或微生物污染特别严重时，应加大消毒剂的剂量并延长消毒时间。

（3）根据消毒物品的性质选择消毒、灭菌的方法：选择的方法既要保护消毒物品不被破坏，又要使消毒方法易于发挥作用。

1）耐热、耐湿物品和器材，应首选压力蒸汽灭菌法；耐高温的玻璃器材、油剂类和干粉类可选用干热灭菌法。

2）怕热、忌湿和贵重物品，可选择甲醛或环氧乙烷气体消毒、灭菌。

3）金属器械的浸泡灭菌，应选择腐蚀性小的灭菌剂。

4）在进行物品表面消毒时，应考虑到表面性质。光滑表面可选择紫外线消毒或化学消毒剂擦拭，多孔材料表面可选喷雾消毒法。

2. 医院用品的危险性 分类医院用品的危险性是指物品污染后对人体造成危害的程度。通常根据其危害程度和人体接触部位的不同分为三类。

（1）高度危险性物品：这类物品是穿过皮肤、黏膜而进入无菌组织或器官内部的器械，或与破损的组织、皮肤黏膜密切接触的器材和用品，如手术器械、注射器、血液和血液制品、透析器、脏器移植物等。

（2）中度危险性物品：这类物品仅和皮肤、黏膜接触，而不进入无菌组织内，如体温计、压舌板、呼吸机管道、胃肠道内镜、喉镜等。

（3）低度危险性物品：这类物品不进入人体组织，不接触黏膜，仅直接或间接地和健康无损的皮肤相接触。如果没有足够数量的病原微生物污染，一般并无危害，如口罩、衣被、毛巾、血压计袖带等。

3. 消毒、灭菌方法的分类 根据消毒因子的浓度、强度和作用时间对微生物的杀灭能力，可将消毒灭菌方法分为四个作用水平。

（1）灭菌法：可以杀灭一切微生物以达到绝对无菌的方法。属于此类的有：热力灭菌、电离辐射灭菌、微波灭菌等物理灭菌法，以及用甲醛、戊二醛、环氧乙烷、过氧乙酸等高效灭菌剂进行灭菌的方法。

（2）高水平消毒法：能杀灭一切细菌繁殖体（包括结核杆菌）、病毒、真菌及其孢子和绝大多数细菌芽胞的消毒方法。属于此类的方法有：热力、微波、臭氧和紫外线等物理方法，以及含氯、过氧乙酸、过氧化氢、含溴消毒剂和一些复配的化学消毒剂等进行灭菌的方法。

（3）中水平消毒法：可以杀灭和清除细菌芽胞以外的各种病原微生物的消毒方法。包括超声波，碘类消毒剂（碘伏、碘酊等），以及复方氯己定、醇类和复方季铵盐类消毒剂等进行消毒的方法。

（4）低水平消毒法：只能杀灭细菌繁殖体（结核杆菌除外）和亲脂病毒。包括通风换气、冲洗等机械除菌法和中草药植物类、胍类（氯己定）、金属离子消毒剂等化学消毒方法。

4. 医院日常的清洁、消毒、灭菌

（1）医院环境消毒：医院环境常被患者、隐性感染者或带菌者排出的病原微生物所污染而成为感染的媒介。因此，医院环境的清洁与消毒是控制医院内感染的基础。医院环境要清洁，应消灭低洼积水、蚊蝇滋生地，清除垃圾，做到无灰尘、无蛛网、无蚊蝇、窗明几净，环境和物品表面的消毒符合规范。

1）环境空气消毒：从空气消毒的角度可将医院环境分为四类。其包括的内容及可采用的空气消毒方法有：①Ⅰ类环境（空气 ≤ 10CFU/ cm^3）：包括层流洁净手术室、层流洁净病房和无菌药物制剂室等，采用层流通风法使空气净化。②Ⅱ类环境（空气 ≤ 200CFU/ cm^3）：包括普通手术室、产房、婴儿室、早产儿室、普通保护性隔离室、供应中心无菌区、烧伤病房、重症监护病房等，采用低臭氧紫外线灯制备的空气消毒器或静电吸附式空气消毒器进行空气消毒。③Ⅲ类环境（空气 ≤ 500CFU/ cm^3）：包括儿科病房、妇产科检查室、注射室、换药室、供应中心清洁区、急诊室、化验室、各类普通病房和诊疗室等，除可采用Ⅱ类环境中的空气消毒方法外，还可应用臭氧、紫外线灯、化学消毒剂熏蒸或喷雾、中草药空气消毒剂喷雾等空气消毒方法。④Ⅳ类环境：包括传染病病房，可采用Ⅱ类和Ⅲ类环境中的空气消毒方法。

2）环境表面消毒：①地面，如无明显污染，可用湿式清扫以清除地面的污秽和部分微生物；如受病原微生物污染，应用消毒液湿拖擦洗或喷洒地面。②墙面，通常不需常规消毒；如受到病原微生物污染，可用化学消毒剂喷洒或擦拭。③各类物品表面，如病床、床头柜、桌子、凳子、病历夹、门把手、水龙头、门窗、便池等一般用清洁湿抹布或蘸取消毒液的抹布进行常规擦拭；如受到病原微生物污染，可用化学消毒剂喷洒或擦拭，还可用紫外线灯照射消毒。

（2）预防性和疫原性消毒

1）预防性消毒：在未发现明显感染源的情况下，为预防感染的发生对可能被病原微生物污染的环境、物品、个体等进行消毒及对粪便和污染物的无害化处理。

2）疫原性消毒：在有感染源或曾经存在病原微生物污染的情况下，为预防感染播散而进行的消毒，包括随时消毒和终末消毒。①随时消毒：直接在患者或带菌者周围进行。随时杀灭或清除由感染源排出的病原微生物，应根据病情做到"三分开""六消毒"，即分居室、分饮食、分生活用具，消毒分泌物或排泄物、消毒生活用具、消毒双手、消毒衣服和床单、消毒患者居室、消毒生活用水和污物。对陪护人员应加强防护。②终末消毒：是指感染源已离开疫源地，杀灭其遗留下来的病原微生物。应根据消毒对象及其污染情况选择适宜的消毒方法。消毒人员应做好充分的准备工作并加强自我防护。

（3）被服类消毒：各科患者用过的被服可集中送到被服室经环氧乙烷灭菌后，再送洗衣房清洗、备用。如无条件建立环氧乙烷灭菌间，可根据不同的物品采用不同的消毒方法：①棉织品如患者的床单、病员服经一般洗涤后高温消毒。②毯子、棉胎、枕芯、床垫可用日光曝晒或紫外线消毒。③感染患者的被服应与普通患者的被服分开清洗和消毒。④

工作人员的工作服及值班室被服应与患者的被服分开清洗和消毒；另外，还应注意加强工作人员的防护，以及衣被的收集袋、接送车、洗衣机、洗衣房、被服室等的消毒。

（4）皮肤和黏膜的消毒：皮肤和黏膜是人体的防御屏障，其表面有一定数量的微生物，其中有一些是致病性微生物或条件致病菌。对皮肤和黏膜进行消毒时应注意：①医务人员应加强手的清洗、消毒，以有效避免交叉感染。②患者皮肤、黏膜的消毒应根据不同的部位、病原微生物污染的情况选择相应的消毒剂。一般皮肤消毒用2%碘酊涂擦，待干后用75%乙醇脱碘；或用0.5%的碘伏涂擦。

（5）器械物品的清洁、消毒、灭菌：医疗器械及其他物品是导致医院内感染的重要途径之一，必须根据医院不同种类危险性用品的消毒、灭菌原则进行妥善的清洁、消毒、灭菌。

（6）医院污物、污水的处理：根据卫计委2003年287号文件的规定，医疗废物主要分为感染性废物、病理性废物、损伤性废物、药物性废物、化学性废物五类。为防止医院感染的发生，医疗废物应严格管理，根据废物的种类实施不同的收集处理办法，感染性废物应遵守密闭灭菌方法和消毒－清洗－消毒灭菌的程序。医院污水可能含有各种病原微生物和有害物质，如不加强管理，将会造成环境污染和社会公害。医院污水包括医疗污水、生活污水和地面雨水，医院应建立集中污水处理系统并遵照相关规定按污水种类分开排放。

第三节　无菌技术

一、概念

1.无菌技术　无菌技术是指在医疗护理操作中，防止一切微生物侵入人体和防止无菌物品、无菌区域被污染的操作技术。

2.无菌物品　无菌物品指经过灭菌处理后未被污染的物品。

3.无菌区　无菌区指经过灭菌处理且未被污染的区域。

4.非无菌区　非无菌区指未经过灭菌处理，或虽经过灭菌处理但又被污染的区域。

二、无菌技术操作原则

（一）操作前

1.操作环境应清洁、宽敞、定期消毒；操作台应清洁、干燥、平坦，物品布局合理；无菌操作前半小时应停止清扫工作，减少走动，避免尘埃飞扬。

2.工作人员要修剪指甲并洗手，戴好帽子、口罩，必要时穿无菌衣、戴无菌手套。

（二）操作中

1.无菌操作时，应有严格的无菌观念，应明确无菌区与非无菌区、无菌物品与非无菌物品，非无菌物品应远离无菌区域。

2.无菌操作时，操作者应面向无菌区，身体应与无菌区保持一定距离，手臂应保持在腰部或治疗台台面以上，不可跨越无菌区，手不可直接接触无菌物品，避免在无菌区内谈笑、咳嗽、打喷嚏。

3.取放无菌物品时，应使用无菌持物钳；无菌物品一经取出，即使未用，也不可放回无菌容器内；未经消毒的手，不可接触无菌物品。

4.无菌操作中，如用物疑有污染或已被污染，应予更换并重新灭菌。

5.一套无菌物品只供一位患者使用一次，防止交叉感染。

（三）物品保管

1.无菌物品须与非无菌物品分开放置，并有明显标志。

2.无菌物品应存放于无菌包或无菌容器中，不可暴露于空气中，无菌包外需标明物品名称、灭菌日期，并按失效期先后顺序摆放。

3.无菌包的有效期一般为7天，过期或受潮应重新灭菌。使用由医疗器械生产厂家提供的一次性使用无菌物品应遵循包装标识的有效期。

4.定期检查无菌物品的保管情况。

三、无菌技术基本操作

（一）无菌持物钳的使用

【目的】

用于取放和传递无菌物品，保持无菌物品的无菌状态。

【评估】

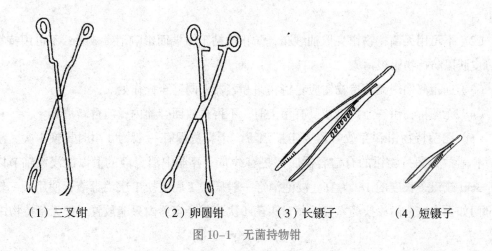

（1）三叉钳　　　　　（2）卵圆钳　　　　　（3）长镊子　　　　　（4）短镊子

图 10-1　无菌持物钳

1. 根据夹取物品的种类选择合适的持物钳。临床上常用的无菌持物钳有卵圆钳、三叉钳和长、短镊子四种（图 10-1）。卵圆钳主要用于夹取刀、剪、镊、治疗碗、弯盘等；三叉钳常用于夹取较大或较重物品，如瓶、罐、盆、骨科器械等；镊子的尖端细小，轻巧方便，适用于夹取针头、棉球、纱布等。

2. 需夹取的无菌物品是否放置合理。

3. 操作环境是否整洁、宽敞、符合要求。

【计划】

1. 用物准备　选用合适的无菌持物钳及正确的保存方法。

（1）干燥保存法：将持物钳及盛放容器打包经压力蒸汽灭菌后成为无菌持物钳，于使用前开包取出，4～8 小时更换一次。

（2）湿式保存法：将灭菌后持物钳浸泡在内盛消毒液的广口有盖无菌容器内，容器深度与钳长度比例合适，消毒液应浸泡至持物钳轴节上 2～3cm 或镊子长度的 1/2，每个容器内只能放 1 把持物钳，根据使用频率定时更换消毒液。此法目前临床已不提倡使用。

2. 环境准备　清洁、宽敞、明亮、安全，定期消毒，符合无菌操作要求。

【实施】

1. 操作方法

（1）检查并核对名称、灭菌日期、灭菌标识，确保符合无菌技术要求。

（2）打开无菌持物钳的容器盖，手持无菌持物钳移至容器中央，闭合钳端，垂直取出（图 10-2），关闭容器盖；使用时应在腰部以上视线范围内活动，不可过高、过低，保持钳端向下不可倒转。

（3）用后闭合钳端，打开容器盖，快速垂直放回容器内，关闭容器盖。

2. 注意事项

（1）取放持物钳时不能让持物钳触及容器口缘；持物钳不能在空气中暴露过久，以免污染。

（2）不可用无菌持物钳夹取油纱布，防止油粘于钳端而影响消毒效果；不可用持物钳消毒皮肤以防持物钳被污染。

（3）远距离使用无菌持物钳应将持物钳和容器一同移至操作处。

（4）无菌持物钳一经污染或疑有污染时，不得再放回容器内，应重新消毒。

（5）无菌持物钳和存放容器要定期消毒。干燥法保存一般为 4 小时更换 1 次。浸泡保存，盛放无菌持物钳的有盖容器底部垫有纱布，容器中消毒液的量以能浸没轴节以上 2～3cm 或镊子长度的 1/2 为宜。浸泡消毒一般病房 1 周更换 1 次消毒液；使用频率较高的部门如手术室、门诊换药室等，每日灭菌 1 次。每个容器内只能放置一把无菌持物钳。

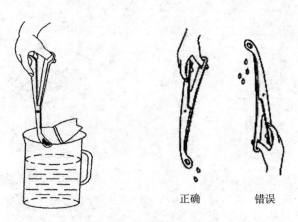

正确　　　　错误

图 10-2　无菌持物钳使用

【评价】

1.无菌持物钳及无菌物品均未被污染。

2.无菌持物钳使用方法正确、熟练，未跨越无菌区，无菌观念强。

（二）无菌容器的使用

【目的】

用于盛放无菌物品并保持无菌状态。

【评估】

1.无菌容器是否符合无菌技术操作要求。

2.操作环境是否符合无菌技术操作要求。

【计划】

1.用物准备　无菌持物钳、无菌盘、无菌缸等，无菌容器内有治疗碗、棉球、纱布等，快速免洗手消毒液和医疗废物桶。

3.环境准备　清洁、宽敞、明亮、安全，定期消毒，符合无菌操作要求。

【实施】

1.操作方法

（1）检查并核对无菌容器名称、灭菌日期、灭菌标识，确保符合无菌技术要求。

（2）取物时，手持无菌容器盖外面打开盖，平移离开容器，内面向上，置于稳妥处或拿在手中（图 10-3）。容器盖不得在容器上方翻转，手持盖时勿触及盖的内面及边缘。

（3）用无菌持物钳从无菌容器内夹取无菌物品，无菌持物钳及物品均不可触及容器的边缘。

（4）取物后，立即将盖盖严，避免容器内无菌物品在空气中暴露过久而污染。

（5）手持无菌容器（如治疗碗）时，应托住容器底部（图10-4），手指不可触及无菌容器的内面及边缘。

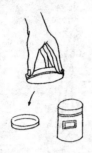 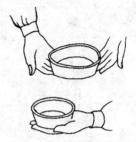

图 10-3　打开无菌容器法　　　　　　图 10-4　手持无菌容器

2. 注意事项

（1）使用无菌容器过程中，手指不可触及容器口和盖的边缘及内面。

（2）取出无菌物品时，不可触及容器口的边缘，应立即将盖盖严，避免容器内无菌物品在空气中暴露过久。

（3）无菌容器应定期消毒灭菌，一般有效期为7天，一经打开，使用时间不得超过24小时。

【评价】

1. 无菌持物钳、无菌容器及无菌物品均未被污染。

2. 无菌容器取用无菌物品方法正确、熟练，未跨越无菌区，无菌观念强。

（三）无菌包的使用

【目的】

用无菌包布包裹无菌物品，以保持物品的无菌状态，供无菌操作使用。

【评估】

1. 操作环境是否符合无菌技术操作要求。

2. 无菌包是否符合无菌技术操作要求。

【计划】

1. 用物准备　无菌持物钳；盛放无菌物品的容器或区域，如治疗盘；无菌包，内放无菌治疗巾、敷料、器械、快速洗手消毒液和医疗废物桶等。

包扎无菌包：将需灭菌的物品放于包布中央，用包布一角盖住物品，左右两角先后盖上，盖上最后一角后，用化

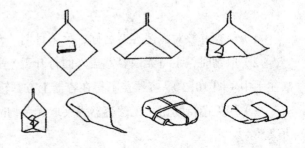

图 10-5　无菌包包扎法

学指示胶带贴妥（图10-5），贴上注明物品名称及灭菌日期的标签。

2.环境准备　清洁、宽敞、明亮、安全，定期消毒，符合无菌操作要求。

【实施】

1.操作方法

（1）包扎法

1）护士着装规范，洗手，戴口罩。

2）将需灭菌的物品放于包布中央。

3）用包布一角盖住物品，左右两角先后盖上，并将角尖向外翻折，折盖最后一角。

4）贴化学指示胶带，注明物品名称、灭菌日期。

（2）开包法

1）核对无菌包名称、灭菌日期，检查灭菌效果及有无潮湿破损，确保符合无菌要求。

2）将无菌包放在清洁、干燥、平坦的操作处，解开化学指示胶带，按原折顺序逐层打开无菌包，手只能接触包布外面，不可触及包布内面。

3）用无菌持物钳夹取所需物品，放在准备好的无菌区内。

4）无菌包依原折痕包好，包时手不可触及包布的内面。

5）注明开包日期、时间并签名，有效期24小时。

6）如需将包内物品全部取出，也可将包托在手上打开，另一手将包布四角抓住，稳妥地将包内物品放在无菌区内（图10-6）。

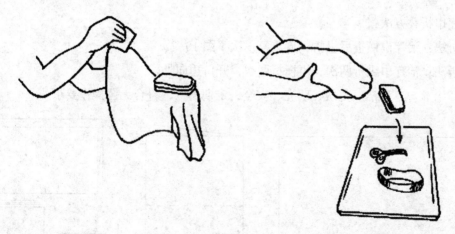

图10-6　无菌物品一次性取出法

2.注意事项

（1）无菌包用质厚、致密、未脱脂的双层纯棉布制成。包外应标明包的名称及灭菌日期，有效期一般为7天。

（2）无菌包如潮湿、破损、灭菌不合格、超过有效期不可使用，需重新灭菌。

（3）打开无菌包时，手只能接触包布外面，不可触及包布内面，不可跨越无菌区。

（4）如使用一次性无菌包，其有效期以包上标注时间为准，打开前核对物品名称及灭菌日期，检查包装是否完整、有无漏气，打开时从包装的撕裂口处撕开，暴露物品后，根据物品的种类用手或无菌持物钳取出。

【评价】

1. 无菌包包扎方法正确，松紧适宜。

2. 无菌区域、无菌物品及无菌包未被污染。

3. 无菌包内取用物品方法正确、熟练，未跨越无菌区，无菌观念强。

（四）铺无菌盘

【目的】

1. 将无菌治疗巾铺在洁净、干燥的治疗盘内，形成一无菌区。

2. 无菌盘可放置无菌物品，以供治疗使用。

【评估】

1. 操作环境、治疗盘是否清洁干燥。

2. 无菌治疗巾是否在有效期内。

【计划】

1. 用物准备　无菌持物钳、无菌治疗巾包、治疗盘、快速免洗手消毒液和医疗废物桶。

治疗巾折叠方法：

横折法：治疗巾横折后纵折，再重复一次（图10-7）。

纵折法：治疗巾纵折两次，再横折两次，开口边向外。

2. 环境准备　清洁、宽敞、明亮、安全，定期消毒，符合无菌操作要求。

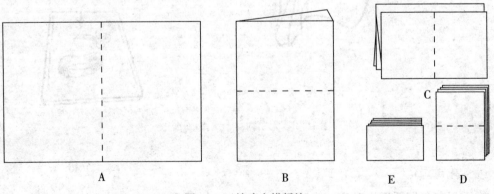

图10-7　治疗巾横折法

【实施】

1. 操作方法

（1）检查包的名称、灭菌日期及灭菌效果，包布有无破损或潮湿。

（2）打开无菌包，用无菌持物钳取一块无菌巾放在治疗盘内。

（3）双手捏住无菌巾一边外面两角，轻轻抖开，双折铺于治疗盘上（双层底铺法是从远到近，3折成双层底），将上层折成扇形，边缘向外，治疗巾内面构成无菌区（图10-8），手臂不可跨越无菌区。

（4）放入无菌物品后，拉开扇形折叠层遮盖于物品上，上下层边缘对齐，将开口处向上折两次，两侧边缘分别向下折一次，露出治疗盘边缘。

（5）注明铺盘日期、时间，签名，铺好的无菌盘有效期4小时。

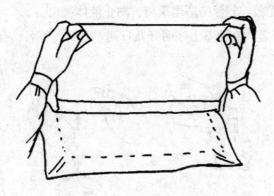

图 10-8　铺无菌盘法

2. 注意事项

（1）铺盘时，非无菌物品和操作者身体应与无菌盘保持适当的距离，手不可触无菌巾内面，双臂不可跨越无菌区域，保持物品无菌。

（2）准备好的无菌盘尽快使用，注明铺盘时间，4小时内有效。

【评价】

1. 无菌区域、无菌物品及无菌包未被污染。

2. 铺盘方法正确、熟练，未跨越无菌区，无菌观念强。

（五）取用无菌溶液法

【目的】

保持无菌溶液的无菌状态，供无菌操作使用。

【评估】

1. 操作目的、操作环境。

2. 无菌溶液的名称、浓度、有效期、质量。

【计划】

1. 用物准备　无菌溶液、弯盘、消毒液、棉签、盛装无菌溶液的容器。

2. 环境准备　清洁、宽敞、明亮、安全，定期消毒，符合无菌操作要求。

【实施】

1. 操作方法

（1）取无菌溶液密封瓶，擦净瓶外灰尘；如密封瓶有外包装，无需擦尘。

（2）取无菌溶液瓶，查对溶液名称、浓度、有效期，检查瓶盖有无松动、瓶身有无裂纹，对光检查溶液质量，有无沉淀、浑浊或变色。

（3）打开瓶盖，消毒瓶塞，待干后打开瓶塞，手不能触及瓶口及瓶盖内面。

（4）使瓶签朝向掌心，倒少量溶液旋转冲洗瓶口，再由原处倒出溶液至无菌容器中（图 10-9），溶液瓶与无菌容器保持适当距离，防止液体溅出。

（5）倒液后盖好瓶盖，在瓶签上注明开瓶日期、时间，签名，有效期 24 小时。

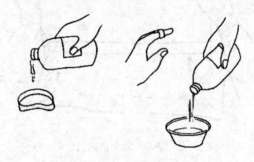

图 10-9　取用无菌溶液

2. 注意事项

（1）倒溶液时勿将瓶签沾湿，瓶口不可接触其他物品。

（2）倒溶液时溶液瓶应与无菌容器保持一定的距离，不可触及无菌容器，也不可将无菌敷料或非无菌物品堵塞瓶口倒液或深入无菌瓶内蘸取溶液，已倒出的溶液不可再倒回瓶内。

（3）已开启的溶液瓶，一次未用完，倒后立即盖好瓶塞，注明开瓶日期、时间，签名，瓶内的溶液在 24 小时内有效，余液只做清洁操作使用。

（4）一次性封口的无菌溶液一经打开，即使未用完也不可再用。

【评价】

1. 无菌溶液未被污染。

2. 无菌溶液取用方法正确、熟练，未跨越无菌区，无菌观念强。

（六）戴、脱无菌手套

【目的】

确保无菌技术操作的无菌效果，保护患者免受感染。

【评估】

1. 无菌手套的型号大小、质量、有效期。

2. 操作目的、操作环境。

【计划】

1. 用物准备　无菌手套、快速手消毒液。

2. 环境准备　清洁、宽敞、明亮、安全，定期消毒，符合无菌操作要求。

【实施】

1. 操作方法

（1）检查并核对手套型号、灭菌日期，选择大小合适的手套，如超过有效期、有潮湿或破损，均不能使用。

（2）按打开无菌包的方法，打开手套包，取出手套袋。

（3）如有滑石粉包，用包内滑石粉涂抹双手，注意避开无菌区。

（4）两手同时掀开手套袋开口处，分别捏住两只手套的反折部分，取出手套。

（5）将两手套五指对准，先戴一只手，再以戴好手套的手指插入另一只手套的反折内面，同法戴好；双手调整手套位置，将手套的翻边扣套在工作服衣袖外面（图 10-10）。

（6）将手套的反折部分套在工作衣袖外面，双手对合交叉检查是否破损，并调整手套与手指间的贴合度，便于操作。

（7）操作完毕后，一手捏住另一手套腕部外面，翻转脱下，再以脱下手套的手插入另一手套内，将其向下翻转脱下。注意勿使手套外面（污染面）接触到皮肤，手套外面卷在内，避免污染扩散。

（8）将用过的手套放入医用垃圾袋内，洗手。

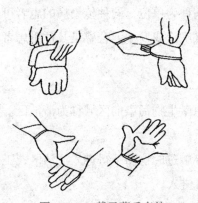

图 10-10　戴无菌手套法

2.注意事项

（1）戴手套前要修剪指甲，以防刺破手套。

（2）戴手套时要防止手套外面（无菌面）接触任何非无菌物品。

（3）未戴手套的手不可触及手套的外面（无菌面）；已戴手套的手不可触及未戴手套的手及另一手套的内面（非无菌面）。

（4）如手套有破损，立即更换，戴好手套的手应始终保持在腰部以上、视线范围以内。

（5）如手套有血迹或严重污染时，应在消毒液中清洗，勿使手套污染面接触皮肤。

【评价】

1.戴无菌手套时无菌手套未被污染。

2.戴、脱无菌手套方法正确、熟练，未跨越无菌区，无菌观念强。

第四节　隔离技术

一、隔离的基本知识

（一）隔离的概念

隔离是将传染病患者、带菌者和高度易感人群安置在指定区域，暂时避免和周围人群接触，以达到控制传染源，切断传播途径，保护易感人群免受感染的目的。

（二）隔离区域的设置和划分

1.隔离区域的设置　隔离区域应与普通病区分开，相邻病房大楼相距30m，侧面防护距离10m，以防空气对流传播，并远离水源、食堂和其他公共场所。传染病区应设有多个出入口，以便工作人员和患者分道进出。

隔离单位的划分有两种形式：一是以患者为单位，每位患者有单独的生活环境和用具并与其他患者隔开。二是以病种为单位，同种传染病的患者可住在同一病室，但应与其他病种的传染患者相隔离。凡未确诊或发生混合感染及危重患者有强烈的传染性时，应住单间隔离。

2.隔离区域的划分

（1）清洁区：凡未被病原微生物污染的区域称为清洁区。如更衣室、值班室、配餐室及库房等工作人员使用的场所。

隔离要求：患者或患者接触过的物品不得进入清洁区；工作人员接触患者后需要消毒双手、脱去隔离衣及鞋后方可进入。

（2）半污染区：有可能被病原微生物污染的区域称为半污染区。如医护办公室、化验室、病区内走廊、医疗器械废物处理室等。

隔离要求：患者或穿隔离衣的工作人员经过走廊时，不得触碰墙壁、家具等；各类检验标本有存放盘和架，检验完的标本及容器等严格按要求分别处理。

（3）污染区：凡被病原微生物污染或被患者直接接触和间接接触的区域为污染区。如病房、患者洗手间、浴室等。

隔离要求：隔离区物品未经消毒，不得带到他处；工作人员进入隔离区时，务必穿隔离衣，戴口罩、帽子，必要时换隔离鞋。离开时脱隔离衣、鞋，并消毒双手。

二、隔离原则

（一）一般消毒隔离

1. 工作人员的要求　工作人员进入隔离室应按照规定戴口罩、帽子，穿隔离衣；穿隔离衣前，必须将所需物品备齐，各种护理操作应有计划并尽可能集中执行，以减少穿脱隔离衣的次数和刷手的频率；穿隔离衣后，只能在规定范围内活动；一切操作要严格遵守隔离规程，接触患者或污染物品后必须消毒双手。

2. 病室的要求

（1）病室门前悬挂隔离标志，门口放用消毒液浸湿的脚垫，门外设立隔离衣悬挂架（柜或壁橱），消毒、洗手设施及避污纸。

（2）病室每日进行空气消毒，可用紫外线照射或消毒液喷雾；每日晨间护理后，用消毒液擦拭病床及床旁桌椅。

3. 患者的要求　患者应严格执行遵守隔离要求，未解除隔离前不得离开病室，如需外出检查或治疗，应由工作人员陪同，做好隔离措施后方可离开病室；传染性分泌物三次培养结果均为阴性或已渡过隔离期，医生开出医嘱后，方可解除隔离。

4. 污染物品的处理要求　患者接触过的物品或落地的物品应视为污染，消毒后方可给他人使用；患者的衣物、信件、钱币等经熏蒸消毒后才能交家人带回；患者的排泄物、分泌物、呕吐物须经消毒处理后方可排放；需送出病区处理的物品，置污物袋内，袋外应有明显标记。

（二）终末消毒处理

终末消毒处理是指对出院、转科或死亡患者及其所住病室、用物、医疗器械等进行的消毒处理。

1. 患者的终末处理　患者出院或转科前应沐浴、换上清洁衣服，个人用物须消毒后方可带出。如患者死亡，须用消毒液清洁尸体，并用浸透消毒液的棉球填塞口、鼻、耳、阴道、肛门等孔道，然后用一次性尸单包裹尸体。

2. 病室的终末处理　关闭病室门窗，打开床旁桌，摊开棉被，竖起床垫，用消毒液熏蒸或用紫外线照射消毒，消毒后打开门窗通风换气；家具、地面等用消毒液擦拭；体温计用消毒液浸泡；血压计及听诊器用消毒液擦拭或熏蒸消毒；被服类消毒处理后再清洗；其他物品根据其种类选择相应的消毒方法。

三、隔离种类与措施

（一）严密隔离

严密隔离适用于经飞沫、分泌物、排泄物直接或间接传播的烈性传染病，如：霍乱、鼠疫等。凡传染性强、死亡率高的传染病均需采取严密隔离。非典型肺炎也须采取严密隔离。

隔离的主要措施有：

1. 患者应住单间病室，通向过道的门窗须关闭。室内用具力求简单、耐消毒，室外门上挂有明显隔离标志，禁止探视、陪护及患者出病室。

2. 接触患者时必须戴帽子、口罩，穿隔离衣和隔离鞋，必要时戴手套，消毒措施必须严密。

3. 患者的分泌物、呕吐物及排泄物须严格消毒处理。

4. 污染敷料装袋标记后进行焚烧处理。

5. 病室内空气及地面用消毒液喷洒或紫外线照射消毒，每天 1 次。

（二）呼吸道隔离

呼吸道隔离适用于通过空气中的飞沫传播的感染性疾病，如肺结核、百日咳、流脑等。

隔离的主要措施有：

1. 同一病原菌感染者可住同一病室，有条件时尽量使隔离病室远离其他病室。

2. 通向过道的门窗须关闭，患者离开病室时需戴口罩。

3. 医务人员进入病室时需戴口罩，并保持口罩干燥，必要时穿隔离衣。

4. 为患者准备专用的痰杯，口、鼻分泌物须经消毒处理后方可丢弃。

5. 病室内空气用消毒液喷洒或紫外线照射消毒，每天 1 次。

（三）肠道隔离

肠道隔离适用于由患者的排泄物直接或间接污染了食物或水源而引起传播的疾病，如伤寒、甲型肝炎、细菌性痢疾等。肠道隔离可切断粪－口传播途径。

隔离的主要措施有：

1. 不同病种患者最好分室居住，如同居一室，须做好床边隔离，每张病床应加隔离标记，患者之间不可互换物品，以防交叉感染。

2. 接触不同病种患者时需分别穿隔离衣，接触污物时戴手套。

3. 病室应有防蝇设备，并做到无蟑螂、无鼠。

4. 患者食具、便器各自专用，严格消毒，剩余食物及排泄物均应消毒处理后才能排放。

5. 被粪便污染的物品要随时装袋，做好标记后送消毒或焚烧处理。

（四）接触隔离

接触隔离适用于经体表或伤口直接或间接接触而感染的疾病，如破伤风、气性坏疽等。

隔离的主要措施有：

1. 患者应住单间病室，不许接触他人。

2. 接触患者时需戴帽子、口罩、手套，穿隔离衣；医务人员的手或皮肤有破损时应避免接触患者，必要时戴手套。

3. 凡患者接触过的一切物品，如床单、被套、衣物、换药器械均应先灭菌，然后再进行清洁、消毒、灭菌。

4. 被患者污染的敷料应装袋，做好标记后送焚烧处理。

（五）血液－体液隔离

血液－体液隔离适用于预防直接或间接接触血液和体液传播的传染性疾病，如艾滋病、梅毒、乙型肝炎等。

隔离的主要措施有：

1. 同种病原体感染者可同室隔离，必要时单人隔离。

2. 若血液和体液可能污染工作服时需穿隔离衣。

3. 接触血液和体液时应戴手套。

4. 注意洗手。若手被血液和体液污染或可能被污染时，应立即用消毒液洗手，护理另一个患者前也应洗手。

5. 被血液和体液污染的物品，应装袋做好标记后送消毒或焚烧。

6. 严防被采血或注射针头等利器刺伤，患者用过的各种针头应放入防水、防刺破、有标记的容器内，直接送焚烧处理。

7. 被血液和体液污染的室内表面物品，立即用消毒液擦拭或喷洒。

8. 探视及陪护应采取相应的隔离措施。

（六）昆虫隔离

昆虫隔离适用于以昆虫为媒介而传播的疾病，如疟疾、乙型脑炎、流行性出血热、斑疹伤寒、回归热等。

根据昆虫种类确定隔离的措施：

1. 疟疾、乙型脑炎主要由蚊子传播，所以病室内应有纱窗、纱门、蚊帐或其他防蚊设施。

2.斑疹伤寒、回归热由虱子传播，患者入院时要灭虱处理，沐浴更衣，换下的衣物须灭虱处理。

3.流行性出血热由螨传播，患者入院时要沐浴更衣，换下的衣物须煮沸或高压蒸汽灭螨处理。

（七）保护性隔离

保护性隔离也称反向隔离，适用于抵抗力低下或极易感染的患者，如早产儿、严重烧伤、白血病、脏器移植、免疫缺陷等患者。

隔离的主要措施有：

1.设专用隔离室，患者住单间病室隔离。

2.凡是进入病室人员，应穿、戴灭菌后的隔离衣、帽子、口罩、手套及拖鞋。

3.接触患者前、后或护理另一位患者前均要洗手。

4.凡患呼吸道疾病或咽部带菌者，包括医务人员，均应避免接触患者。

5.未经消毒处理的物品不得带入隔离区。

6.病室内空气、地面、家具等均应严格消毒并通风换气。

7.探视者应采取相应的隔离措施。

四、隔离技术操作

（一）口罩、帽子的使用

【目的】

1.保护患者和工作人员，防止飞沫污染无菌物品或清洁物品。

2.帽子可防止工作人员的头屑飘落、头发散落或被污染。

【评估】

1.患者病情及采取的隔离种类。

2.帽子、口罩是否符合隔离要求。

【计划】

1.用物准备　口罩、帽子、污染物袋、快速洗手消毒液和医疗废物桶。

2.环境准备　清洁、宽敞、明亮、安全，符合隔离操作要求。

【实施】

1.操作方法

（1）护士着装规范，洗手。

（2）戴上帽子遮住全部头发。

（3）戴上口罩

戴纱布口罩：将口罩罩住鼻、口及下巴，口罩上方带子系于头顶中部，下方带子系于颈后（如系带是耳套式，应将系带分别系于左右两耳）。

戴外科口罩：将口罩罩住鼻、口及下巴。将双手指尖放在鼻夹上，从中间位置开始，用手指向内按压鼻夹，并分别向两侧移动，根据鼻梁形状塑造鼻夹。

戴医用防护口罩：一手托住口罩，有鼻夹的一面背向外，将口罩罩住口、鼻及下巴，鼻夹部位向上紧贴面部；用另一手将下方系带拉过头顶，放在颈后双耳下，再将上方系带拉至头顶中部；将双手指尖放在金属鼻夹上，从中间位置开始，用手指向内按压鼻夹，并分别向两侧移动，根据鼻梁的形状塑造鼻夹；将双手完全盖住口罩，快速呼气，检查密合性，如有漏气应调整鼻夹位置。

N95 口罩的佩戴方法：佩戴时口罩头带每隔 2～4cm 处拉松，将口罩罩于面部（鼻梁夹置于鼻梁位置）后，调整头带至合适位置，再用指尖沿着鼻梁夹由中间至两边慢慢向内按压直至紧贴鼻梁。戴好后进行正压（用力呼气）及负压（用力吸气）测试，口罩周边无漏气为合格，否则要重新调整头带及鼻梁夹。

（4）洗手后先解开下面的系带，再解开上面的系带，用手指捏住系带，将口罩丢入医疗垃圾袋内。不要接触口罩前面（污染面）、不可悬挂胸前。

（5）洗手，取下帽子。一次性帽子取下后放入污物袋内；布制帽子每日更换，清洁消毒。

2. 注意事项

（1）先洗手，再戴口罩；戴口罩时应盖住口鼻，帽子应将头发全部遮住，不可用污染的手触摸口罩。

（2）口罩暂时不用时应取下，将污染面向内折叠，放入小袋内，再放入口袋，不能挂在胸前。纱布口罩使用 2～4 小时应更换，一次性口罩使用不应超过 4 小时。口罩潮湿应立即更换；接触严密隔离患者后应立即更换口罩。

（3）脱口罩前后应洗手；使用后的一次性口罩应放入医疗垃圾桶内，以便集中处理。

【评价】

1. 帽子、口罩保持清洁、干燥、无污染发生。

2. 帽子、口罩戴法正确、熟练。

（二）手的清洁与消毒

【目的】

清除手部皮肤污垢和大部分暂住菌，预防感染和交叉感染，避免污染清洁物品或无菌物品。

【评估】

1.洗手指征

（1）接触患者前后，特别是接触有破损的皮肤、黏膜和侵入性操作前后。

（2）从同一个患者身体的污染部位移动到清洁的部位时。

（3）进行无菌技术操作前后，进入和离开隔离病房、ICU、母婴室、新生儿病房、烧伤病房、感染性疾病病房等重点部门时，戴口罩和穿脱隔离衣前后。

（4）接触血液、体液和被污染的物品后。

（5）戴手套前，脱手套后。

（6）处理药物或配餐前。

2.患者病情及采取的隔离种类。

3.手污染程度及将要进行的操作。

【计划】

1.护士准备　着装整洁，修剪指甲，取下手表、饰物，卷袖过肘。

2.用物准备　流动水洗手设施、清洁剂、干手物品、手消毒剂、标签、弯盘。

【实施】

1.操作方法

（1）七步洗手法

1）先用流动水充分淋湿双手，取清洁剂均匀涂抹整个手掌、手背、手指、指缝

2）按顺序揉搓双手（图10-11），认真清洗指背、指尖、指缝和指关节等易污染部位，持续15s，范围为双手至腕上10cm。

3）用流水冲净泡沫，使污水从前臂流向指尖。

4）用手纸或毛巾擦干双手，也可用干手机烘干双手。擦手手巾应保持清洁、干燥，一用一消毒。

（2）刷手法

1）湿润双手，用手刷蘸洗手液刷洗前臂、腕部、手背、手掌、手指、指缝、指甲，刷洗范围应超过被污染的范围。

2）用流水冲净泡沫，使污水从前臂流向指尖。

3）按上述程序再刷一遍，流水冲净，每只手刷30秒，双手刷两遍共刷2分钟。

4）用手纸或毛巾擦干双手或烘干双手，擦手手巾应保持清洁、干燥，一用一消毒。

（3）卫生手消毒

1）取快速手消毒剂于掌心，均匀涂抹至整个手掌、手背、手指、指缝、指背关节、拇指、指尖，保证消毒剂完全覆盖手部皮肤。

2）按照七步洗手的步骤揉搓双手，直至手部干燥，不要用流动水冲洗。

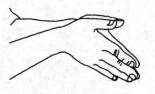
①掌心相对揉搓

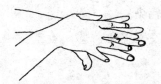
②手指交叉，掌心对手背揉搓

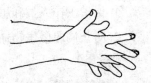
③手指交叉，掌心相对揉搓

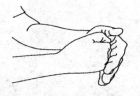
④弯曲手指关节在掌心揉搓

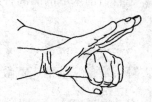
⑤拇指在掌中揉搓

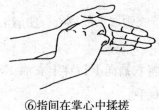
⑥指间在掌心中揉搓

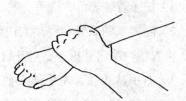
⑦旋转式擦洗手腕，交替进行

图 10-11 七步洗手的步骤

2. 注意事项

（1）最好使用感应开关或脚踏开关式水龙头，洗手时可避免用手接触水龙头。

（2）刷手时，身体应与洗手池保持一定距离，以免污水溅到隔离衣上或隔离衣污染洗手池边缘。

（3）流水冲洗时，腕部应低于肘部，使污水流向指尖，外科手消毒则应保持双手位于胸前并高于肘部，使水由手部流向肘部。

【评价】

1. 清洁区和清洁物品未被污染，工作服和周围环境未被溅湿。

2. 手的清洗和消毒方法正确、熟练。

（三）穿、脱隔离衣法

【目的】

1. 保护工作人员和患者不受到污染。

2. 防止病原微生物播散，避免交叉感染。

【评估】

1. 患者病情、治疗及护理情况。

2. 患者对疾病及消毒隔离的认识。

3. 患者目前采取的隔离种类、隔离措施。

【计划】

1. 用物准备　隔离衣、手套、洗手设施、医疗废物桶。

2. 环境准备　清洁、宽敞、明亮、安全，符合隔离操作要求。

【实施】

1. 操作方法

（1）穿隔离衣

1）护士着装规范，洗手，戴口罩，卷袖过肘。

2）隔离衣的衣领和隔离衣内面为清洁面，手持衣领取下隔离衣，使清洁面朝向操作者，将衣领两端向外折齐，对齐肩缝，露出肩袖内口。

3）右手持衣领，左手伸入袖内，右手持衣领将衣袖向上拉穿上衣袖；左手持衣领，依上法穿好右侧衣袖，举起手臂将衣袖上抖，露出双手。

4）两手持前面衣领，由领子中央顺着边缘由前向后系好领扣，手不能触及隔离衣的外面。

5）系好袖扣或系上袖带，此时手已被污染

6）解开腰带活结，将腰部自一侧衣缝下约 5cm 处渐向前拉，见到衣边用同侧手捏住衣外面边缘，同法捏住另一侧，手不可触及隔离衣内面。

7）双手在背后将边缘对齐，向一侧折叠并用左手按住折叠处，右手将同侧腰带拉至背后压住折叠处，换手拉左侧腰带，腰带在背后交叉，至前面打一活结。如隔离衣后侧下部边缘有衣扣，应扣上（图 10-12）。

8）穿好隔离衣，双臂保持在腰部以上的视线范围内活动，不可进入清洁区，不可接触清洁物品。

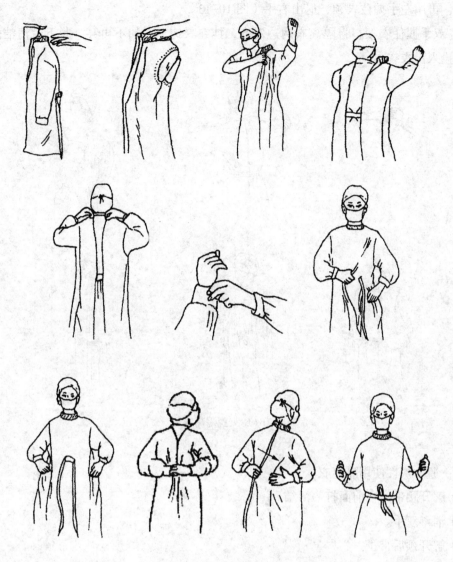

图 10-12 穿隔离衣法

（2）脱隔离衣

1）护士着装规范，洗手，戴口罩。

2）解开腰带，在前面打一活结。如隔离衣后侧下部边缘有衣扣，则先解开。

3）解开袖口，在肘部将部分衣袖塞入工作服衣袖下，暴露双手。

4）消毒双手，擦干，注意不要溅湿隔离衣。

5）解开领扣，污染袖口不可触及衣领、面部和帽子。

6）左手伸入右侧袖口内，拉下衣袖遮住手，用遮盖的右手外面握住左侧衣袖的外面将衣袖拉下，两手在袖内对齐衣袖，并轮换从袖管中退至衣肩，用右手握住两肩缝，先退出左手，再用左手握住衣领，退出右手（图 10-13）。

7）双手握住衣领，将隔离衣两边对齐，挂在衣钩上；如不再穿，脱下后清洁面向外卷好，投入污衣袋内。

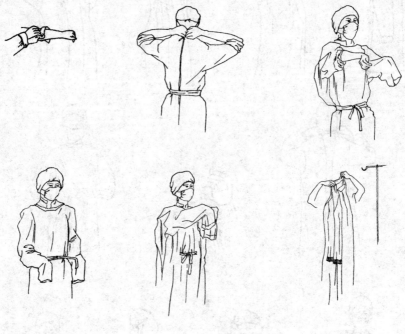

图 10-13　脱隔离衣法

（3）脱一次性使用隔离衣

1）解开腰带，在前面打一活结。

2）消毒双手。

3）解开颈后带子。

4）双手持带将隔离衣从胸前向下拉。

5）右手捏住左衣领内侧清洁面脱去左袖。

6）左手握住右侧衣领内侧下拉脱下右袖，将隔离衣污染面向里，衣领及衣边卷至中央，放入指定容器内。

2. 注意事项

（1）隔离衣要完整无破损，长短合适，须全部遮盖工作服。

（2）隔离衣应每日更换，如有潮湿或污染应立即更换。

（3）已使用过的隔离衣的衣领及内面为清洁面（若为反向隔离，则内面为污染面），穿脱时要避免污染清洁面。

（4）清洁的手不能触及隔离衣的污染面，系领子时污染的袖口不可触及衣领、面部、帽子；注意保持衣领清洁。

（5）穿好隔离衣后，双臂保持在腰部以上、视线以内，不得进入清洁区，避免接触清洁物品。

（6）洗手时防止污水溅到隔离衣上，隔离衣也不要接触水池。

（7）隔离衣挂在半污染区，清洁面向外，不能露出污染面；挂在污染区，则污染面向外；隔离衣不得挂在清洁区。

【评价】

1. 操作者、环境、物品未被污染。

2. 穿脱隔离衣方法正确、熟练，隔离观念强。

（四）避污纸的使用

避污纸是备用的清洁纸片，做简单隔离操作时使用，可保持物品或双手不被污染，以省略手消毒程序。取避污纸时，应从页面抓取，不可掀开撕取（图10-14）。避污纸用后放入污物桶内，集中焚烧处理。

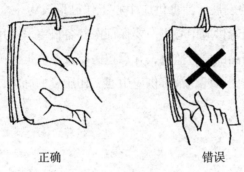

正确　　　　　　　　　　错误

图10-14　取避污纸法

（五）鞋套、防水围裙的使用

鞋套应具有良好的防水性能，并一次性使用。在规定区域内应穿鞋套，离开该区域时应及时脱掉，放入医疗垃圾袋内；发现鞋套破损应及时更换。

防水围裙适用于可能受到患者血液、体液、分泌物及其他污染物质喷溅时，进行医疗器械的清洗。有重复使用的围裙和一次性使用的围裙两种。

（六）护目镜、防护面罩的使用

护目镜能避免患者的血液、体液等具有感染性物质溅入人体眼部；防护面罩能避免患者的血液、体液等具有感染性物质溅入人体面部。护目镜或防护面罩用于：①在进行操作中，可能发生患者的血液、体液等喷溅时。②近距离接触经飞沫传播的传染病患者时。③为呼吸道传染病患者进行气管插管、气管切开等近距离操作，可能会发生患者的血液、体液等喷溅时，应使用全面型防护面罩。

戴护目镜、防护面罩前应检查有无破损，佩戴装置有无松脱；佩戴后应调节好舒适度；摘下护目镜、防护面罩时，捏住靠近头部或耳朵的一边摘掉，放入医疗垃圾袋内，如需重复使用，放入回收容器内清洁、消毒。

第五节　消毒供应中心

一、消毒供应中心在预防和控制医院内感染中的作用

消毒供应中心（简称供应室）是向全院提供无菌器材、敷料和其他无菌物品的重要科室，是医疗、教学、科研工作不可缺少的组成部分，是预防医院感染的重要科室。消毒供应中心的工作质量与医院感染、热原反应的发生、微粒的危害密切相关，直接影响医疗和护理质量的效果，甚至患者的生命安危，保证无菌物品的质量是供应室工作的核心，更是预防热原反应，减少微粒危害，降低医院内感染发生和医疗质量的重要环节。

随着现代医学科学的发展，消毒供应中心工作已形成为一个归属医院感染学范畴并相对独立的专业学科。消毒供应中心不但要保证医院各科室医疗用品、医用器械的消毒灭菌，还要负责对全院无菌品的质量监测，并承担医院及社会上有关预防医院内感染、消毒灭菌技术的指导咨询工作，因此，消毒供应中心工作质量的好坏，直接影响着医院感染是否能够得以预防和控制。

二、消毒供应中心的设置

消毒供应中心应建立在接近病房、方便临床的位置。周围环境清洁，没有污染源，形成一个相对独立的区域。室外地面硬化或绿化，道路通畅，便于医疗用品的供应和回收。室内建筑设施应符合卫生学的要求，地面、墙壁选择光滑、易洗刷消毒、耐腐蚀、接缝少的材料；地漏应有防污及防鼠装置；门窗选用密闭性能好的材料；室内采光充分，并安装有消毒、通风设备。

消毒供应中心应设有标志明显、界限清楚、分工明确、有实际屏障隔开的污染区、清洁区和无菌区，并采取强制性的通行路线，不准逆行。可利用双扉式清洗消毒机和双扉式压力蒸汽灭菌器作为三区间的隔离屏。在三区工作的人员可穿不同颜色的服装以示区别，如污染区——黄色；清洁区——蓝色；无菌区——绿色。

污染区：由回收室、清洗室和未灭菌物品处理室组成，用于回收使用过的灭菌物品，然后进行分类、清洗。

清洁区：由包装室、灭菌室组成，用于灭菌前的配套装配、包装、保管、灭菌。

无菌区：由无菌物品存放保管库、发放室组成，用于已灭菌物品的保管、整理、供应。

消毒供应中心可根据医院规模、工作量等配备工作人员，人员结构应以中、青年为主，所有人员身体健康、定期体检、经过专业培训、取得上岗证，才能从事消毒供应工作。

三、消毒供应中心的工作内容

（一）回收

消毒供应中心应有专人专车对临床各科室使用过的污染物品及医疗器械进行回收，分门别类，进行处理。

（二）清洗消毒

清洗消毒是灭菌前准备工作的一个重要环节，是对回收的污染物品分类进行初洗、精洗的过程。洗涤的四个步骤即去污、去热原、去洗涤剂和精洗。精洗是选用新鲜流动的蒸馏水，冲去洗涤过程中附着的有害物。整个洗涤过程应规范、科学、有序，不能随意或变更程序。目前规范的医院消毒供应中心多采用超声自动清洗机对污染器具进行洗涤，整个过程都可以通过自动控制来完成，但清洗质量仍需人工监测。

（三）包装

对经过清洗消毒的器具在灭菌前进行包装，有利于保证消毒物品的灭菌质量并维持无菌状态。

包装工作室应有较高的洁净度，室内有空气净化设施，温度适宜，湿度宜维持在35%～50%。工作台面清洁光滑，采光充分。包装采用的材料或盛装物品的容器，均应清洁干燥，大小适合所要包装的器材及消毒的要求。包装后的物品要在1～2小时内进行灭菌，不要长时间放置，防止污染及致热源的产生。

（四）灭菌

灭菌是供应室的重要工作内容。应根据灭菌物品的不同，选择适宜、有效的灭菌方法，达到既不损坏被消毒物品的性能，又能彻底灭菌的目的。

（五）无菌物品的管理和发放

经过灭菌的无菌物品，从灭菌器取出后直接存放在无菌间内，不能有中间环节。贮存无菌物品的放物架，应离地面30cm以上，物品按有效期的先后顺序摆放整齐、有序、不挤压。无菌物品上要有明显的灭菌指示标识、灭菌日期。

无菌间的工作人员应穿戴特定的衣帽、专用鞋，非本区工作人员不得随意入内。发放无菌物品应设有特定通道的窗口。

（六）一次性医疗用品的管理

一次性使用的无菌医疗用品是指无菌、无热源，经检验合格，在有效期内一次使用的医疗器具。供应室负责对各种一次性医疗用品按无菌物品的保管方法进行保管和发放，同时如数回收使用过的一次性用品，按规定进行分类处理。

复习思考

一、单项选择题

【A1 型题】

1. 以下关于医院内感染说法正确的是（　　　）

    A. 出院后发病的患者不属医院内感染

    B. 感染与发病应同时发生

    C. 一定是在患者住院时期遭受的感染

    D. 陪住者是医院内感染的首要对象

    E. 只要在住院时期发生的感染就归属医院内感染

2. 引起医院内感染的主要因素不包括（　　　）

    A. 严格监控消毒灭菌效果

    B. 介入性诊疗手段增加

    C. 抗生素的广泛应用

    D. 医务人员不重视

    E. 易感人群增加

3. 医院感染的预防和控制措施不正确是（　　　）

    A. 建立三级监控体系

    B. 健全各项规章制度

    C. 落实医院感染管理措施

    D. 加强医务人员知识教育

    E. 大量使用抗生素控制院内感染

4. 以下哪个区域是传染病区的半污染区（　　　）

    A. 治疗室、库房   B. 浴室、盥洗室   C. 内走廊及病区化验室

    D. 病室、厕所   E. 配餐室、更衣室

5. 防止交叉感染最主要的措施是（　　　）

    A. 进行无菌操作时，环境要清洁

B. 医护人员衣帽要整洁

C. 监测探视人员

D. 一套无菌物品，只供一位患者使用一次

E. 进出病室要穿隔离衣

6. 不能用于金属物消毒的是（　　）

A. 燃烧法　　　　　　B. 干烤法　　　　　　C. 煮沸消毒法

D. 微波消毒灭菌法　　E. 压力蒸汽灭菌法

7. 关于煮沸消毒法，正确的是（　　）

A. 煮沸 10 分钟可杀灭多数细菌芽胞

B. 水中加入亚硝酸钠可提高杀菌效果

C. 橡胶类物品在冷水中或温水中放入

D. 中途加入其他物品，需等再次水沸后再开始计时

E. 物品需全部浸入水中，相同的容器应重叠放在一起

8. 对传染患者用过的票证最好的消毒方法是以下哪一项（　　）

A. 喷雾法　　　　　　B. 熏蒸法　　　　　　C. 擦拭法

D. 高压蒸汽灭菌法　　E. 燃烧法

9. 隔离区域的设置要求中，不正确的是（　　）

A. 隔离区域应与普通病区分开

B. 与普通病区相距 30m，侧面防护距离 10m

C. 远离水源、食堂

D. 设一个出入口，以便控制人员出入

E. 设在离公共场所较远的地方

10. 血液或体液隔离的措施中正确的是（　　）

A. 每位患者都应施行单间隔离

B. 被患者血液污染的针头应及时送回处置室内进行消毒

C. 废弃的血液标本应及时倒入水池内冲刷掉

D. 必要时应戴手套采血

E. 血液若溅出应立即用无菌纱布擦拭

【A2 型题】

11. 患者男性，46 岁，在野外探险时不慎被狗熊咬伤，同伴帮其处理伤口时需要对器械进行灭菌处理，不适宜用火烧灼的器械是（　　）

A. 治疗碗　　　　　　B. 止血钳　　　　　　C. 持针器

D. 手术刀　　　　　　E. 镊子

12. 护士准备将用过的治疗碗等一些金属器械用烤箱来消毒，不正确的做法是（　　）

　　A. 先将要消毒的器械进行清洗

　　B. 整齐地将器械摆放入烤箱中，装约 3/4 满

　　C. 调整烤箱温度

　　D. 调整干烤时间

　　E. 消毒后等温度降至 38℃才将器械取出

13. 消毒供应中心护士用煮沸法消毒金属器械时，在煮锅中添水 5000 mL，为提高沸点并防锈，至少加入碳酸氢钠（　　）

　　A. 10g　　　　　　　B. 20g　　　　　　　C. 30g

　　D. 40g　　　　　　　E. 50g

14. 某护士对患者出院后的病室用紫外线进行消毒，不正确的做法是（　　）

　　A. 安排病室内其他患者暂时离开病室　　　B. 将门窗关闭

　　C. 将患者用过的床头柜门及抽屉全打开　　　D. 将紫外线灯放在房间的正中央

　　E. 打开灯管，开始计时，时间为 30 分钟

15. 患者女性，28 岁，入院诊断为"细菌性痢疾"，该患者用过的餐具采用的消毒方法是（　　）

　　A. 高压蒸汽灭菌　　　B. 消毒剂擦拭　　　C. 紫外线消毒

　　D. 消毒液浸泡　　　　E. 消毒液喷洒

16. 某护士为患者行导尿术时发现手套破损，应该（　　）

　　A. 用无菌纱布将破损处包裹好　　　B. 用无菌治疗巾包裹手指操作

　　C. 立即更换无菌手套　　　D. 再套上一双新的无菌手套

　　E. 用乙醇棉球擦拭破损处

17. 患儿，8 岁，出水痘住隔离病房，护士告知家长隔离区域的划分，属于半污染区的是（　　）

　　A. 护士值班室　　　B. 治疗室　　　C. 配膳室

　　D. 患者浴室　　　　E. 病区内走廊

18. 患者女性，30 岁，因畏寒、发热、厌油、食欲不振、恶心呕吐、乏力就诊，诊断为乙型肝炎，收入院治疗。应采取（　　）

　　A. 严密隔离　　　B. 消化道隔离　　　C. 呼吸道隔离

　　D. 血液 – 体液隔离　　　E. 接触性隔离

19. 某护士佩戴纱布口罩时，在没有潮湿和污染的情况下，可以佩戴的时间是（　　）

　　A. 1 ～ 3 小时　　　B. 2 ～ 4 小时　　　C. 3 ～ 6 小时

　　D. 4 ～ 8 小时　　　E. 5 ～ 10 小时

20. 患者男性，35 岁，细菌性痢疾。护士收取患者的体温计时，使用避污纸的正确方法是（　　）

　　A. 掀页撕取　　　　　　　　B. 由别人代递　　　　　C. 在页面抓取

　　D. 须掀起页面再抓取　　　　E. 随便撕取，无影响

21. 某护士接触传染病患者后，对手进行刷洗消毒，最先刷洗的部位是（　　）

　　A. 手掌　　　　　　　　　　B. 手背　　　　　　　　C. 手指

　　D. 腕部　　　　　　　　　　E. 前臂

22. 某护士为患者作套管针穿刺时，戴无菌手套及脱手套的过程中，不正确的操作步骤是（　　）

　　A. 戴手套前先洗手

　　B. 核对手套包上的手套号码、灭菌日期和灭菌效果

　　C. 戴上手套的右手持另一手套的内面戴上左手

　　D. 戴上手套的双手置腰节水平以上

　　E. 脱手套时，将手套翻转脱下

23. 李某，40 岁，不慎被烧伤，Ⅲ度烧伤面积达 45%，入院后应采用（　　）

　　A. 消化道隔离　　　　　　　B. 保护性隔离　　　　　C. 接触隔离

　　D. 呼吸道隔离　　　　　　　E. 血液体液隔离

24. 某护士为患者换药，操作中不符合无菌操作原则的是（　　）

　　A. 检查无菌包在有效期，包装无潮湿、破损

　　B. 铺好无菌盘，放入换药用物

　　C. 到病床前，打开无菌盘

　　D. 戴好无菌手套后揭去污染敷料，消毒伤口，盖上无菌敷料，固定

　　E. 换下的敷料放入治疗车下层弯盘中

25. 护士参加医院组织的无菌技术操作考核，其门诊换药室的持物钳缸上注明的开包时间是 2 月 27 日 14：00，需重新灭菌的时间是（　　）

　　A. 2 月 27 日 16：00　　　　B. 2 月 27 日 18：00　　C. 2 月 27 日 23：00

　　D. 2 月 28 日 10：00　　　　E. 2 月 28 日 14：00

【A3/ A4 型题】

（26 ～ 28 题共题干）

患者男性，55 岁，上班途中摔伤被送入医院，在门诊对伤口进行了清洗包扎，3 日后到医院换药。

26. 给患者准备的换药盘有效时间是（　　）

　　A. 2 小时　　　　　　　　　B. 4 小时　　　　　　　C. 6 小时

D. 8 小时　　　　　　　　　E. 24 小时

27. 换药时，不可以用作伤口周围皮肤消毒的消毒剂是（　　　）

　　A. 1% 碘伏　　　　　　　B. 2% 碘酊　　　　　　C. 75% 乙醇

　　D. 0.1% 苯扎溴铵　　　　E. 2% 碱性戊二醛

28. 给患者换药时，符合无菌技术操作原则的是（　　　）

　　A. 将潮湿的无菌包晾干后使用

　　B. 使用已开包 2 日的无菌包

　　C. 铺换药盘时，将上层无菌巾扇形折叠到对侧无菌盘上，开口边向内

　　D. 无菌敷料取出后如未用完，应立即放回原容器内

　　E. 已戴手套的手触碰另一手套外面

（29 ～ 32 题共用题干）

患者男性，40 岁，诊断：肺结核。

29. 护士对其病室空气消毒的正确方法是（　　　）

　　A. 2% 过氧乙酸喷洒　　　B. 食醋熏蒸　　　　　C. 紫外线照射消毒

　　D. 开窗通风　　　　　　　E. 甲醛熏蒸

30. 患者使用的体温计应每日消毒，正确的消毒方法是（　　　）

　　A. 煮沸消毒　　　　　　　B. 2% 碘酊擦拭　　　　C. 70% 乙醇浸泡

　　D. 0.1% 氯己定浸泡　　　E. 微波消毒

31. 入院指导时，应告知患者不适宜去的地方是（　　　）

　　A. 医护办公室　　　　　　B. 治疗室　　　　　　C. 病区走廊

　　D. 化验室　　　　　　　　E. 患者浴室

32. 对患者的痰液最合适的处理方法是（　　　）

　　A. 直接咳到痰盂中倒掉

　　B. 咳到纸巾上，扔到垃圾桶里

　　C. 咳到蜡纸盒内焚烧

　　D. 直接咳到痰盂中，用消毒液浸泡消毒后再倒掉

　　E. 煮沸后再倒掉

（33 ～ 34 题共用题干）

患者张某三天前被铁钉刺伤，出现抽搐、角弓反张，伤口化脓。

33. 患者应执行何种隔离（　　　）

　　A. 生物媒介传播的隔离　　　　B. 保护性隔离的隔离

　　C. 接触传播的隔离　　　　　　D. 空气传播的隔离

　　E. 飞沫传播的隔离

34. 患者用过的敷料，最适宜的灭菌方法是（　　）

 A. 高压蒸汽灭菌法 B. 间歇性灭菌法 C. 燃烧法

 D. 消毒液浸泡法 E. 日光曝晒法

二、论述题

试述无菌技术操作原则。

扫一扫，知答案

扫一扫，看课件

第十一章

职业防护

【学习目标】

1. 掌握常见职业损伤和常见职业损伤防护措施。

2. 熟悉职业防护相关概念和职业损伤的危险因素。

3. 了解职业防护的管理。

　　随着现代医学的迅速发展和对医院内感染认识的提高，护士的职业防护越来越受到国内外的关注。护士工作在临床第一线，与患者接触最为密切，常常暴露在各种职业危险环境中，甚至发生职业性伤害，严重影响其身心健康。因此，护士应具备职业安全防范意识，采取相应的防范措施，以减少职业伤害，保护自身安全，维护自身健康。

第一节　职业危害因素

一、职业防护的相关概念及意义

（一）职业防护的相关概念

1. **职业暴露**　是指从业人员由于职业关系而暴露在有害因素中，从而有可能损害健康或危及生命的一种状态。

2. **护理职业暴露**　是指护士在从事诊疗、护理活动中，接触病原微生物或有害、有毒物质，以及受到心理社会等因素的影响，损害健康或危及生命的一种状态。

3. **职业防护**　是针对可能造成机体损伤的各种职业性有害因素采取有效措施，以避免职业性损伤的发生，或将损伤降低到最低限度。

4. **护理职业防护**　是指在护理工作中针对各种职业性有害因素采取有效措施，以避免职业性损伤的发生，或将损伤降至最低。

5. **普及性预防** 即在为患者提供医疗服务时，无论是患者还是医务人员的血液和深层体液，也不论其是阳性还是阴性，都应当作为具有潜在的传染性加以防护。

6. **标准预防** 是认定患者血液、体液、分泌物、排泄物均具有传染性，需进行隔离，不论是否有明显的血液污染或是否接触非完整的皮肤与黏膜，接触上述物质者，必须采取防护及隔离措施，根据传播途径采取空气、飞沫、接触隔离。

（二）职业防护的意义

1. **科学规避护理职业风险** 护士通过对职业防护知识的学习及技能的获得，可以提高护士职业防护的意识，严格遵守护理操作规程，自觉履行职业角色功能及职业规范要求，有效控制职业危险因素，科学有效地规避护理职业风险，减少护理差错、事故的发生，增强护理工作的安全感和使命感。

2. **提高护士职业生命质量** 护理工作是为人的生命健康服务的特殊职业，在工作中面临多种不安全的应激源。护理职业防护的有效实施，不仅可以避免职业卫生和职业安全有害因素对护士造成的机体损害，还可以控制由环境和行为引发的不安全因素。通过职业防护可以维护护士的身体健康，减轻工作心理压力，增强适应能力，提高护士职业生命质量。

3. **营造轻松和谐工作氛围** 良好安全的职业环境，不仅可以对工作者产生愉悦安全轻松的身心效应，可以提高护士职业的满意度和价值感，促进护患关系的和谐，有利于人际交流，获得职业生涯选择的积极认同。还可缓解护士的工作压力，改善护理人员的精神卫生状况，焕发职业工作热情，提高护士职业适应能力。

二、职业损伤的危害因素

（一）物理性因素

常见的物理性因素有锐器伤、放射性损伤、温度性损伤及负重伤等。

1. **锐器伤** 锐器伤是一种由医疗利器，如注射器针头、缝针、各种穿刺针、手术刀、剪刀、碎玻璃、安瓿等造成的意外伤害，造成皮肤深部足以使受伤者出血的皮肤损伤。锐器伤是护士最常见的职业性伤害因素之一。锐器伤是造成护士发生血源性传播疾病的最主要因素，其中最常见、危害性最大的是乙型肝炎、丙型肝炎和艾滋病。同时针刺伤也会给护士造成心理伤害，使其产生焦虑和恐惧。

2. **放射性损伤** 工作中常接触到紫外线、激光等放射性物质的护士，如果防护不当，可导致皮肤、眼睛受损，血液系统功能障碍，甚至诱发肿瘤等。

3. **温度性损伤** 如使用热水袋、热水瓶等所致的烫伤；使用氧气、乙醇等易燃易爆物品引起的烧伤；使用红外线烤灯、频谱仪等引起的灼伤。

4. 负重伤　护士工作强度大、体力劳动较多，特别是在搬运患者、为患者翻身时，护士的身体负荷过重、用力不均或不当及长时间站立等，容易导致椎间盘突出症或下肢静脉曲张等的发生。负重伤比较常见的是腰椎间盘突出症。

（二）化学性因素

化学性因素指医务人员在从事工作过程中，通过多种途径接触到的化学物质。

1. 消毒剂　如甲醛、过氧乙酸、戊二醛及含氯消毒剂等，可引起皮肤过敏、流泪、恶心等症状；经常接触还会引起结膜灼伤、化学性气管炎、上呼吸道炎症等；长期接触可以造成肝脏、中枢神经系统等损害。

2. 化疗药物　化疗药物主要指治疗恶性肿瘤的化学治疗药物。常见化疗药物有环磷酰胺、氮芥、氟尿嘧啶、阿霉素等。长期接触化疗药物，若防护不当可引起白细胞数量减少、月经异常、畸胎、流产、脏器损伤、肿瘤等。

3. 麻醉废气　吸入少量麻醉废气可引起烦躁、头痛、注意力不集中等症状；长时间吸入麻醉废气，可使麻醉废气在体内堆积，导致慢性氟化物中毒、生育功能降低、胎儿畸形等。

4. 汞　护理操作用物如血压计、体温计、水温计等都含有汞，护士如果不慎接触到汞，会危及其健康。

（三）生物性因素

生物性因素是指医务人员在工作过程中，意外接触、食入或吸入的病原微生物或含有病原微生物的污染物。主要是指细菌、病毒、支原体等微生物对机体的伤害，其中以细菌和病毒多见。常见的致病菌有：葡萄球菌、大肠杆菌、链球菌等，通过呼吸道、消化道、血液、皮肤等途径传播；常见的病毒有人类免疫缺陷病毒、肝炎病毒、冠状病毒等，主要通过呼吸道和血液传播。

（四）心理 - 社会因素

随着科技的发展，人民生活水平的提高及医学模式和健康观念的转变，护士除执行医嘱外，同时还承担着护理者、管理者、教育者、科研者等工作；而我国各级医院病区普遍存在护士数量明显不足，护士工作常处于超负荷工作状态；同时，由于某些患者及家属对护理工作存在偏见，可引起护患关系紧张；再者由于护士工作长期面对患病、意外伤害以及死亡，这些忧伤情绪都会影响护士的精神状况和生活态度。因此长期超负荷工作、紧张的工作气氛及忧伤情绪，除使护士容易发生身体疲劳外，还易产生心理疲惫，引发一系列心理健康问题。

三、职业防护的管理

为了维护护士的职业安全，应依据和参照国家有关法规，规范护理职业防护管理。

（一）完善组织管理

职业安全组织管理分为医院职业安全管理委员会、职业安全管理办公室和科室职业安全管理小组三级管理，分别承担相应的职业安全管理工作。

（二）建立健全规章制度，规范防护措施

1. 健全制度 医院应建立健全各项规章制度，如职业防护管理制度、职业暴露上报制度、处理程序、风险评估标准、消毒隔离制度、转诊制度及医疗废弃物处理制度等。认真遵守执行上述制度是保障护士职业安全的基本措施。

2. 规范各类操作流程 制定各种预防职业损伤的工作指南，完善相关操作流程，如预防锐器伤操作规程、预防化疗药物损伤操作规程及生物性因素防护规程等。

3. 强化和推进标准预防 可采用美国疾病控制中心推荐使用的标准预防进行护理职业防护。护士必须正确掌握各级防护标准、防护措施及各种防护物品的使用方法，以防止防护不足或防护过度。

（三）加强职业安全教育，增强职业防护意识

实施职业安全教育和规范化培训是减少护士职业暴露的主要措施。各级卫生行政管理部门要充分认识到护理职业暴露的危险性和严重性及做好护士职业防护的重要性和迫切性，做好岗前培训、继续教育培训与考核，并把护理职业安全作为在校教育和毕业后教育的考核内容之一，不断强化防护意识，增强防护能力。

（四）加强医院管理，改进护理防护设备

创造安全健康的工作环境，提供完善的检测系统、医疗设备和职业防护措施，为护士提供全方位的安全保障。例如，建立静脉药物配制中心，提供生物安全柜、层流手术室、感应式洗手设施、安全注射装置、一次性锐器回收盒、手套、面罩、防护镜、防护罩及脚套等防护设备或用品。

（五）重视护士健康状况

医院应重视护士健康状况，定期对其进行健康体检和免疫接种。护士必须接种的疫苗有：重组乙肝疫苗、麻疹活疫苗、腮腺炎活疫苗、流感疫苗（灭活的或亚单位疫苗）、风疹活疫苗、水痘－带状疱疹活疫苗；可选择的接种的疫苗：卡介苗、流行性脑膜炎球菌多糖疫苗（A、C、W135、Y 群疫苗）、甲肝疫苗、破伤风与白喉疫苗、脊髓灰质炎病毒活疫苗、狂犬病疫苗、天花疫苗、伤寒疫苗。

第二节 职业防护措施

一、常见职业损伤与原因

（一）锐器伤

锐器伤是导致护士发生血源性传播疾病最主要的职业性因素。发生的原因有：①准备物品，整理治疗盘、治疗室台面时被裸露的针头或碎玻璃扎伤；②掰安瓿、抽吸药液过程中被划伤；③各种注射、拔针时患者不配合造成误伤；④双手回套针帽产生的刺伤；⑤注射器、输液器毁形过程中刺伤；⑥使用后的锐器进行分离、浸泡和清洗时误伤；⑦手术及操作过程中锐器传递时造成误伤；⑧处理医疗污物时，不慎导致误伤。

（二）化疗药物损伤

护士可通过直接接触、呼吸道吸入及消化道摄入等途径接触到化疗药物，从而给其带来一定的潜在危害。化疗药物损伤的常见原因有：

1. 化疗药物配制过程中的接触 由于瓶内压力过大，排气时出现药物的喷洒或针剂药瓶破碎而漏出药物。

2. 化疗药物注射过程中的接触 静脉注射前排气或注射时针头连接不紧密导致药液外溢。

3. 化疗药物使用后的接触 使用过的化疗药物空瓶或剩余药液污染工作环境或仪器设备；处理化疗患者的排泄物、分泌物或其他污染物时护士接触到化疗药物。

（三）血源性病原体损伤

血源性病原体是指存在于血液和某些体液中的能引起人体疾病的病原微生物，例如乙型肝炎病毒（HBV）、丙型肝炎病毒（HCV）和人体免疫缺陷病毒（HIV）等。血液中含有血源性病原体浓度最高，必须通过采取防护措施，减少护士感染 HBV、HCV 或 HIV 等的机会。血源性病原体损伤的原因有：

1. 接触患者血液、体液导致的损伤 接触血液与体液的操作时未戴手套，手部皮肤破损时未戴双层手套；患者的血液、分泌物不慎溅入护士的眼、口、鼻中。

2. 锐器伤导致的损伤 主要是污染的针头刺伤或其他锐器伤，其中针刺伤最容易发生在针头使用后的丢弃环节。

（四）汞泄漏损伤

汞是对人体健康危害极大的有毒物质，且环境污染持久，如临床使用的血压计、体温计、水温计等都含有汞。损坏破碎后漏出的汞如果处理不当，对人体会产生神经毒性和肾毒性作用。汞泄漏的常见原因有：

1. 血压计使用不规范　护士给血压计加压时，打气过快过猛、压力过大导致汞从玻璃管顶端喷出；使用完未关闭汞槽的开关或关闭汞槽开关时未倾斜血压计，在合上血压计时，玻璃管中的汞就会泄漏；重复测量血压时，玻璃管上端的残余汞还没有回到零位刻线以下，就开始加压，导致玻璃管上端的汞喷出；血压计开关轴心和汞槽吻合不好，加压时导致汞泄漏。

2. 体温计使用不规范　体温计盛放容器不规范，未给患者讲解体温计的使用方法，未及时收回体温计或收回时未放入容器内，甩体温计时触碰硬物等都可使体温计破碎，导致汞泄漏；患者不慎摔破或咬碎体温计导致汞泄漏。

（五）负重伤

负重伤指护士由于工作性质的原因常需要搬动或移动重物，当身体负重过大或用力不合理时，所导致的肌肉、骨骼或关节的损伤。

1. 工作强度较大　护士在临床工作中经常进行搬运、抬起患者及物品，或为患者翻身等体力活动；另外，临床普遍存在护士人力不足、突发事件多等原因，使护士工作常处于紧张状态。因此，身体负荷过重、工作强度大等易导致腰背痛、腰椎间盘突出症等负重伤的发生。

2. 长期积累损伤　护士在进行加药、观察引流管等操作时，腰部扭转动作较多，长时间的损伤积累易诱发腰椎间盘突出症；长时间站立和走动，易引起下肢静脉曲张。

二、常见职业损伤的防护

（一）锐器伤的防护

1. 预防措施　锐器伤预防的关键是建立锐器伤防护制度，加强护士职业安全教育，提高自我防护的意识，严格执行防护措施，减少锐器伤的发生。

（1）建立与完善防护制度：①强化制度：严格执行护理操作常规和消毒隔离制度，提高自我防护意识。②规范操作：进行侵入性诊疗和护理操作时，光线要充足；传递锐器时要使用小托盘，避免直接传递；有可能接触患者血液、体液时，必须戴手套，如手部皮肤有破损必须戴双层手套，操作结束脱手套后立即洗手，必要时进行手消毒。③正确处理使用后的锐器：使用后的锐器应直接放入耐刺、无渗漏的锐器盒内。禁止对使用后的针头复帽或取下针头，避免直接用手接触使用后的针头、刀片等锐器。

（2）规范锐器使用时的防护，纠正易引起锐器伤的危险行为：①抽吸药液时应严格遵循无菌操作原则。②打开安瓿时，用砂轮划痕后垫以棉球或纱布掰开。③静脉用药时最好采用三通给药。④抽药后单手套上针帽。⑤制定完善的手术器械摆放及传递的规定，规范器械护士的操作常规。⑥手术前充分了解高危患者情况，做好相关的安全防护工作。

（3）禁止以下危险行为：①用双手分离污染的针头、注射器。②双手回套针帽。③用手直接接触使用后的锐器，如针头、刀片等。④用手直接传递锐器。⑤用手折弯或弄直针头。⑥直接接触医疗废物。

（4）严格管理医疗废物：严格执行医疗废物分类标准，使用国际标准的锐器回收器处理使用后的锐器，封存好的回收器应有清晰的标志，便于监督执行。

（5）加强健康管理：建立护士健康档案，定期进行体检，做好预防接种；建立损伤后登记上报制度和锐器伤处理流程；关心受伤护士的心理变化，做好心理疏导；适当调整护士工作强度和心理压力，减少锐器伤发生。

（6）与患者有效沟通：尽可能与患者沟通，以取得患者及家属的信任，使其积极配合治疗和护理工作，增加操作的安全性。

（7）使用具有安全装置的护理器材：选用安全性能好的护理用品，如真空采血系统采集血液标本、可来福接头、可自动毁形的安全注射器等。

2. **应急处理**　若护理人员遇到刺伤、割伤或血液、体液溅到黏膜或皮肤上，应做到：

（1）局部处理：①如有伤口，应当由伤口的近心端向远心端挤压，尽可能挤出损伤处的血液。但避免进行伤口局部挤压或按压，以免产生虹吸现象使污染的血液进入血管，增加感染的机会。②用肥皂液或流动的清水反复冲洗伤口，用生理盐水冲洗黏膜。③用0.5% 碘伏或 75% 乙醇进行消毒，并包扎伤口。

（2）预防性用药：①当发生艾滋病病毒职业暴露后应尽早开始预防性用药，最好在 4 小时内实施，最迟不得超过 24 小时；超过 24 小时的，也应当实施预防性用药。②发生一级暴露且暴露源病毒载量水平为轻度时，可以不使用预防性用药；发生一级暴露但暴露源病毒载量水平为重度或者发生二级暴露但暴露源病毒载量水平为轻度时，使用基本用药程序。发生二级暴露且暴露源病毒载量水平为重度，或者发生三级暴露且暴露源病毒载量水平为轻度或重度时，使用强化用药程序。暴露源病毒载量水平不明时，可以使用基本用药程序。③预防性用药方案分为基本用药程序和强化用药程序。基本用药程序是两种逆转录酶抑制剂，使用常规治疗剂量，连续服用 28 天。如双汰芝（AZT 与 3TC 联合制剂）300 mg/ 次，每日 2 次，用药时间为连续服用 28 天。或参考抗病毒治疗指导方案。强化用药程序是在基本用药程序的基础上，同时增加一种蛋白酶抑制剂，如佳息患或利托那韦。均使用常规治疗剂量，连续服用 28 天。

（3）事故登记：发生事故的单位要建立事故登记制度，发生艾滋病职业暴露时，应按要求填写艾滋病职业暴露人员个案登记表，记录事故发生的时间、地点及经过；暴露方式；损伤的具体部位，程度；接触物种类（培养液、血液或其他体液）和艾滋病病毒载量水平；处理方法及处理经过（包括赴现场专家或领导活动）；是否采用暴露后预防药物，并详细记录用药情况，首次用药时间，药物毒副作用情况（包括肝肾功能化验结果），用药的依从性状况。

（4）事故报告：小型事故（存在任何一种小的损伤或一级暴露）可在紧急处理后立即将事故情况和处理措施报告本单位主管领导。重大事故（存在严重损伤或二级及以上暴露）在紧急处理的同时要向本单位主管领导报告，主管领导要立即派专家到现场对处理进行具体指导，并立即向区卫生防疫部门报告，力争在暴露后最短时间内（24小时以内）开始。

（5）监测：重大事故中的艾滋病职业暴露者要立即检测艾滋病病毒抗体，该血清留样备用。暴露人员在暴露后的一年内要定期检测艾滋病病毒抗体，即分别在暴露后6周、12周、6个月、12个月检测。

（6）保密：重大事故或小型事故，单位和个人对事故涉及的职业暴露者在整个处理过程中，均应注意做好保密工作。

（二）化疗药物损伤的防护

化疗药物防护应遵循两个基本原则：减少直接接触化疗药物；减少化疗药物污染环境。

1. 环境要求 有条件的医院应设置化疗药物配药间或化疗药物配制中心，并配备空气净化装置、生物安全柜；操作台面上应覆盖一次性防渗漏防护垫，减少药液污染台面。

2. 配备专业人员 化疗药物配制室内应配备合格护士，需经过药学基础、化疗药物操作规程及废弃物处理等专业培训，并通过专业理论和技术操作考核。化疗护士应定期检查肝肾功能、血常规及免疫功能等，妊娠期及哺乳期护士应避免接触化疗药物。

3. 配制化疗药物的准备要求 配制前用流水洗手，佩戴一次性防护口罩，佩戴帽子，准备一次性防渗透隔离衣工作服外套，佩戴面罩。

4. 配制化疗药物的操作要求 割锯安瓿前应轻弹其颈部，使附着的药粉降落至瓶底。掰开安瓿时应在锯锉部位垫纱布，执行化疗药物操作要求从药瓶中吸取药液后，先用无菌纱布或棉球裹住瓶塞，再撤针头，防止拔出针头瞬间药液外溢。抽取药液以不超过注射器容量的3/4为宜，防止针栓从针筒中意外滑落。操作完毕，脱去手套后用流动水和洗手液彻底洗手并行沐浴，减轻药物毒性作用。

5. 污染物品的处理要求 凡与化疗药物接触过的针头、注射器、输液管、棉球、棉签等，必须收集在专用的密闭垃圾桶内，标明警示标志统一处理，不能与普通垃圾等同处理。处理污物时，护士必须戴口罩及手套，处理完毕后应彻底洗手。临床上常用超声波漂洗槽进行机械清洗。

6. 化疗药物给药时的防护 ①静脉给药时应戴手套。②确保注射器及输液管接头处连接紧密，防止药物外漏。③从茂菲滴管加药时，先将无菌棉球围在滴管开口处再加药，加药速度不宜过快，以防药物溢出。

7. 废弃物和污染物的处理 ①已使用的接触过化疗药物的物品、输液器、一次性注射器、安瓿、药瓶、针头等必须放置在无渗漏、防刺破的专用容器中封闭处理。②一次性污物应焚烧处理，非一次性物品应与其他物品分开放置，高温处理。③处理48小时内接受过化疗患者的血液、排泄物、分泌物时，必须穿隔离衣、戴手套。④被化疗药物和患者体液污染的床单等应单独洗涤。⑤含有化学药物的污水应先在医院内的污水处理系统处理后再排放。

8. **化疗药物污染的处理**　如果化疗药物外溅，应立即标明污染范围，避免他人接触，并立即用吸水毛巾或纱布吸附；若药物为粉剂则用湿纱布轻轻擦抹，并用肥皂水擦洗污染表面后，再用75%乙醇擦拭消毒。

9. **暴露后的处理**　护士在配制、使用和处理污物的过程中，眼睛或皮肤接触到化学药物或防护用品被污染，可采用下列措施处理：①立即脱去被污染的手套或隔离衣。②皮肤受污染时，立即用清水或肥皂水冲洗污染部位的皮肤。③眼睛受污染时，立即用清水或等渗洁眼液冲洗眼睛。④记录接触情况，必要时就医治疗。

（三）血源性病原体损伤的防护

1. **洗手**　护士在接触患者前、后，特别是接触血液、排泄物、分泌物及污染物前后，均应洗手。常规使用肥皂或洗手液洗手，在感染或传染病流行期间，应使用消毒液洗手。

2. **避免直接接触血液或体液**　护士在护理操作时，必须实施常规职业防护措施，包括使用手套、口罩、护目镜及隔离衣等。

3. **安全处理锐利器具**　严格按照操作规程处理针头、手术刀及安瓿等锐器，选用安全性能好的防护用品。

4. **医疗废物及排泄物的处理**　使用过的一次性医疗用品和其他固体废弃物应放入双层防水污物袋内，密封后贴上特殊标记，由专人在指定地点焚烧处理；排泄物和分泌物等污物倒入专用密闭容器内，经消毒处理后排放。

（四）汞泄漏的防护

1. **预防措施**

（1）建立与完善防护制度：建立汞泄漏化学污染的应急预案，规范汞泄漏的处理程序，配备汞泄漏处置包（包含硫黄粉、三氯化铁、小毛笔及收集汞专用的密闭容器等）。医院有条件者可使用电子体温计和电子血压计。

（2）提高认识：应加强对护士的专题培训，临床护士应掌握汞的致毒途径和危害，提高对汞泄漏的处理能力。

（3）正确使用血压计和体温计

1）正确使用血压计：①使用前：认真检查，如汞槽开关有无松动，是否关闭，玻璃管有无破损；血压计放置平稳，切勿倒置。②使用中：充气不可过快过猛；汞可能泄漏时应轻轻拍击盒盖顶端使汞液回至零位线以下。③使用后：应将血压计右倾45°，使汞全部进入汞槽后再关闭开关。④定期检查：每半年检测一次，有故障及时送修。

2）正确使用体温计：①使用前：检查有无裂缝、破损。②使用中：防止损坏，甩体温计时避开硬物；详细告知患者使用体温计的注意事项和汞泄漏的危害。③使用后：及时收回放入规定容器内。④存放：盛放容器应放在固定的位置，容器应表面光滑无缝隙，垫多层塑料膜，不应垫纱布，以便于观察和清理泄漏的汞；禁止将体温计放在热水中清洗或放沸水中煮，以免破裂导致汞泄露。

2. 汞泄漏的应急处理

（1）人员管理：室内人员应离开病室，开窗通风，关闭室内所有热源。如有皮肤接触，立即用水清洗。

（2）处理汞滴：①护士戴防护口罩、乳胶手套、防护围裙或防护服，鞋套。用一次性注射器抽吸泄漏的汞滴，或用纸卷成筒回收汞滴，然后放入盛有少量水的容器内，密封好并标注"废弃汞"，送交医院专职管理部门处理。②对散落在地缝内的汞滴，用适量硫黄粉覆盖，作用 3 小时；或用 20% 三氯化铁 5～6g 加水 10mL，然后用毛笔蘸其溶液在汞残留处涂刷，消除汞的危害。

（3）污染房间的处理：关闭门窗，用碘 $1g/m^3$ 加乙醇点燃熏蒸，或用碘 $0.1g/m^3$ 撒在地面作用 8～12 小时，结束后开窗通风。

（五）负重伤的防护

1. 加强锻炼，提高身体素质　加强锻炼是护士预防负重伤的重要措施之一。锻炼可提高机体免疫力、肌肉的柔韧性，防止发生负重伤；也可增加骨关节活动度，降低骨关节损伤概率，如健美操、游泳、瑜伽、太极拳、慢跑等。

2. 保持正确的工作姿势　良好的身体姿势不仅可以预防职业性腰背痛的发生，还可以延缓腰椎间盘突出症的发生。如站立或坐位时，尽可能保持腰椎部伸直，使脊柱支撑力增大，减少身体重力对腰椎的损伤。半弯腰或弯腰时，要两足分开，使重心落在髋关节和两足处，降低腰部负荷。弯腰搬重物时，要先伸直腰部再屈髋下蹲，后髋及膝关节用力，随后挺腰将重物搬起来。

3. 经常变换工作姿势　工作中，护士要定时变换体位，以缓解肌肉、关节及骨骼疲劳，减轻脊柱负荷；避免剧烈活动，以防腰部肌肉拉伤等。

4. 使用劳动保护用品　护士在工作中可以佩戴腰围等保护用品，以加强腰部的稳定性。腰围只有在活动和工作时使用，休息时应解下，腰围长时间使用容易造成腰背痛、腰肌萎缩等。

5. 养成良好的生活习惯　提倡卧硬板床休息，并注意床垫的厚度要适宜；家务劳动时应避免长时间弯腰活动或尽量减少弯腰次数；减少持重物的时间及重量；科学合理膳食，增加蛋白质的摄入量，多吃富含钙、铁、锌的食物，多食含维生素 B、维生素 E 的食物。

复习思考

一、单项选择题

【A1型题】

1. 医用防护口罩的效能持续时间是（　　）

A. 4小时　　　　B. 6小时　　　　C. 8小时

D. 6～8小时　　E. 8～10小时

2. 艾滋病预防用药应在艾滋病职业暴露后尽早开始，最迟不得超过的时间是（　　）

A. 4小时　　　　B. 8小时　　　　C. 12小时

D. 24小时　　　E. 48小时

3. 艾滋病预防用药的方案是（　　）

A. 一般用药程序

B. 基本用药程序

C. 强化用药程序

D. 基本用药程序＋强化用药程序

E. 根据暴露级别和暴露源病毒载量水平实施预防性用药方案

4. 医务人员手部皮肤发生破损时，在进行可能接触患者血液、体液等诊疗、护理、卫生工作操作时，要戴（　　）

A. 无菌手套　　　B. 清洁手套　　　C. 双层乳胶手套

D. 耐热手套　　　E. 薄膜手套

5. HBV暴露，24小时内注射高效免疫球蛋白一支（400单位），3～4周再加强注射一支（400单位），未接种过乙肝疫苗者且乙肝抗体检查阴性者或较低者，于几个小时内接种乙肝疫苗，最迟24小时应接种完毕（　　）

A. 4小时　　　　B. 6小时　　　　C. 8小时

D. 6～8小时　　E. 8～10小时

6. 职业暴露的原因有（　　）

A. 针刺　　　　B. 切割　　　　C. 直接接触

D. 间接接触　　E. 以上都对

7. 预防艾滋病病毒感染的防护措施，应当遵循的原则是（　　）

A. 一般预防　　　B. 标准预防　　　C. 强化预防

D. 隔离原则　　　E. 以上都对

8. 对收治多重耐药菌感染患者和定植患者的病房（　　）

A. 随便进行清洁和消毒使用

B. 不用使用专用的物品进行清洁和消毒

C. 专用的物品进行清洁和消毒

D. 不用消毒只清洁

E. 不用清洁只用消毒

9. 艾滋病毒不可以通过下列哪种方式传播（　　　）

A. 共用针头或注射器

B. 性接触

C. 日常生活接触

D. 母婴传播

E. 血液传播

10. 在诊疗、护理操作过程中，有可能发生艾滋患者的血液、体液飞溅到医护人员的面部时，医护人员以下错误的做法是（　　　）

A. 戴手套　　　　　　B. 戴具有防渗透性能的口罩　　　C. 戴防护眼镜

D. 不用戴手套　　　　E. 戴面罩

11. 为预防针刺伤，错误的做法是（　　　）

A. 使用后的锐器直接放入耐刺、防渗漏的利器盒

B. 利用针头处理设备进行安全处置

C. 使用具有安全性能的注射器、输液器等医用锐器，以防刺伤

D. 将针套套回针头，以防扎伤别人

E. 不能进行二次处理

12. 无菌操作中发现手套破裂应（　　　）

A. 用纱布将破裂处包好　　　　　　　　　　　B. 用胶布将破裂处粘好

C. 立即更换　　　　　　　　　　　　　　　　D. 再加套一副手套

E. 不用管它

二、论述题

发生针刺伤时如何处理？

扫一扫，知答案

扫一扫，看课件

第 十 二 章

患者的清洁护理

【学习目标】

1. 掌握口腔、头发、皮肤护理的目的及注意事项，掌握特殊口腔护理的操作；压疮发生的原因、各期临床表现、压疮的预防治疗及护理措施。

2. 熟悉晨、晚间护理及背部按摩方法。

3. 了解口腔健康的维护。

　　清洁、舒适是人的基本需要，是维持和获得健康的重要保证。通过清洁可以清除身体表面的微生物及污垢，促进人体血液循环并感到舒适，每一位健康人都有能力满足自身清洁的需要。但患者由于疾病的影响，自我照顾能力降低，往往无法满足自身清洁的需要，而对清洁的需求与健康人却是一样。因此，护士应及时评估患者的清洁状况并做好患者清洁护理工作，使患者感到舒适、轻松、维持良好的自我形象，预防感染及并发症的发生。

第一节　口腔护理

　　口腔是病原微生物侵入人体的重要途径，口腔的温度、湿度、光线及食物的残渣适宜微生物的繁殖。健康人的机体抵抗力强，加之饮水、进食、刷牙、漱口等活动具有减少和清除细菌的作用，通常不会出现口腔健康问题。但当人患病时，机体防御功能下降，饮水、进食、刷牙、漱口等活动减少，自我清洁能力减弱，常引起口腔炎症、溃疡而导致食欲减退；同时还可引起口臭、龋齿而影响患者的自我形象，产生一定的社会交往心理障碍，因此，保持口腔清洁非常重要。

一、一般患者的口腔卫生指导

护理人员应向患者及家属宣传口腔卫生的重要性，介绍口腔护理的有关知识并指导患者进行正确的口腔清洁方法，鼓励患者保持良好的口腔卫生习惯，每日 2～3 次常规进行口腔清洁。

（一）口腔卫生习惯

养成良好的口腔卫生习惯，每日晨起、晚上睡觉前刷牙，餐后漱口，使患者认识合理饮食对保持口腔卫生的重要性。

（二）口腔卫生指导

正确的刷牙方法可清除牙齿表面以及牙龈边缘下面的牙菌斑。为了全面清洁牙齿，应将牙刷的毛面与牙齿呈 45°角放于牙齿及牙龈沟上面，勿使牙刷顶端离开牙齿表面，牙刷以环形震颤来回刷动，每次只刷 2～3 个牙齿（图 12-1）。清洁牙齿咬合面时，牙刷的毛面与牙面平行反复刷洗，最后刷洗舌面。刷牙后彻底漱口，使口腔完全清洁，每次刷牙时间以 3 分钟为宜。

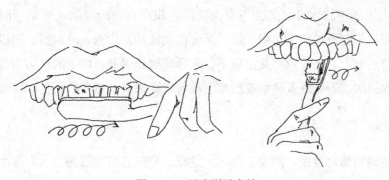

图 12-1　正确刷牙方法

1. 牙刷　应尽量选择外形较小、质地柔软、表面平滑的软毛牙刷，便于刷到牙齿的各面，不会磨损牙龈，并可按摩牙龈部位。牙刷应保持清洁干燥，每隔三个月更换一次。

2. 牙膏　不应具有腐蚀性，以防损伤牙齿。含氟牙膏具有抗菌及保护牙齿的作用，可推荐患者根据需要选用药物牙膏能抑制细菌生长，起到预防龋齿和治疗牙齿过敏的作用。牙膏不宜长期使用一种类型，应轮流更换。

3. 牙线　牙线可清除牙齿间的牙菌斑，协助清除口腔碎屑。使用牙线时，首先取牙线 40cm，先在中间预留 14～16cm，将线头两端略松地缠于两手的示指或中指上两至三圈（图 12-2）。用拇指或中指支撑将牙线拉直，引导牙线沿牙齿侧面缓和地滑进牙缝内，同时带出食物残渣；每个牙缝反复数次后漱口，牙线使用应在饭后及时进行。

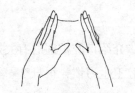
A. 牙线两端绕于两手中指

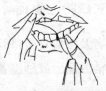
B. 两手拇指、食指配合动作控制牙线，用拉锯式将牙线越过相邻牙接触点

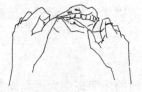
C. 将牙线压入牙缝

D. 用力弹出，每个牙缝重复数次

图 12-2　牙线剔牙法

（三）义齿的清洁护理

义齿是人工制作的牙齿，义齿与真齿同样会积存食物的残渣及牙垢，同样需要清洁护理。每次餐后都要及时取下，用牙刷、牙膏彻底清洁义齿内、外两面，再以冷水冲洗干净，患者漱口后戴上。晚上应将义齿取下，使牙床得到保养。取下的义齿应浸没于冷开水中，每日换水一次，不可放入热水或乙醇中浸泡或刷洗，以免变色、变形和老化。

二、特殊口腔护理

根据患者的病情对昏迷、禁食、鼻饲、危重、高热、口腔疾患、术后等生活不能自理的患者，应每日进行口腔护理 2～3 次。

【目的】

1. 保持口腔清洁、湿润，使患者舒适，预防口腔感染等并发症。

2. 去除口臭、牙垢，增进食欲，保持口腔正常功能。

3. 观察口腔黏膜、舌苔的变化及口腔特殊气味变化，提供患者病情变化的动态信息，协助疾病的诊断。

【评估】

1. 患者的口腔情况　包括口唇、口腔黏膜、牙、牙龈、舌、腭部、口腔气味等。

2. 患者的口腔卫生习惯、自理能力　刷牙的时间、次数、方法，口腔清洁程度及患者的自理能力、心理反应和合作程度。

3. 患者的口腔卫生知识　对口腔卫生重要性的认识程度及对预防口腔疾病知识的了解程度。

【计划】

1. 用物准备

（1）口腔护理盘等：治疗碗（内盛漱口液、无菌棉球、镊子、弯血管钳）、治疗巾、弯盘、吸水管、杯子（内盛漱口液）、棉签、手电筒、免洗手消液、医用垃圾袋、生活垃圾袋，必要时备张口器等。

（2）常用漱口液：见表 12-1。

表 12-1　口腔护理常用漱口液

名　　称	作　　用
生理盐水	清洁口腔、预防感染
1%~3% 过氧化氢溶液	除臭、抗菌
1%~4% 碳酸氢钠溶液	用于真菌感染
0.02% 呋喃西林溶液	清洁口腔，广谱抗菌
2%~3% 硼酸溶液	防腐、抑菌
0.1% 醋酸溶液	用于铜绿假单胞菌感染
0.08% 甲硝唑溶液	用于厌氧菌感染

（3）外用药：按需准备。常用的有液状石蜡、冰硼散、西瓜霜、锡类散等。

2. 患者准备　了解口腔护理的目的和方法，并愿意配合操作。

【实施】

1. 操作方法

（1）护士洗手，戴口罩。携用物至床旁，核对患者床号、姓名。

（2）协助患者侧卧，头偏向护士，铺治疗巾于颌下，置弯盘于口角处。

（3）湿润口唇，观察口腔黏膜有无出血、溃疡等现象。对长期使用抗生素的患者，应注意观察口腔黏膜有无真菌感染。对昏迷及牙关紧闭、无法自行开口的患者，可用张口器。

（4）有活动义齿应取下，冲洗干净，浸泡于冷开水中备用。

（5）协助患者用温开水漱口（昏迷患者禁用），清点棉球数量，嘱患者咬合上下牙，用压舌板撑开一侧颊部，用弯血管钳夹含有漱口液的棉球，由内向门牙纵向擦洗；同法擦洗对侧。嘱患者张口，依次擦洗一侧牙齿的上内侧面、上咬合面、下内侧面、下咬合面，再弧形擦洗颊部。同法擦洗另一侧。每擦一个部位，更换一个棉球。最后擦洗硬腭部、舌面、舌下，勿触及咽部，以免引起患者恶心。清点棉球数量。

（6）意识清醒者，用温开水漱口，用纱布擦净口角处水渍。再次检查口腔，口腔黏膜如有溃疡及真菌感染，酌情涂药于患处，口唇干裂者可涂液状石蜡。

（7）协助患者取舒适卧位，清理用物，整理床单位。

（8）处理用物，洗手，记录。

2. 注意事项

（1）擦洗时须用血管钳夹紧棉球，每次只夹一个，防止棉球遗留在口腔内，棉球不可过湿，以防患者将溶液吸入呼吸道。

（2）擦洗动作要轻柔，特别是对凝血功能不良的患者，防止损伤黏膜及牙龈。

（3）如有活动义齿，应先将义齿取下清洗后浸泡在冷开水中保存。

（4）昏迷患者禁忌漱口，需用张口器时，应从臼齿处轻轻放入。牙关紧闭者不可使用暴力使其张口，以免造成损伤。

（5）传染病患者用过的物品需按消毒隔离原则处理。

【评价】

1. 患者口腔清洁、无异味、湿润，口腔感染减轻或痊愈，无牙龈出血，感觉舒适。

2. 患者及家属获得口腔卫生相关知识和技能，能积极配合操作。

3. 护士操作轻稳、规范，护患沟通有效。

第二节　头发护理

头发护理是患者清洁护理的重要内容。头部是皮脂腺分布最多的部位。皮脂、汗液、灰尘常黏附在毛发和头皮上形成污垢，除散发难闻的气味外，可引起脱发和皮肤病。干净、整洁的头发可以保护头皮，促进毛囊的血液循环，预防感染的发生。整洁美观的头发，使患者维持良好的个人形象，增强自信。因此，对病重、自理能力下降无法自行完成头发护理的患者，护士应为其提供不同程度的头发护理。

一、床上梳发

大多数患者可自己梳理头发，但长期卧床、年老体弱、关节活动受限的患者存在自理能力缺陷时，护士应帮助患者床上梳发，维持患者自我形象。

【目的】

1. 使头发整齐、清洁、舒适，去除头皮屑和污垢，减少感染的发生。

2. 按摩头皮，刺激头部血液循环，促进头发的生长及代谢。

3. 使患者舒适、美观，增强自尊和自信。

【评估】

1. 患者的病情、自理能力、心理反应及合作程度等。

2. 患者头发的长短、有无打结、是否需要扎辫，头皮清洁度，皮脂分泌情况，有无虱、虱蚍。

【计划】

1. 用物准备　梳子，治疗巾，纸袋，30% 乙醇，免洗手消液，必要时准备发夹、橡胶圈或辫绳、医用垃圾袋、生活垃圾袋。

2. 患者准备　了解梳发的目的、方法，愿意合作。

【实施】

1. 操作方法

（1）护士洗手、戴口罩。备齐用物携至床旁，核对解释。

（2）协助患者坐位，铺治疗巾于肩上，患者不能坐位时可选择平卧、头偏向一侧，铺治疗巾于枕头上。

（3）将头发从中间梳向两边，一手握住一股头发，一手用梳子由发梢逐段梳向发根，短发直接从发根梳向发梢。遇头发打结时，可用 30% 乙醇湿润后，小心梳理，同法梳理另外一侧。长发扎辫。

（4）清理用物，整理床单位，记录。

2. 注意事项

（1）护士在为患者梳发过程中，注意与患者沟通交流，及时观察患者病情变化。

（2）梳发时避免强行梳拉，造成患者不适和疼痛。

（3）尊重患者的习惯，尽量满足患者的需要。

【评价】

1. 患者感到清洁、舒适，自信心增强。

2. 护士动作轻柔、操作规范，护患合作愉快。

二、床上洗发

长期卧床的患者，在病情允许、保证患者安全舒适的情况下，以不影响治疗为原则，每周洗发一次。

【目的】

1. 按摩患者头皮，刺激头部血液循环，促进头发的生长及代谢。

2. 使患者头发整齐、清洁，预防感染的发生。

3. 维护患者的自尊和自信。

【评估】

1.患者的病情、自理能力、心理反应及合作程度等。

2.患者头发的分布、浓密程度、长度、光泽、卫生情况等。

3.患者头皮有无瘙痒、感染和损伤。

【计划】

1.用物准备 洗头车、水壶（内盛40～45℃温水）、小橡胶单、大毛巾、小毛巾、洗发液、眼罩或纱布、别针、干棉球（2只）、污水桶、梳子、镜子、护肤霜（患者自备）、电吹风、免洗手消液、医用垃圾袋、生活垃圾袋。

2.患者准备 了解洗发的目的、方法，愿意配合，按需要给予便盆，协助患者排便。

【实施】

1.操作方法

（1）护士洗手、戴口罩。备齐用物携至床旁，核对解释。

（2）关闭门窗，调节室温至24～26℃。用屏风或床帘遮挡，维护患者隐私。

（3）垫小橡胶单及大毛巾于枕上，松开患者衣领向内反折，将小毛巾围于颈部，用别针固定。

（4）协助患者斜角仰卧，移枕于肩下，头部枕于洗头车的头托上或将水盘放在患者头下，双腿屈膝。用棉球塞两耳，用眼罩或纱布遮盖双眼，或嘱患者闭眼。

1）洗头车洗头法（图12-3）。

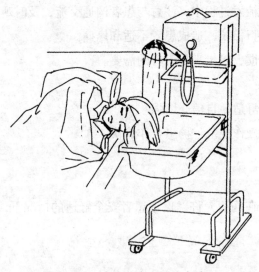

图12-3 床上洗发（洗头车法）

2）马蹄形垫洗头法（图12-4）。适用于长发患者。患者斜角仰卧，松开患者衣领向内反折，将毛巾围于患者颈部，以别针固定。铺橡胶单及治疗巾于枕头上，并移置于患者肩膀下。将马蹄形垫或自制橡胶马蹄形卷、橡胶单置于患者后颈部，头部在槽中，槽口下部接污水桶。

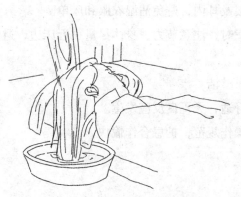

图 12-4　床上洗发（马蹄形垫法）

3）扣杯法洗头（图 12-5）。适用于短发患者。面盆一只，盆底放一块毛巾，倒扣一只量杯（大茶杯），杯上垫一块四折的毛巾，使患者头部枕在杯底的毛巾上，面盆内置一橡胶管，利用虹吸原理，将污水引入下面的污水桶内。

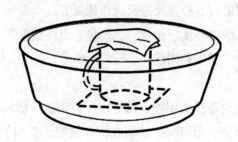

图 12-5　床上洗发（扣杯法）

（5）先用少许水沾湿头发并询问患者水温是否合适，然后用热水充分湿润头发，将洗发液倒于手掌涂遍头发，用双手指腹揉搓头发和头皮，方向由发际向头顶部。用热水冲洗头发，直到洗干净。

（6）撤去洗头设备，擦干面部，解下颈部毛巾裹住头发，一手托住患者头部，一手撤去洗头设备；除去患者耳内棉花及眼罩，用毛巾擦干面部。

（7）协助患者卧于床中央，移枕头及大毛巾至枕后；用包头的毛巾揉搓头发，再用大毛巾擦干或电吹风吹干；为患者梳头。

（8）撤去用物，整理床单位，记录。

2. 注意事项

（1）洗发时注意调节室温和水温，及时擦干头发防止患者着凉。

（2）操作中应注意观察患者的病情变化，如患者出现病情变化时，应立即停止操作。

（3）洗发时间不宜过长，以免患者疲劳。

（4）防止污水流入眼及耳内，避免沾湿衣服和床单。

（5）护士为患者洗发时，注意节力，身体尽量靠近床边，避免疲劳。

【评价】

1. 患者床单元干燥、整洁。

2. 患者感到清洁、舒适，无不良反应发生。

3. 护士动作轻柔、操作规范，护患合作愉快。

三、灭头虱、虮法

虱既可通过衣服、床单、梳子等接触传染而致皮肤瘙痒，抓伤皮肤感染，还可传播疾病。发现患者有虱，应立即灭虱。

【目的】

消灭头虱、虮，使患者舒适，防止传染和预防疾病的传播。

【评估】

1. 患者的病情、自理能力、心理反应及合作程度等。

2. 患者头发的分布、浓密程度、长度、虱虮量、卫生情况等。

3. 患者头皮有无瘙痒、感染和损伤。

【计划】

1. 用物准备　治疗盘内备洗头用物、治疗巾 2～3 块、塑料帽子或保鲜膜、篦子、治疗碗、纱布、隔离衣、纸袋、布口袋、清洁衣裤和被服。常用的药液有百部酊（百部 30g 加 50% 乙醇 100mL，再加 100% 乙酸 1mL，装于瓶中盖严，48 小时后即可使用）、免洗手消液、医用垃圾袋、生活垃圾袋。

2. 患者准备　了解灭虱的目的、方法，愿意配合。

【实施】

1. 操作方法

（1）护士洗手、穿隔离衣、戴手套，以免传染。

（2）必要时先动员患者剪短头发，剪下的头发用纸包裹焚烧。

（3）用纱布蘸百部酊，按顺序涂遍头发，反复用手揉搓10分钟，使头发全部浸透，然后戴帽子或用保鲜膜包住头发。观察患者的局部和全身反应，同时注意防止百部酊流入患者眼及耳内。

（4）24 小时后取下帽子或保鲜膜，用篦子篦去死虱和虮，再洗发。

（5）灭虱结束，为患者更换清洁的衣服、被服，将污衣服和被服放入污衣袋内，扎紧袋口送高压蒸汽灭菌，梳子、篦子消毒后刷洗干净。

2.注意事项

（1）操作中避免虱、虮传播。

（2）灭虱过程中，防止灭虱液流入患者的眼睛和耳朵，注意观察患者局部和全身反应。

【评价】

1.灭虱彻底，无虱、虮传播。

2.患者感到舒适，无不良反应发生。

3.患者及家属学会灭虱、虮方法。

第三节　皮肤护理

皮肤具有保护机体、调节体温、吸收、分泌、排泄及感觉等功能。皮肤的新陈代谢迅速，排泄的废物，如皮脂及脱落的表皮碎屑，与外界病原微生物及尘埃结合成污垢，黏附于皮肤表面，如不及时清洁皮肤，可刺激皮肤，降低皮肤抵抗力，破坏其屏障作用，成为各种病原微生物入侵门户，造成各种感染。因此，护士应加强对卧床患者的皮肤护理，达到满足患者身体清洁的需要，增进健康。

患者一般情况良好，有自理能力，可采用淋浴或盆浴；患者病情较重、长期卧床、活动受限、生活不能自理，可选用床上擦浴。

一、淋浴或盆浴

【目的】

1.去除皮肤污垢，使患者舒适。

2.促进皮肤的血液循环，增强皮肤的排泄功能，预防感染和压疮等并发症的发生。

3.加强对患者的病情观察，满足患者的身心需要。

【评估】

1.患者的全身状况、病情、意识、肢体活动及自理能力。

2.患者皮肤的清洁状况及有无异常。

3.患者的清洁习惯及对清洁卫生知识的了解程度和要求。

【计划】

1.用物准备　浴皂或沐浴液、毛巾（两条）、浴巾、清洁衣裤等。

2.患者准备　了解沐浴的目的，协助做好用物准备。

【实施】

1. 操作方法

（1）调节室温至 22 ～ 26℃，水温维持在 40 ～ 45℃，可按照患者习惯调节。室内应设有传呼铃、扶手、椅子、浴盆，地面应有防滑设施。

（2）携带沐浴用品送患者入浴室，嘱患者浴室不可闩门，可在门外挂"正在使用"标牌。

（3）加强患者安全指导，防止意外的发生。嘱患者进出浴室应扶好把手，防止滑倒，不用湿手接触电源开关，淋浴时间不宜超过 20 分钟。

（4）注意患者入浴时间，每 5 分钟与患者联络一次，以防发生意外；当患者使用传呼铃时，护士应先敲门后进入浴室；若患者发生晕厥，应迅速救治。

（5）若患者需要帮助，护士应酌情予以协助。

（6）沐浴结束，整理浴室与用物。浴室门外挂"未用"标牌。

（7）洗手，记录。

2. 注意事项

（1）沐浴应在饭后 1 小时进行，以免影响消化。

（2）妊娠 7 个月以上的孕妇禁用盆浴。

（3）淋浴期间应注意防止患者受凉、烫伤、滑倒、晕厥等意外情况的发生。

（4）传染病患者，应根据病种、病情按照消毒隔离原则进行。

【评价】

1. 患者淋浴过程中安全、无意外发生。

2. 患者感到皮肤清洁、舒适、无损伤，血液循环良好，获得皮肤护理相关知识。

二、床上擦浴

【目的】

1. 去除皮肤污垢，使患者舒适。

2. 促进皮肤的血液循环，增强皮肤的排泄功能，预防感染和压疮等并发症的发生。

3. 加强对患者的病情观察，满足患者的身心需要。

【评估】

1. 患者的全身状况、病情、意识、肢体活动及自理能力。

2. 患者皮肤的清洁状况及有无异常。

3. 患者的清洁习惯及对清洁卫生知识的了解程度和要求。

【计划】

1. 用物准备　脸盆 2 只、水桶 2 只、水温计、毛巾两条、浴巾、浴皂、梳子、小剪刀、50% 乙醇、护肤用品（爽身粉、润肤剂）、清洁衣裤。另备便盆、便盆布和屏风、免洗手消液、医用垃圾袋、生活垃圾袋。

2. **患者准备** 了解床上擦浴的目的，愿意配合操作。

【实施】

1. 操作方法

（1）备齐用物携至床旁，做好核对、解释工作，以取得合作。根据患者情况放平床头或床尾，放下或移去近侧的床挡或护栏。

（2）关好门窗，调节室温至 22 ～ 26℃。将用物放在便于操作处，面盆放于床旁桌或椅子上，倒入热水约 2/3 满，调试水温在 40 ～ 45℃，也可按患者习惯调节。

（3）将微湿小毛巾如手套式包在右手上（图 12-6），先擦洗眼睛（由内眦向外眦），然后依次擦洗一侧额部、颊部、鼻翼、耳后、下颌及颈部，同法擦另一侧。用较干毛巾再同法擦洗一遍。

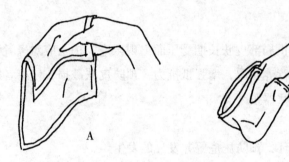

图 12-6　床上擦浴（包小毛巾法）

（4）为患者脱上衣（先脱健侧再脱患侧），在擦洗部位下面铺大毛巾，按顺序擦洗两上肢及胸腹部。先用涂皂液的湿毛巾擦洗一遍，再用湿毛巾擦去皂液，清洗毛巾后再擦洗至皂液干净，尤其要注意脐部的擦洗。女患者应注意乳房下皮肤皱褶处的清洁，最后用浴巾边按摩边擦干。

（5）协助患者侧卧，背朝向护士，铺大毛巾于身体下面，按顺序擦洗颈部、背部、臀部，根据情况按摩背部。将患者双手浸泡于面盆内热水中，洗净、擦干。为患者换上清洁衣服（先穿患侧再穿健侧）。

（6）更换盆、水及毛巾，协助患者仰卧、脱去裤子，清洗会阴。

（7）再次换水及毛巾，铺大毛巾于一侧腿下，按顺序擦洗髋部、大腿、小腿；同法擦洗另一侧下肢。为患者更换清洁裤子。

（8）将患者双脚移入盆内热水中浸泡、洗净，擦干。

（9）整理床单位，根据需要梳发、剪指甲及更换床单。

（10）清理用物，记录患者皮肤卫生情况、操作效果及患者反应。

2. **注意事项**

（1）擦洗过程中，护士应掌握节力原则，减少体力消耗。

（2）操作时应密切观察患者的病情变化，若患者出现寒颤、面色苍白等情况，应立即停止擦洗，给予适当处理。

（3）皮肤有伤口的患者，擦浴时应避免弄湿敷料，必要时沐浴后予以适当处理。

（4）擦洗动作要轻柔，减少翻动和暴露，防止患者受凉，注意人文关爱，保护患者的自尊。

【评价】

1. 患者感觉皮肤清洁、完整、舒适，无感染、损伤及并发症发生。

2. 护士动作轻柔，关心患者，护患沟通有效。

3. 患者及家属获得床上擦浴的相关知识。

三、背部护理

长期卧床患者，为防止局部皮肤长期受压而出现压疮，护士应对患者背部皮肤进行按摩，促进血液循环，改善营养状况，增强抵抗力，预防皮肤破损，使患者感到舒适。常用方法有手法按摩和电动按摩器按摩。

【目的】

1. 促进皮肤的血液循环，预防压疮等并发症的发生。

2. 观察患者的一般情况，提供病情信息，满足患者的身心需要。

3. 促进患者的舒适，减轻患者的体位性疲劳。

【评估】

1. 患者的皮肤有无受压、破损等异常情况。

2. 患者皮肤的清洁度，对预防压疮知识的了解程度。

3. 患者的病情，肢体活动能力及理解合作能力。

【计划】

1. **用物准备**　毛巾、大浴巾、脸盆（内盛 50 ~ 52℃的温水）、50% 乙醇、屏风、免洗手消液。

2. **患者准备**　了解背部护理的目的和方法，愿意配合操作。

【实施】

1. **操作方法**

（1）洗手，备齐用物携至床边，核对后解释。

（2）调节室温至 24 ~ 25℃以上，拉上窗帘或使用屏风遮挡。

（3）协助患者侧卧或俯卧，暴露背部，将大浴巾一半铺在患者身下，先以热水进行擦洗。

（4）用两手掌蘸少许50%乙醇做背部按摩。从患者骶尾部开始，用手掌的大、小鱼际沿脊柱两侧边缘向上按摩，到肩部时做环行动作向下按摩，轻轻滑到臀部及尾骨部位。如此有节奏按摩至少3分钟。按摩力量要足够刺激肌肉组织，再用拇指指腹蘸少许50%乙醇由骶椎按摩到第7颈椎处（图12-7）。

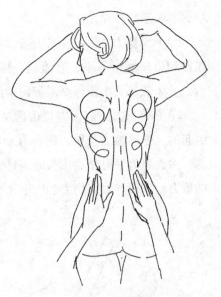

图12-7 背部按摩

（5）局部按摩 两手掌蘸少许50%乙醇，以大、小鱼际部分紧贴皮肤，作压力均匀向心方向按摩，按摩力度由轻到重，每次3～5分钟。

（6）按摩后，用毛巾擦去皮肤上乙醇，撤去大浴巾，协助患者穿好衣服，并取舒适卧位。

（7）整理床单位及用物，洗手，记录。

2. 注意事项

（1）护士注意节力，姿势正确，力度合适。

（2）护士注意人文关爱，保护患者自尊，避免受凉。

【评价】

1. 患者感觉舒适，对背部护理效果满意。

2. 护士动作轻柔，关心患者，护患沟通有效。

第四节　压疮的预防及护理

压疮是指身体局部组织长期受压，血液循环障碍，局部组织持续缺血、缺氧、营养不良而导致的软组织溃烂和坏死。因为压力是引起压疮最重要的因素，故又称为压力性溃疡。

一、压疮发生的原因

1. 力学因素 造成压疮的三个主要物理力是压力、摩擦力和剪切力。通常是2～3种力联合作用而致。

（1）垂直压力：是指局部组织所承受的垂直压力。是引起压疮的最主要原因。单位面积内所承受的压力越大，组织发生坏死所需的时间越短。皮肤持续受压2～4小时可引起组织不可逆的坏死。

（2）摩擦力：摩擦力作用于皮肤，易损害皮肤的角质层，增加患者对压疮的易感性。床褥和坐垫皱褶不平、有渣屑，挪动时拖、拉、拽患者，均会产生较大的摩擦力。擦伤后，受汗液、大小便等潮湿和污染而发生压疮。

（3）剪切力：剪切力是由两层组织相邻表面间的滑行而产生的进行性的相对移动所引起的，是摩擦力与压力的合力，与体位有密切的关系，通常发生于半坐卧位患者的骶尾部。因为患者平卧抬高床头时身体下滑，皮肤与床面之间产生摩擦力，加上皮肤垂直方向的重力，从而导致剪切力的产生（图 12-8）。

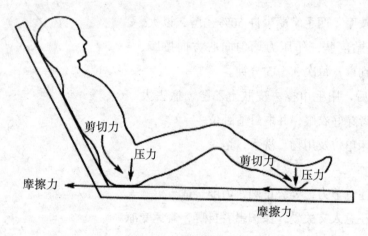

图 12-8 剪切力形成图

2.局部经常受潮湿刺激　当皮肤受潮湿刺激时，易出现酸碱度改变，皮肤表皮角质层的保护能力下降，皮肤组织破溃，易继发感染。造成潮湿的情况有出汗、伤口引流液外渗、大小便失禁等。

3.营养状况不良或水肿　水肿患者的皮肤顺应性下降，容易受损，因而容易导致压疮的发生。营养障碍，营养摄入不足，皮下脂肪减少，肌肉萎缩，一旦受压，受压处缺乏肌肉和脂肪组织的保护，易引起血液循环障碍而出现压疮。

4.石膏绷带和夹板使用不当　应用石膏绷带和夹板固定时，限制了患者的肢体活动，尤其夹板内衬垫放置不当、石膏绑带不平整或有渣屑，易使肢体血液循环受阻，导致压疮的发生。

5.年龄　年老体弱时，皮肤弹性差，松弛而干燥，皮下脂肪减少，加上尿液和粪便的刺激，导致皮肤保护能力下降，皮肤组织极易破损而感染。

二、压疮的好发部位

压疮多发生于缺乏脂肪组织保护、无肌肉包裹或肌层较薄、经常受压的骨隆凸处，与卧位有密切关系（图 12-9）。

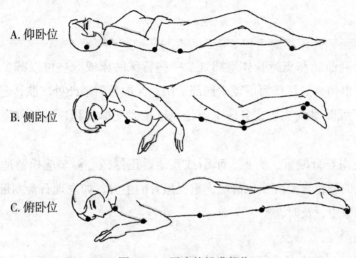

A. 仰卧位

B. 侧卧位

C. 俯卧位

图 12-9　压疮的好发部位

1. 仰卧位　好发于枕外隆凸、肩胛部、肘部、脊椎体隆凸处、骶尾部、足跟部。

2. 侧卧位　好发于耳郭、肩峰、肘部、髋部、膝关节的内外侧、内外踝。

3. 俯卧位　好发于耳郭、面颊、肩峰、女性乳房、肋缘突出部、男性生殖器、髂前上棘、膝部、足趾。

4. 坐位　好发于坐骨结节、肩胛骨、足跟。

三、压疮的预防

通过精心、科学的护理，可以将压疮的发生降到最低程度，这就要求护士在工作之中要做到"七勤一好"：勤观察、勤翻身、勤按摩、勤擦洗、勤整理、勤更换、勤交班、营养好。交班时，严格交接局部皮肤情况及护理措施落实情况。

1. 避免局部组织长期受压

（1）定时更换体位。定时更换卧位可以缓解局部组织的长期受压。鼓励和协助患者经常更换卧位，一般每 2 小时翻身 1 次，必要时每小时翻身 1 次，建立床头翻身记录卡（表 12-2）。

表 12-2　翻身记录卡

姓名：　　　　　　　床号：

日期/时间	卧位	皮肤情况及备注	执行者签名

（2）保护骨隆凸处和支持身体空隙处。一些特殊的床或床垫可以减少活动障碍对皮肤和骨骼组织的损伤，如气垫褥可减少局部受压，保护骨骼隆凸处皮肤，起到预防压疮的作用。另外，还可以用软枕垫在身体空隙处，以扩大支撑面积，减轻骨隆凸部位皮肤的压力。

（3）正确使用石膏绷带、夹板、牵引或其他矫正器械。衬垫应松紧适度，仔细观察局部和肢端皮肤的颜色、温度变化情况，重视患者的主诉，如发现石膏绷带过紧或凹凸不平，应立即通知医生，及时调整。

2.促进血液循环

（1）对长期卧床的患者，每日定时进行肢体运动，维持关节的活动性和肌肉的张力，促进肢体血液循环。

（2）每日检查受压部位，进行温水擦浴，不仅能清洁皮肤，还能刺激皮肤血液循环，改善局部营养状况，增强皮肤抵抗力。

3.改善机体营养状况　长期卧床或病重者，应注意全身营养，在病情允许的情况下给予患者高能量、高蛋白、高维生素等营养丰富、易于消化的膳食，不能进食者给予鼻饲，以增强机体抵抗力及组织的修复能力。

4.避免局部受潮湿的刺激

（1）保持床单元清洁、干燥、平整，无皱褶，无渣屑。

（2）有大小便失禁、呕吐、出汗者，保持皮肤干净，及时更换衣服、被单，避免潮湿。伤口若有分泌物，要及时更换敷料，不可让患者直接卧于橡胶单上。

（3）使用便器时，应抬起患者腰骶部，不要强塞硬拉。必要时在便器边缘垫上纸或布垫，以防擦伤皮肤。

5.避免摩擦力和剪切力的作用

（1）更换卧位时，应防止身体下滑。当患者取半坐卧位时，为防止身体下滑，应摇起床尾，并在腘窝处垫软枕。对长期坐轮椅者，为防止身体下滑，应给予患者适当约束。

（2）保持床单元整洁、干燥。协助患者更换床单、衣服及翻身时，应抬高患者身体离开床面，切忌拖、拉、拽等动作，避免形成摩擦力损伤皮肤。

（3）正确使用便盆。使用时，应协助患者抬高臀部。必要时，可在便盆边缘垫以软纸或棉布，以防擦伤皮肤。不可使用有裂损或掉瓷的便盆。

附　便盆的使用

臀下铺橡胶单和中单或一次性中单，患者平卧位时，护士一手托起患者腰骶部，同时嘱患者抬高臀部，另一手将便盆置于患者臀下，便盆阔边的一头向着患者的头部。患者侧卧法，协助患者翻身侧卧，放置便盆后，一手扶住便盆，另一手协助患者恢复平卧位。使用便盆时应注意，不可硬塞或硬拉便盆，必要时可在便盆边缘垫软纸或布垫，以保护患者骶尾部皮肤。排便结束，擦净肛门，盖上便巾，取走便盆（图12-10）。

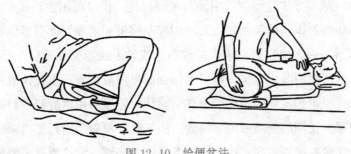

图 12-10　给便盆法

四、压疮的分期及临床表现

压疮的发生是一个循序渐进的过程，依据其损伤程度可分为三期。

1.淤血红润期　局部皮肤受压或受潮湿刺激后，出现暂时性血液循环障碍。主要表现为受压部位的皮肤有红、肿、热、触痛或麻木，解除压力30分钟后，皮肤颜色不能恢复至正常。此期为可逆性改变，皮肤完整性未破坏，如及时去除致病因素，可阻止压疮的继续发展。

2.炎性浸润期　损伤延伸到皮下脂肪层。受压部位呈紫红色，皮下产生硬结，皮肤因水肿而变薄，并有炎性渗出，形成大小不一的水疱。此期患者感觉疼痛。

3.溃疡期　根据组织坏死程度又可分为浅度溃疡期和坏死溃疡期。前者较轻，为浅层组织感染、化脓，脓液流出后形成溃疡，患者感觉疼痛加剧。后者严重，感染向周围及深部扩展，常可深达骨面，坏死组织发黑，脓性分泌物增多，有臭味。若细菌及毒素侵入血液循环，还可造成脓毒血症或败血症，危及患者的生命。

五、压疮的治疗与护理

发生压疮后，应积极地进行治疗，防止进一步发展和继发感染的发生。

1.淤血红润期　此期护理的关键在于去除危险因素，避免压疮继续发展。如增加翻身次数，红外线照射等，也可用水胶体敷料溃疡贴或透明贴，促进血液循环。此外，加强营养，改善患者的全身营养状况。

2.**炎性浸润期**　此期护理重点在于保护创面，预防感染。除采取上述措施避免损伤继续发展之外，对未破的小水疱应减少摩擦，防止破裂，促进水疱自行吸收，也可用无菌注射器按照无菌原则抽出水疱内液体后覆盖水胶体敷料透明贴；大水疱应消毒局部皮肤，用无菌注射器抽吸水疱内液体后，再用无菌敷料包扎，或使用水胶体敷料溃疡贴、透明贴覆盖；水疱若已破溃，露出创面，则应消毒创面及创面周围皮肤后，再用无菌敷料包扎或覆盖水胶体敷料溃疡贴、透明贴。

3.**溃疡期**　此期的治疗护理原则为解除压迫，清洁创面，去除坏死组织和促进肉芽组织的生长。治疗的基本方法是清创后用无菌敷料包扎，伤口可用生理盐水或3%过氧化氢溶液冲洗，去除坏死组织，抑制细菌生长。为控制感染和增加局部营养供给，可在创面处覆盖浸有抗生素溶液或人血白蛋白溶液的纱布，或涂上胶原酶油膏后，用无菌敷料包扎，均有较好效果。也可使用湿润疗法，对于干痂创面可用清创胶、水胶体敷料溃疡贴、透明贴覆盖；黑色坏死组织和黄色腐肉的创面在清除坏死组织后用水凝胶敷料清创胶、泡沫敷料覆盖创面；肉芽生长期的创面可用溃疡糊、泡沫敷料覆盖；潜行窦道渗出液多者可用藻酸盐填充条、泡沫敷料覆盖创面，渗出液少者可用溃疡糊、泡沫敷料覆盖创面；感染伤口可用银离子泡沫敷料覆盖，促进伤口愈合。

对大面积、深达骨质的压疮，如经上述治疗均不理想，可采用外科治疗方法加速愈合。具体方法包括引流、清除坏死组织、植皮及修补缺损组织等，以缩短压疮的病程，减轻患者痛苦，为患者压疮的恢复创造有利条件。

第五节　晨、晚间护理

一、晨间护理

【目的】

1.使患者清洁、舒适，预防压疮等并发症的发生。

2.保持病室整洁、美观、舒适。

3.观察和了解病情，为诊断、治疗和护理计划的制订提供依据。

4.促进护患沟通，进行心理护理及卫生宣传。

【评估】

1.患者的病情、自理能力、精神状态、睡眠情况、皮肤情况、心理需要、合作程度等。

2.床单元的整洁程度，床上用物是否需要更换，病室的温度、湿度和通风情况，患者的卫生状况等。

【计划】

1.用物准备　护理车上备梳洗用具、口腔护理及压疮护理的用物、床刷、消毒的小毛巾或扫床巾、清洁衣裤、床单。

2.患者准备　患者了解晨间护理目的，愿意配合。

【实施】

1.对于病情较轻、能自理的患者，应鼓励其自行洗漱。护士可根据需要进行扫床、更换床单，整理好床单位。

2.对于病情较重、不能自理或部分自理的患者，如危重、高热、昏迷、瘫痪、大手术后或年老体弱者，护士应协助其完成晨间护理，内容包括：

（1）协助患者排便、洗漱，必要时进行口腔护理，协助患者翻身并检查皮肤受压情况，用温水擦洗背部并用50%乙醇按摩骨隆凸处。

（2）整理床单位，按需要更换衣服和床单（采用卧有患者床的整理及更换床单法）。

（3）注意观察病情变化及睡眠情况，给予必要的心理护理和健康教育。

（4）整理病室，酌情开窗通风，保持病室内空气新鲜。

【评价】

1.患者感到清洁、舒适，无压疮等并发症发生。

2.病床及病室保持整齐、清洁。

3.患者对护士操作满意，护患沟通好。

二、晚间护理

【目的】

1.保持病室安静、整洁、空气流通，使患者清洁、舒适，易于入睡。

2.观察和了解病情，预防并发症的发生。

【评估】

1.患者的病情、自理能力、身体是否有不适、睡眠的习惯和需要等。

2.病室的温度、湿度、光线等是否适合患者的睡眠，床铺是否整洁、舒适。

3.患者的卫生状况。

【计划】

1.用物准备　护理车上备梳洗用具、口腔护理及压疮护理的用物、床刷、消毒的小毛巾或扫床巾、清洁衣裤、床单。

2.患者准备　患者了解晨间护理目的，愿意配合。

【实施】

1. 协助患者排便、洗漱，必要时给予口腔护理，用热水泡脚。女患者协助冲洗会阴。

2. 检查全身皮肤受压情况，按摩背部及骨隆凸处。

3. 根据情况更换衣服和床单，整理好床单位。

4. 保持病室安静、空气流通，减少噪音，调节光线和室温，创造良好的睡眠环境。

5. 经常巡视病房，了解患者的睡眠情况，观察病情并酌情处理。

【评价】

1. 患者感觉清洁、舒适。

2. 病床、病室整洁，室内安静，患者容易入睡。

3. 加强与患者交流，了解患者身心状况。

复习思考

一、单项选择题

【A1 型题】

1. 1%～3%过氧化氢溶液用于口腔护理时，下列正确的是（　　　）

　　A. 用于口腔 pH 值为碱性时

　　B. 遇有机物时，可释放新生氧抗菌

　　C. 用于真菌感染

　　D. 可消除口臭，轻微抑菌

　　E. 用于铜绿假单胞菌感染

2. 卧床患者的头发已经纠结成团时，欲湿润疏通头发可用（　　　）

　　A. 百部酊　　　　　　　　　B. 清水　　　　　　　C. 生理盐水

　　D. 30%乙醇　　　　　　　　E. 油剂

3. 下列体位与压疮好发部位的关系不正确的是（　　　）

　　A. 仰卧——足跟　　　　　　B. 侧卧——内外踝　　C. 俯卧——髂前上棘

　　D. 坐位——坐骨结节　　　　E. 侧卧——骶尾部

4. 描述炎性浸润期压疮，不正确的是（　　　）

　　A. 皮肤呈紫色　　　　　　　B. 皮下结节　　　　　C. 有大小水疱

　　D. 水疱破溃后形成潮湿红润的创面　　　　　　　　E. 创面上有脓性分泌物

5. 去除口臭选用的漱口液是（　　　）

　　A. 生理盐水　　　　　　　　　　　　　　　　　　B. 0.1%醋酸溶液

C. 2%～3%硼酸溶液　　　　　　　　D. 1%～2%碳酸氢钠溶液

E. 朵贝尔溶液（复方硼砂溶液）

6. 患者口腔有真菌感染时，可选用的漱口液为（　　　）

A. 0.02%呋喃西林溶液　　　　　　　B. 1%～4%碳酸氢钠溶液

C. 生理盐水　　　　　　　　　　　　D. 朵贝尔溶液

E. 0.1%醋酸溶液

7. 下列哪种患者不需进行特殊口腔护理（　　　）

A. 昏迷患者　　　　　　　　　　　　B. 禁食患者

C. 高热患者　　　　　　　　　　　　D. 口腔疾患患者

E. 足外伤患者

8. 对有活动义齿患者的口腔护理活动，下列错误的是（　　　）

A. 取下的义齿用冷水冲洗干净　　　　B. 患者漱口后，协助将义齿戴回

C. 用牙膏彻底清洗义齿　　　　　　　D. 暂时不用的义齿可置于热水中浸泡

E. 协助患者戴义齿前，应先浸湿

9. 下列不属于压疮发生原因的是（　　　）

A. 石膏夹板内衬垫放置不当　　　　　B. 皮肤受汗液、尿液等潮湿刺激

C. 局部组织长期受压　　　　　　　　D. 肌肉萎缩

E. 全身营养缺乏

10. 下列选项中不属于"七勤"的是（　　　）

A. 勤搬运　　　　　　B. 勤观察　　　　　　C. 勤整理

D. 勤按摩　　　　　　E. 勤交班

11. 预防压疮发生最有效的护理措施为（　　　）

A. 受压部位勤按摩　　　　　　　　　B. 加强营养

C. 保持皮肤清洁、干燥　　　　　　　D. 及时更换受污的被服、床单

E. 协助经常更换卧位，防止局部组织长期受压

12. 为减轻骨骼隆突处的压力不可选用下列哪种物品（　　　）

A. 海绵垫　　　　　　B. 塑料垫　　　　　　C. 气垫

D. 羊皮垫　　　　　　E. 水褥

13. 下列哪项不符合压疮溃疡期的临床表现（　　　）

A. 局部溃疡形成

B. 浅层组织感染，有脓液流出

C. 出现黑色坏死组织

D. 局部有水疱形成

E. 严重者可引起败血症

14. 下列体位最可能产生剪切力的是（　　　　）

    A. 仰卧位　　　　　　　　B. 侧卧位　　　　　　　　C. 俯卧位

    D. 半坐卧位　　　　　　　E. 坐位

15. 压疮炎性浸润期处理方法错误的是（　　　　）

    A. 保护受损皮肤，减少摩擦

    B. 预防感染

    C. 小水疱可不经特殊处理，让其自然吸收

    D. 未破的水疱均应剪去表皮，用无菌敷料包扎

    E. 大水疱用无菌注射器抽出疱内液，涂以消毒液，无菌敷料包扎

16. 下列不属于晨间护理内容的是（　　　　）

    A. 按摩背部　　　　　　　　　　　　B. 为女患者清洁会阴部

    C. 协助患者排便　　　　　　　　　　D. 更换引流瓶

    E. 了解患者夜间睡眠情况

17. 下列不属于床上擦浴目的是（　　　　）

    A. 去除污垢，保持皮肤清洁　　　　　B. 观察全身皮肤情况

    C. 预防肌肉挛缩　　　　　　　　　　D. 预防关节僵硬

    E. 预防口腔溃疡

18. 下列床上擦浴的顺序正确的是（　　　　）

    A. 脸、颈部→上肢→胸腹→颈后→背部→臀部→下肢→足部→会阴

    B. 脸、颈部→上肢→胸腹→颈后→背部→臀部→会阴→下肢→足部

    C. 脸、颈部→胸腹→上肢→颈后→背部→臀部→会阴→下肢→足部

    D. 脸、颈部→上肢→胸腹→下肢→足部→颈后→背部→臀部→会阴

    E. 脸、颈部→颈后→背部→臀部→胸腹→上肢→下肢→足部→会阴

【A2 型题】

19. 孙老先生，因心衰绝对卧床，一日，发现骶尾部皮肤红、肿，起小水疱，皮下有硬结，有时有渗液，患者诉疼痛，你判断患者此情况是（　　　　）

    A. 压疮淤血红润期　　　B. 压疮炎性浸润期　　　C. 压疮浅度溃疡期

    D. 局部皮肤感染　　　　E. 压疮前期

20. 朱先生，诊断为再生障碍性贫血，检查发现口唇和口腔黏膜有散在瘀点，轻触牙龈出血，为其进行口腔护理应特别注意（　　　　）

    A. 动作轻稳　　　　　　　　　　　　B. 先取下义齿

    C. 血管钳夹紧棉球　　　　　　　　　D. 擦拭时勿触及咽喉壁

E. 不可漱口

21.赵老先生，因急性肺炎高热入院。为其做口腔护理时发现口腔内有溃疡，应选择的外用药物是（　　　）

    A. 藿香散　　　　　　　B. 抗生素粉剂　　　　　C. 冰硼散

    D. 小苏打粉　　　　　　E. 制霉菌素粉

22.胡先生，24岁，因工伤致双腿骨折，现行石膏夹板牵引。下列护理措施不妥的是（　　　）

    A. 观察局部皮肤变化

    B. 认真听取患者主诉

    C. 垫衬松紧适宜

    D. 受压发红处用50%酒精行局部按摩

    E. 定时协助患者翻身

23.李女士，胃大部切除术后第3天，骶尾部皮肤发红，翻身后持续不消退，局部皮温升高，患者主诉有轻微触痛。该患者局部皮肤最有可能为（　　　）

    A. 局部皮肤感染　　　　B. 压疮淤血红润期　　　C. 压疮炎性浸润期

    D. 压疮溃疡期　　　　　E. 局部血栓形成

24.刘某，19岁，踢足球时不慎摔倒致左侧胫骨骨折，经石膏固定1周后，患处出现压疮，分析其最主要原因是（　　　）

    A. 石膏透气性差，患处出汗多，汗液刺激皮肤

    B. 石膏过松

    C. 石膏固定后患者卧床时间长

    D. 运动减少致食欲下降、营养不良

    E. 石膏衬垫不平整

25.孙先生，背部烧伤，俯卧位。护士应该密切观察的部位是（　　　）

    A. 足跟　　　　　　　　B. 骶尾部　　　　　　　C. 髋部

    D. 坐骨结节　　　　　　E. 髂前上棘

26.肖先生，45岁，因车祸致颈椎外伤，生活不能自理。为该患者床上洗发时，错误的护理措施是（　　　）

    A. 将小橡胶单及大毛巾垫于枕上

    B. 患者侧卧，将衣领松开

    C. 一面保护患者颈部，一面将洗头器置于患者头下

    D. 洗发过程中观察患者面色

    E. 洗发后及时擦干头发

【A3/A4 型题】

（27-29 题共用题干）

钱女士，15 岁，因脓毒血症，使用了较长时间的抗生素，现口腔黏膜有乳白色片状白膜。

27. 该患者发生了何种细菌感染（　　　）

　　A. 葡萄球菌　　　　　　B. 肺炎链球菌　　　　C. 真菌

　　D. 大肠埃希菌　　　　　E. 链球菌

28. 为该患者做口腔护理时可选用的漱液是（　　　）

　　A. 生理盐水　　　　　　　　　　　　　B. 复方硼酸溶液

　　C. 0.02% 呋喃西林溶液　　　　　　　D. 1% ～ 4% 碳酸氢钠溶液

　　E. 0.1% 硼酸溶液

29. 该漱口液的属性是（　　　）

　　A. 抑菌剂　　　　　　　B. 广谱抗菌剂　　　　C. 清洁剂

　　D. 碱性剂　　　　　　　E. 酸性剂

（30-32 题共用题干）

何军，男，68 岁，3 个月前患脑溢血后左侧肢体偏瘫。

30. 长期卧床皮肤因水肿而变薄，并有炎性渗出，形成大小不一的水疱属于（　　　）

　　A. 浅度溃疡期　　　　　B. 炎性浸润期　　　　C. 坏死溃疡期

　　D. 淤血红润期　　　　　E. 溃疡期

31. 属于炎性浸润期的皮肤改变的特点是（　　　）

　　A. 受压部位皮肤呈暗红色　　　　　　B. 受压部位皮肤坏死

　　C. 受压部位皮肤呈紫红色　　　　　　D. 受压部位皮肤呈黑色

　　E. 受压部位皮肤呈淡红色

32. 引起该患者压疮最主要的物理力是（　　　）

　　A. 垂直压力　　　　　　B. 摩擦力　　　　　　C. 剪切力

　　D. 拖拉力　　　　　　　E. 拽拉力

二、病例分析题

1. 张先生，58 岁。长期卧床，近日发现其尾骶部皮肤呈紫色，有水疱，皮下可触及硬结。问：

（1）该患者出现了什么并发症？

（2）属哪一期？

（3）应如何进行护理？

2. 王女士，45 岁，有糖尿病史，近来因血糖再升高入院治疗。体检发现患者口腔牙龈红肿、疼痛，口腔黏膜干燥，右侧有一溃疡。且患者反映平时常有牙龈红肿、疼痛现象，该患者口腔情况及选用何种溶液做涑口液？

扫一扫，知答案

扫一扫，看课件

第 十 三 章

生命体征的观察与护理

【学习目标】

1. 掌握生命体征的正常值、测量及记录方法；异常生命体征的观察及护理技术；高热患者的护理措施。

2. 熟悉生命体征的生理性变动。

3. 能熟练进行生命体征的测量方法并记录，做到认真负责，实事求是。

4. 能完成观察生命体征，识别生命体征的异常变化并正确记录其观察资料。

5. 了解体温、脉搏的产生，呼吸，呼吸运动的调节，血压形成的机制。

生命体征是体温、脉搏、呼吸和血压的总称。是机体内在活动的客观反映，是评价机体身心状况的可靠指标。正常情况下，生命体征在一定范围内相对稳定，变化很小，但病理情况下，可发生不同程度的改变。通过评估生命体征，可了解疾病的发生、发展及转归，为预防、诊断、治疗、护理提供依据。因此，护理人员应掌握生命体征的评估和护理技术。

第一节　体温的观察与护理

体温又称为体核温度，是指身体内部胸腔、腹腔、中枢神经的温度。特点是相对稳定且较皮肤温度高。皮肤温度也称体表温度，受环境温度和衣着情况的影响，低于体核温度。

一、正常体温与生理性变化

（一）体温的产生及生理调节

1. 体温的产生 体温是物质代谢的产物，是人体新陈代谢和骨骼肌运动过程中不断产生热能的结果。保持相对恒定的体温，是保证机体新陈代谢和正常生命活动的重要条件。

2. 体温的生理调节 正常人的体温是相对恒定的，它通过大脑与下丘脑的体温调节中枢的调节和神经体液的作用，使产热和散热保持动态平衡。

3. 散热方式

（1）辐射：是指热量由一个物体表面通过电磁波的形式传至另一个与它不接触物体表面的一种散热方式。

（2）传导：是指机体的热量直接传给同它接触的温度较低物体的一种散热方式。

（3）对流：是指通过气体或液体的流动来交换热量的一种散热方式。

（4）蒸发：是指由液态变为气态，同时带走大量热量的一种散热方式。

（二）体温的生理变化

1. 正常体温 正常体温是指一定的温度范围，不是一个具体的温度点（表13-1）。临床常以口腔、直肠、腋窝温度来代表体温，其中直肠温度最接近于人体深部温度，但口腔、腋下温度的测量更为常见、方便。

表 13-1　成人体温平均值及正常范围

部位	平均温度	正常范围
腋温	36.5℃	36.0 ～ 37.0℃
口温	37.0℃	36.3 ～ 37.2℃
肛温	37.5℃	36.5 ～ 37.7℃

2. 生理变化 体温可随年龄、性别、昼夜、情绪等因素变化而在一定范围内出现生理性波动，但其波动范围很小，一般不超过 0.5 ～ 1℃。

（1）年龄：新生儿尤其早产儿，因体温调节中枢尚未发育完善，体温易受环境温度的影响而随之波动；儿童由于新陈代谢旺盛，体温略高于成年人；老年人由于代谢率降低，体温略低于成年人。

（2）性别：相同年龄段、同体型的女性体温平均比男性高 0.3℃。女性基础体温随月经周期出现规律性变化，即排卵前体温较低，排卵日体温最低，排卵后升高，这与体内孕激素水平周期性变化有关。

（3）昼夜：正常人体温在 24 小时内呈周期性波动。一般清晨 2 ～ 6 时体温最低；午后 2 ～ 8 时较高。这与机体昼夜活动的生物节律有关。

（4）活动：人体活动时体温升高与肌肉剧烈活动（劳动或运动），使骨骼肌紧张并强烈收缩，代谢增强，产热增加有关。因此临床测量体温应在患者安静状态下测量。

（5）药物：麻醉药物抑制体温调节中枢并能扩张血管，增加散热，降低机体对寒冷环境的适应能力。故对术中、术后患者应注意保暖。

此外，进食、情绪激动、紧张、环境温度等都会对体温有影响，在测量体温时应加以考虑。

二、异常体温的观察与护理

（一）体温过高

体温过高又称发热，是致热原作用于机体致体温调节中枢或体温调节中枢功能障碍，产热增加而散热减少，体温超过正常范围。当体温上升超过正常值的 0.5℃或一昼夜体温波动在 1℃以上即可称为发热。

1. 发热程度（以口腔温度为例）

低热　37.3～38.0℃

中等热　38.1～39.0℃

高热　39.1～41.0℃

超高热　41℃及以上

2. 发热过程及表现（表 13-2）

表 13-2　发热过程及表现

发热过程	特点	临床表现
体温上升期	产热大于散热	畏寒、无汗、皮肤苍白、疲乏不适，有时伴有寒战。体温上升的方式有骤升和渐升。骤升是体温突然升高，在数小时内升至高峰，如肺炎球菌肺炎；渐升是体温逐渐升高，数日内达高峰，一般不伴有寒战，如伤寒
高热持续期	产热和散热在较高水平上趋于平衡，体温维持在较高状态	皮肤潮红、口唇干燥、皮肤灼热；呼吸深而快；心率加快；头痛、头晕、食欲不振、全身不适、软弱无力、尿少；严重者可出现谵妄、昏迷
退热期	散热大于产热，散热增加而产热趋于正常。体温恢复至正常调节水平	大量出汗、皮肤潮湿且温度下降。退热方式有骤退和渐退。骤退是指体温在数小时内降至正常，如大叶性肺炎、疟疾等，骤退者由于大量出汗，体液大量丧失，易出现血压下降、脉搏细速、四肢厥冷等虚脱或休克现象；渐退是指体温在数天内降至正常，如伤寒、风湿热等

此外，发热还常有一些伴随症状，如淋巴结、肝、脾肿大，关节肿痛，单纯疱疹，皮疹等。

3. 热型　热型是根据绘制在体温单上的体温曲线波动的特点所分的类型。观察热型有助于对疾病的诊断，常见热型如下（图 13-1）。

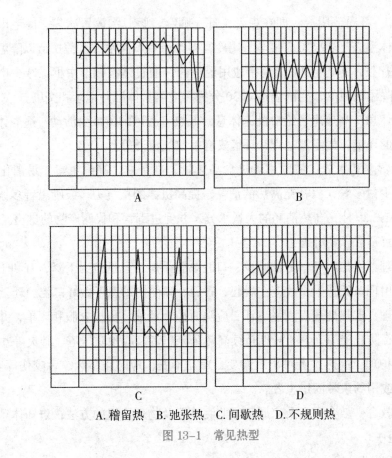

A.稽留热　B.弛张热　C.间歇热　D.不规则热

图 13-1　常见热型

（1）稽留热：体温持续在 39 ～ 40℃左右，达数天或数周，24 小时波动范围不超过 1℃。常见于肺炎球菌性肺炎、伤寒等。

（2）弛张热：体温在 39℃以上，波动幅度大，24 小时波动范围在 1℃以上，最低体温仍高于正常水平。常见于败血症、风湿热、严重化脓性疾病等。

（3）间歇热：体温骤然升高至 39℃以上，持续数小时或更长，然后下降至正常或正常以下，经过一个间歇（数小时或数天），再次升高并反复发作，即高热与正常体温交替出现。常见于疟疾。

（4）不规则热：体温在 24 小时中变化不规则，持续时间不定。常见于流行性感冒、癌性发热等。

4. 发热患者的护理

（1）定时测量体温：一般每日测体温 4 次，高热时应每 4 小时测量一次，待体温恢复正常 3 天后，改为每日 1 ～ 2 次，同时观察其热型及临床过程、治疗效果、伴随症状，如面色、呼吸、脉搏及出汗等。

（2）降温：遵医嘱选用物理降温或药物降温。物理降温有局部和全身冷疗两种方法。

体温高于 39℃，可局部用冷，即在患者头部、腘窝、腹股沟放置冰袋、冷毛巾，通过传导方式散热；体温高于 39.5℃，可全身用冷，即为患者做温水或乙醇擦浴以降温（详见第十五章冷、热疗技术）。药物降温是指应用退热药，通过体温调节中枢，减少产热，加速散热，而达到降温的目的。行降温措施 30 分钟后应测量体温并记录和交班。

（3）充分休息：高热患者绝对卧床休息，低热患者可酌情减少活动，适当休息。同时提供患者合适的环境，如室温适宜、环境安静、空气流通等。

（4）补充营养和水分：鼓励患者进食高热量、高蛋白、高维生素、易消化的流质或半流质食物，少量多餐，以补充高热的消耗，提高机体的抵抗力。鼓励患者多饮水，每日 2500～3000mL，以补充高热消耗的大量水分，并促进毒素和代谢产物的排出。

（5）促进舒适和预防并发症

①口腔护理：发热时唾液分泌减少，口腔黏膜干燥，且抵抗力下降，有利于病原体生长、繁殖，易出现口腔感染，故应在晨起、餐后、睡前协助患者做好口腔护理。

②皮肤护理：退热期患者大量出汗，应随时擦干汗液，更换衣服和床单，并保持皮肤的清洁、干燥，防止受凉。对于长期持续高热卧床患者，应预防压疮、肺炎等并发症。

（6）安全护理：高热患者可出现谵妄、躁动不安，应防止坠床、舌咬伤等安全隐患，必要时加床挡或用约束带固定患者。

（7）健康教育：教会患者及家属正确监测体温及物理降温的方法；告知休息、饮食及饮水的重要性。

（二）体温过低

体温过低是指机体深部温度低于正常。体温过低是一种危险的信号，常提示疾病严重且预后不良（体温低于 35℃），常见于早产儿及全身衰竭的危重患者。

1. 原因

（1）散热过多：长时间暴露在低温环境中，使机体散热过多、过快；在寒冷环境中大量饮酒，使血管过度扩张，热量散失。

（2）产热减少：极度衰竭、重度营养不良等，使机体产热减少。

（3）体温调节中枢受损：中枢神经系统功能不良，如颅脑外伤、脊髓受损；药物中毒等致体温过低。

（4）体温调节中枢发育不完善：新生儿尤其是早产儿体温调节中枢发育不完善，对外界的温度变化不能自行调节，再加上体表面积相对较大，散热较多，而致体温不升。

2. 症状　患者可出现躁动，皮肤苍白、冰冷，口唇、耳垂呈紫色，心跳、呼吸减慢，血压降低，感觉和反应迟钝，嗜睡，甚至昏迷。

3. 护理

（1）病情观察：严密监测体温的变化，至少 1 次 / 小时，直至体温恢复到正常且稳定，同时注意脉搏、呼吸、血压的变化并记录。

（2）提高室温：维持室温在 22 ～ 24℃左右，避免室内空气对流。

（3）注意保暖：给予棉被、毛毯、电热毯、热水袋，添加衣服，防止体热散失，饮热饮料，以提高患者机体温度。

（4）去除病因：去除引起体温过低的原因，使体温恢复正常。

（5）健康教育：向患者及家属讲解引起体温过低的因素及如何避免体温过低的发生。

三、体温的测量

（一）体温计的种类和构造

1. 水银体温计 水银体温计又称玻璃体温计，是一根真空毛细管外带有刻度的玻璃管。

（1）构造：水银体温计是由真空毛细管和外有刻度的玻璃管构成。玻璃管末端的球部装有水银，毛细管的下端和球部之间有一凹槽部分，使水银遇热膨胀后不能自动回缩，从而保证体温测试值的正确性。

（2）分类：根据测试部位分为口表、肛表、腋表三种（图 13-2）。

口表和肛表的玻璃管似三棱镜状，腋表的玻璃管呈扁平状。口表和腋表的球部较细长，有助于测温时扩大接触面；肛表的球部较粗短，可防止插入肛门时折断或损伤黏膜。

体温计的刻度是 35 ～ 42℃，每 1℃之间分成 10 小格，每小格为 0.1℃，在 0.5℃和 1℃的刻度处用较粗的线标记。在 37℃刻度处则以红色表示，以示醒目。

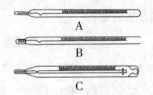

A 口表 B 肛表 C 腋表

图 13-2 水银温度计

2. 电子体温计 采用电子感温探头来测量体温，测得的温度直接由数字显示，测温准确且灵敏度高。（图 13-3）。

3. 红外线测温仪 红外线测温仪具有快速、安全、减少传染的优点。目前临床应用的种类较多，可测量额头、耳、手心、脸等部位的温度（图 13-4）。因耳道深部温度接近人体深部温度且受影响因素少，故耳道红外线测温仪较体表测温仪准确率高。

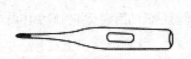

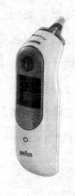

图 13-3　电子体温计　　　　　　　　图 13-4　红外线测温仪

（二）体温计的消毒和检查

1.体温计的消毒　为防止交叉感染，用过的体温计应进行消毒处理。消毒液可选用70% 乙醇溶液、1% 过氧乙酸溶液、0.5% 碘伏溶液等。

方法是测温后将体温计全部浸泡于消毒液中，5 分钟后取出清水冲洗，擦干，用离心机或腕部力量甩体温计，使体温计的水银在 35℃以下，再放入另一消毒容器中浸泡 30 分钟取出，用冷开水冲洗干净，擦干后放入清洁容器中备用。消毒液每日更换一次；容器、离心机等每周消毒一次，门急诊用量大的除每天更换消毒液外，容器、离心机等每周至少消毒两次。口表、腋表、肛表应分别消毒存放。肛表使用后先用消毒纱布擦净，再按上述方法消毒。

2.水银体温计的检查　为确保体温计的准确性，在使用新体温计前或定期消毒体温计后，应对体温计进行检查。方法：将全部体温计的水银柱甩至 35℃以下，于同一时间放入已测好的 40℃（36 ～ 40℃）的水中，3 分钟后取出检视，凡误差在 0.2℃以上、玻璃管有裂缝、水银柱自动下降，则取出不能使用。

（三）测量体温的方法

【目的】

1.判断体温有无异常。

2.动态监测体温变化，分析热型。

3.协助诊断，为预防、治疗、护理和康复提供依据。

【评估】

1.患者的一般情况（如年龄、性别）、病情、意识状态、治疗情况、心理状态、合作程度。

2.影响体温测量准确性的因素。

【计划】

1. 用物准备 已消毒的体温计（检查体温计有无破损，清点体温计数目，将已消毒的体温计用消毒纱布擦干，检查汞柱是否在35℃以下，放于清洁容器内）、盛消毒液的容器、消毒纱布、记录本、笔、秒表。若测肛温，另备润滑油、棉签、卫生纸。

2. 患者准备

（1）体位合适，情绪稳定。

（2）测量体温前30分钟内无运动、进食、冷热敷、沐浴、坐浴等活动。

【实施】

1. 操作方法

（1）携用物至床边，核对床号、姓名，并对患者予以解释，以取得配合。

（2）根据患者病情及年龄的不同，选择不同部位测量体温。

1）口温测量法：嘱患者张口抬舌，将口表水银端斜放于舌下热窝处（图13-5），指导患者闭口用鼻呼吸，勿用牙咬体温计。3分钟后取出，擦净，检视记录，浸于盛消毒液容器中。

2）腋温测量法：解开上衣，擦干腋下汗液，将体温计水银端放于腋窝深处紧贴皮肤，嘱患者屈臂过胸夹紧体温计（图13-6），不能合作者由医护人员协助夹紧上臂。10分钟后取出，擦净，检视记录，浸于盛消毒液容器中。

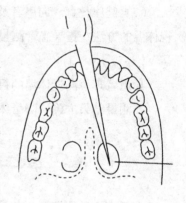

图13-5 舌下热窝

3）肛温测量法：嘱患者屈膝仰卧或侧卧，暴露臀部，将肛表水银端涂润滑油，轻轻插入肛门3～4cm（图13-7），3分钟后取出，消毒棉球擦净体温计，卫生纸擦净肛门，协助患者取舒适体位，检视记录，将体温计浸于盛消毒液容器中。

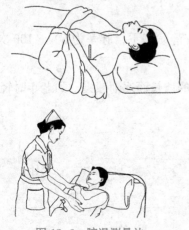

图13-6 腋温测量法

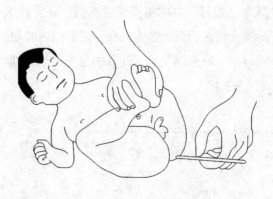

图13-7 肛温测量法

2. 注意事项

（1）测温前 20 ～ 30 分钟，患者应避免影响体温波动的因素，如进食、饮水、面颊部冷热敷、剧烈运动、沐浴、坐浴、灌肠等。

（2）婴幼儿、精神异常、昏迷、口腔或鼻腔疾患、呼吸困难及不能合作者测体温时，医护人员应守候在旁，防止发生意外，且不宜采用口腔测量。

（3）腋下有创伤、手术、炎症或出汗较多、肩关节受伤者不宜测腋温。

（4）直肠或肛门疾患及手术、腹泻、心肌梗死的患者不宜测肛温。

（5）若患者不慎咬破体温计，首先应及时清除玻璃碎屑，以免损伤口腔黏膜，再口服蛋清水或牛奶，以保护消化道黏膜，延缓汞的吸收。若病情允许，可进粗纤维食物（如韭菜、芹菜等），以加速汞的排出。

（6）所测体温如与病情不符，应重新测量，并在患者旁守护监测。

（7）健康教育。向患者及家属讲解测量体温的重要性，教会患者及家属测量体温和检视体温的方法，指导患者测量体温时避免影响体温准确性的因素。

【评价】

1. 患者理解测量体温的目的，了解测量体温的相关知识及注意事项，配合测体温。

2. 测量结果准确。测量体温过程中患者有安全感、舒适感。

第二节　脉搏的观察与护理

在每个心动周期中，随着心脏的收缩和舒张，动脉内的压力发生周期性的波动所引起的动脉管壁的搏动，称为动脉脉搏，简称脉搏。

一、正常脉搏与生理性变化

（一）脉率

脉率是指每分钟脉搏搏动的次数。正常成人在安静状态下，脉率为 60 ～ 100 次 / 分钟。脉率受许多因素的影响，在一定范围内波动。

1. 年龄　一般新生儿、幼儿的脉率较快，随年龄的增长而逐渐减慢，到老年时轻度增加（表 13-3）。

表 13-3　各年龄组的平均脉率

年龄	正常范围（次 / 分钟）	平均脉率（次 / 分钟）
出生～ 1 个月	70 ～ 170	120
1 ～ 12 个月	80 ～ 160	120

年龄	正常范围（次 / 分钟）		平均脉率（次 / 分钟）	
1 ～ 3 岁	80 ～ 120		100	
3 ～ 6 岁	75 ～ 115		100	
6 ～ 12 岁	70 ～ 110		90	
	男	女	男	女
12 ～ 14 岁	65 ～ 105	70 ～ 110	85	90
14 ～ 16 岁	60 ～ 100	65 ～ 105	80	85
16 ～ 18 岁	55 ～ 95	60 ～ 100	75	80
18 ～ 65 岁	60 ～ 100		72	
65 岁以上	70 ～ 100		75	

2. 性别　相同年龄女性比男性稍快。通常平均每分钟快 7 ～ 8 次。

3. 体型　因体表面积越大，脉搏越慢，故身材细高者常比矮胖者的脉率慢。

4. 活动、情绪　运动、兴奋、恐惧、愤怒、焦虑使脉率增快；休息、睡眠则使脉率减慢。

5. 其他　进食、饮浓茶及咖啡、应用兴奋剂等可使脉率增快；禁食、应用镇静剂及洋地黄类药物等可使脉率减慢。

（二）脉律

脉律是指脉搏的节律性，是左心室收缩情况的反映。正常脉律跳动均匀规则，间隔时间相等。但正常小儿、青年和部分成年人脉律可出现吸气时增快，呼气时减慢，称为窦性心律不齐，一般无临床意义。

（三）脉搏的强弱

脉搏的强弱是指触诊时血液流经血管所产生的力量强度的主观感觉。正常情况下脉搏强弱相同。脉搏的强弱取决于周围血管的阻力、心搏量和脉压，也与动脉壁的弹性有关。

（四）动脉壁的情况

动脉壁的情况是指触诊时感觉到的动脉壁的性质。正常动脉管壁光滑、柔软且有弹性。

二、异常脉搏的观察与护理

（一）异常脉搏的观察

1. 脉率异常

（1）速脉：人在安静状态下脉率超过 100 次 / 分，称为速脉或心动过速。常见于发热、甲状腺功能亢进、休克、大出血前期、疼痛、心力衰竭等患者。一般体温每升高1℃，成人脉率增加约 10 次 / 分，儿童增加约 15 次 / 分。

（2）缓脉：成人安静状态下脉率低于 60 次 / 分，称为缓脉或心动过缓。常见于颅内压增高、房室传导阻滞、甲状腺功能减退等患者。

2. 节律异常

（1）间歇脉：在一系列正常规则均匀的脉搏中，出现一次提前而较弱的脉搏，其后有一较正常延长的间歇（代偿间歇），称为间歇脉。如每隔一个正常搏动后出现一次期前收缩，称为二联律，每隔两个正常搏动后出现一次期前收缩，则称为三联律。发生机制是心脏异位起搏点过早地发出冲动而引起心脏搏动提早出现。常见于各种器质性心脏病。正常人在过度疲劳、精神兴奋、体位改变时也偶尔出现间歇脉。

（2）脉搏短绌：在单位时间内脉率少于心率，称为脉搏短绌，简称绌脉。表现为听诊时心律完全不规则，心率快慢不一，心音强弱不等；触诊时脉搏细数，极不规则。发生机制是由于心肌收缩力强弱不等，有些心输出量少的搏动只产生心音，而不能引起周围血管的搏动，而致脉率低于心率。常见于心房纤颤的患者。

3. 强弱异常

（1）洪脉：当心排出量增加，动脉充盈度和脉压较大时，脉搏强大有力，称洪脉。常见于高热、甲状腺功能亢进、主动脉瓣关闭不全等。

（2）细脉：又称丝脉。心输出量减少，动脉充盈度降低时，脉搏细弱无力，触之如丝，称细脉。常见于大出血、休克、心功能不全、主动脉瓣狭窄等。

（3）交替脉：指节律正常，而强弱交替出现的脉搏。主要由于心室收缩强弱交替出现所致。是心肌损害的一种表现，常见于高血压心脏病、冠心病等。

（4）水冲脉：脉搏骤起骤落，犹如潮水涨落，急促而有力。主要由于收缩压偏高，舒张压偏低使脉压增大所致。常见于主动脉瓣关闭不全、甲状腺功能亢进、先天性动脉导管未闭等。触诊时，患者手臂抬高过头并紧握其手腕掌面，就可感到急促有力的冲击。

（5）奇脉：平静吸气时脉搏明显减弱或消失，称为奇脉。其发生主要是在吸气时由于病理原因使心脏受束缚，引起左心室搏出量减少有关。常见于心包积液、缩窄性心包炎等，是心包填塞的重要体征之一。

4. 动脉壁异常　正常脉搏用手指按压时，远端动脉管不能触及，若仍能触及，则提示动脉硬化。早期硬化时可触及动脉管壁的弹性消失，呈条索状；晚期时动脉迂曲呈结节状。其机理是动脉壁的弹力纤维减少，胶原纤维增加，使血管壁变硬。常见于动脉硬化的患者。

（二）异常脉搏的护理

1. 病情观察　观察患者脉搏的脉率、节律、强弱及动脉壁情况及其他相关症状。

2.休息与活动　嘱患者增加卧床休息时间，减少耗氧。

3.给氧　根据病情给氧。

4.急救　根据病情准备好急救物品及药物。

5.健康教育　指导患者保持情绪稳定、戒烟限酒、饮食清淡易消化。向患者及家属讲解监测异常脉搏的相关知识及简单的急救技巧。

三、脉搏的测量

（一）测量脉搏的部位

凡身体浅表且靠近骨骼的动脉均可用于诊脉。常用测量部位见图13-8。临床最常选择的诊脉部位是桡动脉（图13-9）。

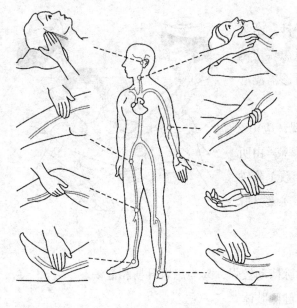

图13-8　常用测量部位图

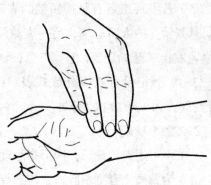

图13-9　桡动脉测量法

（二）测量脉搏的方法

【目的】

1.判断脉搏有无异常。

2.通过观察脉搏变化，间接了解心脏状况。

3.协助诊断，为治疗、护理提供依据。

【评估】

1.患者的一般情况，如年龄、性别、目前的病情和治疗情况，心理状况与合作程度。

2.患者30分钟内有无剧烈运动、情绪激动等影响因素存在。

【计划】

1. 用物准备　记录本、笔、有秒针的表，必要时备听诊器。

2. 患者准备

（1）体位舒适，情绪稳定。

（2）测脉搏前30分钟内无剧烈运动、紧张、恐惧、哭闹等。

【实施】

1. 操作方法　以桡动脉为例。

（1）备齐用物携带至床旁，核对床号、姓名后向患者解释测量脉搏的配合方法。

（2）协助患者取坐位或卧位，手臂放松平置于舒适位置，腕部伸展，掌心向下。

（3）测量者用示指、中指、无名指的指端按在患者桡动脉上，压力大小以能清楚触及脉搏搏动为宜。

（4）计数：一般情况下测脉搏30秒，结果乘以2即可。异常脉搏、婴幼儿、危重患者应测1分钟。脉搏细弱难以触诊时，可用听诊器测心率1分钟。

（5）若发现患者有脉搏短绌的表现，应由2人同时测量，一人听心率，另一人测脉率，由听心率者发出"开始""停止"口令，计数1分钟（图13-10）。记录方式以分数式表示：心率／脉率／时间。如120/70次／分钟。

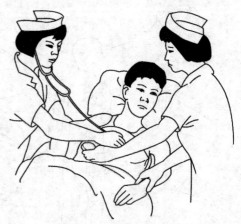

图 13-10　脉搏短绌测量法

2. 注意事项

（1）不可用拇指诊脉，因拇指小动脉搏动较强，易与患者脉搏相混淆。

（2）为偏瘫患者测量脉搏，应选择健侧肢体。

（3）测脉率的同时，应注意脉搏强弱、节律、动脉壁弹性等，以便及时发现异常。

【评价】

1. 患者理解测量脉搏的意义，了解正常值及注意事项。

2. 患者配合良好，测量结果准确。

第三节　呼吸的观察与护理

机体在新陈代谢过程中，需不断地从外界摄取氧气，并排出体内的二氧化碳，这种机体与环境之间进行的气体交换，称为呼吸。呼吸的全过程由外呼吸、气体运输、内呼吸三个相互关联的环节组成。

一、正常呼吸及其生理变化

1.正常呼吸　在安静状态下，正常成人呼吸频率为 16～20 次 / 分，正常呼吸表现为节律规则，均匀无声且不费力。呼吸与脉搏的比例为 1：4～1：5，一般情况下，男性及儿童以腹式呼吸为主，女性以胸式呼吸为主。

2.生理变化　呼吸运动受许多生理因素的影响在一定范围内波动。

（1）年龄：年龄越小，呼吸频率越快。如新生儿的呼吸约为 44 次 / 分。

（2）性别：同年龄的男性比女性呼吸频率稍慢。

（3）活动：休息和睡眠使呼吸减慢；剧烈运动可使呼吸加深加快。

（4）情绪：强烈的情绪变化，如恐惧、愤怒、紧张、悲伤、害怕等刺激呼吸中枢，引起呼吸加快或屏气。

（5）其他：如海拔增加或环境温度升高，均会使呼吸加深加快。

二、异常呼吸的观察与护理

（一）异常呼吸的观察（图 13-11）

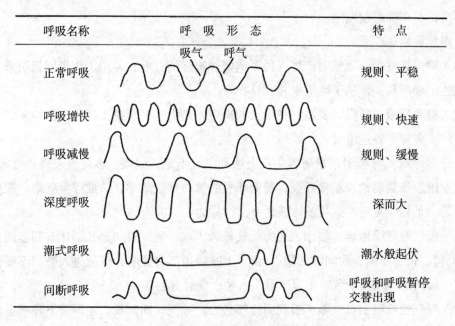

呼 吸 名 称	呼 吸 形 态	特 点
正常呼吸	吸气　呼气	规则、平稳
呼吸增快		规则、快速
呼吸减慢		规则、缓慢
深度呼吸		深而大
潮式呼吸		潮水般起伏
间断呼吸		呼吸和呼吸暂停交替出现

图 13-11　正常和异常呼吸

1.频率异常

（1）呼吸增快：呼吸频率大于 24 次 / 分，称为呼吸增快，也称气促，常见于发热、甲状腺功能亢进、疼痛等。一般体温每升高 1℃，呼吸频率大约增加 3 ～ 4 次 / 分。

（2）呼吸减缓：呼吸频率小于 12 次 / 分，称为呼吸减缓。常见于颅内压增高、巴比妥类药物中毒等。

2. 深度异常

（1）深度呼吸：又称库斯莫呼吸，是一种深长而规则的呼吸，常见于尿毒症酸中毒和糖尿病酮症酸中毒等，以排出较多的二氧化碳调节酸碱平衡。

（2）浅快呼吸：是一种浅表而不规则的呼吸，有时呈叹息样；可见于呼吸肌麻痹和某些肺与胸膜疾病，也可见于濒死患者。

3. 节律异常

（1）潮式呼吸：又称陈－施呼吸，是一种呼吸由浅慢逐渐变为深快，然后再由深快转为浅慢，再经一段时间的呼吸暂停（5 ～ 30 秒），又重复开始以上的周期性变化。潮式呼吸是呼吸中枢的兴奋性降低或缺氧严重的表现。多见于中枢神经系统疾病，如脑炎、脑膜炎、颅内压增高及巴比妥类药物中毒等。

（2）间断呼吸：又称毕奥呼吸，表现为有规律地呼吸几次后，突然停止，间隔一段短时间后又开始呼吸，如此反复交替，即呼吸和呼吸暂停现象交替出现。是呼吸中枢的兴奋性显著降低的表现。多见于颅内病变或呼吸中枢衰竭的患者，比潮式呼吸更为严重，预后更为不良，常在临终前发生。

4. 声音异常

（1）蝉鸣样呼吸：吸气时产生一种高调似蝉鸣样的音响，是由于声带附近阻塞，空气吸入发生困难所致。常见于喉头水肿、异物等。

（2）鼾声呼吸：呼吸时发出一种粗大的鼾声，是由于气管或支气管内有较多的分泌物积聚所致。多见于昏迷患者。

5. 呼吸困难　呼吸困难是患者主观上感到空气不足、胸闷，客观上表现为呼吸费力，可出现发绀、鼻翼扇动、端坐呼吸，辅助呼吸肌参与呼吸活动，造成呼吸频率、深度、节律的异常。是临床常见的症状及体征之一，可分为：

（1）吸气性呼吸困难：临床表现为吸气显著困难，吸气时间延长，伴有明显的三凹征（胸骨上窝、锁骨上窝、肋间隙凹陷）。由于上呼吸道部分梗阻，气流进入肺部不畅，呼吸肌收缩，肺内负压增高所致。多见于喉头水肿、气管异物等。

（2）呼气性呼吸困难：临床表现为呼气费力，呼气时间延长。原因是下呼吸道部分梗阻，气流呼出不畅所致。多见于阻塞性肺气肿、支气管哮喘等。

（3）混合性呼吸困难：临床表现为吸气、呼气均感费力，呼吸频率增加。多见于重症肺炎、大面积肺不张、广泛性肺纤维化、大量胸腔积液等。

（二）异常呼吸的护理措施

1.保持呼吸道通畅　引导患者有效咳嗽，对痰液黏稠者给予稀释痰液，及时清除呼吸道分泌物，进行体位引流，必要时吸痰。

2.吸氧　根据病情决定吸氧浓度。

3.观察病情　观察患者呼吸的频率、节律、深度、声音等有无异常；有无咳嗽、咳痰、咯血、发绀、呼吸困难等症状与体征。

4.环境护理　调节室内温度和湿度，保持空气清新，湿润，以减少呼吸道不适。保持环境安静以利患者休息减少耗氧。

5.健康教育　向患者及其家属讲解保持呼吸道通畅的重要性及方法，认识呼吸监测的意义。教会患者有效咳嗽。

三、呼吸的测量

【目的】

1.判断呼吸有无异常。

2.动态监测呼吸变化，了解患者呼吸功能情况。

3.协助诊断，为预防、治疗、康复、护理提供依据。

【评估】

1.患者的一般情况，如年龄、性别、意识，目前的病情和治疗情况，心理状态，合作程度。

2.有无影响呼吸的因素，如30分钟内有无剧烈活动、情绪激动等。

【计划】

1.用物准备　有秒针的表、记录本、笔，必要时备棉花。

2.患者准备　体位舒适，情绪稳定，保持自然呼吸状态。

【实施】

1.操作方法

（1）测量脉搏后，测量者仍保持诊脉手势，观察患者的胸或腹部的起伏，一次起伏为一次呼吸。一般情况下测30秒，将所测数值乘以2即为呼吸频率（图13-12）。如患者呼吸异常或被测量者是婴幼儿时应测量1分钟。

（2）危重患者呼吸微弱不易观察时，可用少许棉花置于患者鼻孔前，观察棉花纤维被吹动的次数，计数1分钟（图13-13）。

（3）记录。

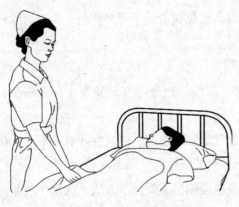
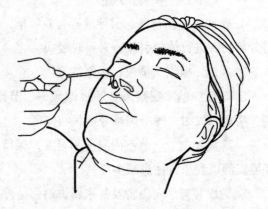

图 13-12 测量呼吸方法图　　　　图 13-13 危重患者测量呼吸法

2.注意事项

（1）测量呼吸时应转移患者的注意力，使之处于自然呼吸状态，以保证测量的准确性。

（2）若有剧烈运动、情绪激动等，应休息 30 分钟，待情绪稳定后再测。

（3）在观察患者呼吸频率的同时，要注意观察呼吸的节律、深浅度、音响、形式及有无呼吸困难的症状等。

【评价】

1.患者及家属能理解监测呼吸的重要性，愿意配合。

2.测量方法正确，测量结果准确。

第四节　血压的观察与护理

血压是血液在血管内流动对血管壁的侧压力，一般血压是指动脉血压。动脉血压随着心室的收缩和舒张而发生规律性的变化。心室收缩时，动脉血压上升达到的最高值称为收缩压。心室舒张末期，动脉血压下降达到的最低值称为舒张压。收缩压与舒张压之差称为脉压。

一、正常血压及其生理变化

（一）正常血压

血压一般以肱动脉为标准。在安静状态下，正常成人的血压范围为收缩压 90 ～ 139mmHg，舒张压 60 ～ 89mmHg，脉压 30 ～ 40mmHg。

mmHg 与 kPa 换算公式：

1kPa=7.5mmHg　　1 mmHg=0.133 kPa

（二）生理变化

1. 年龄　动脉血压随年龄的增长而逐渐增高，一般收缩压的升高比舒张压的升高更为显著（表13-4）。

表13-4　各年龄组的平均血压

年龄	血压（mmHg）
1个月	84/54
1岁	95/65
6岁	105/65
10～13岁	110/65
14～17岁	120/70
成年人	120/80
老年人	140～160/80～90

2. 性别　同龄女性血压低于男性，更年期后，女性血压逐渐升高，与男性差别较小，青春期前的男女血压差别不明显。

3. 昼夜和睡眠　血压呈明显的昼夜波动。一般清晨血压最低，傍晚血压最高。夜间睡眠血压降低，如睡眠不佳、过度劳累时血压可稍升高。

4. 环境　寒冷环境，末梢血管收缩，血压略升高；高温环境，皮肤血管扩张，血压可略下降。故冬天血压值略高于夏天，长时间泡热水澡易使血压下降。

5. 体位　坐位血压高于卧位血压、立位血压高于坐位血压，这与重力引起的代偿机制有关。对于长期卧床或使用某些降压药物的患者，若由卧位改为立位时，可出现头晕、眩晕、血压下降等直立性低血压的表现。

6. 体型　通常高大、肥胖者血压偏高。

7. 身体不同部位　一般情况下，两上肢血压并不完全相等，右上肢高于左上肢10～20mmHg，与左右肱动脉的解剖位置有关。下肢血压高于上肢20～40mmHg，与股动脉的管径较肱动脉粗、血流量大有关。

8. 其他　情绪激动、恐惧、紧张、兴奋、吸烟、剧烈运动可使血压升高。摄盐过多、饮酒、药物等对血压也有影响。

二、异常血压的观察与护理

（一）异常血压

1. 高血压　指在未使用降压药物的情况下，成人收缩压≥140mmHg和（或）舒张压≥90mmHg。我国高血压分类标准（2010版）见表13-5。

表 13-5　中国高血压分类标准（2010 版）

分级	收缩压（mmHg）	舒张压（mmHg）
正常血压	<120　和	<80
正常高值	120～139　和（或）	80～89
高血压	≥ 140　和（或）	≥ 90
1 级高血压（轻度）	140～159　和（或）	90～99
2 级高血压（中度）	160～179　和（或）	100～109
3 级高血压（重度）	≥ 180　和（或）	≥ 110
单纯收缩期高血压	≥ 140　和	<90

注：若患者收缩压和舒张压属于不同分级时，应按两者中较高的级别分类。

2.**低血压**　指血压低于 90/60mmHg。当血压低于正常范围时有明显的血容量不足的表现，如脉搏细速、头晕、心悸等。常见于休克、大量失血、急性心力衰竭等患者。

3.**脉压异常**

（1）脉压增大：脉压 > 40 mmHg，常见于主动脉硬化、主动脉瓣关闭不全、甲状腺功能亢进等。

（2）脉压减小：脉压 < 30 mmHg，常见于心包积液、缩窄性心包炎、末梢循环衰竭等。

（二）异常血压的护理

1.**观察病情**　测血压的变化，监测血压时要做到"四定"，即定血压计、定体位、定部位、定时间；指导患者用药及观察不良反应；注意有无潜在并发症的发生。

2.**休息与活动**　保证充足的睡眠时间，保持适当的活动，以改善血液循环，增强心血管功能。

3.**合理饮食**　高血压患者进食低盐、低脂肪、低胆固醇、高维生素、富含纤维素的食物，避免辛辣等刺激性食物。

4.**管理情绪**　高血压患者应保持心情舒畅。精神紧张、烦躁、情绪激动、焦虑、忧愁等都是诱发高血压的因素。

5.**健康教育**　帮助患者养成健康的生活方式，如保持情绪稳定，生活规律；戒烟限酒；保持大便通畅，必要时给予通便剂；指导患者和家属学会监测高血压并发症的先兆症状。

三、血压的测量

血压测量可分为直接测量和间接测量两种方法。直接测量血压法是指在主动脉内插管，导管末端接监护测压系统，可以显示血压数值，直接监测主动脉的压力。此法精确、可靠，但它属于一种创伤性检查，仅用于急危重患者、特大手术或严重休克患者。故临床广泛应用血压计间接测量血压。血压计就是根据血液通过狭窄的血管形成涡流时发出响声而设计的。

（一）血压计的种类与构造

1. 血压计的种类　血压计有水银血压计、无液血压计、电子血压计三种。水银血压计又称汞柱血压计，分台式和立式两种。立式血压计可随意调节高度。

2. 血压计的构造　由三部分组成。

（1）加压气球和压力阀门：加压气球可向袖带气囊充气，压力阀门可调节压力大小。

（2）袖带：由内层长方形扁平的橡胶袋和外层布套组成。一般上肢袖带长24cm，宽12cm。下肢袖带长约135cm，比上肢袖带宽2cm。小儿袖带宽度要求为：新生儿长5～10cm，宽2.5～4cm；婴儿袖带长12～13.5cm，宽6～8cm；儿童袖带长17～22.5cm，宽9～10cm。袖带的长度和宽度应符合标准。袖带太窄，须加大力量才能阻断动脉血流，测得数值偏高；袖带太宽，大段血管受阻，测得数值偏低。橡胶袋上有两根橡胶管，一根与加压气球相连，另一根与压力表相通。

（3）血压计

①水银血压计：由玻璃管、标尺、水银槽三部分组成。在血压计盒盖内面固定一根玻璃管，管面上标有双刻度（标尺）0～300mmHg和0～40kPa，每一小格相当于2mmHg和0.5kPa，玻璃管上端盖以金属帽与大气相通，下端和水银槽相通。水银血压计的优点是测得的数值准确可靠，但较笨重，且玻璃管部分易破碎，水银溢出，造成污染且携带不便（图13-14）。

②无液血压计：又称弹簧式血压计、压力表式血压计。外形呈圆盘状，正面盘上标有刻度，盘中央有一指针提示血压数值。其优点是携带方便，但欠准确（图13-15）。

③电子血压计：袖带中的传感器收集血压声音，将信号经数字化处理，在显示屏上直接显示收缩压、舒张压、脉搏数值。此种血压计类型较多，其优点是操作方便，清晰直观，不用听诊器，省略放气系统，排除听觉不灵敏、噪音干扰等造成的误差，但欠准确（图13-16）。

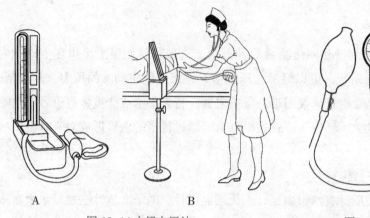

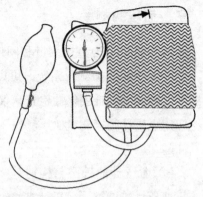

图 13-14 水银血压计   图 13-15 无液血压计

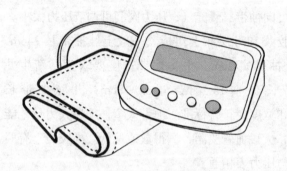

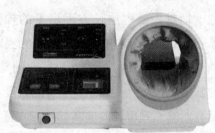

A.半自动电子血压计   B.全自动

图 13-16 电子血压计

（二）测量血压的方法

【目的】

1.判断血压有无异常。

2.监测血压变化，间接了解循环系统的功能状况。

3.协助诊断，为预防、治疗、护理提供依据。

【评估】

1.患者年龄、病情、治疗，有无偏瘫及功能障碍等情况，以及心理状态、合作程度。

2.患者在 30 分钟内有无影响血压变化的因素。

【计划】

1.用物准备 血压计、听诊器、记录本、笔。

2.患者准备 体位舒适、情绪稳定、愿意合作；了解测量血压的目的、注意事项及配合方法。

【实施】

1. 操作方法

（1）肱动脉血压测量法

1）备齐用物并检查血压计、听诊器是否完好。核对、确认患者，解释并取得配合。

2）患者取坐位或仰卧位，被测肢体与心脏处于同一水平。坐位时，肱动脉平第四肋软骨；仰卧位时，肱动脉平腋中线。

3）嘱患者露出上臂，伸肘，掌心向上；放平血压计，打开水银槽开关，驱尽袖带内空气，将袖带平整地缠在上臂中部，袖带下缘距肘窝 2～3cm；松紧度以放入 1 指为宜。

4）戴听诊器，先触及肱动脉搏动最明显处，再将听诊器胸件置于该处（听诊器胸件勿塞入袖带内），用一手稍加固定（图 13-17），另一手关闭气门，握输气球，充气至肱动脉搏动音消失后继续充气至水银柱升高 20～30mmHg，然后以每秒钟 4mmHg 的速度放气，使水银柱缓慢下降，观察水银柱所指刻度，当闻及第一声搏动音时，水银柱所指刻度为收缩压；继续放气，当搏动音突然变弱或消失时，水银柱所指刻度为舒张压。

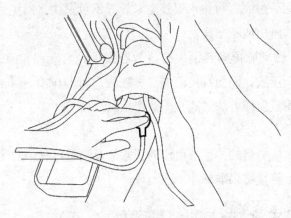

图 13-17 听诊器胸件放置位置

5）测量后，解开袖带，驱尽袖带内余气，关闭气门，整理袖带放入血压计盒内。将血压计盒盖向水银槽侧倾斜45°，使水银全部进入槽内，关闭水银槽开关平稳放置。协助患者穿衣袖，取舒适体位。

6）记录血压值，用分数式表示，收缩压/舒张压 mmHg，如 120/80mmHg。当变音和消失音之间有差异时，两读数都应记录，方式为收缩压/变音～消失音 mmHg，如 120/80～60 mmHg。

（2）腘动脉血压测量法

1）协助患者取仰卧、俯卧或侧卧位，露出大腿部。

2）将袖带缠于大腿下部，其下缘距腘窝 3～5cm，如肢体肥胖，袖带不能缠满一周，可用宽布带包于袖带外面，缠在肢体上，布带末端要塞紧，将听诊器胸件置于腘动脉搏动处，同上肢测量方法。

3）如用上肢袖带测下肢血压，因袖带相对过窄，测得血压偏高。

4）记录时注明下肢血压。

2. 注意事项

（1）测量前，应检查血压计汞柱是否保持在零点水平、玻璃管有无裂隙、水银是否充足、橡胶管和输气球是否漏气。

（2）需密切观察血压的患者，应做到四定，即定时间、定部位、定体位、定血压计，以便准确观察血压的动态变化。

（3）为偏瘫、肢体外伤、手术的患者测量血压应选择健侧肢体，避免因血液循环障碍影响血压测量值。

（4）当血压听不清或异常时，应重测。重测时，应待水银柱降至零点，稍等片刻后再测量。

（5）充气不可过猛、过高，防止水银外溢。放气不可过快，以免一时看不清或听不清搏动音变化而使测得的血压值不准确。

（6）WHO规定，以动脉搏动音消失的值为舒张压。当变音和消失音之间有差异时，或危重患者应记录两个读数，即变音（消失音）数值，如130/70～40mmHg。

（7）掌握正确的测量血压方法，防止误差产生。

【评价】

1. 患者理解测量血压的目的，了解血压的正常值及测量过程中的注意事项，能配合。

2. 操作方法正确，测量结果准确。

四、血压测量技术操作并发症的预防及处理

（一）血压高估／低估

1. 测血压前如患者有运动、情绪激动、吸烟、进食等活动，应安静休息20～30分钟再测。

2. 准确测量血压需做到：

（1）需密切观察血压的患者应做到"四定"：定时间、定部位、定体位、定血压计。

（2）测量前应检查血压计及听诊器是否符合要求：袖带的宽窄是否合适；水银是否充足；玻璃管有无裂缝，上端是否和大气相通；橡胶管和加压气球有无老化、漏气；听诊器是否完好等。①血压计袖带的宽度应以上臂围长的二分之一为宜。过窄，可使测得的血压值偏高；袖带过宽、橡胶管过长、水银量不足等可使测得的血压值偏低。②血压计的高度、上臂的位置应与心脏的高度相同。手臂位置低于心脏，吸烟、进食、运动、膀胱充盈

等，可使测得的血压值偏高；手臂位置高于心脏，可使测得的血压值偏低。③系血压袖带的松紧度应以放入 2～3 个手指头为宜。缠得过松，难以阻断血流，使血压值偏高；袖带过紧，则可使血压值偏低并且因为静脉也同时受压，引起前臂淤血影响搏动音的读取。④充放气系统。测量血压时袖带逐渐充气达到桡动脉消失至少再升高 20mmHg。放气速度太慢，可使测得的舒张压偏高；放气速度太快，听不清声音的变化。发现血压听不清或有异常时应重测，注意使水银柱降至"0"点，休息片刻后再测，必要时双侧对照。

（3）正确选择测量肢体，有偏瘫者应选健侧肢体，一侧肢体正在输液或施行过手术，应选择对侧肢体测量。

（4）妥善使用和保管血压计。打气不可过猛、过高；如水银柱里出现气泡，应调节或检修，不可带气泡测量；用毕应及时关闭水银槽开关。

（二）皮下出血

对于有出血倾向的患者血压计的袖带系得过紧可造成皮下出血，同时应密切观察皮肤的颜色等，及时更换测量部位。

复习思考

一、单项选择题

【A1 型题】

1. 脉搏短绌常见于（　　　）

　　A. 窦性心动过速　　　　B. 阵发性心动过速　　　　C. 心房颤动

　　D. 心室颤动　　　　　　E. I 度房室传导阻滞

2. 体温调节中枢位于（　　　）

　　A. 延髓上部　　　　　　B. 大脑枕叶　　　　　　　C. 小脑蚓部

　　D. 丘脑下部　　　　　　E. 脊髓颈段

3. 下列会出现缓脉的患者是（　　　）

　　A. 甲状腺功能亢进　　　B. 发热　　　　　　　　　C. 主动脉瓣关闭不全

　　D. 心包积液　　　　　　E. 颅内压增高

4. 蝉鸣样呼吸见于（　　　）

　　A. 颅内感染　　　　　　B. 安眠药中毒　　　　　　C. 呼吸中枢衰竭

　　D. 喉头异物　　　　　　E. 肺炎

5. 深而规则的呼吸常见于（　　　）

　　A. 甲状腺功能亢进　　　B. 哮喘患者　　　　　　　C. 代谢性酸中毒

D. 气管异物　　　　　　　　E. 濒死患者

6. 伤寒患者的热型为（　　　）

A. 间歇热　　　　　　B. 稽留热　　　　　　C. 弛张热

D. 波状热　　　　　　E. 双峰热

7. 2010 年世界卫生组织和国际高血压联盟（WHO-ISH）制定的高血压标准是（　　　）

A. 收缩压≥ 120mmHg 和（或）舒张压≥ 70mmHg

B. 收缩压≥ 130mmHg 和（或）舒张压≥ 75mmHg

C. 收缩压≥ 140mmHg 和（或）舒张压≥ 90mmHg

D. 收缩压≥ 150mmHg 和（或）舒张压≥ 95mmHg

E. 收缩压≥ 160mmHg 和（或）舒张压≥ 100mmHg

8. 张先生，巴比妥类药物中毒入院治疗，其呼吸特点正确的是（　　　）

A. 规律呼吸 – 呼吸暂停 – 反复

B. 呼吸浅慢 – 加深加快 – 浅慢 – 暂停反复

C. 浅表不规则

D. 深大而规则

E. 呼气时发出鼾声

9. 女孩，2 岁。因误服安眠药中毒，意识不清，呼吸微弱，浅而慢不易观察。护士应采取的测量方法是（　　　）

A. 观察腹部起伏，一起一伏为 1 次

B. 先测脉率，将数值除以 4 得出呼吸次数

C. 用手放在患者鼻孔前感觉呼吸气流计数

D. 测量脉搏后保持诊脉姿势，观察胸部起伏次数

E. 用少许棉花放置患者鼻孔前观察棉花飘动的次数计数

10. 患者女性，66 岁。结肠癌入院 2 个月，现出现大量腹水，全身水肿，呼吸急促，端坐呼吸，近 1 周出现癌性发热。请判断该患者可能出现的热型为（　　　）

A. 稽留热　　　　　　B. 弛张热　　　　　　C. 回归热

D. 间歇热　　　　　　E. 不规则热

【A2 型题】

11. 患者男性，36 岁。测量的血压值为 132/88mmHg，属于（　　　）

A. 理想血压　　　　　　B. 正常血压　　　　　　C. 正常高值

D. 收缩压偏低，舒张压偏高　　　　　　E. 收缩压偏高，舒张压偏低

12. 男性患者，26 岁。在高温环境下工作，突然体温升高到 40.5℃，持续近 4 小时，面色潮红、皮肤灼热、无汗、呼吸和脉搏增快。该患者此时的临床表现属于（　　　）

A. 低热上升期　　　　　B. 高热上升期　　　　　C. 高热持续期

D. 中度热上升期　　　　E. 过高热持续期

13. 郑先生，47 岁，诊断为支气管哮喘。患者主诉呼吸费力，呼气时间明显延长。该患者最可能出现的异常呼吸是（　　　）

A. 深度呼吸　　　　　　B. 潮式呼吸　　　　　　C. 吸气性呼吸困难

D. 呼气性呼吸困难　　　E. 混合性呼吸困难

14. 男性患者，51 岁。腹泻，体温 39～40℃，持续数日，诊断为"细菌性痢疾"。该患者的热型为（　　　）

A. 不规则热　　　　　　B. 间歇热　　　　　　　C. 弛张热

D. 稽留热　　　　　　　E. 波浪热

15. 患者女性，69 岁，连续 3 天血压 86/50mmHg。该患者的血压属于（　　　）

A. 低血压　　　　　　　　　　　　　B. 正常血压

C. 临界低血压　　　　　　　　　　　D. 收缩压正常，舒张压降低

E. 收缩压降低，舒张压正常

【A3/A4 型题】

（16～18 题共用题干）

患者李女士，77 岁。发热 2 日，测体温 39.7℃，皮肤潮红，脉搏增快。已遵医嘱使用药物退热。

16. 如果病情允许，可鼓励患者多饮（　　　）

A. 白开水　　　　　　　B. 茶水　　　　　　　　C. 果汁

D. 糖盐水　　　　　　　E. 矿泉水

17. 患者大量出汗，应采取的主要护理措施是（　　　）

A. 评估出入液量　　　　　　　　　　B. 擦干汗液，更换衣服

C. 测量体温　　　　　　　　　　　　D. 填写护理记录单

E. 降低室温

18. 退热时，为防止发生虚脱，应重点观察患者有无（　　　）

A. 皮肤苍白、寒战　　　　　　　　　B. 头晕、出汗、疲倦

C. 脉搏、呼吸增快，出汗　　　　　　D. 脉细速、四肢湿冷、出汗

E. 脉速、面部潮红、头晕

（19～21 题共用题干）

孙先生，67 岁。因头晕、头痛入院就诊，在安静状态下测量血压值为 166/96mmHg，其他检查结果正常。

19. 根据所测血压值，该患者最可能的诊断是（　　　）

A. 高血压　　　　　　B. 冠心病　　　　　　C. 脑出血

D. 脑膜炎　　　　　　E. 脑肿瘤

20. 在患者住院期间，护士为其测量血压时，下列不妥的是（　　　　）

　　A. 每日测量血压时间应固定　　　　　　B. 固定在一侧上肢测量

　　C. 测量血压时应固定体位　　　　　　D. 每次测量时使用同一个血压计

　　E. 未听清时应不间断反复测量

21. 为该患者进行健康教育时，下列内容不妥的是（　　　　）

　　A. 每日摄盐量不超过 5g　　　　　　B. 多食富含纤维素的食物

　　C. 适度的体育锻炼　　　　　　D. 按医嘱规律服用降压药物

　　E. 在药物的作用下将血压控制得越低越好

（22 ～ 24 题共用题干）

任女士，67 岁，诊断为急性心肌梗死。某日，患者出现心房颤动。

22. 患者此时最可能出现的脉搏为（　　　　）

　　A. 间歇脉　　　　　　B. 二联律　　　　　　C. 脉搏短绌

　　D. 缓脉　　　　　　E. 丝脉

23. 关于这种异常脉搏的叙述，下列说法正确的是（　　　　）

　　A. 动脉充盈，脉搏洪大　　　　　　B. 单位时间内心率大于脉率

　　C. 脉律规则与不规则交替出现　　　　　　D. 心音无异常

　　E. 每隔一个或两个正常搏动后出现一次过早搏动

24. 为该患者测量脉搏的正确方法是（　　　　）

　　A. 一人先测心率，后测脉搏

　　B. 一人先测脉率，后测心率

　　C. 一人测脉率，另一人测心率，同时测 1 分钟

　　D. 报告医生，由其测心率和脉率

　　E. 一人发口令和计时，另一人测心率和脉率

二、病例分析题

　　张某，女性，60 岁，因心房纤颤入院。查体：心率 198 次 / 分，脉搏 25 次 / 分，且心律不齐，心率快慢不一，心音强弱不等。

　　（1）该患者属于哪种脉搏异常？

　　（2）护士对该患者应如何测量脉搏？

　　（3）测量后应如何记录？

扫一扫，知答案

扫一扫，看课件

第 十 四 章

医疗与护理文件的记录

【学习目标】

1. 掌握医疗与护理文件记录的要求和管理；医嘱的种类，并能正确处理医嘱；体温单的正确绘制方法。

2. 熟悉护理记录单的记录方法；病室报告的书写顺序和要求。

3. 了解护理病历的记录方法。

医疗与护理文件是医院和患者重要的档案资料，客观、真实地记录了患者疾病发生、发展、诊断、治疗、护理及转归的全过程，也是医院教学、科研、管理及法律上的重要资料。其中由护士书写的记录称为护理文件，是护士对患者进行病情观察和实施护理措施的原始文件记录，以文字、符号、图表等形式表现出来。为了保证临床资料的原始性、正确性和完整性，护士应认真、及时、准确做好护理相关文件的记录和管理。

第一节　概　述

一、医疗与护理文件记录的意义

（一）提供信息资料

医疗与护理文件详细记录了患者疾病发生、发展、诊断、治疗、护理及转归的全过程，是医护人员进行正确诊断、治疗、护理的科学依据。通过阅读医疗与护理文件，医务人员能够全面、系统地了解患者的病情进展，明确诊断和调整治疗方案。

（二）提供教学与科研资料

完整的医疗与护理文件是患者的疾病诊断、治疗、护理的全面总结和评价，是医疗护理教学、科研的最好教材，体现了理论在实践中的应用，也是开展科研工作的原始资料。同时，也为疾病调查、传染病管理和流行病学调查等研究提供了统计方面的资料。

（三）提供法律依据

医疗与护理文件记录是具有法律效应的文件，是法律认可的证据，可作为判断医疗纠纷、保险索赔、犯罪刑事案件和遗嘱查验的证明，凡涉及医疗诉讼案件时，在调查处理过程中都要依据病案记录加以判断，以明确法律责任。因此，医务人员应对患者住院期间的病情、治疗、护理做到及时、完整、准确地记录，才能提供法律依据，以保障患者和医务人员自身的合法权益。

（四）提供评价依据

医疗与护理文件记录一定程度上反映了医院的医疗和护理质量、技术水平和医务人员的业务素质，它既是衡量医院管理水平的重要参考指标，又是医院等级评定及医护人员考核评定的参考资料。

二、医疗与护理文件的记录要求

医疗与护理文件的书写内容应当与其他病历资料有机结合，相互统一，避免重复和矛盾。记录内容应当客观、真实、准确、及时、规范。

（一）及时

记录应及时，不得提早、拖延或漏记，以保证记录的时效性。

（二）准确

记录必须真实、准确，书写应当使用中文、医学术语和通用的外文缩写，文字工整，字迹清晰，表述准确，语句通顺，标点正确。书写过程中出现错字时，用双线划在错字上，保留原记录清楚、可辨，并注明修改时间，修改人签名。不得采用刮、粘、涂等方法掩盖或去除原来的字迹。

（三）规范

眉栏、页码必须填写完整，避免遗漏，记录应连续，不可留有空行，每项记录后应签全名和完整的时间。护理文书一律使用阿拉伯数字书写日期和时间，日期用年、月、日，时间采用 24 小时制，具体到分钟。上级护理人员有审查修改下级护理人员书写记录的责任。实习护士、试用期护士、未取得护士资格证书或未经注册护士书写的护理记录，应由本医疗机构具有合法执业资格的护士审阅并签名，需修改时用红色笔修改并签名，签名格式为：注册护士 / 实习护士，以明确责任。

（四）简要

记录内容应简明扼要，客观真实，避免主观臆断，尽量简洁、重点突出，使用公认的缩写，避免笼统、含糊不清的表达或过多修辞。

（五）清晰

除特殊规定外，各种记录按规定分别使用红、蓝（黑）笔书写，一般白班用蓝（黑）笔记录，夜班用红笔记录。

三、医疗与护理文件的管理

（一）管理要求

1. 住院病案应按规定放置，记录和使用后必须及时放回原处。住院病案放于病案柜里，患者和家属未经医务人员同意不得翻阅，也不能擅自携带出病区。

2. 必须保持各种医疗护理文件的清洁、完整，防止污染、破损、拆散、丢失。任何人不得随意涂改病历，严禁伪造、隐匿、销毁、抢夺、窃取病历。

3. 因科研、教学需要查阅、借阅病历的，需经相关部门同意，查阅后应当立即归还，且不得泄露患者隐私。查阅的病历资料不得带离患者就诊医疗机构。

4. 患者出院后，及时填写病案有关内容，护士排序、整理后交病案室保管，住院病历由病案管理部门或者专职人员统一保存、管理。

5. 患者、家属及保险机构需要复印或复制病案资料的，应提出申请，医疗机构盖章证明；患者有权复印或复制门（急）诊病历、住院志、体温单、医嘱单、化验单、医学影像检查资料、特殊检查同意书、手术同意书、手术及麻醉记录单、病理报告、护理记录、出院记录以及国务院卫生行政部门规定的其他病历资料。

（二）病案排列顺序

患者的病案通常按规定的顺序排列，独立存放，妥善保存，以便管理和查阅。

1. **住院病案排列顺序** 体温单（按日期先后倒排）、医嘱单（按日期先后倒排）、入院记录、病程记录（手术、分娩记录等）、会诊记录、病重（病危）患者护理记录、输血治疗知情同意书、特殊检查（特殊治疗）同意书、会诊记录、病危（重）通知书、各种检验和检查报告、住院病案首页。

2. **出院病案排列顺序** 住院病案首页、入院记录、病程记录（手术、分娩记录等）、出院记录、死亡记录、死亡病例讨论记录、输血治疗知情同意书、特殊检查（特殊治疗）同意书、会诊记录、病危（重）通知书、各种检验和检查报告、体温单、医嘱单、病重（病危）患者护理记录。

第二节 医嘱的处理与护理文件的记录

医疗与护理文件记录是护士对患者进行病情观察和实施护理措施的原始文字记载，是临床护理工作的重要环节。医疗与护理文件的记录是护士必须掌握的基本技能。

一、医嘱的处理

医嘱是指医师在医疗活动中下达的医学指令。一般由医生根据患者病情需要开写医嘱，由医护人员共同执行。医嘱的内容包括日期、时间、床号、姓名、护理常规、护理级别、饮食、体位、药物（注明剂量、用法、时间等）、各种检查及治疗、术前准备和医生护士的签名。

（一）医嘱的种类

1. 长期医嘱 指医嘱有效时间 24 小时以上，从医生开写医嘱起，医生注明停止时间后医嘱失效。如呼吸科护理常规、一级护理、流质饮食、半坐卧位、药物治疗等。

2. 临时医嘱 指医嘱有效时间在 24 小时以内，应在短时间内执行，通常只执行一次。有的临时医嘱须立即执行（st），如扑尔敏 4mg po st。需要在限定时间内执行的医嘱，应在限定时间内执行。如手术、会诊、各种特殊检查等。出院、转科、死亡等也列入临时医嘱。

3. 备用医嘱 根据病情需要分为长期备用医嘱和临时备用医嘱两种。

（1）填写医嘱单：长期备用医嘱（prn）：指有效时间在 24 小时以上，必要时使用，两次执行之间有时间间隔，由医生注明停止时间方可失效。如哌替啶 50mg im q6h prn。

（2）临时备用医嘱（sos）：指自医生开写医嘱起 12 小时内有效，必要时使用，过期尚未执行则失效。如地西泮 5mg po sos。

（二）医嘱的处理

1. 长期医嘱的处理

（1）填写医嘱单：医生将长期医嘱写在长期医嘱单上。护士将长期医嘱栏内的医嘱分别记录在相应的执行单上（如服药单、注射单、治疗单等），并在长期医嘱单上注明执行时间并签全名。定期执行的长期医嘱应在执行单上注明具体的执行时间，如在医嘱单上的医嘱为维生素 C100mg po tid，则在相应的服药单上写上"维生素 C100mg 8：00、12：00、16：00"。

（2）停止医嘱：医生下达停止医嘱，护士根据医嘱内容注销相应的执行单或卡片上的有关项目，然后在医嘱单原医嘱内容的停止日期栏内注明停止的时间并签全名。

（3）重整医嘱：长期医嘱单超过 3 页，或医嘱调整项目较多时要重整医嘱。重整医嘱时，在最后一行医嘱下面用红笔划一横线，在红线下用红笔写上"重整医嘱"，再将红线以上有效的长期医嘱按原日期的排列顺序抄录在红线下，重整医嘱由医师转抄并签名，当班护士两人核对无误签全名。手术、分娩或转科后也需要重新整理，即在原医嘱最后一行下面用红笔画一横线，以示红线以上医嘱自行停止，在红线下用红笔写上"术后医嘱""分娩医嘱""转入医嘱"，然后再开写新医嘱，核对后签名。

2. 临时医嘱的处理

（1）医生将临时医嘱写在临时医嘱单上。需要立即执行的医嘱，护士执行后，必须写上执行时间并签全名。有限定执行时间的临时医嘱，护士应先将临时医嘱转抄至临时治疗本上。会诊、手术、检查等各种申请单应及时转送到相应科室。

（2）药物过敏皮试结果，记录在临时医嘱单上。阳性用红笔划"+"表示，阴性用蓝笔划"−"表示。填写皮试时间以看结果时间为准并签全名。

3. 备用医嘱

（1）长期备用医嘱：医生将长期备用医嘱写在长期医嘱单上，按长期医嘱处理。如哌替啶 50mg im q6h prn，每次执行后，在临时医嘱单上记录执行时间并签全名，供下一班次参考。每次执行前必须先了解上一班次的执行时间。

（2）临时备用医嘱：医生将临时备用医嘱写在临时医嘱单上，需一日内连续用药数次者，待患者需要时执行，执行后按临时医嘱处理。如地西泮 5mg po sos，12 小时内有效，过时未执行，护士应用红笔在该医嘱栏内写"未用"二字。

4. 医嘱处理的注意事项

（1）处理医嘱的原则是先急后缓、先临时后长期、先执行后抄写。

（2）医嘱必须经医生签名后方为有效，一般情况下不执行口头医嘱。因抢救患者或手术过程中需要执行口头医嘱时，护士必须向医生复诵一遍，双方确认无误后方可执行，抢救结束后 6 小时内需由医生即刻据实补记医嘱。

（3）发现有疑问的医嘱，必须核对清楚后方可执行。

（4）严格执行查对制度，医嘱必须每班、每日核对，每周总查对，查对后签全名。

（5）凡需下一班执行的临时医嘱单要交班，并在护士交班记录上注明。

（6）凡已写在医嘱单上而又不需执行的医嘱，由医生在该项医嘱栏内第二个字上重叠用红笔写"取消"，并在医嘱后签全名。

目前各医院处理医嘱方法不尽相同，有的医院已经使用计算机系统（HIS）处理医嘱。

（三）与医嘱相关的表格

1. 长期医嘱单　长期医嘱单内容包括患者姓名、科别、床号、住院病历号（或病案号）、开始日期和时间、长期医嘱内容、停止日期和时间、医师签名、护士签名、页码。其中，由医师填写开始日期和时间、长期医嘱内容、停止日期和时间。长期医嘱单存于病历中，作为整个诊疗过程的记录之一和结算依据，也是护士执行医嘱的依据。（表 14-1）

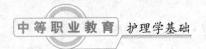

表 14-1　长期医嘱单

姓名　王佳　　　　科别　内科　　　床号　5　　　　　　　　　　住院号　3237349

开始					停止			
日期	时间	医嘱	签名		日期	时间	签 名	
			医师	护士			医师	护士
2017-12-18	9：00	内科护理常规	王林	高萍				
2017-12-18	9：00	Ⅱ级护理	王林	高萍				
2017-12-18	9：00	普通饮食	王林	高萍				
2017-12-18	9：00	0.9%NS 250mL ⎤ ivgtt qd 头孢曲松钠 4g ⎦	王林	高萍	2017-12-20	9：00	高伟	王玲
2017-12-18	10：00	非那根 50mg im q6h prn	王林	高萍				
2017-12-18	10：00	维生素 B_1 10mg po tid	王林	高萍				

第 1 页

296

2.临时医嘱单　临时医嘱单内容包括患者姓名、科别、床号、住院病历号（或病案号）、日期和时间、临时医嘱内容、医师签名、执行护士签名、执行时间、页码。其中，由医师填写医嘱时间、临时医嘱内容；由执行临时医嘱的护士填写执行时间并签名。临时医嘱单存于病历中，作为整个诊疗过程的记录之一和结算依据，也是护士执行医嘱的依据。（表14-2）

表14-2　临时医嘱单

姓名　王佳　　　科别　内科　　　床号　5　　　　　　　住院号　3237349

日期	时间	医嘱	签名		执行时间
			医师	执行者	
2017-12-18	9：00	二便常规	王林	高萍	9：05
2017-12-18	9：00	尿常规	王林	高萍	9：10
2017-12-18	9：00	静脉采血	王林	高萍	9：13
2017-12-18	9：00	进口头孢曲松钠皮试（-）	王林	高萍	9：20
2017-12-18	9：00	皮内注射	王林	高萍	9：05
2017-12-18	9：00	大便常规	王林	高萍	9：20
2017-12-18	9：00	杜冷丁 50mg im	王林	高萍	9：20
2017-12-22	9：00	明日出院	孙安	孙夏	10：00

第1页

297

3. **各种执行卡** 护士每天执行长期医嘱的给药单、输液单、治疗单、饮食单等，护士将医嘱抄录于相应执行卡上，以便于治疗和护理的实施，由执行护士签名，不归入病历。

4. **长期医嘱执行单** 是护士执行长期注射给药后的记录，包括序号式（表14-3）、表格式、粘贴式三种。序号式和表格式长期医嘱执行单用于护士执行医嘱后直接书写执行时间和签名；粘贴式长期医嘱执行单用于粘贴各种执行卡的原始记录。长期医嘱执行单由执行护士签名，不归入病历，由科室保持至患者出院至少半年。

表14-3　序号式长期医嘱执行单

姓名　　　　　　科别　　　　　　　床号　　　　　　　住院病历号

说明

序　号	签名
日　期	时间

二、护理文件的记录

护理文件书写内容应当与其他病历资料有机结合，相互统一，避免重复和矛盾。护理文书包括体温单、医嘱单、病重（病危）护理记录单、手术护理记录单等。

（一）体温单的记录

体温单主要用于记录患者的生命体征及有关情况，内容包括姓名、年龄、性别、科别、床号、入院日期、住院病历号（或病案号）、日期、住院天数、手术后天数、脉搏、体温、呼吸、血压、出入量、大便次数、体重、身高、页码等。数字除特殊说明外，均使用阿拉伯数字表述，不书写计量单位。体温单填写、绘画过程中出现错误时应重新书写。体温单排列在病案首页，以方便查阅。见封三。

1. 眉栏

（1）用蓝（黑）钢笔书写患者姓名、年龄、性别、科别、床号、入院日期、住院病历号。

（2）住院日期首页第 1 日及跨年度第 1 日需填写年、月、日（如 2017 – 03 – 26）。每页体温单的第 1 日及跨月的第 1 日需填写月 – 日（如 03-26）。

（3）住院天数自入院当日开始计数，直至出院。

（4）手术（分娩）后天数，手术（分娩）次日为第 1 天，连续记录 14 天。若在 14 天内进行第 2 次手术，则将第 1 次手术天数作为分母，第 2 次手术天数作为分子记录，连续记录至末次手术后的第 14 天。

2. 40 ～ 42℃之间

（1）用红色钢笔在 40 ～ 42℃之间纵向顶格填写患者入院、转入、手术、分娩、出院、死亡等。除手术、请假不写具体时间外，其余均按 24 小时制，精确到分钟，转入时间由转入科室填写，死亡时间应当以"死亡于 × 时 × 分"的方式表述。书写可超过 40℃，破折号占两小格，如"入院——九时四十分"时间填写在靠近侧的体温单上的整点时间栏内。急诊手术住院患者入院时间从患者进入手术室时间算起，其他患者入院时间从到达病房办理住院程序时间算起。

（2）若患者因拒测、外出进行诊疗活动或请假等原因未能测量体温时，则在体温单 40 ～ 42℃横线之间用红钢笔在相应时间纵格内填写"拒测""外出"或"请假"等，并且前后两次体温断开不相连。

3. 体温曲线的绘制

（1）用蓝色笔绘制，口温以蓝"●"表示，腋温以蓝"×"表示，肛温以蓝"○"表示。体温每小格为 0.2℃，在 37℃处用红横线明显标识。按实际测量度数，用蓝色笔绘制于体温单 35 ～ 42℃之间，相邻两次符号之间用蓝线相连。

（2）物理或药物降温 30 分钟后所测温度，用红圈"○"表示，划在降温前温度的同一纵格内，以红虚线与降温前温度相连，下次所测温度符号与降温前的温度符号以蓝线相连。

（3）体温低于 35℃时，在 35℃线下用蓝笔写下"不升"两字，不与下次测试的体温相连。

（4）患者拒绝测体温、擅自离院时，在体温单 37℃线对应时间上用蓝色"△"表示，与前后之间不连线，即曲线在该时间格内间断。

（5）若患者体温与上次温度差异较大或与病情不符时，应重新测量，重测相符者在原体温符号上方用蓝笔写上一小写英文字母"v"（verified，核实）。

（6）一般住院（含新入院）患者每天测量体温、脉搏、呼吸 1 次，发热、手术、病危（病重）、感染性疾病等患者按医嘱或专科护理常规处理。

4. 脉搏曲线的绘制

（1）用红笔绘制，以红点"●"表示，每小格为 4 次/分，在 80 次/分处用红横线明显标识。相邻的脉搏以红线相连。心率用红"○"表示，两次心率之间也用红线相连。

（2）脉搏与体温重叠时，先划体温符号，再用红色笔在体温符号外划"○"。与肛温重叠时在蓝"○"内画红点"●"表示；与口温重叠时在蓝"●"外画红"○"表示。

（3）脉搏短绌患者应同时测量心率和脉率，二者之间用红直线填满。

5. 呼吸的记录　用红色笔记录在呼吸栏目内，以阿拉伯数字表述每分钟呼吸次数。如每日记录呼吸 2 次以上，在相应栏目内上下交错记录，第 1 次呼吸记录在上方。使用呼吸机患者的呼吸以 R 表示，在体温单相应时间栏目内用黑色笔顶格画 R。

6. 底栏　使用蓝（黑）笔书写，包括血压、入量、出量、大便、体重、身高等需观察和记录的内容。

（1）血压：以毫米汞柱（mmHg）记录，收缩压/舒张压（130/80）。新入院患者及时测量血压并记录，其余根据患者病情及医嘱测量并记录，如为下肢血压需标注。栏目内每日可记录两次，若测量两次以上可记录在空格栏或护理记录单。

（2）入量：以毫升（mL）记录，将 24 小时总入量记录在相应日期栏内，每隔 24 小时填写 1 次（总入量包括进食量、饮水量、鼻饲量、输液量和输血量等）。

（3）出量（尿量）：以毫升（mL）记录，按医嘱或专科要求记录排出量（引流、呕吐、痰等）的名称，记录前一日 24 小时的排出总量，每天记录 1 次（总出量包括大便量、尿量、痰量、呕吐量、引流量及其他排出物的总量）。不足 24 小时按实际时间记录：量/时间（小时数），如 1600/15。"※"表示小便失禁，导尿以"C"表示，例如"1500/C"表示导尿患者排尿 1500mL。

（4）大便：以次/日记录，应在每日 16：00 测量体温时间询问患者 24 小时大便次数。患者无大便，以"0"表示。"※"表示大便失禁。"☆"表示人工肛门。灌肠后大便以"E"表示，分子记录大便次数；1/E 表示灌肠后大便 1 次；0/E 表示灌肠后无排便；11/E 表示自行排便 1 次，灌肠后又排便 1 次。

（5）体重：以公斤（kg）记录，新入院患者当日应当测量体重并记录，其余根据患者病情及医嘱测量并记录。如因病情重或特殊原因不能测量者，在体重栏内可填上"卧床"。

（6）身高：以厘米（cm）单位填入，新入院患者当日应测量身高并记录。如体重栏填写"卧床"，可不填写身高。

（7）空格栏：作为机动栏，可填写需要增加的观察内容和项目，如记录管路情况、特殊药物、腹围、药物过敏试验等。使用 HIS 系统等医院，可在系统中建立可供选择项，在相应空格栏中予以体现。

（8）页码：用蓝（黑）钢笔按顺序逐页填写阿拉伯数字。

（二）病重（病危）护理记录单的记录

病重（病危）患者护理记录是指护士根据医嘱和病情对病重（病危）患者住院期间护理过程的客观记录。凡病重、病危患者，以及病情发生变化、需要严密监护的患者，如抢救、大手术后患者，均需做好特别护理记录，以便及时了解病情变化、观察治疗或抢救后的效果。护理记录应当根据相应专科的护理特点书写。见表 14-4。

1. 记录内容　内容包括患者姓名、科别、住院病历号（或病案号）、床号、页码、记录日期和时间、出入液量、体温、脉搏、呼吸、血压等病情观察、护理措施和效果、护士签名等。

2. 书写要求

（1）眉栏各项用蓝（黑）笔填写。具体内容白班用蓝（黑）笔记录，夜班用红笔记录，每次记录后应签全名。按医嘱或专科要求及时观察病情变化，准确测量各项数值并记录。记录时间应当具体到分钟。

（2）首次书写特别护理记录单者，应有疾病诊断、目前病情，手术患者应记录麻醉种类、手术名称、术中概况、术后病情、切口情况、引流等内容。

（3）每班小结 1 次，将患者的病情及出入液量做简要小结，记录在病情观察栏内。每天 7：00 将 24 小时出、入量汇总于护理记录单上，不足 24 小时按实际时间书写，用红笔上、下划线标识，签全名，然后记录在体温单上。

（4）抢救患者应在班内或抢救结束后 6 小时内据实补记抢救护理记录，内容包括病情变化、抢救时间及护理措施。

（5）停止特别护理记录应有病情说明，患者出院或死亡后，护理记录单应归入档案保存。

表14-4　护理记录单

姓名　张素　　　性别　女　　　科别　内科　　　床号　6　　　　　　　住院号　3323945

日期	时间	体温℃	脉搏（次/分）	呼吸（次/分）	血压（mmHg）	入量/mL	出量/mL	病情、护理措施与观察	签名
2017-12-9	15：00	36	100	24	75/52	禁食 右旋糖酐500	呕吐800	今日午餐饮酒后感到上腹部疼痛、胀满不适，于15：00突然呕吐出鲜血800mL，急诊入院，拟诊：食管静脉曲张破裂出血。患者面色苍白、四肢厥冷，立置三腔管，胃囊充气180mL，胃腔管内吸出液呈鲜红色	杨丹
	16：00		120	24	75/50	鲜血400	呕吐100		杨丹
	17：00		100	22	80/54		尿150		杨丹
12小时小结						输入900	排出1050	经抗休克、止血治疗后，血压稍上升，患者表现焦虑、恐惧，经解释，情绪稳定。请密切观察生命体征	杨丹
	18：00		96	22	90/60	10%GS500+垂体后叶素50U/ivgtt st		垂体后叶素静滴进行中	李磊
	20：00		90	20	105/75				李磊
	21：00	37	90	24	112/80	5%GS 500+10%KCl10mL/ivgtt st	尿350	输血毕，无反应，继续补液	李磊
	22：00		88	22	120/90				李磊
	24：00		88	22	120/90		尿300	未见出血症状，生命体征稳定，手足温暖。三腔管继续压迫止血。输液通畅。晚间记录已做，患者能安静入睡呼吸平稳，垂体后叶素继续维持静脉滴注	李磊

日期	时间	体温℃	脉搏（次/分）	呼吸（次/分）	血压（mmHg）	入量/mL	出量/mL	病情、护理措施与观察	签名
12–10	1：00					林格液500mL + 10%KCl10mL/ivgtt st			张颖
	3：00		84	20	120/90				张颖
	5：00	36	80	20	125/95	10%GS500mL + 垂体后叶素50U/ivgtt st	尿350		张颖

3. 项目内容

（1）意识：根据患者意识状态选择填写：清醒、嗜睡、意识模糊、昏睡、浅昏迷、深昏迷、谵妄状态。

（2）体温：单位为℃，直接在"体温"栏内填入测得数值，不需要填写数据单位。

（3）脉搏/心率：单位为次/分，直接在"脉搏/心率"栏内填入测得数值，不需要填写数据单位，脉搏短绌者同时记录脉率和心率。

（4）呼吸：单位为次/分，直接在"呼吸"栏内填入测得数值，不需要填写数据单位。

（5）血压：单位为毫米汞柱（mmHg），直接在"血压"栏内填入测得数值，不需要填写数据单位。

（6）血氧饱和度：单位为%。根据实际填写数值，不需要填写数据单位。

（7）吸氧：单位为升/分（L/min）。可根据实际情况在相应栏内填入数值，不需要填写数据单位，并记录吸氧方式，如鼻导管、面罩等。

（8）出入量：单位为毫升（mL）。入量项目包括：使用静脉输注的各种药物、口服的各种食物（折算成含水量mL）和饮料以及经鼻胃管、肠管输注的营养液等。出量项目包括尿、便、呕吐物、引流物等，需要时，写明颜色、性状。

（9）皮肤情况：根据患者皮肤出现的异常情况选择填写，如压疮、出血点、破损、水肿等。

（10）管路护理：根据患者置管情况填写，如静脉置管、导尿管、引流管等。

（11）病情观察及措施：简要记录护士观察患者病情的情况，以及根据医嘱或者患者病情变化采取的措施。

（三）病室交班报告的记录

病室交班报告是由值班护士书写的书面交班方式，内容包括值班期间病室情况及患者病情动态、治疗和护理情况等。

1. 记录内容

（1）出院、转出、死亡患者：出院患者写明离去时间，转出患者注明转往何院、何科，死亡患者记录抢救过程及死亡时间。

（2）新入院或转入的患者：记录入院时间，患者主诉和主要症状、体征，给予的治疗、护理措施和效果等。

（3）危重患者：记录患者的生命体征、瞳孔、神志、病情动态、特殊的抢救治疗、护理措施和效果以及注意事项等。

（4）手术后患者：记录实施麻醉种类、手术名称、手术经过、清醒时间、回病室的情况，如生命体征，切口敷料有无渗血，是否已排气、排尿，各种引流管是否通畅，输液、输血和镇痛药的应用等。

（5）产妇：记录胎次、胎心、宫缩及破水情况；记录产式、产程、分娩时间、婴儿情况、出血量、会阴切口、有无排尿和恶露情况等。

（6）老年、小儿和生活不能自理的患者：记录生活护理情况，如口腔护理、压疮护理及饮食护理等。

2. 书写顺序

（1）用蓝（黑）笔填写眉栏各项，如病室、日期、患者总数和入院、出院、转出、转入、手术、分娩、病危及死亡患者数等

（2）先书写离开病室的患者，即出院、转出、转入、死亡者，再书写进入病室的新患者，即新入院或转入的患者，最后书写病室内重点护理患者，即手术、分娩、危重及病情有异常变化的患者。

3. 书写要求

（1）应在全面了解患者病情的基础上，于各班下班前书写。

（2）书写内容要全面、准确、重点突出、简明扼要，有连续性，以利于系统观察病情。书写字迹清楚，不得随意涂改。

（3）白班用蓝（黑）笔，夜班用红笔，并签全名，注明页数并签名。

（4）对新入院、转入、手术、分娩及危重患者，在诊断栏目下用红笔分别注册"新""转入""手术""分娩"，危重患者应做特殊红色标记"※"，或用红笔注明"危"以示醒目。

复习思考

一、单项选择题

【A1 型题】

1. 不属于医疗与护理文件重要意义的是（　　）

　　A. 是法律上的证明文件　　　　B. 是临床工作的原始文件记录

　　C. 提供医学统计的原始记录　　D. 反映医院的医疗护理记录

　　E. 患者流动情况的依据

2. 医疗与护理文件书写要求不正确的是（　　）

　　A. 记录及时、规范　　　　　　B. 有错误应用红笔写"注销"两字

　　C. 医学术语运用确切　　　　　D. 眉栏、页码填写完整

　　E. 记录内容客观、真实

3. 护理文书一律使用阿拉伯数字书写，日期和时间的记录要求（　　）

　　A. 6 小时制　　　　　　B. 8 小时制　　　　　　C. 12 小时制

　　D. 20 小时制　　　　　E. 24 小时制

4. 住院患者的病案排列顺序，医嘱单的前面是（　　）

　　A. 病程记录入院病历　　B. 体温单　　　　　　C. 入院病历

　　D. 护理文件记录　　　　E. 手术记录

5. 住院期间医疗文件的保管不符合要求的是（　　）

　　A. 住院病案放于病案柜中　　B. 病案不能擅自携出病区

　　C. 患者和家属可以翻阅病案　　D. 病案保持清洁、完整

　　E. 记录和使用后必须及时放回原处

6. 医嘱的内容不包括（　　）

　　A. 护理常规　　　　　　B. 护理级别　　　　　　C. 护理计划

　　D. 体位　　　　　　　　E. 药物、治疗

7. 下列执行医嘱的方法错误的是（　　）

　　A. 临时备用医嘱有效时间在 24 小时以内

　　B. 长期备用医嘱医生不注明停止一直有效

　　C. 长期医嘱有效时间在 24 小时以上

　　D. 长期医嘱医生注明停止时间后失效

　　E. 临时医嘱一般只执行 1 次

8. 护士处理医嘱时，首先应该执行（　　）

　　A. 核对医嘱　　　　　　B. 临时医嘱　　　　　　C. 长期医嘱

D. 转抄医嘱　　　　　　E. 整理医嘱

9. 不属于长期医嘱的是（　　　）

　　A. 半坐卧位　　　　　　B. 复方甘草合剂 10mL po tid

　　C. 一级护理　　　　　　D. 庆大霉素 8 万 U po bid

　　E. 哌替啶 50mg im q6h prn

10. 重整医嘱的方法下列不对的是（　　　）

　　A. 重整医嘱由护士书写

　　B. 长期医嘱调整项目较多时要重整医嘱

　　C. 长期医嘱单超过 3 页时要重整医嘱

　　D. 在最后一项医嘱下用红笔划一横线并写"重整医嘱"

　　E. 再将红线以上有效的长期医嘱按原日期的排列顺序抄录在红线下

11. 执行医嘱时，护士发现有疑问的医嘱正确的做法是（　　　）

　　A. 拒绝执行　　　　　B. 询问护士后执行　　　C. 与同班护士商量后执行

　　D. 凭自己的经验执行　　E. 询问主治的医生，核对清楚后执行

12. 抢救记录应于抢救结束后多长时间内据实补记　（　　　）

　　A. 2 小时　　　　　　B. 4 小时　　　　　　C. 6 小时

　　D. 8 小时　　　　　　E. 10 小时

13. 下列处理医嘱不正确的是（　　　）

　　A. 医嘱必须经医生签名后方有效

　　B. 医嘱必需每班进行核对

　　C. 凡需下一班执行的临时医嘱要有交班记录

　　D. 发现疑问，必须核对清楚后方可执行

　　E. 凡已写在医嘱单上而又不需执行的医嘱，由护士用红笔写"取消"

14. 护士处理医嘱时，必须严格执行何种制度（　　　）

　　A. 查对制度　　　　　B. 给药制度　　　　　C. 交接班制度

　　D. 查房制度　　　　　E. 抢救制度

15. 口头医嘱执行不正确的是（　　　）

　　A. 手术时可执行　　　　　　　　　　B. 任何情况下都可执行

　　C. 执行时，护士应向医生复述一遍　　　　D. 抢救时可执行

　　E. 执行后据实补写医嘱

16. 体温单日期栏遇到新的月份或年度，填写正确的是　（　　　）

　　A. 月日或年月日　　　　B. 年月日　　　　　C. 月日

　　D. 年月　　　　　　　　E. 日

17. 在体温单 40 ～ 42℃之间相应时间栏内纵行填写的是（　　　）

　　A. 入院日期　　　　　　　　B. 入院时间　　　　　　　C. 手术后日期

　　D. 特殊用药时间　　　　　　E. 检查、治疗时间

18. 下列不属于体温单的底栏的填写项目的是（　　　）

　　A. 大便次数　　　　　　　　B. 出入液量　　　　　　　C. 体重

　　D. 血压　　　　　　　　　　E. 呼吸次数

19. 体温单的记录项目错误的是（　　　）

　　A. 住院当日为入院第 1 天　　B. 手术后次日为术后第 1 天

　　C. 尿量记当日的总量　　　　D. 体重以千克（kg）记录填入

　　E. 血压以毫米汞柱（mmHg）记录填入

20. 出入液量记录不正确的是（　　　）

　　A. 蓝钢笔填写表格眉栏　　　B. 记录均以毫升为单位

　　C. 7 时到 19 时用蓝钢笔记录　D. 12 小时小结用蓝钢笔书写

　　E. 用红钢笔将 24 小时总出入量填写在体温单相应栏内

21. 大便以次数为单位，大便失禁的符号是（　　　）

　　A. ☆　　　　　　　　　　　B. ※　　　　　　　　　　C. ⊙

　　D. ★　　　　　　　　　　　E. E

22. 大便次数的记录，两次灌肠后大便 2 次的表示方法为（　　　）

　　A. 3E/2　　　　　　　　　　B. 2E/3　　　　　　　　　C. 3/E

　　D. 2/2　　　　　　　　　　 E. 2E/2

23. 不属于病危护理记录单的记录内容的是（　　　）

　　A. 危重患者标志　　　　　　B. 饮食排泄　　　　　　　C. 生命体征

　　D. 病情变化　　　　　　　　E. 护理治疗

24. 病室护理交班报告的顺序，首先应写（　　　）

　　A. 离开病室的患者　　　　　B. 危重患者　　　　　　　C. 特殊治疗

　　D. 手术患者　　　　　　　　E. 新入院的患者

25. 在处理医嘱时，应最先执行的是（　　　）

　　A. pm　　　　　　　　　　　B. sos　　　　　　　　　　C. St

　　D. qd　　　　　　　　　　　E. tid

【A2 型题】

26. 患者宋女士，70 岁，阑尾炎术后第三天，因晚上入睡困难，医嘱给予地西泮 5mg po sos，医嘱描述错误的是（　　　）

　　A. 24 小时内有效　　　　　　B. 12 小时内有效

C. 过时未执行，红笔写"未用"　　　　　　　　D. 临时备用医嘱

E. 待患者需要时执行，执行后按临时医嘱处理

27. 患者陈先生，40 岁，面部小手术后感到疼痛难忍，医嘱给予杜冷丁 25mg im prn，医嘱属于（　　　）

　　A. 临时医嘱　　　　　　　B. 长期医嘱　　　　　　　C. 长期备用医嘱

　　D. 临时备用医嘱　　　　　E. 立即执行医嘱

28. 患者，吴先生，阑尾切除术后，医生开写"术后医嘱"，以下不妥的是（　　　）

　　A. 在最后一项医嘱下划一红线，并用红笔写"术后医嘱"

　　B. 红线以上如有空格应用红笔从左到右顶格划一斜线

　　C. 重整医嘱者签全名

　　D. 红线以上长期医嘱仍有效

　　E. 重整医嘱后应认真核对

29. 患者，王女士，入院后责任护士测量体温，体温低于 35℃，护士绘制体温时，在 35℃横线下填写正确的是（　　　）

　　A. 纵行填写下降　　　B. 纵行填写上升　　　C. 纵行填写不升

　　D. 纵行填写不降　　　E. 横向填写不升

30. 患者王某，因冠心病入院，护士建立住院病历，病案排列中位于最前面的是（　　　）

　　A. 入院记录　　　　　B. 病程记录　　　　　C. 护理病历

　　D. 体温单　　　　　　E. 医嘱单

31. 患者凡某，阑尾炎住院 5 天病愈出院，护士整理病案时，应排在最前面的是（　　　）

　　A. 住院病案首页　　　　　B. 病程记录　　　　　　　C. 护理病历

　　D. 体温单　　　　　　　　E. 医嘱单

【A3/ A4 型题】

（32 ～ 33 题共用题干）

患者黄某，女，38 岁，因不明原因腹痛，急诊入院，上午 9 点轮椅推入病房。查体：T36.6℃，P102 次 / 分，R25 次 / 分，BP115/86mmHg。

32. 关于入院时间的记录正确的是（　　　）

　　A. 在体温单 40~42℃线下相应时间栏内红笔纵行书写

　　B. 在体温单 35℃线下相应时间栏内红笔纵行书写

　　C. 在体温单 40~42℃之间相应时间栏内蓝笔纵行书写

　　D. 在体温单 35℃线下相应时间栏内蓝笔纵行书写

　　E. 在体温单底栏书写

33. 体温单体重一栏填写（　　）

    A. 未测 　　　　　　B. 正常 　　　　　　　　　　C. 轮椅

    D. 55kg 　　　　　　E. 不填

（34～35题共用题干）

    患者于先生，36岁，因淋雨后发烧，诊断为肺炎球菌性肺炎于下午2点急诊入院。患者颜面潮红，呼吸急促。查体：T39.8℃（腋温），P112次/分，R25次/分，BP110/78mmHg。

34. 护士对体温测量结果有疑问，正确处理方法是（　　）

    A. 向资深护士询问 　　　B. 直接将结果绘于体温单上

    C. 向医生报告 　　　　　D. 不予理会

    E. 先检测体温计，然后重新测量

35. 经证实体温测量结果无误，护士在体温单上填写该体温时，正确的符号为（　　）

    A. 蓝色 ☆ 　　　　　　B. 红色 z 　　　　　　　　C. 蓝色 v

    D. 红色 v 　　　　　　E. 在体温符号外画蓝色 O

二、病例分析题

    患者，男，李先生，56岁，行胃大部分切除术，于14时回病室。一般情况稳定，20点述伤口疼痛难忍。医嘱：哌替啶50mg im q6h prn。半夜12时，患者又主诉伤口疼痛，难以入睡。

    请问：

    （1）此属何种医嘱，有何特点？

    （2）作为值班护士，您如何处理？

扫一扫，知答案

扫一扫，看课件

第十五章

冷、热疗技术

【学习目标】

1. 掌握冷、热疗法的目的和禁忌证；冷、热疗法的实施技术。

2. 熟悉影响冷、热疗法效果的因素。

　　冷疗法和热疗法是利用低于或高于人体温度的物质作用于体表皮肤，通过神经传导引起皮肤和内脏器官血管的收缩或舒张，从而改变机体各系统体液循环和新陈代谢，达到止血、镇痛、消炎、降温、保暖、增进舒适和减轻症状的目的。

第一节　概　述

　　人体皮肤分布着多种感受器，能产生各种感觉，如冷觉感受器、温觉感受器和痛觉感受器等。冷觉感受器位于真皮上层，温觉感受器位于真皮下层。冷觉感受器比较集中于躯干上部和四肢，数量较温觉感受器多 4 ～ 10 倍，因此机体对冷刺激的反应比热刺激敏感。当温觉感受器及冷觉感受器受到强烈刺激时，痛觉感受器也会兴奋，使机体产生疼痛。

　　当皮肤感受器感受温度或疼痛刺激后，神经末梢发出冲动，经过传入神经纤维传到大脑皮层感觉中枢，感觉中枢对冲动进行识别，再经过传出神经纤维发出指令，机体产生运动。当刺激强烈时，神经冲动可不经过大脑，只通过脊髓反射使整个反射过程更迅速，以免机体受损。

一、冷、热疗目的

（一）冷疗目的

1. 减轻局部充血或出血 冷疗可使局部血管收缩，血管通透性降低，减轻局部组织的充血和水肿；同时冷疗还可使血流减慢，血液黏稠度增加，有利于血液凝固而控制出血。适用于局部软组织损伤的初期（48 小时内）、扁桃体摘除术后、鼻出血等。

2. 控制炎症扩散 冷疗可使局部血管收缩，血流减少，细胞的新陈代谢和细菌的活力降低，从而限制炎症的扩散。适用于炎症早期。

3. 减轻疼痛 冷疗可抑制细胞的活动，减慢神经冲动的传导，降低神经末梢的敏感性而减轻疼痛；同时冷疗还可使血管收缩，毛细血管的通透性降低，渗出减少，减轻由于组织肿胀压迫神经末梢引起的疼痛。适用于急性损伤初期、牙痛、烫伤等。

4. 降低体温 冷直接与皮肤接触，通过传导与蒸发的物理作用，使体温降低。适用于高热、中暑等。也可用于脑外伤、脑缺氧的患者，通过局部或全身降温，减少脑细胞需氧量，从而有利于脑细胞功能的恢复。

（二）热疗目的

1. 促进炎症的消散和局限 热疗使局部血管扩张，血液循环速度加快，促进组织中毒素、废物的排出；同时血量增多，白细胞数量增多，吞噬能力增强和新陈代谢增加，使机体局部或全身的抵抗力和修复力增强。因而炎症早期热疗，可促进炎性渗出物吸收与消散；炎症后期热疗，可促使白细胞释放蛋白溶解酶，溶解坏死组织并有利于其清除与修复，使炎症局限。

2. 减轻深部组织的充血 热疗使皮肤血管扩张，使平时大量呈闭锁状态的动静脉吻合支开放，皮肤血流量增多。由于全身循环血量的重新分布，减轻了深部组织的充血。

3. 减轻疼痛 热疗既可降低痛觉神经兴奋性，又可改善血液循环，加速致痛物质排出和炎性渗出物吸收，解除对神经末梢的刺激和压迫，因而可减轻疼痛。同时热疗可使肌肉松弛，增强结缔组织伸展性，增加关节的活动范围，减轻肌肉痉挛、僵硬、关节强直所致的疼痛。适用于腰肌劳损、肾绞痛、胃肠痉挛、麦粒肿、乳腺炎等患者。

4. 保暖与舒适 热疗可使局部血管扩张，促进血液循环，将热带至全身，使体温升高，并使患者感到舒适。适用于年老体弱者、早产儿及危重、末梢循环不良患者。

二、冷、热疗法的效应及影响因素

冷、热疗法虽然作用于皮肤表面，但会使机体产生局部或全身的反应，包括生理效应和继发效应。

（一）冷、热疗法的效应

1. **生理效应** 应用冷、热疗法虽然都是从皮肤表面实施的，但却可以引起局部和全身的反应。

热疗法产生的生理效应有：增加机体的基础代谢率，使体温升高；扩张局部血管，使血流量增加，血液循环速度加快；增加微血管的通透性；白细胞的数量和活动度增加；使肌肉组织和结缔组织的伸展性增强、柔韧性增加；降低关节腔滑液的黏稠度；加快神经传导速度。

冷疗法产生的生理效应与用热疗法产生的生理效应正好相反。

机体对冷、热刺激的局部生理反应见表15-1。

表15-1　冷、热刺激的生理效应

生理指标	生理效应	
	用热	用冷
血管	扩张	收缩
细胞代谢率	增加	减少
需氧量	增加	减少
毛细血管通透性	增加	减少
血液黏稠度	降低	增加
血液流动速度	增快	减慢
淋巴流动速度	增快	减慢
结缔组织伸展性	增强	减弱
神经传导速度	增快	减慢
体温	上升	下降

2. **继发效应** 持续用冷疗或用热疗超过一定时间，将产生与生理效应相反的作用，这种现象称为继发效应。如冷疗可使血管收缩，但持续用冷30～60分钟后会产生局部小动脉扩张；持续用热30～45分钟后，局部小动脉会出现收缩。这是机体避免长时间用冷疗或用热疗对组织的损伤而引起的防御反应。因此，冷、热治疗应有适当的时间，以20～30分钟为宜，如需反复使用，中间需间隔1小时，让组织有一个复原过程，防止产生继发效应而抵消应有的生理效应。

（二）影响冷、热疗法效果的因素

1. **方式** 冷、热应用方式不同效果也不同。冷、热疗法分为干法（干冷、干热）和湿法（湿冷、湿热）两大类。以热疗为例，将湿热法和干热法进行比较，湿热法具有穿透力强（因为水是一种良好的导体，其传导能力及渗透力比空气强）、不易使患者皮肤干燥、体液丢失较少且患者的主观感觉较好等特点，而干热法具有保温时间较长、不会浸软皮肤、烫伤危险性较小及患者更易耐受等特点。因此，在同样的温度条件下，湿冷、湿热的效果优于干冷、干热。在临床应用中，应根据病变部位和病情特点进行选择，同时注意防止冻伤、烫伤。

2. 面积　冷、热疗法的效果与应用的面积成正比。冷、热疗应用面积越大，冷、热疗法的效果就越强；反之则越弱。但使用面积越大，患者的耐受性也越差，且容易引起全身反应，如大面积热疗可导致广泛性周围血管扩张，血压下降；若血压急剧下降，患者容易发生晕厥；而大面积冷疗可导致血管收缩，并且周围皮肤的血液分流至内脏血管，使患者血压升高。

3. 时间　冷、热疗应用需要有一定的时间才能产生效应，因此效应是随着时间的延长而增强的。但应用时间过长，则会发生继发性效应，反而抵消治疗效应，有时还可引起不良反应，如烫伤或冻伤等。

4. 温度　用冷热疗法的温度与体表的温度相差愈大，机体对冷热的刺激反应愈强烈；反之则对冷热刺激反应愈小。其次，环境温度也可能影响冷热效应，如室温过低，则散热过快，热效应降低。

5. 部位　身体皮肤有厚有薄，如手和脚的皮肤较厚，对冷热刺激的耐受力强；而躯体的皮肤较薄，对冷热的刺激较为敏感。同样，血液循环的情况也会影响冷热效果。

6. 个体差异　年龄、性别、身体状况、居住习惯、肤色等影响冷热疗治疗的效果。婴幼儿由于神经系统发育尚未成熟，对冷、热刺激的耐受性较低；老年人由于感觉功能减退，对冷、热刺激的敏感性降低，反应比较迟钝。女性比男性对冷、热刺激更为敏感。昏迷、血液循环障碍、血管硬化、感觉迟钝等患者，其对冷、热的敏感性降低，尤要注意防止烫伤与冻伤。长期居住在热带地区者对热的耐受性较高，而长期居住寒冷地区者对冷的耐受性较高。浅肤色者比深肤色者对冷、热的反应更强烈，而深肤色者对冷热刺激更为耐受。

三、冷、热疗禁忌

（一）冷疗的禁忌

1. 冷疗可加重血液循环障碍，导致局部组织缺血缺氧而变性坏死。如大面积组织损伤、全身微循环障碍、休克、水肿、糖尿病、神经病变等患者不宜用冷。

2. 慢性炎症或深部化脓病灶因冷疗可使局部血流量减少，妨碍炎症的吸收。

3. 对冷过敏者用冷疗后可出现过敏症状，如荨麻疹、关节疼痛、肌肉痉挛等。

4. 组织损伤、破裂用冷疗可加重血液循环障碍，增加组织损伤，且影响伤口愈合。尤其是大范围组织损伤，应禁止用冷疗。

5. 冷疗的禁忌部位

（1）枕后、耳郭、阴囊处：以防冻伤。

（2）心前区：以防反射性心率减慢、心律不齐。

（3）腹部：以防腹痛、腹泻。

（4）足底：以防反射性末梢血管收缩而影响散热或一过性冠状动脉收缩。因此，对高热降温者及心脏病患者应避免足底用冷疗。

（二）热疗的禁忌

1. 急腹症未明确诊断前　热疗虽能减轻疼痛，但易掩盖病情真相，贻误诊断和治疗。

2. 面部危险三角区的感染　因该处血管丰富，面部静脉无静脉瓣，且与颅内海绵窦相通，热疗可使血管扩张、血流增多，导致细菌和毒素进入血循环，促进炎症扩散，造成严重的颅内感染和败血症。

3. 软组织损伤或扭伤早期　损伤48小时内，用热疗可促进血管扩张，通透性增高，加重皮下出血、肿胀、疼痛。

4. 各脏器出血、出血性疾病　热疗可使局部血管扩张，增加脏器的血流量和血管通透性而加重出血。血液凝固障碍的患者，用热疗会增加出血的倾向。

5. 其他

（1）心、肝、肾功能不全者大面积热疗使皮肤血管扩张，减少对内脏器官的血液供应，加重病情。

（2）皮肤湿疹热疗既可加重皮肤受损又可使患者增加痒感而不适。

（3）急性炎症，如牙龈炎、中耳炎、结膜炎，热疗可使局部温度升高，有利于细菌繁殖及分泌物增多，加重病情。

（4）孕妇热疗可影响胎儿的生长。

（5）金属移植物部位、人工关节，因金属是热的良好导体，用热疗易造成烫伤。

（6）恶性病变部位热疗可使正常与异常细胞加速新陈代谢而加重病情，同时又促进血液循环而使肿瘤扩散、转移。

（7）麻痹、感觉异常者及婴幼儿、老年人慎用。

（8）睾丸用热疗会抑制精子发育并破坏精子。

第二节　冷疗技术

根据冷疗面积及方式，冷疗法可分为局部冷疗法和全身冷疗法。局部冷疗法包括使用冰袋、冰囊、冰帽、冰槽、冷湿敷法和化学制冷袋等；全身冷疗法包括温水拭浴和乙醇拭浴等。

一、局部冷疗

（一）冰袋

【目的】

降温、消肿、止血、镇痛、消炎。

【评估】

1.患者年龄、体温、已采取的治疗、护理情况。

2.局部皮肤及黏膜的颜色、温度，有无硬结、淤血等，有无感觉障碍及对冷过敏等。

3.患者的意识状况、活动能力，对使用冷疗的心理反应及合作程度。

【计划】

1.用物准备　冰袋或冰囊（图 15-1）、布套、毛巾、冰块、脸盆及冷水、勺、手消毒液。

2.患者准备　了解冰袋使用的目的、方法、注意事项及配合要点，体位舒适，愿意合作。

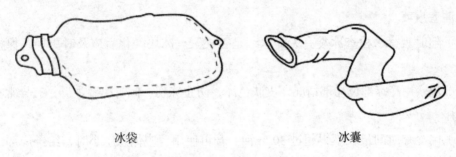

冰袋　　　　　　　　　　　冰囊

图 15-1　冰袋、冰囊

【实施】

1.操作方法

（1）将冰块放入帆布袋内，用木槌敲成小碎块，放入盆内用冷水冲去棱角，避免冰块棱角损坏冰袋发生漏水。

（2）用勺将小冰块装入冰袋 1/2 ~ 2/3 满，驱气后夹紧袋口，擦干倒提，检查无漏水后套上布套。

（3）置冰袋于所需冷疗部位，冰袋可置于头部，冰囊一般用于皮肤薄而又大血管分布处，如颈部两侧、腋窝、腹股沟等。高热患者降温置冰袋于患者前额（图 15-2）、头顶部或体表大血管分布处；扁桃体摘除术后将冰囊置于颈前颌下（图 15-3），紧贴皮肤。

（4）使用中观察局部皮肤的颜色、感觉及冰袋有无异常。

（5）用冷30分钟后，撤掉冰袋，协助患者取舒适卧位，整理病床单位。

（6）将袋内冰块倒空，倒挂晾干后，吹入空气，塞紧塞子，存放于阴凉处备用，布袋送洗。

（7）洗手，记录冷疗部位、时间、效果、反应。

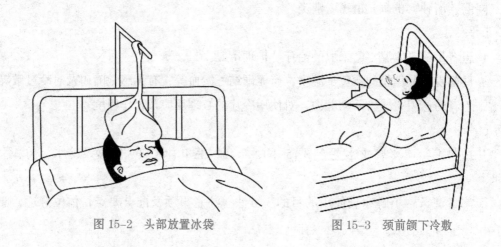

图15-2　头部放置冰袋　　　　　　　　图15-3　颈前颌下冷敷

2.注意事项

（1）随时观察、检查冰袋有无漏水，是否夹紧。冰块融化后应及时更换，保持布袋干燥。

（2）观察用冷疗部位局部情况，皮肤色泽，防止冻伤。倾听患者主诉，有异常立即停止用冷疗。

（3）用冷疗时间最长不得超过30分钟。若再使用，应休息1小时，给予局部组织复原时间。

（4）如为了降温，冰袋使用后30分钟需测量体温，当体温降至39℃以下，应取下冰袋，并在体温单上做好记录。

【评价】

1.冰袋完整、无漏水，布套干燥。

2.患者舒适，无损伤发生，达到冷疗目的。

（二）冰帽

【目的】

头部降温，防治脑水肿，降低脑组织代谢，减少其耗氧量，提高脑细胞对缺氧的耐受性，减轻脑细胞损害。

【评估】

1.患者的病情、年龄、体温、头部情况、已采取的治疗、护理情况。

2.患者的意识情况、活动能力、心理反应、合作程度。

【计划】

1.**用物准备**　冰帽或冰槽（图15-4）、冰块、盆及冷水、水桶、肛表、海绵垫。若用冰槽降温需备不脱脂棉球及凡士林纱布。

2.**患者准备**　了解冰帽或冰槽的使用目的、部位、注意事项、配合操作等，体位舒适，愿意合作。

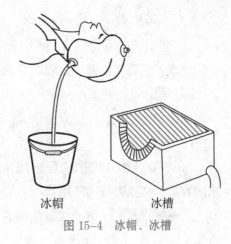

冰帽　　　　　　冰槽

图15-4　冰帽、冰槽

【实施】

1.操作方法

（1）将冰块放入帆布袋内，用木槌敲成小碎块，放入盆内用冷水冲去棱角，避免冰块棱角损坏冰袋发生漏水。

（2）检查冰帽或冰槽有无破损，用冰勺将冰块装入冰帽或冰槽内，用毛巾擦干外面的水渍。

（3）备齐用物携至患者床旁，去枕，铺橡胶单及中单于患者头下。

（4）降温

①冰帽降温：头部置冰帽中，后颈部、双耳郭垫海绵；排水管放水桶内。

②冰槽降温：头部置冰槽中，双耳塞不脱脂棉球，双眼覆盖凡士林纱布。

（5）冷疗期间观察患者体温、局部皮肤情况、全身反应及病情变化并记录，每30分钟测量体温1次，维持肛温在33℃左右，不宜低于30℃，以防心室纤颤等并发症出现。

（6）用毕，取下冰帽或冰槽，协助患者取舒适卧位，整理床单位。

（7）冰帽处理同冰袋，将冰槽内水倒空后清洁备用。

（8）洗手，记录冷疗部位、时间、效果、反应。

2.注意事项

（1）注意观察冰帽有无破损、漏水，冰帽或冰槽内的冰块融化后，应及时更换或添加。

（2）加强观察患者皮肤颜色、体温、心率的变化。防止枕后、耳郭冻伤，肛温不得低于30℃，以免发生心房、心室纤颤或房室传导阻滞。

（3）冷疗时间不得超过30分钟，防止发生继发效应。

【评价】

1.操作方法正确，患者未发生不良反应。

2.患者感觉舒适，安全。

（三）冷湿敷

【目的】

止血、消炎、消肿、止痛

【评估】

同冰袋冷疗法。注意有无伤口。

【计划】

1. 用物准备　卵圆钳 2 把、辅布 2 块、凡士林、纱布、棉签、一次性治疗巾。盛放冰水的容器，必要时备换药用物。

2. 患者准备　了解冷湿敷使用的目的、方法、注意事项及配合要点，体位舒适，愿意合作。

【实施】

1. 操作方法

（1）备齐用物携至患者床旁，核对患者床号、姓名，解释使用目的及配合事项，以取得合作。

（2）协助患者取舒适卧位，暴露患处，在冷敷部位下垫小橡胶单和治疗巾，冷敷部位涂凡士林，上盖一层纱布。

（3）将敷布浸入冰水中浸透，用敷钳将敷布拧至不滴水（图 15-5），抖开，敷于患处，高热者敷于前额。每 3～5 分钟更换一次敷布，持续 15～20 分钟。

（4）冷敷期间注意观察局部皮肤变化及全身反应。高热患者降温时，应冷湿敷 30 分钟后测量体温，体温降至 39℃以下时停用。

（5）冷敷完毕，擦干冷敷部位，并整理床单位，清理用物。

（6）洗手，并记录冷敷部位、时间、效果，降温后体温记录于体温单上。

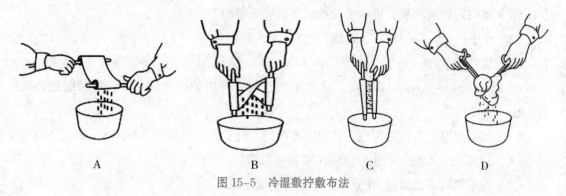

A　　　　B　　　　C　　　　D

图 15-5　冷湿敷拧敷布法

2. 注意事项

（1）使用过程中，注意检查湿敷情况，及时更换敷布。

（2）注意观察局部皮肤变化及患者的全身反应。

（3）如冷敷部位为开放性伤口，需按无菌技术操作，冷敷后按外科换药法处理伤口。

【评价】

1. 操作方法正确、熟练、轻稳，达到冷疗目的。

2. 操作中关心患者，护患沟通有效，患者无不良反应。

二、全身冷疗

温水拭浴或乙醇拭浴。

【目的】

为高热患者降温。

【评估】

同冰袋使用的评估，并询问有无乙醇过敏史。

【计划】

1. 用物准备　大毛巾、小毛巾、热水袋及套、冰袋及套。脸盆内盛放 32 ～ 34℃温水 2/3 满，或盛放 30℃、25% ～ 35% 乙醇 200 ～ 300mL。必要时备干净衣裤、便器。

2. 患者准备　了解温水拭浴或乙醇拭浴的目的、方法、注意事项及配合要点。体位舒适，愿意合作，按需排尿。

3. 环境准备　温湿度适宜，围帘遮挡。

【实施】

1. 操作方法

（1）备齐用物携至患者床旁，核对患者床号、姓名，解释使用目的并说明需配合的事项。

（2）关门窗，遮挡患者，松开盖被床尾，按需要给予便器。

（3）头部置冰袋，足底置热水袋。

（4）脱去衣裤，大毛巾垫擦拭部位下，小毛巾浸入温水或乙醇中，拧至半干，缠于操作者手上成手套状，以离心方向拭浴，拭浴毕，用大毛巾擦干皮肤。

按以下顺序擦拭：

1）双上肢：协助患者脱去上衣，取仰卧位，松解裤带，拭浴顺序为：

①颈外侧→肩→肩上臂外侧→前臂外侧→手背。

②侧胸→腋窝→上臂内侧→前臂内侧→手心。

2）双下肢：协助患者脱裤，拭浴顺序为：

①外侧：髂骨→下肢外侧→足背。

②内侧：腹股沟→下肢内侧→内踝。

③后侧：臀下→大腿后侧→腘窝→足跟。

3）腰背部：协助患者背向护理人员取侧卧→拭浴背部→拭浴腰部→拭浴臀部，拭浴毕，协助患者仰卧、穿衣。

（5）先近侧后对侧，每侧（四肢、腰背部）3分钟，全过程20分钟以内。拭浴毕协助患者穿好衣裤。

（6）拭浴过程中观察患者有无出现寒颤、面色苍白、脉搏及呼吸异常。

（7）拭浴毕，取出热水袋，协助患者取舒适体位。

（8）整理床单位，开窗，拉围帘，整理用物。

（9）洗手，记录拭浴时间、效果、反应。

（10）拭浴后30分钟测体温，将体温绘制于体温单上，体温降至39℃时取下头部冰袋。

2. 注意事项

（1）因全身冷疗面积较大，在给患者实施的过程中，护士应密切观察患者反应。

（2）擦浴全过程不要超过20分钟，以防发生继发效应。

（3）禁忌擦拭胸前区、腹部、后颈部、足心部。

（4）拭浴时，在腋窝、腹股沟、腘窝等血管丰富处，稍用力并延长停留时间，以促进散热。

（5）注意患者的耐受性，擦浴后注意观察患者的皮肤表面有无发红、苍白、出血点及患者是否感觉异常。30分钟后测量患者体温，如体温下降则视为有效。

（6）血液病患者和新生儿禁忌使用乙醇拭浴。

【评价】

1. 操作方法正确、熟练、轻稳，达到冷疗目的。

2. 操作中关心患者，护患沟通有效，患者无不良反应。

三、冷疗技术操作并发症的预防及护理

1. 局部冻伤患者末梢循环不良，或冰袋、冰槽、冰帽温度低，持续冰敷冷疗时间过长，使局部营养、生理功能及细胞代谢均发生障碍。表现为局部皮肤颜色变青紫，感觉麻木，局部僵硬，甚至坏死。冷疗时注意时间不能过长，要经常观察冷敷局部皮肤情况，一旦发现局部冻伤，立即停止冷疗，轻者予保暖可逐渐恢复，重者按医嘱对症治疗。

2. 冷敷温度过低，持续时间过长，可出现寒战、面色苍白、体温降低。全身冷疗时要定时观察并询问冷疗患者，如有不适及时处理。一旦出现全身反应，立即停止冷疗，给予保暖处理。

第三节　热疗技术

热疗分为干热疗法和湿热疗法两大类。干热疗法有：热水袋、烤灯；湿热疗法有：热湿敷、热水坐浴、温水浸泡等。

一、干热疗法

（一）热水袋热疗

【目的】

保暖、解痉、镇痛、舒适。

【评估】

1.患者的年龄、病情、治疗情况。

2.患者局部皮肤状况，如颜色、温度、有无硬结、淤血及开放伤口等，有无感觉障碍及对热的耐受情况等。

3.患者的意识状况、活动能力及合作程度等。

【计划】

1.用物准备　热水、热水袋及套、水温计、毛巾。

2.患者准备　了解热水袋使用的目的、方法、注意事项及配合要点。体位舒适，愿意配合。

【实施】

1.操作方法

（1）检查热水袋有无破损，热水袋与塞子是否配套，以防漏水，烫伤患者。

（2）测量、调节水温，成年人水温60～70℃；儿童、老年人、昏迷以及热疗部位感觉麻痹、麻醉未清醒者，水温应调低于50℃。

（3）放平热水袋，取下塞子，一手持袋口边缘，一手灌水（图15-6），边灌边提高袋口，灌入热水袋容积的1/2～2/3满，逐渐放平，排尽袋内空气，拧紧塞子，用干毛巾擦干热水袋外的水渍，倒提热水袋，查无漏水后，装入布套中。

（4）备齐用物携至患者床旁，核对床号、姓名，解释使用目的及注意事项，协助患者取舒适卧位

（5）置热水袋于所需热疗的部位，袋口朝身体外侧。

（6）热疗期间询问患者感觉，观察局部皮肤颜色及热水袋情况，热疗30分钟后，撤掉热水袋，协助患者取舒适卧位，整理床单位。

（7）将热水袋倒空，倒挂晾干后吹气旋紧塞子；热水袋布套清洁后晾干备用。

（8）护士洗手，记录热疗部位、时间、效果、反应等。

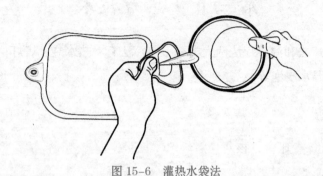

图 15-6　灌热水袋法

2.注意事项

（1）使用热水袋前检查热水袋有无破损，以防漏水烫伤。

（2）特殊患者使用热水袋时，应在布套外再包一大块毛巾，以防烫伤。

（3）使用热水袋过程中加强巡视，定时观察局部皮肤情况，如有无潮红、疼痛等反应。

（4）小儿、老年人及意识不清、麻醉未清醒、末梢循环不良、感觉障碍等患者使用热水袋时，水温应调节在 50℃以内，以防烫伤。

（5）治疗时间不宜超过 30 分钟，以防发生不良反应，如为保暖而持续使用，应及时更换热水，并做好交接班工作。

（6）炎症部位热敷时，热水袋灌水 1/3 满，以防压力过大，引起疼痛。

【评价】

1.达到热疗目的，患者舒适、安全，未发生烫伤。

2.操作中关心、保护患者，护患沟通有效。

（二）烤灯

烤灯是利用热的辐射作用于人体，使人体局部温度升高、血管扩张、血液循环加速，促进组织代谢，改善局部组织营养状况。

【目的】

消炎、镇痛、解痉、促进创面干燥结痂、促进肉芽组织的生长。用于感染的伤口、臀红、神经炎、关节炎等。

【评估】

1.患者的年龄、病情、治疗情况。

2.患者局部皮肤及开放伤口情况，有无感染障碍等。

3.患者的意识状况、活动能力及合作程度等。

【计划】

1. 用物准备　烤灯。必要时备凡士林、有色眼镜。

2. 患者准备　了解烤灯使用的目的、方法、注意事项及配合要点，体位舒适，愿意合作。

【实施】

1. 操作方法

（1）准备并检查烤灯。

（2）携用物至患者床旁，核对患者姓名、床号，向患者说明治疗目的及有关注意事项，酌情遮挡患者。

（3）将烤灯连接电源，打开电源开关。

（4）暴露治疗部位，协助患者取舒适卧位，将烤灯对准患处，调节灯距、温度，一般灯距为 30～50cm（图 15-7），用手试温，感觉温热为宜。照射面部、颈部、前胸时，用湿纱布遮盖患者眼睛或让患者戴有色眼镜。

（5）每次照射 20～30 分钟，照射期间询问患者感觉，观察局部皮肤颜色，照射完毕，关闭电源开关。

（6）协助患者取舒适卧位，整理床单位，将烤灯放回原处备用。

（7）洗手，记录照射部位、时间、效果、患者反应。

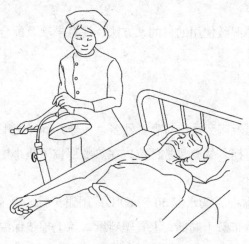

图 15-7　烤灯的使用

2. 注意事项

（1）根据治疗部位选择不同功率灯泡：胸、腹、腰、背 500～1000W，手、足部250W（鹅颈灯 40～60W）。

（2）照射过程中注意观察患者全身反应及局部反应，皮肤出现桃红色为合适剂量，如皮肤出现紫红色，应立即停止照射，局部涂凡士林保护皮肤。

（3）照射完毕，嘱患者休息15分钟后方可外出，防止感冒。

（4）意识不清、局部感觉障碍、血液循环障碍、瘢痕者，照射时应加大灯距，防止烫伤。

【评价】

1. 达到热疗目的，患者舒适、安全。

2. 操作中关心、保护患者，护患沟通有效。

二、湿热疗法

（一）热湿敷

【目的】

解痉、消炎、消肿、止痛。

【评估】

同热水袋使用的评估。

【计划】

1. 用物准备　敷布2块、卵圆钳2把、纱布、凡士林、棉签、一次性治疗巾、小橡胶单、棉垫、水温计。盆内盛放热水。暖瓶，手消毒液，医疗垃圾桶，治疗车。必要时备热水袋、大毛巾、换药用物。

2. 患者准备　了解热湿敷使用的目的、方法、注意事项及配合要点，体位舒适，愿意合作。

【实施】

1. 操作方法

（1）备齐用物携至患者床旁，核对患者姓名、床号，解释使用的目的及配合事项。

（2）必要时用围帘遮挡，暴露热敷部位，在热敷部位下垫小橡胶单和治疗巾，热敷部位涂凡士林后盖一层纱布。

（3）敷布放入热水盆中，调水温50～60℃，用钳子拧干敷布（以不滴水为宜），抖开以手腕掌侧试温，将敷布敷于局部，上置塑料纸，盖上棉垫保温。若热敷部位不忌压可先放置热水袋再盖以大毛巾，以维持温度。若热敷部位有伤口，须按无菌技术处理伤口。

（4）每3～5分钟更换一次敷布，持续15～20分钟，热湿敷过程中注意局部皮肤变化。

（5）热敷完毕，撤掉敷布和纱布，擦去凡士林；盖好热敷部位，协助患者取舒适卧位，整理床单位。

（6）洗手，记录热湿敷部位、时间、效果及患者反应。

2. 注意事项

（1）注意观察局部皮肤的颜色及全身情况，以防烫伤。

（2）伤口部位热湿敷时，应按无菌操作进行，热湿敷结束后，按换药法处理伤口。

（3）面部热湿敷者，30分钟后方能外出，以防感冒。

【评价】

1. 患者无不适感觉，无烫伤发生。

2. 敷布的温度适宜，更换敷布及时。

（二）热水坐浴

【目的】

消炎、消肿、止痛，用于会阴部、肛门疾病及手术后。

【评估】

患者的年龄、病情、意识、治疗情况，局部皮肤、伤口状况，活动能力、心理状态及合作程度。

【计划】

1. 用物准备　坐浴椅、坐浴盆、热水瓶、坐浴溶液（遵医嘱）、无菌纱布、毛巾、水温计、手消毒液、医疗垃圾桶、治疗车。必要时备屏风、换药用物。

2. 患者准备　了解热水坐浴的目的、配合事项，清楚正确的坐浴方法，排空大小便及清洁坐浴部位。

【实施】

1. 操作方法

（1）遵医嘱配制坐浴溶液置于坐浴盆内 1/2 满，水温 40～45℃。

（2）携用物至床旁，核对并解释，取得患者配合。坐浴盆置于坐浴椅上（图 15-8）。

（3）酌情关闭门窗，遮挡患者。协助患者取坐姿，脱裤至膝部，嘱患者用纱布蘸药液清洗外阴部皮肤，待适应水温后，将臀部完全浸入盆中，浸泡 15～20 分钟。必要时腿部用大毛巾遮盖。

（4）坐浴过程中随时观察患者反应及局部皮肤情况。

（5）坐浴毕，用毛巾擦干臀部，撤去用物，协助患者穿好衣裤。

（6）协助患者取舒适卧位。开窗，拉开围帘，整理床单位，清理用物。

（7）洗手，记录坐浴时间、药液、效果、患者反应。

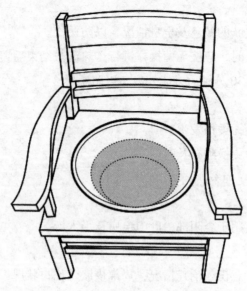

图 15-8　坐浴椅

2. 注意事项

（1）热水坐浴前先排尿、排便，因热水可刺激肛门、会阴部引起排尿、排便反射。

（2）坐浴部位若有伤口，坐浴盆、溶液及用物必须无菌；坐浴后应用无菌技术处理伤口。

（3）女性患者经期、妊娠后期、产后2周内、阴道出血和盆腔急性炎症不宜坐浴，以免引起感染。

（4）坐浴过程中，注意观察患者面色、脉搏、呼吸，倾听患者主诉，有异常时应停止坐浴，扶患者上床休息。

【评价】

1. 达到热疗目的，患者舒适、安全。操作方法正确，患者未发生烫伤。

2. 护患沟通有效，保护患者自尊，能满足患者的身心需要。

（三）温水浸泡

【目的】

消炎、镇痛、清洁和消毒伤口，用于手、足、前臂、小腿等部位的感染。

【评估】

同热水袋使用评估。

【计划】

1. 用物准备　浸泡盆（若有伤口应备无菌浸泡盆）、热水瓶、浸泡溶液（遵医嘱）、无菌纱布、长镊子、毛巾、水温计。必要时备换药用物。

2.**患者准备** 了解温水浸泡的目的、部位、方法及注意事项，坐姿舒适，愿意配合。

【实施】

1.操作方法

（1）携用物至患者床旁，核对患者姓名、床号，做好解释。

（2）配制溶液置于浸泡盆内 1/2 满，水温调节至 43 ～ 46℃。

（3）酌情关闭门窗，用屏风遮挡患者；协助患者取舒适卧位，暴露患处。

（4）将肢体慢慢放入浸泡盆中，必要时用镊子夹取纱布反复轻擦创面，使之清洁（图15-9），镊子尖端勿接触创面。

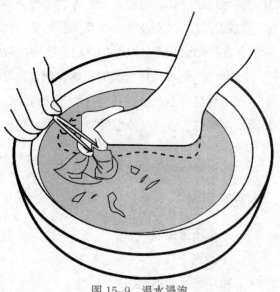

图 15-9 温水浸泡

（5）浸泡过程中随时观察患者反应及局部皮肤情况，及时调节水温，添加热水及浸泡溶液时嘱患者偏离水盆，防止烫伤。浸泡 30 分钟。

（6）浸泡毕，擦干浸泡部位，撤去治疗用物，协助患者取舒适体位，整理床单位，清理用物。

（7）洗手，记录温水浸泡部位、时间、效果、患者反应。

2.注意事项

（1）浸泡过程中，及时听取患者对热疗的反映，观察局部皮肤有无发红、疼痛等反应，有异常及时处理。

（2）检查热水的温度，随时调节水温。

（3）浸泡部位若有伤口，需备无菌浸泡盆、浸泡溶液及用物，浸泡后按外科换药法处理伤口。

【评价】

1.达到热疗目的，患者舒适、安全。

2.操作过程中关心、保护患者，护患沟通有效。

三、热疗技术操作并发症的预防及处理

1.**烫伤** 热疗时局部温度过高，或末梢循环不良者、老人、小孩、知觉迟钝者、麻醉未清醒者和昏迷患者感知觉反应差，由于躯体移动后接触热敷器具，导致局部烫伤。表

现为局部皮肤发红，出现大小不等的水疱。治疗中向患者及家属解释热疗的注意事项，选择适宜的温度，严密观察皮肤及生命体征变化，定时检查皮肤。皮肤发红者，立即停止热疗，并在局部涂凡士林以保护皮肤，也可冷敷，避免烫伤。有水疱者按浅二度烧伤治疗。

2. **发热** 使用烤灯引起的发热表现为出汗、烦躁、寒战、尿少，少数引起惊厥。

使用烤灯时不可覆盖任何杂物于烤灯上，以免影响散热，保持病室通风换气。间断或持续使用烤灯者，测量体温时应先停用烤灯半小时后再测量体温。遵医嘱使用退热药。

复习思考

一、单项选择题

【A1 型题】

1. 冷疗的目的不包括（　　）
    A. 促进炎症的消散　　　　　　　B. 减轻出血　　　　　　C. 减轻疼痛
    D. 降低体温　　　　　　　　　　E. 减轻局部充血

2. 禁用热水坐浴的患者是（　　）
    A. 痔疮手术后　　　　　　　　　B. 血栓性外痔　　　　　C. 妊娠后期
    D. 会阴疾病　　　　　　　　　　E. 肛门部充血、炎症

3. 乙醇拭浴的溶液浓度是（　　）
    A. 10%～20%　　　　　　　　B. 25%～35%　　　　　C. 45%～50%
    D. 70%～75%　　　　　　　　E. 95%

4. 为患者保暖解痉最简便的方法是（　　）
    A. 热水袋热疗　　　　　　　　　B. 热坐浴　　　　　　　C. 热湿敷
    D. 温水浴　　　　　　　　　　　E. 红外线照射

5. 软组织损伤的早期是指（　　）
    A. 受伤后 12 小时内　　　　　　B. 受伤后 24～48 小时内
    C. 受伤后 72 小时内　　　　　　D. 受伤后 1 小时内
    E. 受伤后 24 小时内

6. 炎症早期用热疗的目的不包括（　　）
    A. 扩张局部血管　　　　　　　　B. 改善血液循环　　　　C. 增强白细胞吞噬功能
    D. 使炎症局限　　　　　　　　　E. 促进炎症吸收和消散

7. 不可用冷疗的病情是（　　）
    A. 鼻出血　　　　　　　　　　　B. 头皮下血肿的早期　　C. 中暑

D. 压疮　　　　　　　　E. 牙痛

8. 在牙痛时应用冷疗，目的是（　　　）

A. 减少脑细胞耗氧，利于脑细胞功能恢复

B. 降低神经末梢的敏感性，解除疼痛

C. 保暖，促进血液循环

D. 促使白细胞释放蛋白溶解酶，溶解坏死组织，使炎症局限

E. 降低毛细血管通透性，减轻组织充血肿胀

9. 乙醇拭浴操作正确的方法是（　　　）

A. 擦拭腋窝、腹股沟等血管丰富处时应适当延长时间

B. 擦胸、腹部时动作宜轻柔

C. 发生寒颤时应加快速度

D. 头部放热水袋，足部放冰袋

E. 擦浴后 10 分钟测量体温

10. 采用热疗促进炎症局限的机制是（　　　）

A. 解除肌肉痉挛

B. 促进肌肉、肌腱和韧带等软组织松弛

C. 增强白细胞的吞噬能力

D. 溶解坏死组织

E. 降低神经兴奋性

11. 面部危险三角区感染化脓时，禁忌用热疗，其原因是（　　　）

A. 易加重局部出血　　　B. 易加重患者疼痛　　　C. 易导致面部烫伤

D. 易导致颅内感染　　　E. 易掩盖病情

12. 有创面的部位做热湿敷，尤应注意的是（　　　）

A. 床单上垫橡胶单　　　B. 皮肤涂凡士林　　　C. 保持合适的水温

D. 严格执行无菌操作　　　E. 及时更换敷料

【A2 型题】

13. 学生刘某，男，18 岁，篮球比赛时不慎踝部扭伤，应立即给予（　　　）

A. 局部按摩　　　B. 红外线照射　　　C. 松节油涂擦

D. 局部冷湿敷　　　E. 放置热水袋

14. 患者女，30 岁。高热 39℃，医嘱给予冰袋物理降温。冰袋正确放置的位置是（　　　）

A. 枕部　　　　　B. 足底　　　　　C. 颈前颌下

D. 前额　　　　　E. 颞部

15. 患者男，55 岁。因关节疼痛需每日红外线照射一次，在照射过程中观察皮肤出现紫红色，此时护士应该（　　　）

    A. 停止照射，改用热敷

    B. 立即停止照射，涂抹凡士林保护皮肤

    C. 适当降低温度，继续照射

    D. 改用小功率灯，继续照射

    E. 改用大功率灯，继续照射

16. 王女士，30 岁，颅脑损伤住院治疗，行冬眠降温疗法。错误的护理是（　　　）

    A. 用药前量体温、脉搏、呼吸、血压

    B. 物理降温后用冬眠药物

    C. 患者在注射冬眠药物后半小时内不宜翻身或搬运

    D. 维持直肠内温度在 32 ～ 34℃

    E. 维持电解质及酸碱平衡

17. 患者女，23 岁。因食入不洁食物后引起急性胃肠炎，腹痛，怕冷，护理时可以给患者在腹部（　　　）

    A. 放置热水袋　　　　　　B. 热湿敷　　　　　　C. 红外线照射

    D. 冷湿敷　　　　　　　　E. 乙醇按摩

18. 刘先生，40 岁。左前臂 II 度烧伤 5 天，局部创面湿润、疼痛。可在局部进行的处理是（　　　）

    A. 红外线照射，每次 20 ～ 30 分钟

    B. 热湿敷，水温 40 ～ 60℃

    C. 冷湿敷，促进炎症吸收

    D. 放置热水袋，水温 60 ～ 70℃

    E. 放置冰袋，减轻疼痛

19. 患儿，男，2 岁。昏迷 1 周，四肢冰冷，用热水袋保暖，水温应低于（　　　）

    A. 50℃　　　　　　　　　B. 58℃　　　　　　　　C. 60℃

    D. 70℃　　　　　　　　　E. 72℃

【A3/A4 型题】

（20 ～ 21 题共用题干）

患者，女性，70 岁，腹部受凉，需用热水袋保暖。

20. 为患者施热，适宜温度是（　　　）

    A. ＜ 50℃　　　　　　　　B. 60 ～ 70℃　　　　　C. 80 ～ 90℃

    D. 90 ～ 100℃　　　　　　E. ＞ 100℃

21. 施热前，热水袋须用棉布（袋）包裹，其主要目的是 （   ）

    A. 保持热水袋的清洁　　　　　　　　　　B. 方便面热水袋的消毒

    C. 促进患者的舒适　　　　　　　　　　　D. 防止皮肤烫伤

    E. 延缓热水袋老化

（22 ～ 24 题共用题干）

刘小姐，24 岁。左侧第二磨牙牙龈红肿，牙痛影响睡眠。

22. 最佳的护理指导是（   ）

    A. 口含冰块　　　　　　B. 口含温开水　　　　　C. 侧卧位面颊置热水袋

    D. 侧卧位面颊置冰袋　　E. 红外线照射

23. 护理指导的依据是　　（   ）

    A. 热疗促进炎症的消散与局限　　　　　　B. 热疗减轻组织充血

    C. 热疗减低痛觉神经的兴奋性　　　　　　D. 冷疗使神经末梢敏感性降低

    E. 冷疗降低局部温度

24. 扁桃体摘除术后采用冷疗的主要目的是（   ）

    A. 减轻疼痛　　　　　　B. 减轻深部组织充血　　C. 限制炎症的扩散

    D. 减轻局部出血　　　　E. 降低体温

二、病例分析题

刘某，女，45 岁，中暑高热，T39.9℃，P122 次 / 分，R25 次 / 分，护士为其做乙醇拭浴。

（1）所需乙醇的浓度和温度分别是多少？

（2）拭浴时应注意哪些问题？

扫一扫，知答案

扫一扫，看课件

第十六章

饮食与营养

【学习目标】

1.掌握医院饮食的种类及各类饮食的适用范围、饮食原则；鼻饲法的适应证、禁忌证和注意事项；能规范进行鼻饲法操作。

2.熟悉人体需要的营养素，能对患者的营养状况进行评估；鼻饲法管胃饮食的规范操作。

3.了解要素饮食的目的、用法、并发症和注意事项。

饮食是人体最基本的需要之一，是维持人体生命机能的源泉，是健康的基础。营养是人体摄取、消化、吸收和利用食物中的营养素，以满足机体生理需要的生物学过程。食物是营养的来源，营养是健康的保证。合理的饮食供给不仅能维持机体正常的生理功能，促进生长发育，提高机体免疫力，而且能祛病延寿，提高生命质量。护士需掌握饮食和营养的相关知识，能正确评估患者的营养状况、饮食习惯等，制订科学合理的饮食护理计划，选择有效的供给方法，以满足患者的营养需要，促进早日康复。

第一节　概　述

人每天必须通过饮食摄取热量和各种营养物质，合理的饮食与充足的营养是维持生命与健康的重要条件。护士需掌握人体对营养的需要，了解饮食与健康的关系，并通过对患者营养状况的评估，了解患者的营养状态，采取有针对性的饮食护理，维持与促进患者健康。

一、营养对人体健康的意义

食物是人类赖以生存的物质基础，营养是保证机体健康的条件。食物中各种营养素含量的多少，机体消化、吸收和利用程度的高低与健康密切相关，因为营养素对人体具有提供热能、构成人体组织和调节生理功能的作用。在营养素充足的情况下，才能保证人体健康，使人具有旺盛的精力用于学习与工作，提高机体对疾病的抵抗力和免疫力，防止疾病发生，延长寿命。

如果营养素摄入不足或不当，就会给机体带来影响或者疾病，例如热能、蛋白质不足会使儿童生长发育迟滞，智力受到影响，成人则表现为精力不充沛、抵抗力降低等。维生素缺乏时会出现相应的缺乏病，如维生素 A 缺乏时眼睛暗适应能力下降，甚至患夜盲症；维生素 D 与钙缺乏儿童易得佝偻病，成人出现骨质疏松症；缺锌时儿童发育迟缓，味觉降低，第二性征发育不良；缺碘出现地方性甲状腺肿或者克汀病等。但营养素的摄入也不是多多益善，有些营养素摄入过多也有不利影响，例如热能、脂肪摄入过多可引起肥胖、高脂血症、动脉粥样硬化，高盐和低纤维素膳食可引起高血压等。大量研究表明，营养过剩不仅是人群中某些慢性疾病发病率增高的因素，而且还和某些肿瘤如结肠癌、乳腺癌、胃癌等有明显关系。

二、人体对热能和营养素的需求

饮食、营养与人民生活息息相关，合理营养是健康的基础。中国居民膳食指南提倡平衡膳食与合理营养以达到促进健康的目的，也就是食物要多样、饥饱要适当、油脂要适量、粗细要搭配、食盐要限量、甜食要少吃、饮酒要节制、三餐要合理。人体对热能和营养素需求如下：

1. **热能**　热能是一切生物维持生命和生长发育，以及从事各种活动所需要的能量，来源于每日所摄取的食物。人体的主要热能来源于碳水化合物，其次是脂肪和蛋白质，这三类物质又被称为"热能营养素"。它们在体内氧化产生的热能分别是：碳水化合物 16.7kJ/g（4kcal/g），脂肪 37.6kJ/g（9kal/g），蛋白质 16.7kJ/g（4kcal/g）。人体每日对热能的需要量受年龄、性别、生理特点及劳动强度等因素的影响。根据中国营养学会的推荐标准，我国成年男子热能供给量为 9.41 ～ 12.55MJ/d，成年女子为 7.53 ～ 10.04MJ/d。

2. **营养素**　食物中具有营养功能的物质称为营养素。营养素是能够在体内被利用，具有供给能量、构成机体、调节和维持生理功能作用的物质。人体所需的六大营养素分别是蛋白质、脂肪、碳水化合物、矿物质、维生素和水。

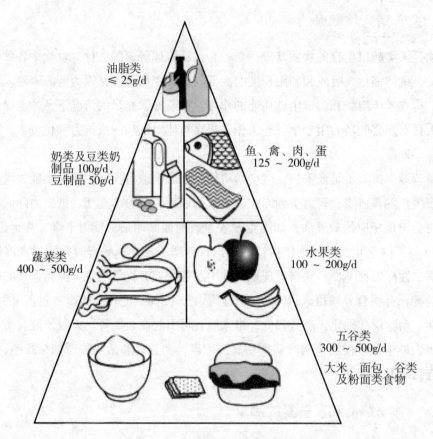

油脂类
≤ 25g/d

奶类及豆类奶
制品 100g/d，
豆制品 50g/d

鱼、禽、肉、蛋
125 ~ 200g/d

蔬菜类
400 ~ 500g/d

水果类
100 ~ 200g/d

五谷类
300 ~ 500g/d

大米、面包、谷类
及粉面类食物

图 16-1　中国居民平衡膳食宝塔

表 16-1　各种营养素的功能、来源及供给量

类别	生理功能	主要来源	每日供给量
蛋白质	构成、更新及修补组织；调节生理机能，构成人体内的酶、激素、抗体、血红蛋白等；提供热能	肉、蛋、鱼、乳类及豆类	男性 65g，女性 55g
脂肪	提供及储存热能；构成机体细胞和组织；促进脂溶性维生素的吸收；提供必需脂肪酸；维持体温，保护脏器；增加饱腹感	动物性食品、食用油、坚果类等	占总热能的 20% ~ 30%
碳水化合物	提供热能；构成机体组织；保肝解毒；抗生酮作用	谷类和根茎类食品，各种食糖	占总热能的 50% ~ 65%
矿物质	构成骨骼的主要成分；维持神经、肌肉正常生理功能；组成酶的成分；维持渗透压，保持酸碱平衡。	乳类、海带、虾皮、骨粉、豆类	800mg

续表

类别	生理功能	主要来源	每日供给量
维生素	维持人体生长发育和生理功能；促进酶的活力或为辅酶	禽蛋类、有色蔬菜及水果、粗粮等	男性 800 μgRAE，女性 700 μgRAE
水	构成人体组织；调节体温；参与机体代谢和运送营养素；维持消化、吸收功能；润滑作用	饮用水、食物中水、体内代谢水	2 ～ 3L

注：表中营养素供给量采用中国营养学会发布的《中国居民膳食营养素参考摄入量（DRls）（2013 版）》中国 18 ～ 49 岁成年居民膳食营养素参考摄入量。

第二节 医院饮食

营养状况因人而异，患者由于疾病的影响，需要调整某些营养素以适应不同的病情需要，帮助诊断、治疗、促进疾病的康复。因此，医院饮食可以分为基本饮食、治疗饮食及试验饮食。

一、基本饮食

基本饮食适用于一般患者的饮食需要，是其他饮食的基础。基本饮食包括普通饮食、软质饮食、半流质饮食和流质饮食，见表 16-2。

表 16-2 基本饮食

饮食种类	适用范围	饮食原则	用 法
普通饮食	消化功能正常、无饮食限制者，病情较轻或处于疾病恢复期的患者	易消化、无刺激性食物，保证能量充足、营养素齐全、比例恰当、美观可口。限制油煎、坚硬、胀气食物	每日 3 餐，蛋白质约 70 ～ 90g/d，总能量约 9.20 ～ 10.88MJ/d
软质饮食	咀嚼困难者，如老年人、幼儿及口腔疾患、术后和肠道疾病恢复期的患者	以软、烂、无刺激性、易消化的食物为主，如软饭、面条、馒头、菜、肉应切碎、煮烂	每日 3 ～ 4 餐，蛋白质约 60 ～ 80g/d，总能量约 9.20 ～ 10.04MJ/d
半流质饮食	发热、吞咽与咀嚼困难、口腔和胃肠道疾患及术后患者	少食多餐，无刺激，易咀嚼及吞咽，膳食纤维含量少，食物呈半流体状，如粥、面条、肉末、豆腐、菜末、蒸鸡蛋等	每日 5 ～ 6 餐，蛋白质约 50 ～ 70g/d，总能量约 6.28 ～ 8.37MJ/d
流质饮食	高热、口腔疾患、急性消化道疾患、大手术后及其他重症或全身衰竭的患者	食物呈流体状，易吞咽、消化、无刺激性，如牛奶、豆浆、米汤、菜汁、果汁、米汤等。因所含能量和营养素不足，只能短期使用	每日 6 ～ 7 餐，每餐液体量为 200 ～ 300mL，蛋白质约 40 ～ 50g/d，总能量约 3.5 ～ 5.0MJ/d

二、治疗饮食

治疗饮食是指在基本饮食基础上，根据患者病情需要，适当调整热能和营养，以适应病情需要，利于疾病康复，从而帮助治疗的一类饮食，见表16-3。

表16-3　治疗饮食

饮食种类	适用范围	饮食原则和用法
高能量饮食	热能消耗较高的患者，如结核病、大面积烧伤、甲状腺功能亢进、体重不足及产妇等	在基本饮食的基础上加餐2次，如牛奶、豆浆、鸡蛋、蛋糕、水果、巧克力及甜食等。总能量为12.55MJ/d
高蛋白饮食	慢性消耗性疾病（如结核、恶性肿瘤）、营养不良、贫血、大面积烧伤、甲状腺功能亢进、低蛋白血症、孕妇、哺乳期的妇女等	在基本饮食的基础上增加富含蛋白质的食物，如肉类、鱼类、蛋类、乳类、豆类等。蛋白质供给量为 $1.5 \sim 2.0g/（kg \cdot d）$，每日总量不超过120g/d，总能量为 $10.46 \sim 12.55MJ/d$
低蛋白饮食	限制蛋白质摄入的患者，如急性肾炎、尿毒症、肝性脑病等	成人饮食中蛋白质的摄入量 < 40g/d，视病情可减少至 $20 \sim 30g/d$；肾功能不全的患者应以动物性蛋白为主，忌用豆制品；而肝性脑病的患者应以植物蛋白为主
低脂肪饮食	肝、胆、胰疾病患者，高脂血症、动脉硬化、冠心病、肥胖症及腹泻等患者	限制动物脂肪的摄入，食物宜清淡、少油，禁用肥肉、蛋黄、奶油、动物脑。高脂血症、动脉硬化者不必限制植物油（椰子油除外）。成人脂肪量 < 50g/d，肝、胆、胰疾病者 < 40g/d
低胆固醇饮食	高胆固醇血症、高脂血症、动脉硬化、冠心病、高血压等患者	限制高胆固醇食物，如动物内脏、脑、鱼子、蛋黄、肥肉和动物油等，胆固醇的摄入量 < 300mg/d
低盐饮食	用于心脏病、急慢性肾炎、肝硬化腹水、高血压、各种原因所致水钠潴留的患者	成人食盐摄入量在 < 2g/d（含钠0.8g），但不包括食物内自然存在的氯化钠。禁食腌制食品，如咸菜、皮蛋、火腿、香肠、咸肉、虾米等
无盐低钠饮食	同低盐饮食，但水肿较重者	无盐饮食，除食物内自然含钠量外，烹调时不放食盐；低钠饮食，除无盐外，还需控制摄入食物中自然存在的含钠量（ < 0.5g/d），两者均禁用腌制食物。对需无盐或低钠者，还应禁用含钠多的食物和药物，如含碱食品（油条、挂面、汽水等）和碳酸氢钠等药物，烹调时可采用增加糖、醋、无盐酱油、少钠酱油等调味
高纤维素饮食	便秘、肥胖、高脂血症、糖尿病等患者	选择含纤维素多的食物，如韭菜、芹菜、粗粮、豆类、竹笋、香蕉、菠菜等，成人食物纤维素量 > 30g/d
少渣饮食	伤寒、痢疾、腹泻、肠炎、食管胃底静脉曲张、咽喉部及消化道手术的患者	少用纤维素多的食物，如韭菜、芹菜、粗粮、豆类等，不用坚硬带碎骨的食物

三、试验饮食

试验饮食指在特定时间内，通过对饮食内容的调整来协助诊断疾病和确保实验室检查准确性的一类饮食。

表 16-4 试验饮食

饮食种类	适用范围	饮食方法及注意事项
隐血试验饮食	用于大便隐血试验前的准备，协助临床诊断消化道有无出血	试验期为 3 天，试验期间禁食肉类、动物肝脏和血类，含铁丰富的药物和食物及绿色蔬菜，以免产生假阳性。可进食豆制品、土豆、白菜、牛奶、米饭、馒头、冬瓜、粉丝等。第 4 天开始留取粪便标本做隐血试验
胆囊造影试验饮食	用于需要进行造影检查有无胆囊、胆管、肝胆管结石、慢性炎症及其他疾病患者	检查前一天午餐进食高脂肪饮食，以刺激胆囊收缩和排空，有助于造影剂进入胆囊；晚餐进无脂肪、低蛋白、高碳水化合物的清淡饮食，晚餐后口服造影剂，禁食、禁水、禁烟至次日上午。检查当日早晨禁食摄 X 线片，第一次摄片后如胆囊显影良好，可进食高脂肪餐（如油煎荷包蛋 2 只或奶油巧克力 40～50g，脂肪量约为 25～50g），30～60 分钟后进行第 2 次摄片
甲状腺 ^{131}I 试验饮食	用于协助检查甲状腺功能	试验期为 2 周，在实验期间禁食含碘食物及其他一切影响甲状腺功能的药物及食物，如海带、紫菜、海蜇、海参、虾、鱼、加碘食盐等。禁用碘做局部消毒。2 周后做甲状腺 ^{131}I 功能测定
肌酐试验饮食	用于协助检查、测定肾小球的滤过功能	试验期为 3 天，试验期间禁食肉类、禽类、鱼类，忌饮茶和咖啡，全日主食在 300g 以内，限制蛋白质的摄入（蛋白质每日供给量 <40g/d），以排除外源性肌酐的影响；蔬菜、水果、植物油不限，热量不足可添加藕粉或含糖的点心等。第 3 天测尿肌酐清除率及血肌酐含量
尿浓缩功能试验饮食（干饮食）	用于检查肾小管的浓缩功能	试验期 1 天，控制全天饮食中的水分，总量在 500～600mL。可进食含水分少的食物，如米饭、馒头、面包、炒鸡蛋、土豆、豆腐干等，烹调时尽量不加水或少加水；避免食用过甜、过咸或含水量高的食物，蛋白质供给量为 1g/（kg·d）

第三节　饮食护理

　　饮食护理是整体护理的重要组成部分，也是满足患者生理需要必不可少的护理措施。护士在对患者进行饮食护理时，通过对患者营养状况的正确评估，及时发现患者现存或潜在的营养问题，为患者制订有针对性的饮食计划，并根据计划实施相应的饮食护理，给予患者均衡的饮食和充足的营养，以促进患者早日康复。

一、饮食与营养的评估

　　为了更好地指导人群合理营养，提高人群的健康水平，需要对人群的营养状况做出评估。

（一）饮食状况的评估

评估饮食是否规律，每日进餐次数，用餐时间，摄入食物种类、数量，有无偏食，食欲有无改变，是否服用药物、补品等。以此评估热能和各种营养素能否满足机体需要。

（二）身体状况的评估

1. 体格检查　通过对患者的外貌、皮肤、毛发、指甲、骨骼和肌肉等方面的评估可初步了解患者的营养状况。临床上通常用良好、中等、不良三个级别对机体营养状况进行描述。营养良好：发育良好、精神状态佳、有活力，皮肤有光泽、弹性良好，毛发浓密、有光泽，指甲粉色、坚实，口唇柔润、无裂口，肌肉结实，皮下脂肪丰满、有弹性，骨骼无畸形；营养不良：消瘦，发育不良，倦怠，易疲劳，皮肤干燥、无光泽、弹性差，肤色过淡或过深，毛发干燥稀疏、缺乏自然光泽，指甲粗糙、无光泽、易断裂，口唇肿胀，口角有裂隙或口角炎症，肌肉松弛无力，皮下脂肪菲薄，肋间隙及锁骨上窝凹陷，肩胛骨和髂骨突出；营养中等：介于营养良好与营养不良中间者为营养中等。

2. 身高和体重　身高和体重是综合反映生长发育及营养状况的最重要指标。评价营养状况时，需测量出患者的身高、体重，并用测得的数值与人体正常值进行比较。通常有两种方法：

（1）实测体重占标准体重的百分数：按公式计算出标准体重，并计算实测体重占标准体重的百分数评估营养状况。

我国常用的标准体重计算公式为 Broca 公式的改良公式：

男性标准体重（kg）＝身高（cm）－105

女性标准体重（kg）＝身高（cm）－105－2.5

实测体重占标准体重的百分数计算公式：

$$\frac{实际体重-标准体重}{标准体重} \times 100\%$$

评价标准：百分数在 ±10% 以内为正常范围，高于 10%～20% 为超重，高于 20% 为肥胖；低于 10%～20% 为消瘦，低于 20% 为明显消瘦。

（2）体重指数（body mass index，BMI）：近年来还采用衡量体重与身高的比例是否正常作为评估营养状况的指标。BMI＝体重（kg）／[身高（m）]^2

评价标准：根据 WHO 的标准，体重指数 ≥25 为超重，≥30 为肥胖，<18.5 为消瘦。亚洲标准，体重指数 ≥23 为超重，≥25 为肥胖。中国标准，体重指数 ≥24 为超重，≥28 为肥胖。

（三）影响机体营养的因素

1. 生理因素

（1）年龄和身高体重：人在生长发育的各个时期对热能和营养素的需求是有所不同的。如处在生长发育期的婴幼儿、青少年对热能和蛋白质、各种维生素、矿物质等营养素需求量较高；如婴幼儿咀嚼和消化功能发育尚未完善，老年人胃肠功能、咀嚼功能减弱，应选择质软、易消化的食物。老年人因新陈代谢减慢，每日所需热量减少，但对钙的需求增加。此外，年龄还可能影响个人对食物的喜好和食物质地的选择。相对而言，身体高大、体格强壮的人对营养的需要量较高。

（2）活动量和强度：不同的年龄阶段，具有不同的生理特点，其活动量与活动强度也不同，各种活动是能量代谢的主要因素。个体的活动强度、工作性质、工作条件可影响能量消耗。如平时活动量大的个体所需的热能及营养素高于活动量小的人。

（3）特殊生理期：处于妊娠期与哺乳期妇女对营养需求量明显增加，常伴有饮食习惯的改变。妊娠期妇女应均衡营养，同时增加蛋白质、铁、钙、叶酸的摄入量。哺乳期妇女每日消耗的热能和营养素较多，每日应适当增加热量和各种营养素的摄入，尤其是蛋白质、钙、铁、B族维生素等。

2. 心理因素　个体的情绪对食欲有一定的影响。一般情况下，愉悦、轻松的心情可促进胃肠蠕动和消化液的分泌，增进食欲。不良的情绪如焦虑、紧张、恐惧、悲哀等可抑制胃肠道蠕动及消化液的分泌，使人食欲降低，引起进食减少、偏食甚至厌食。

3. 社会因素

（1）经济状况：经济状况的好坏直接影响个体对食物的选择和购买，从而影响个体的营养状况。经济状况较差者，需注意有无营养不良的发生，经济状况良好者需注意有无营养过剩的出现。

（2）饮食习惯和文化背景：饮食习惯是指个体或群体在一定生活环境中形成的，自己特定地选择食物和餐具、进餐时间和方式等的习惯。饮食习惯受民族、宗教信仰、文化习俗、社会背景、地域环境等因素影响。饮食习惯不佳，可造成某些营养素摄入的不均衡，甚至导致疾病的发生。

（3）饮食与营养的相关知识：正确掌握饮食与营养的相关知识，帮助人们培养良好的饮食习惯，合理地选择食物，摄入均衡的营养。避免因营养素摄入过量或不足，从而导致机体出现不同程度的营养失调，甚至导致某些疾病的发生和发展。

4. 病理因素

（1）疾病影响：许多疾病使机体对饮食和营养的摄取、消化、吸收及代谢有所改变。当患有高代谢性疾患，如甲状腺功能亢进、烧伤、发热等或慢性消耗性疾病如结核，机体对热量的需求量较正常增加。口腔、胃肠道疾患可直接影响食物的摄取、消化和吸收。伤口愈合与感染期间，患者对蛋白质的需求较大。

（2）药物影响：治疗用药对患者的饮食与营养会产生一定的影响。有些药物，如胰岛素、类固醇类药物可增进食欲；有些药物，如非肠溶性红霉素、氯贝丁酯可降低食欲；有些药物可影响营养素的吸收，如长期服用苯妥英钠可影响维生素C和叶酸的吸收。

（3）食物过敏：由于个体差异性，有些人对特定的食物如牛奶、鸡蛋、海产品、芒果等过敏，进食后易发生腹泻、哮喘、荨麻疹等过敏反应，影响了营养的摄入和吸收。

二、一般饮食护理

在评估患者营养状况的基础上，结合疾病的特点，要求护士做到明确护理诊断，制订并实施相应的饮食护理计划，做好饮食护理，促进患者早日康复。

（一）患者进餐前的护理

1. 饮食教育　护士向患者讲解健康饮食的相关知识，解答患者的饮食问题。应根据患者所需的饮食种类对其进行解释和指导，说明此类饮食的意义，明确适宜选用和不宜选用的食物及进餐次数等，以取得患者的理解和配合。适当的饮食教育有助于患者主动遵循、配合饮食计划的执行。

2. 环境准备　舒适整洁的进餐环境可使患者心情愉悦，食欲增加。患者进餐的环境应以整洁、安静、舒适、空气清新为原则。进餐前暂停非紧急的治疗及护理工作；去除一切不良气味及不良视觉印象，如饭前半小时开窗通风、移去便器等；如有病情危重或呻吟的患者，可用床帘遮挡等。

3. 患者准备　协助患者洗手和清洁口腔。减少或去除引起患者不舒适的因素，如疼痛患者给予适当的镇痛措施；消除患者焦虑、抑郁、烦躁等不良的情绪，条件许可时，可允许家属陪伴患者进餐；协助患者采取舒适的进餐姿势，如病情允许，可安排坐位或半坐卧位，放置床上桌和餐具，卧床患者安排侧卧位或仰卧位（头偏向一侧），并给予适当支托，必要时备餐巾，以保持衣服和被单的清洁。

4. 护士准备　衣帽整洁，修剪指甲，洗净双手，戴好口罩，根据患者的饮食类别和要求，做好核对。

（二）患者进餐时的护理

1. 及时分发食物　护士核对患者及饮食单，协助配餐员及时将热饭、热菜准确无误地分发给每位患者。

2. 协助患者进餐　鼓励患者自行进食，并协助将餐具、食物放到易取处。不能自行进餐者给予耐心喂食。喂食的量、速度适中，温度适宜，防止呛咳或烫伤，饭和菜、固体和液体食物应轮流喂食。进流质饮食者，采用吸管吸吮，注意温度适宜，防止烫伤。

3. 护理失明患者进餐　失明患者或双眼被遮盖患者，除遵循上述喂食要求外，还需告知食物的种类，以增加患者进食的兴趣。对要求自己进餐的患者，按时钟平面图放置食物，并告知方向和食物种类，方便患者取用食物。如 12 点钟放汤，6 点钟放饭，3 点钟和9 点钟放菜等。

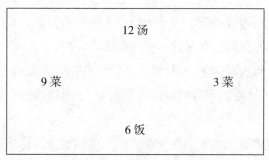

图 16-2　食物放置平面图

4. 护理进食和饮水有特殊要求的患者　对禁食或限量饮食者，告知患者原因，取得配合，同时在床尾挂上标记，做好记录和交接班；对需要增加饮水量的患者，向患者解释大量饮水的目的和重要性，督促患者白天完成 24 小时总饮水量的 3/4，以免夜间饮水多，增加排尿而影响睡眠；对需限制饮水的患者，讲清限水的目的，取得患者合作，并制订饮水计划。若发现患者口干，可用湿棉球湿润口唇。

5. 观察患者的进食情况　患者进餐期间，护士需加强巡视，检查治疗饮食、试验饮食的实施情况，并适时给予督促。有针对性地解答患者在饮食方面的问题，纠正其不良饮食习惯。征求患者对饮食制作的意见，并及时反馈给营养室。

6. 及时处理特殊情况　患者进食过程中如出现恶心、呛咳时应叮嘱患者暂停进食，并做深呼吸；出现呕吐时，应托住患者额头，及时提供盛装工具；平卧者，头偏向一侧，并尽快清理呕吐物，协助患者漱口。对暂时不想进食者，应将食物妥善保存，待需要进食时给予加热后，再送给患者食用。

（三）患者进餐后的护理

1. 及时收回餐具，整理床单位，督促和协助患者洗手、漱口，必要时为重症患者做口腔护理。为患者取舒适体位。

2. 根据患者的病情需要做好相应记录，如进餐的种类、进餐量、进餐过程中及进餐后的反应等，评价患者进食是否达到营养需求。

3. 对暂时需禁食或延迟进食的患者做好交接班。

三、特殊饮食护理

针对病情危重、消化道吸收功能障碍、不能由口进食或不愿正常进食的患者，如恶性肿瘤晚期、食管狭窄、颅脑外伤等，为维持患者营养状况，改善患者对营养素的摄取、消化、吸收，促进康复，根据病情，临床上多采用特殊的饮食护理。

（一）管饲饮食

管饲饮食是将导管插入胃肠道，为不能自行进食的患者提供必需的食物、水、营养液及药物的方法，是临床上提供或补充营养极为重要的方法之一。根据导管插入的途径，可分为口胃管（导管经口插入胃内）、鼻胃管（导管经鼻腔插入胃内）、鼻肠管（导管经鼻腔插入小肠）、胃造瘘管（导管经胃造瘘口插入胃内）、空肠造瘘管（导管经空肠造瘘口插至空肠内）。

其中，鼻胃管最为常用，本节主要介绍鼻饲法。鼻饲法是将导管经鼻腔插入胃内，从管内灌注流质食物、水和药物的方法。主要适应于不能由口进食者，如昏迷、消化道肿瘤、食管狭窄、口腔疾病、口腔手术后的患者；重危患者和早产儿；拒绝进食的患者，如精神异常者。

【目的】

对不能自行经口进食的患者通过鼻胃管供给多种营养素和药物，以维持其营养和治疗的需要。

【评估】

1. 患者的病情、年龄、意识状态和治疗情况、心理状况与合作程度。

2. 患者的鼻腔状况，有无肿胀、炎症、破损，有无鼻中隔偏曲、鼻腔息肉等。

【计划】

1. 用物准备

（1）一次性灭菌鼻饲包：内含一次性胃管、20mL 注射器、棉签、镊子、血管钳、压舌板、纱布、润滑剂、手套、颌下围巾、弯盘，各一个。

（2）按需准备：温开水（适量）、鼻饲液（温度 38～40℃）、手电筒、听诊器、胶布、橡皮圈、安全别针、水温计、手消毒液。

2. 患者准备　了解管饲饮食的相关知识，包括插管目的、操作过程和注意事项等，患者有活动义齿应取下并妥善保管。

【实施】

1. 操作方法

（1）插管法

1）护士着装规范，洗手，戴口罩，携用物至患者床旁，核对患者姓名，解释操作目的、过程及配合方法。

2）协助患者取坐位或半坐卧位，无法坐起者取右侧卧位，昏迷患者取去枕仰卧位，头向后仰（图 16-3A）。

3）打开鼻饲包，将围巾铺于患者颌下，防止污染患者的衣被。弯盘放于便于取用处。

4）鼻腔准备。选择鼻腔通畅一侧，用湿棉签清洁鼻腔。鼻腔如有疾患，应选择健侧。

5）标记胃管。戴上手套，测量胃管插入的长度，并作标记。插入长度一般为前额发际至胸骨剑突处或自鼻尖经耳垂至胸骨剑突处的距离，成人胃管插入长度为 45～55cm。

6）润滑胃管。润滑胃管前端，减少插管时的摩擦阻力。

7）插入胃管。一手持纱布托住胃管，一手持镊子夹住胃管前端，沿选定侧鼻孔缓缓插入，当插入 10～15cm（咽喉部）时，根据患者具体情况进行插管。清醒患者：嘱其做吞咽动作，顺势将胃管向前推进，插至标记的长度。有助于胃管迅速进入食管，减轻患者的不适。必要时可让患者饮少量温开水。昏迷患者：将患者头部托起，使下颌靠近胸骨柄（图 16-3B）。增大咽喉部通道的弧度，便于胃管顺利通过会厌部。

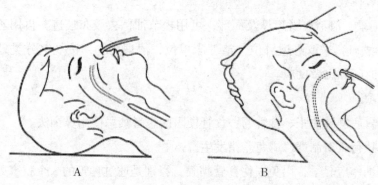

图 16-3　为昏迷患者插胃管示意图

8）检查确认。确认胃管是否在胃内。①用注射器抽吸胃液。②听诊器置于患者胃部，用注射器经胃管向胃内快速注入 10～20mL 空气，可听到气过水声。③将胃管末端置于盛水的治疗碗中，无气泡逸出。

9）固定胃管。确认胃管在胃内后，脱去手套，用胶布将胃管固定于鼻翼及面颊部，防止胃管移动或滑出。在胃管末端贴管道标识。

10）灌注食物。连接注射器于胃管末端，抽吸见有胃液抽出，注入少量温开水，缓慢匀速灌注鼻饲液或药液。每次灌注前先用水温计测量鼻饲液温度，以 38～40℃为宜；每次鼻饲量不超过 200mL，间隔时间不少于 2 小时，每次抽吸鼻饲液时，应反折胃管末端，避免灌入空气，引起腹胀。

11）鼻饲完毕后，再次注入少量温开水，冲净胃管，防止食物残渣滞留于胃管内。

12）反折固定。将胃管末端反折，用纱布包好，再用橡皮圈系紧，置于患者枕旁或衣袋内。

13）整理记录。协助患者清洁口腔、鼻孔，整理床单位，嘱患者维持原卧位 20～30 分钟，有助于防止呕吐。整理用物，按规定分类处理。洗手，记录鼻饲时间、鼻饲液种类及灌注量、患者反应等。

（2）拔管法：用于停止鼻饲或长期鼻饲需要更换胃管时，应遵医嘱在患者末次喂食后拔除胃管。

1）核对解释：携带用物至患者床前，核对床号、姓名，做好解释，取得患者理解与合作。

2）铺治疗巾：颌下铺治疗巾，弯盘置于患者颌下，夹紧胃管末端，以免管内液体反流。轻轻揭去固定的胶布。

3）拔出胃管：用纱布裹住近鼻孔处的胃管，嘱患者深呼吸，待患者呼气时拔管，边拔管边用纱布擦拭胃管，到咽喉处快速拔出，以免胃管内残留液体滴入气管。将胃管放入弯盘，移出患者视线。

4）整理记录：清洁患者口鼻及面部，可用松节油擦去胶布痕迹，再用乙醇擦去松节油。协助患者漱口，采取舒适卧位，整理床单位，清理用物，按规定分类处理用物。洗手，记录拔管时间和患者反应。

2. 注意事项

（1）食管胃底静脉曲张、食管癌、食管梗阻的患者禁忌使用鼻饲法。

（2）认真执行查对制度，避免差错发生。

（3）操作动作应轻柔，以免损伤食管黏膜，特别是通过食管的 3 个狭窄处（环状软骨水平处、平气管分叉处、食管通过膈肌处）。

（4）插入胃管过程中，若患者出现恶心、呕吐，可暂停插管，嘱咐患者做深呼吸；出现呛咳、呼吸困难、发绀等症状，表明胃管误入气管，应立即拔出胃管，休息片刻后重新插管；插入不畅时，检查患者口腔，观察胃管是否盘在口咽部，或将胃管抽出少许，再轻轻插入。

（5）每次鼻饲前，先确认胃管在胃内且通畅，再用少量温开水冲洗后灌注饮食，鼻饲完毕后再次注入少量温开水，防止鼻饲液积存于管腔内变质而引起胃肠炎。避免注入空气而导致腹胀。

（6）药物需研碎溶解后注入，注意药物性质及配伍禁忌；奶液与新鲜果汁需分别注入，防止产生凝块。

（7）鼻饲用物应每日更换消毒。

（8）长期鼻饲者每日进行 2 次口腔护理，并定期更换胃管。普通胃管每周更换 1 次，硅胶胃管每月更换 1 次。于晚间末次灌食后拔出，次日晨再从另一侧鼻孔插入。

【评价】

（1）患者通过鼻饲获得需要的营养、水分及药物。

（2）关爱患者，护患沟通有效，患者了解鼻饲的意义并能主动配合。

（3）护士操作熟练，方法正确，动作轻柔，无黏膜损伤，未发生胃管脱出或移位。

（4）鼻饲饮食清洁，灌注方法、温度、量、间隔时间符合要求。

（二）要素饮食

要素饮食是由人工配制的含有人体所需的各种营养成分（包括游离氨基酸、单糖、脂肪酸、维生素、无机盐类、微量元素等）的化学精制食物。其主要特点是成分明确，营养价值高，无渣，不含纤维素，无需消化，可直接被肠道吸收和利用，为人体提供营养及热能。干粉制剂还具有携带方便、易于保存等优点。

【目的】

在临床营养治疗中，要素饮食可保证危重患者的能量及氨基酸等营养素的摄入，促进伤口愈合，改善患者的营养状况，达到辅助治疗的目的。

【适应证】

1.超高代谢状态患者，如严重烧伤、创伤、严重化脓性感染、多发性骨折等。

2.消化和吸收不良的患者，如消化道瘘、慢性胰腺功能不全和短肠综合征等患者。

3.手术前后需营养支持者。

4.肿瘤或其他消耗性疾病引起的慢性营养不良患者。

5.其他，如脑外伤、免疫功能低下患者。

【使用方法】

根据患者的病情需要，将粉状要素饮食按比例添加水，配制成适宜浓度和剂量的要素饮食。可通过口服、鼻饲、经胃或空肠造瘘口滴注的方式供给患者。

1.口服法 适用于病情较轻且能经口进食的患者。初始剂量为每次 50mL，渐增至每次 100mL，每日 6 ～ 8 次。因要素饮食口味欠佳，口服患者不易耐受，临床较少应用。若应用可在其中添加果汁、菜汤等调味。

2.鼻饲、经胃或空肠造瘘口滴入法

（1）分次注入：主要用于非危重、经鼻胃管或造瘘管行胃内喂食的患者。将配制好的要素饮食或现成制品用注射器通过鼻胃管注入胃内，每日 4 ～ 6 次，每次 250 ～ 400mL。此法操作方便，费用较低，但易引起恶心、呕吐、腹胀、腹泻等胃肠道不适症状。

（2）间歇滴注：将配制好的要素饮食或现成制品放入输液瓶内，经输注管缓慢注入，每日 4 ～ 6 次，每次 400 ～ 500mL，每次输注持续时间 30 ～ 60 分钟，此法不良反应少，多数患者可耐受。

（3）连续滴注：多用于经空肠造瘘喂食的危重患者。装置与间歇滴注相同，在 12 ～ 24 小时内持续滴注，或用肠内营养泵保持恒定滴速。浓度开始以 5% 为宜，逐渐调到 20% ～ 25%。速度开始以每小时 40 ～ 60mL 为宜，逐渐调到每小时 120mL，最多可到每小时 150mL。

【注意事项】

1. 根据患者的具体病情配制营养素成分、浓度、用量合适的要素饮食。应用原则一般是由低、少、慢开始，逐步增加，待患者耐受后，再稳定配餐标准、用量和速度。拟停用时需逐渐减量，防止因骤停引起低血糖反应。

2. 配制过程中严格无菌操作，所用器具、导管等均需灭菌后使用。

3. 已配制好的溶液存放于4℃以下的冰箱内，并在24小时内用完，防止放置时间过长而变质，超时不宜再用。

4. 要素饮食的口服温度一般为37℃，鼻饲和经造瘘口注入的温度为41～42℃，滴注时可置一热水袋于输注管远端，保持温度，防止发生腹泻、腹痛、腹胀。滴注过程中加强巡视，如出现上述症状，应及时查明原因，根据情况调整浓度、温度或速度，反应严重者应暂停滴入。

5. 要素饮食滴注前后均需用温开水或生理盐水冲净管腔，以防食物积滞管腔而发生腐败变质。

6. 定期测量患者体重，观察尿量、大便次数及性状，检查血糖、尿糖、血尿素氮、电解质、肝功能等指标，做好营养评估。

7. 静脉营养管严禁输入其他液体、药物、血液等，严禁采集血液标本或监测中心静脉压。

8. 糖尿病、胃切除术后患者慎用要素饮食；3个月以内婴儿、消化道出血者不宜使用。

四、管饲技术操作并发症的预防及处理

1. **机械性并发症**　主要有鼻咽部和食管黏膜损伤、管道阻塞等，与营养管的硬度、插入位置等有关。护士应严格遵循操作规程，具有娴熟的操作技术，插管时动作轻稳，滴注过程中加强观察，发现并及时处理异常情况。

2. **感染性并发症**　营养液误吸可导致吸入性肺炎；肠道造瘘患者的营养管滑入腹腔可导致急性腹膜炎。无菌操作不严格，导管长期留置可引起局部或全身感染，严重时引起败血症。护士应严格无菌操作，查明原因，及时控制感染。

3. **胃肠道并发症**　患者可出现恶心、呕吐、腹痛、腹胀、便秘、腹泻等症状。应用过程中要加强巡视，出现胃肠道并发症应及时查明原因，根据具体情况调整浓度、温度和速度，反应严重者应暂停使用。

4. **代谢性并发症**　有些患者可出现糖代谢紊乱、电解质失衡等异常情况。护士应每日记录出入液量，进行实验室监测，定期检查血常规、电解质、血糖、氧分压、血浆蛋白、尿糖、尿生化等。密切观察患者的代谢动态变化，随时调整营养配方。

复习思考

一、单项选择题

【A1 型题】

1. 做大便潜血试验前 3 天应禁食下列哪些食物（　　　）

　　A. 奶类食品　　　　　　B. 猪肝及绿色蔬菜　　　　　C. 豆制品

　　D. 白萝卜　　　　　　　E. 西红柿、土豆

2. 为鼻饲患者插管时，如发现患者出现呛咳，呼吸困难等情况，应采取的措施是（　　　）

　　A. 嘱患者深呼吸　　　　B. 托起头部继续插管　　　　C. 嘱患者做吞咽动作

　　D. 立即拔管，休息片刻再重新插管　　　　　　E. 停止操作，取消鼻饲

3. 下列哪项饮食属于试验饮食（　　　）

　　A. 流质饮食　　　　　　B. 高蛋白质饮食　　　　　　C. 低盐饮食

　　D. 胆囊造影饮食　　　　E. 少渣饮食

4. 为减轻重症胰腺炎患者的肝脏负担，应采用的饮食是（　　　）

　　A. 高蛋白饮食　　　　　B. 低盐饮食　　　　　　　　C. 低脂肪饮食

　　D. 无盐饮食　　　　　　E. 少渣饮食

5. 大手术后患者宜采用的饮食是（　　　）

　　A. 高热量、高脂肪、低蛋白饮食

　　B. 高蛋白、高热量、高维生素饮食

　　C. 高维生素、高脂肪、低蛋白饮食

　　D. 高脂肪、高蛋白、高热量饮食

　　E. 低脂肪、高热量、高维生素饮食

6. 某患者，女性，44 岁，身高 153cm，体重 60kg，患有糖尿病，该患者营养状况属于（　　　）

　　A. 营养不足　　　　　　B. 标准体重　　　　　　　　C. 超重

　　D. 肥胖　　　　　　　　E. 理想体重

7. 李某，女性，54 岁。习惯性便秘，护士应指导患者食用以下哪种饮食（　　　）

　　A. 高纤维饮食　　　　　B. 低纤维饮食　　　　　　　C. 高蛋白饮食

　　D. 低蛋白饮食　　　　　E. 低脂肪饮食

8. 患者，男，28 岁。因患流感持续高热 3 天，可为患者准备哪种饮食（　　　）

　　A. 普通饮食　　　　　　B. 软质饮食　　　　　　　　C. 半流质饮食

　　D. 流质饮食　　　　　　E. 鼻饲饮食

9. 男性患者，42岁，因食物中毒导致腹泻，此时应指导患者食用下列哪种饮食（　　　）

 A. 高膳食纤维饮食 B. 低胆固醇饮食 C. 低盐饮食

 D. 低蛋白饮食 E. 少渣饮食

10. 不符合半流质饮食原则的选项是（　　　）

 A. 食物呈液状 B. 易于咀嚼及吞咽 C. 纤维素含量少

 D. 少食多餐 E. 限制刺激调味品

【A2 型题】

11. 某女性患者，50岁。因"肝性脑病"住院，患者淡漠少言，经常衣冠不整，反应迟钝。此期患者的饮食应注意（　　　）

 A. 禁止从胃肠道补充蛋白质

 B. 开始数天限制蛋白质在每天 20g 以内

 C. 蛋白质应首选植物蛋白

 D. 应多饮水，增加食物吸收

 E. 可适当增加高脂肪食物的摄入，补充营养

12. 某男性患者，43岁。因饱餐后出现右上腹疼痛而入院，医生诊断为胆囊结石。护士应告诉患者忌食下列哪种食物（　　　）

 A. 富含蛋白质食物 B. 纤维素多的食物 C. 高热量食物

 D. 油腻食物 E. 高维生素食物

13. 女性患者，42岁。因上呼吸道感染后出现"急性肾炎"入院。住院期间护士应指导患者食用的饮食（　　　）

 A. 低脂饮食 B. 高热量饮食 C. 低蛋白饮食

 D. 低胆固醇饮食 E. 少渣饮食

14. 男性患者，67岁。因患肝硬化并发食管胃底静脉曲张入院，可指导患者食用下列哪类饮食（　　　）

 A. 低蛋白饮食 B. 少渣饮食 C. 低胆固醇饮食

 D. 无盐低钠饮食 E. 普通饮食

15. 男性患者，82岁。因急性胆囊炎入院，查体：T38.5℃，P93 次 / 分，R22 次 / 分，BP180/95mmHg。根据病情应给予哪种饮食（　　　）

 A. 低蛋白、低脂肪饮食   B. 低盐、低脂肪饮食

 C. 低盐、低蛋白饮食   D. 高蛋白、低脂肪饮食

 E. 高蛋白、低盐饮食

16. 张某，男，40岁。因胃溃疡出血收入院，经治疗后，病情缓解，现需做潜血试验，应为患者选择的适宜食谱是（　　　）

　　A. 洋葱炒猪肝、青菜、榨菜肉丝面汤

　　B. 鱼、菠菜炒鸡蛋、豆腐汤

　　C. 芹菜炒鸡肝、青椒豆腐干、鸡蛋汤

　　D. 红烧豆腐、土豆丝、鸡蛋汤

　　E. 红烧肉、西红柿鸡蛋汤、酸溜土豆丝

17. 某男性患者，62岁。因突发心肌梗死收治入院，经治疗病情好转，现处于恢复期。此时患者应给予的饮食是（　　　）

　　A. 高热量、高蛋白饮食　　　　　　　　B. 高热量、高脂肪饮食

　　C. 高维生素、低脂肪饮食　　　　　　　D. 高膳食纤维、高脂肪饮食

　　E. 高膳食纤维、高热量饮食

18. 女性患者，72岁。既往有高血压病史20年，护士对其进行饮食指导，其中错误的是（　　　）

　　A. 低盐、低脂饮食　　　　　　　　　　B. 低胆固醇饮食

　　C. 清淡、宜少量多餐　　　　　　　　　D. 富含维生素和蛋白质

　　E. 高热量、高纤维素饮食

19. 因脑外伤昏迷急诊收入院的患者，护士准备通过鼻饲为其提供营养。护士插胃管时，当插至14～16cm时，托起患者头部，使下颌靠近胸骨柄，这样做的目的是（　　　）

　　A. 避免恶心、呕吐　　　　　　　　　　B. 减少患者痛苦

　　C. 以免损伤食管黏膜　　　　　　　　　D. 增大咽喉部通道的弧度

　　E. 使咽部肌肉放松

20. 因风湿性心脏病伴心功能不全，双下肢严重水肿，该患者每日饮食应控制食盐摄入量为（　　　）

　　A. 摄入盐量不超过5g　　　　　　　　　B. 摄入盐量不超过2g

　　C. 摄入盐量不超过0.5g　　　　　　　　D. 摄入钠量不超过2g

　　E. 摄入钠量不超过0.5g

【A3/A4型题】

（21～23题共用题干）

患者女性，59岁。近日来排出的大便呈黑色，怀疑有消化道出血，医嘱给予大便潜血试验。

21. 该患者应在试验前多少天开始控制饮食（　　　）

　　A. 1天　　　　　　　　B. 2天　　　　　　　　C. 3天

D. 4 天　　　　　　　　　　E. 5 天

22. 患者在控制饮食期间禁止食用的食物是（　　　）

A. 米饭　　　　　　　　B. 豆腐　　　　　　　　C. 红薯

D. 猪肝　　　　　　　　E. 玉米

23. 患者做大便隐血试验的主要目的是（　　　）

A. 协助诊断有无消化道出血　　B. 协助诊断胆道疾病

C. 协助检查有无癌细胞　　　　D. 协助检查寄生虫虫卵

E. 协助检查粪便中的致病菌

（24 ～ 25 题共用题干）

某男性患者，23 岁，因脑外伤入院，神志不清，需作鼻饲以维持营养供给。

24. 护士在插胃管过程中，当插至会厌部时，应采取以下哪项措施（　　　）

A. 使患者头后仰　　　　　　B. 嘱患者做吞咽动作

C. 将患者的头偏向一侧　　　D. 将患者头托起使下颌靠近胸骨柄

E. 减慢插管速度

25. 采用鼻饲胃肠内营养，下列操作正确的是（　　　）

A. 喂食前注入少量温开水判断胃管是否在胃内

B. 两次喂食间隔不少于 1 小时

C. 灌注的鼻饲液温度应在 45 ～ 50℃

D. 每次鼻饲量不超过 300mL

E. 每日进行口腔护理

二、病例分析题

1. 李某，女性，68 岁，身高 160cm，体重 75kg，既往有高血压病史 20 年，用药物控制血压波动在 150 ～ 160/88 ～ 94mmHg 范围内，护士如何对其进行饮食指导？

2. 徐某，男性，32 岁，因车祸外伤入院，神志不清，需作鼻饲以维持营养供给，操作时有哪些注意事项？

扫一扫，知答案

扫一扫，看课件

第 十 七 章

排泄护理

【学习目标】

1. 掌握异常排便、异常排尿的评估内容及护理；灌肠术及男女患者导尿术、留置导尿术。

2. 熟悉与排便、排尿有关的解剖生理；影响排便、排尿的因素及排便、排尿的评估内容；简易通便、肛管排气及膀胱冲洗技术。

3. 了解灌肠术及导尿术临床操作并发症的预防及处理。

排泄是机体将新陈代谢的产物排出体外的生理过程，是人体的基本生理需要之一，也是维持生命的必要条件之一。人体排泄的途径有皮肤、呼吸道、消化道及泌尿道，其中消化道和泌尿道是人体排泄废物的主要途径。许多因素可以影响人体的排泄活动，使机体出现健康问题。因此，护士应运用与排泄有关的护理知识和技术，指导和帮助人们维持正常的排泄功能，满足其排泄的需要。

第一节 排便的护理

当食物由口进入胃和小肠消化吸收后，残渣贮存于大肠内，其中除一部分水分被大肠吸收外，其余均经细菌发酵和腐败作用后形成粪便排出体外。通常情况下，粪便的性质与形状可以反映整个消化系统的功能状况。因此护士通过对患者排便活动及粪便的观察，可以及早发现和鉴别消化道疾患，为诊断、治疗提供依据，并制定有效护理措施，帮助患者维持正常的排便功能。

一、与排便有关的解剖与生理

（一）大肠的解剖与生理

大肠是人体参与排便活动的主要器官。大肠全长 1.5～1.8m，起自回肠末端，止于肛门，分盲肠、结肠、直肠和肛管四个部分。大肠的生理功能为吸收水分、电解质和维生素，形成粪便并排出体外，利用肠内细菌制造维生素。

大肠的运动少而慢，对刺激的反应也较迟缓。这些特点使其成为体内暂时性的贮存场所。大肠的运动形式有以下几种：

1. 袋状往返运动　是空腹时最常见的一种运动形式，主要是由环行肌无规律收缩引起，使结肠袋中内容物向前后两个方向作短距离移动，并不断向前推进。

2. 分节或多袋推进运动　是进食后较多见的一种运动形式，由一个结肠袋或一段结肠收缩推移肠内容物至下一结肠段。

3. 蠕动　是一种推进运动，由一些稳定的收缩波组成，波前面的肌肉舒张，波后面的肌肉则保持收缩状态，使肠管闭合排空。蠕动对肠道排泄起重要作用。

4. 集团蠕动　是一种行进很快，向前推进距离很长的强烈蠕动。起源于横结肠，强烈的蠕动波可将肠内容物从横结肠推至乙状结肠和直肠。此蠕动每天发生 3～4 次，最常发生在早餐后的 60 分钟内。它由两种反射刺激引起：胃－结肠反射和十二指肠－结肠反射。当食物进入胃、十二指肠后，通过内在神经丛的传递，反射性地引起结肠的集团蠕动而推动大肠内容物至乙状结肠和直肠，引发排便反射。胃－结肠反射和十二指肠－结肠反射对于肠道排泄有重要的意义，可利用此反射来训练排便习惯。

（二）排便

从大肠排出废物的过程称为排便。

正常人的直肠腔内除排便前和排便时通常无粪便。当肠蠕动将粪便推入直肠时，会刺激直肠壁内的感受器，其兴奋冲动经盆神经和腹下神经传至脊髓腰骶段的初级排便中枢，同时上传到大脑皮层，引起便意和排便反射。如果环境许可，皮层发出下行冲动到脊髓初级排便中枢，通过盆神经传出冲动，使降结肠、乙状结肠和直肠收缩，肛门内括约肌不自主地舒张，同时，阴部神经冲动减少，提肛肌收缩，肛门外括约肌舒张。此外，由于支配腹肌和膈肌的神经兴奋，腹肌、膈肌收缩，腹内压增加，共同促进粪便排出体外。

排便活动受大脑皮层的控制，意识可以促进或抑制排便。个体经过一段时间的排便训练后，可以自主地控制排便。正常人的直肠对粪便的压力刺激有一定的阈值，达到此阈值时即可产生便意。如果个体经常有意识遏制便意，会使直肠渐渐失去对粪便压力刺激的敏感性，加之粪便在大肠内停留过久，水分被吸收过多而干结，造成排便困难，这是产生便秘最常见的原因之一。

二、排便的评估

（一）影响排便因素的评估

正常情况下个体排便活动是受意识控制，自然、无痛苦、无障碍的一个过程。但许多因素可以影响肠道的活动，而导致排便功能的异常。

1. 生理因素

（1）年龄：年龄可影响人对排便的控制。2～3岁以下的婴幼儿，神经肌肉系统发育不全，不能控制排便。老年人随年龄增加，腹壁肌肉张力下降，胃肠蠕动减慢，肛门括约肌松弛等导致肠道控制能力下降而出现排便功能的异常。

（2）个人习惯：生活中，许多人都有自己的习惯，如固定的排便时间，使用某种固定的便具，排便时从事某些活动如阅读等。当这些生活习惯由于环境的改变无法维持时，就可能影响正常排便。

2. 心理因素 心理因素是影响排便的重要因素。精神抑郁时，身体活动减少，肠蠕动减少可导致便秘。而情绪紧张、焦虑可导致迷走神经兴奋，肠蠕动增加而引起吸收不良、腹泻。

3. 社会文化因素 社会文化教育影响个人的排便观念和习惯。排便有很强的隐私性。当个体因排便问题需要医务人员帮助而丧失隐私时，个体就可能压抑排便的需要而造成排便功能异常。

4. 饮食与活动

（1）食物与液体摄入：均衡饮食与足量的液体摄入是维持正常排便的重要条件。富含纤维的食物可提供必要的粪便容积，加速食糜通过肠道，减少水分在大肠内的再吸收，使大便柔软而易于排出。每日摄入足量液体，可以液化肠内容物使食物能顺利通过肠道。当摄入食量过少、食物中缺少纤维素或水分不足时，无法产生足够的粪便容积和液化食糜，食糜通过肠道的速度减慢、时间延长、水分的再吸收增加，导致粪便变硬，排便减少而发生便秘。

（2）活动：活动可维持肌肉的张力，刺激肠道蠕动，有助于维持正常的排便功能。各种原因所致长期卧床、缺乏活动的患者，可因肌肉张力减退而导致排便困难。

5. 与疾病有关的因素

（1）疾病：肠道本身的疾病或身体其他系统的病变均可影响正常排便。如大肠癌、结肠炎可使排便次数增加；脊髓损伤、脑卒中等可致排便失禁。

（2）药物：药物可以预防或治疗便秘和腹泻，如缓泻药可刺激肠蠕动，减少肠道水分吸收，促使排便；但是如果药物剂量掌握不正确，可能会导致相反的结果。有些药物则可能干扰排便的正常形态，如长时间服用抗生素，可抑制肠道正常菌群生长而导致腹泻；麻醉剂或止痛药，可使肠运动能力减弱而导致便秘。

（3）治疗和检查：某些治疗和检查会影响个体的排便活动，例如腹部、肛门部位手术，会因为肠壁肌肉的暂时麻痹或伤口疼痛而造成排便困难；胃肠 X 线检查常需灌肠或服用钡剂，也可影响排便。

（二）排便的评估内容

1. 排便次数　排便是人体的基本生理需要，排便次数因人而异。一般成人每天排便 1 ～ 3 次，婴幼儿每天排便 3 ～ 5 次。每天排便超过 3 次（成人）或每周少于 3 次，应视为排便异常，如腹泻、便秘。

2. 排便量　每日排便量与膳食的种类、数量、摄入的液体量、大便次数及消化器官的功能有关。正常成人每天排便量约 100 ～ 300g。进食低纤维、高蛋白质等精细食物者粪便量少而细腻。进食大量蔬菜、水果等粗粮者粪便量较多。当消化器官功能紊乱时，也会出现排便量的改变如肠道梗阻、腹泻等。

3. 粪便的性状

（1）形状与软硬度：正常人的粪便为成形软便。便秘时粪便坚硬，呈栗子样；消化不良或急性肠炎时可为稀便或水样便；肠道部分梗阻或直肠狭窄，粪便常呈扁条形或带状。

（2）颜色：正常成人的粪便颜色呈黄褐色或棕黄色。婴儿的粪便呈黄色或金黄色，因摄入食物或药物种类的不同，粪便颜色会发生变化，如食用大量绿叶蔬菜粪便可呈暗绿色；摄入动物血或铁制剂，粪便可呈无光样黑色。如果粪便颜色改变与上述情况无关，表示消化系统有病理变化存在。如柏油样便提示上消化道出血；白陶土样便提示胆道梗阻；暗红色血便提示下消化道出血；果酱样便见于肠套叠、阿米巴痢疾；粪便表面粘有鲜红色血液见于痔疮或肛裂；白色"米泔水"样便见于霍乱、副霍乱。

（3）内容物：粪便内容物主要为食物残渣、脱落的大量肠上皮细胞、细菌以及机体代谢后的废物，如胆色素衍生物和钙、镁、汞等盐类。粪便中混入少量黏液，肉眼不易查见。当消化道有感染或出血时粪便中可混有血液、脓液或肉眼可见的黏液。肠道寄生虫感染患者的粪便中可检出蛔虫、蛲虫、绦虫节片等。

（4）气味：正常粪便气味因膳食种类而异，强度由腐败菌的活动性及动物蛋白质的量而定。肉食者味重，素食者味轻。严重腹泻患者因未消化的蛋白质与腐败菌作用，粪便呈碱性反应，气味恶臭；下消化道溃疡、恶性肿瘤患者粪便呈腐败臭；上消化道出血的柏油样粪便呈腥臭味；消化不良、乳儿因糖类未充分消化或吸收脂肪酸产生气体，粪便呈酸性反应，气味酸臭。

（三）异常排便的评估

1. 便秘　便秘指正常的排便形态改变，排便次数减少，排出过干过硬的粪便，且排便不畅、困难。

（1）原因：排便习惯不良；某些器质性病变；中枢神经系统功能障碍；排便时间或活动受限制；强烈的情绪反应；各类直肠肛门手术；某些药物的不合理使用；饮食结构不合理，饮水量不足；滥用缓泻剂、栓剂、灌肠；长期卧床或活动减少等，以上原因均可抑制肠道功能而导致便秘的发生。

（2）症状和体征：腹胀、腹痛、食欲不佳、消化不良、乏力、舌苔变厚、头痛等。另外，便秘者粪便干硬，触诊腹部较硬实且紧张，有时可触及包块，肛诊可触及粪块。

2. 粪便嵌塞　粪便嵌塞指粪便持久滞留堆积在直肠内，坚硬不能排出。常发生于慢性便秘患者。

（1）原因：便秘未能及时解除，粪便滞留在直肠内，水分被持续吸收而乙状结肠排下的粪便又不断加入，最终使粪块变得又大又硬不能排出，发生粪便嵌塞。

（2）症状和体征：患者有排便冲动，腹部胀痛，直肠肛门疼痛，肛门处有少量液化的粪便渗出，但不能排出粪便。

3. 腹泻　腹泻指正常排便形态改变，频繁排出松散稀薄的粪便甚至水样便。腹泻时肠蠕动增加，肠黏膜吸收水分功能发生障碍，胃肠内容物迅速通过胃肠道，水分不能在肠道内被及时地吸收。又因肠黏膜受刺激，肠液分泌增加，进一步增加了粪便的水分。因此，当粪便到达直肠时仍然呈液体状态，并排出体外，形成腹泻。短时的腹泻可以帮助机体排出刺激物质和有害物质，是一种保护性反应。但是，持续严重的腹泻，可使机体内的大量水分和胃肠液丧失，导致水、电解质和酸碱平衡紊乱。长期腹泻者还会因机体无法吸收营养物质而导致营养不良。

（1）原因：饮食不当或食物过敏；使用泻剂不当；情绪紧张焦虑；消化系统发育不成熟；胃肠道疾患；某些内分泌疾病如甲亢等均可导致肠蠕动增加，发生腹泻。

（2）症状和体征：腹痛、肠痉挛、疲乏、恶心、呕吐、肠鸣活跃、有急于排便的需要和难以控制的感觉，粪便不成形或呈水样便。

4. 排便失禁　排便失禁指肛门括约肌不受意识的控制而不自主地排便。

（1）原因：神经肌肉系统的病变或损伤如瘫痪、胃肠道疾患、精神障碍、情绪失调等。

（2）症状和体征：患者不自主地排出粪便。

5. 肠胀气　肠胀气指胃肠道内有过量气体积聚，不能排出。一般情况下，胃肠道内的气体只有150mL左右。胃内的气体可通过口腔嗝出，肠道内的气体部分在小肠被吸收，其余的可通过肛门排出，不会产生不适。

（1）原因：食入过多产气性食物；吞入大量空气；肠蠕动减少；肠道梗阻及肠道手术后。

（2）症状和体征：患者表现为腹部膨隆，叩诊呈鼓音、腹胀、痉挛性疼痛、呃逆、肛门排气过多。当肠胀气压迫膈肌和胸腔时，可出现气促和呼吸困难。

三、排便异常的护理

（一）便秘患者的护理

1. 合理安排膳食　保证食物中含有充足的水分和纤维素。如多食用蔬菜、水果、粗粮等高纤维食物；餐前提供开水、柠檬汁等热饮，促进肠蠕动，刺激排便反射；适当提供轻泻食物如梅子汁等促进排便；多饮水，病情允许时每日液体摄入量应不少于2000mL；适当食用油脂类的食物。

2. 提供适当的排便环境　为患者提供单独隐蔽的环境及充足的排便时间。如拉上围帘或围帘遮挡，避开查房、治疗护理和进餐时间，以消除紧张情绪，保持心情舒畅，利于排便。

3. 选取适宜的排便姿势　床上使用便盆时，除非有特别禁忌，最好采取坐姿或抬高床头，利用重力作用增加腹内压促进排便。病情允许时让患者下床上厕所排便。对手术患者，手术前应有计划地训练其在床上使用便盆。

4. 腹部环形按摩　排便时用手沿结肠解剖位置自右向左环行按摩，可促使降结肠的内容物向下移动，并可增加腹内压，促进排便。指端轻压肛门后端也可促进排便。

5. 遵医嘱给予口服缓泻药物　缓泻剂可使粪便中的水分含量增加，加快肠蠕动，加速肠内容物的运行，而起到导泻的作用。但使用缓泻剂时应根据患者的特点及病情选用。对于老年人、儿童应选择作用缓和的泻剂，慢性便秘的患者可选用蓖麻油、番泻叶、酚酞（果导）、大黄等接触性泻剂。

使用缓泻剂可暂时解除便秘，但长期使用或滥用又常成为慢性便秘的主要原因。其机制是服用缓泻剂后结肠内容物被彻底排空，随后几天无足量粪便刺激不能正常排便，没有排便又再次使用缓泻剂，如此反复，其结果使结肠的正常排便反射失去作用，反射减少造成结肠扩张弛缓，这样结肠就只对缓泻剂、栓剂、灌肠等强烈刺激做出反应，产生对缓泻剂的生理依赖，失去正常排便的功能，导致慢性便秘。

6. 使用简易通便剂　常用的有开塞露、甘油栓等。其作用机制是软化粪便，润滑肠壁，刺激肠蠕动促进排便。

7. 帮助患者重建正常的排便习惯　帮助患者及家属认识维持正常排便习惯的意义和获得有关排便的知识。指导患者选择一个适合自身排便的时间，理想的排便时间是进食后（早餐后）效果最好，因进食刺激大肠集团蠕动而引起排便反射，每天固定在此时间排便，并坚持下去，不随意使用缓泻剂及灌肠等方法。

8. 鼓励患者适当运动　按个人需要拟订规律的活动计划并协助患者进行运动，如散步、做操、打太极拳等。卧床患者可进行床上活动。此外还应指导患者进行增强腹肌和盆底部肌肉的运动，以增加肠蠕动和肌张力，促进排便。

9.灌肠　以上方法均无效时，遵医嘱给予灌肠。

（二）粪便嵌塞患者的护理

1.早期可使用栓剂、口服缓泻剂来润肠通便。

2.必要时先行油类保留灌肠，2～3小时后再做清洁灌肠。

3.人工取便。通常在清洁灌肠无效后医嘱执行。具体方法为：术者戴上手套，将涂润滑剂的示指慢慢插入患者直肠内，触到硬物时注意大小、硬度，然后机械地破碎粪块，一块一块地取出。操作时应注意动作轻柔，避免损伤直肠黏膜。用人工取便易刺激迷走神经，故心脏病、脊椎受损者慎重使用。操作中如患者出现心悸、头昏时须立刻停止。

4.健康教育。向患者及家属讲解有关排便的知识，建立合理的膳食结构。协助患者建立并维持正常的排便习惯，防止便秘的发生。

（三）腹泻患者的护理

1.去除原因，如肠道感染者，应遵医嘱给予抗生素治疗。

2.卧床休息，减少肠蠕动，注意腹部保暖。对不能自理的患者应及时给予便盆，消除焦虑不安的情绪，使之达到身心充分休息的目的。

3.膳食调理。鼓励患者饮水，酌情给予清淡的流质或半流质食物，避免油腻、辛辣、高纤维食物。严重腹泻时可暂禁食。

4.防治水和电解质紊乱。按医嘱给予口服止泻剂、口服补液盐或静脉输液。

5.维持皮肤完整性。特别是婴幼儿、老年人、身体衰弱者，每次便后用软纸轻擦肛门，温水清洗，并在肛门周围涂油膏以保护局部皮肤。

6.密切观察病情，记录排便的性质、次数等，必要时留取标本送检。病情危重者，注意生命体征变化。如疑为传染病则按肠道隔离原则护理。

7.心理支持。因粪便异味及玷污的衣裤、床单、被套、便盆均会给患者带来不适，因此要协助患者更换衣裤、床单、被套和清洗沐浴，使患者感到舒适。便盆清洗干净后，置于易取处，以方便患者取用。向患者讲解有关腹泻的知识，指导患者注意饮食卫生，养成良好的卫生习惯。

（四）排便失禁患者的护理

1.心理护理。排便失禁的患者心情紧张而窘迫，常感到自卑和忧郁，期望得到理解和帮助。护士应尊重和理解患者，给予心理安慰与支持。帮助其树立信心，配合治疗和护理。

2.保护皮肤。床上铺橡胶单（中单）或一次性尿布，每次便后用温水洗净肛门周围及臀部皮肤，保持皮肤清洁干燥。必要时，肛门周围涂搽软膏以保护皮肤，避免破损感染。注意观察骶尾部皮肤变化，定时按摩受压部位，预防压疮的发生。

3. 保持床褥、衣服清洁，室内空气清新，及时更换污湿的衣裤被单，定时开窗通风，除去不良气味。

4. 帮助患者重建控制排便的能力。了解患者排便时间，掌握排便规律，定时给予便盆，促使患者按时自己排便；教会患者进行肛门括约肌及盆底部肌肉收缩锻炼。指导患者取立、坐或卧位，试做排便动作，先慢慢收紧肌肉，然后再慢慢放松，每次 10 秒左右，连续 10 次，每次锻炼 20 ～ 30 分钟，每日数次，以患者感觉不疲乏为宜。

5. 如无禁忌，保证患者每天摄入足量的液体。

（五）肠胀气的护理

1. 指导患者养成良好的饮食习惯（细嚼慢咽）。

2. 去除引起肠胀气的原因。如勿食产气食物和饮料，积极治疗肠道疾患等。

3. 鼓励患者适当活动。协助患者下床活动如散步，卧床患者可做床上活动或变换体位，以促进肠蠕动，减轻肠胀气。

4. 轻微胀气时，可行腹部热敷或腹部按摩、针刺疗法。严重胀气时，遵医嘱给予药物治疗或行肛管排气。

四、与排便有关的护理技术

（一）灌肠法

灌肠法是将一定量的液体通过肛管，由肛门经直肠灌入结肠，以帮助患者清洁肠道、排便、排气或由肠道供给药物或营养，达到确定诊断和治疗目的的方法。根据灌肠的目的可分为保留灌肠和不保留灌肠。根据灌入的液体量又可将不保留灌肠分为大量不保留灌肠和小量不保留灌肠。如为了达到清洁肠道的目的，而反复使用大量不保留灌肠，则为清洁灌肠。

大量不保留灌肠

【目的】

1. 解除便秘、肠胀气。

2. 清洁肠道，为肠道手术、检查或分娩做准备。

3. 稀释并清除肠道内的有害物质，减轻中毒。

4. 灌入低温液体，为高热患者降温。

【评估】

1. 患者的病情、临床诊断、灌肠的目的、意识状态、生命体征、心理状况。

2. 患者的排便情况，肛周皮肤、黏膜情况。

3. 患者对灌肠的理解程度、配合能力。

【计划】

1.用物准备

（1）灭菌一次性灌肠袋（又称肠道冲洗袋，容积1000mL，含肛管及液体调节开关），润滑剂，棉签，手套；卫生纸，橡胶或塑料单，治疗巾、弯盘；快速手消毒液。另备便盆、便盆巾，医用垃圾桶。

（2）灌肠溶液，常用0.1%～0.2%的肥皂液，0.9%氯化钠溶液。成人每次用量为500～1000mL，小儿200～500mL。溶液温度一般为39～41℃，降温用28～32℃，中暑用4℃的0.9%氯化钠溶液。

2.患者准备 患者了解灌肠的目的、方法和注意事项，并配合操作，灌肠前排尿。

3.环境准备 关闭门窗，围帘遮挡。

【实施】

1.操作方法

（1）携用物至患者床旁，核对床号、姓名、年龄及灌肠溶液，并解释操作目的，消除患者顾虑，取得患者配合。

（2）协助患者取左侧卧位，双膝屈曲，褪裤至膝部，臀部移至床沿。垫橡胶单和治疗巾于臀下，置弯盘于臀边。不能自我控制排便的患者可取仰卧位，臀下垫便盆。盖好被子，暴露臀部。

（3）取灌肠筒，关闭引流管上的开关，将灌肠筒挂于输液架上，筒内液面高于肛门约40～60cm。

（4）戴手套，连接肛管，润滑肛管前段，排尽管内气体，关闭开关。一手垫卫生纸分开肛门，暴露肛门口，嘱患者深呼吸，一手将肛管轻轻插入直肠7～10cm，固定肛管，打开开关，使液体缓缓流入（图17-1）。

（5）灌入液体过程中，密切观察筒内液面下降和患者的情况。如液面下降过慢或停止，多由于肛管前端孔道被阻塞，可移动肛管或挤捏肛管；如患者感觉腹胀或有便意，可嘱其张口深呼吸以放松腹部肌肉，并降低灌肠筒的高度以减慢流速或暂停片刻；如患者出现脉速、面色苍白、出冷汗、剧烈腹痛、心慌气促，应立即停止灌肠，联系医生，给予处理。

（6）待灌肠液即将流尽时关闭开关，用卫生纸包裹肛管轻轻拔出放入弯盘内，擦净肛门。

（7）取下手套，协助患者取舒适卧位，嘱其尽量保留溶液5～10分钟后，再排便。对不能下床的患者，给予便器，将卫生纸、呼叫器放于易取处。扶助能下床的患者上厕所排便。

（8）排便后及时取出便器，擦净肛门，协助患者穿裤，整理床单位，开窗通风。

（9）观察大便性状，必要时留取标本送检。

（10）整理用物。

（11）洗手，在体温单上记录灌肠结果。

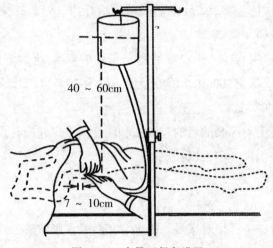

40 ~ 60cm

7 ~ 10cm

图 17-1　大量不保留灌肠

2. 注意事项

（1）妊娠者及急腹症、严重心血管疾病等患者禁止灌肠。

（2）伤寒患者灌肠时溶液不得超过 500mL，压力要低（液面不得超过肛门 30cm）。

（3）为肝昏迷患者灌肠时，禁用皂水，以减少氨的产生和吸收；充血性心力衰竭和水钠潴留患者禁用 0.9% 氯化钠溶液灌肠。

（4）准确掌握溶液的温度、浓度、流速、压力和溶液的量。

（5）灌肠时患者如有腹胀或便意时，应嘱患者做深呼吸，以减轻不适。

（6）灌肠过程中应随时注意观察患者的病情变化，如发现脉速、面色苍白、出冷汗、剧烈腹痛、心慌气急时，应立即停止灌肠并及时与医生联系采取急救措施。

【评价】

（1）操作方法正确、熟练。

（2）达到治疗目的，患者自述感觉舒适。

小量不保留灌肠法

适用于腹部或盆腔手术后的患者、危重患者、年老体弱者、小儿及孕妇等。

【目的】

1. 软化粪便，解除便秘。

2. 排除肠道内的气体，减轻腹胀。

【评估】

1. 患者的病情、临床诊断、灌肠目的、意识状态、生命体征、心理状况和排便情况。

2. 患者的肛门皮肤、黏膜的情况。

3. 患者的合作理解程度、配合能力。

【计划】

1. 用物准备

（1）灭菌注洗器或一次性灌肠袋，肛管，润滑剂，棉签，手套；卫生纸，橡胶或塑料单，治疗巾，弯盘；快速手消毒液。另备便盆、便盆巾、医用垃圾桶。

（2）常用灌肠液："1、2、3"溶液（50% 硫酸镁 30mL，甘油 60mL，温开水 90mL）；甘油 50mL 加等量温开水；各种植物油 120 ～ 180mL。溶液温度为 38℃。

2. 患者准备　同大量不保留灌肠。

3. 环境准备　同大量不保留灌肠。

【实施】

1. 操作方法

（1）携用物至患者床旁，核对患者床号、姓名、年龄及灌肠溶液，并解释操作目的，消除患者顾虑，取得患者配合。

（2）协助患者取左侧卧位，双腿屈膝，褪裤至膝部，臀部移至床沿。臀下垫橡胶单与治疗巾。

（3）戴手套，将弯盘置于臀边，用注洗器抽吸灌肠液，连接肛管，润滑肛管前段，排气夹管。

（4）左手垫卫生纸分开臀裂，暴露肛门，嘱患者深呼吸，右手将肛管轻轻插入直肠 7 ～ 10cm。

（5）固定肛管，松开血管钳，缓缓注入溶液，注毕夹管，取下注洗器再吸取溶液，松夹后再行灌注。如此反复直至灌肠溶液全部注入完毕（图 17-2）。

（6）血管钳夹闭肛管尾端或反折肛管尾端，用卫生纸包住肛管轻轻拔出，放入弯盘内。

（7）擦净肛门，取下手套，协助患者取舒适卧位。嘱其尽量保留溶液 10 ～ 20 分钟再排便。

（8）对不能下床的患者，给予便器，将卫生纸、呼叫器放于易取处。扶助能下床的患者上厕所排便。

（9）整理床单位，清理用物，观察患者反应。

（10）洗手并做好记录。

2. 注意事项

（1）灌肠时插管深度为 7～10cm，压力宜低，灌肠液注入的速度不得过快。

（2）每次抽吸灌肠液时应反折（或夹闭）肛管尾段，防止空气进入肠道，引起腹胀。

【评价】

同大量不保留灌肠。

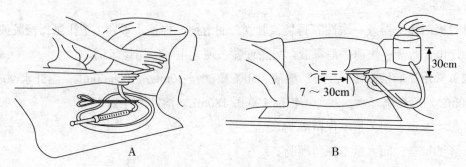

图 17-2　小量不保留灌肠

保留灌肠

将药液灌入到直肠或结肠内，通过肠黏膜吸收达到治疗疾病的目的。

【目的】

镇静、催眠及治疗肠道感染。

【评估】

1. 患者的病情、肠道病变部位、临床诊断、意识状态、生命体征、心理状况。

2. 患者的肛门皮肤、黏膜的情况。

3. 患者的合作理解程度、配合能力。

【计划】

1. 用物准备

（1）灭菌注洗器或一次性灌肠袋，肛管（20号以下），润滑剂，棉签，手套；卫生纸，橡胶或塑料单，治疗巾，弯盘；快速手消毒液。另备便盆、便盆巾、医用垃圾桶。

（2）药物及剂量遵医嘱准备，灌肠溶液量不超过200mL。溶液温度38℃。①镇静、催眠用10%水合氯醛，剂量按医嘱准备。②抗肠道感染用2%小檗碱，0.5%～1%新霉素或其他抗生素溶液。

（3）常用灌肠液有"1、2、3"溶液（50%硫酸镁30mL、甘油60mL、温开水90mL）、甘油50mL加等量温开水、各种植物油120～180mL。溶液温度为38℃。

2. 患者准备　同大量不保留灌肠。

3. 环境准备　同大量不保留灌肠。

【实施】

1. 操作方法

（1）携用物至患者床旁，核对患者床号、姓名、年龄及灌肠溶液，并解释操作目的，消除患者顾虑，取得患者配合。

（2）根据病情选择不同的卧位，垫小垫枕、橡胶单和治疗巾于臀下，使臀部抬高约10cm（用小垫枕）。

（3）戴手套，润滑肛管前段，排气后轻轻插入肛门15～20cm，缓慢注入药液。

（4）药液注入完毕，再注入温开水5～10mL，抬高肛管尾端，使管内溶液全部注完，拔出肛管，擦净肛门，取下手套，嘱患者尽量保留药液1小时以上。

（5）整理床单位，清理用物，观察患者反应。

（6）洗手，并做好记录。

2. 注意事项

（1）保留灌肠前嘱患者排便，使肠道排空有利于药液吸收。对灌肠目的和病变部位应了解清楚，以确定患者的卧位和插入肛管的深度。

（2）保留灌肠时肛管选择要细且插入要深，液量不宜过多，压力要低，灌入速度宜慢，以减少刺激，使灌入的药液能保留较长时间，有利于肠黏膜的吸收。

（3）肛门、直肠、结肠手术的患者及大便失禁的患者，不宜做保留灌肠。

【评价】

1. 操作方法和步骤正确、熟练。

2. 灌肠筒的高度、肛管插入的深度、注入药液的速度合适。

3. 与患者沟通有效，能正确配合，达到治疗效果，肠道感染症状减轻。

（二）口服高渗溶液清洁肠道

高渗溶液进入肠道，在肠道内形成高渗环境，使肠道内水分大量增加，从而软化粪便，刺激肠蠕动，加速排便，达到清洁肠道的目的。适用于直肠、结肠检查和手术前肠道准备。常用溶液有甘露醇、硫酸镁。

1. 甘露醇法 患者术前3天进半流质饮食，术前1天进流质饮食，术前1天下午2:00～4:00口服甘露醇溶液1500mL（20%甘露醇500mL+5%葡萄糖1000mL混匀）。一般服用后15～20分钟即反复自行排便。

2. 硫酸镁法 患者术前3天进半流质饮食，每晚口服50%硫酸镁10～30mL。术前1天进流质饮食，术前1天下午2:00～4:00口服25%硫酸镁200mL（50%硫酸镁100mL+5%葡萄糖盐水100mL）后口服温开水1000mL。一般口服后15～30分钟，即可反复自行排便，2～3小时内可排便2～5次。

护士应观察患者的一般情况，注意排便次数及粪便性质，确定是否达到清洁肠道的目的并记录。

（三）简易通便法

通过简便经济有效的措施，帮助患者解除便秘。适用于体弱老人和久病卧床便秘者。

1. **开塞露法**　开塞露用甘油或山梨醇制成，装在塑料容器内。使用时将封口端剪去，先挤出少许液体润滑开口处，患者取左侧卧位，放松肛门外括约肌，将开塞露的前端轻轻插入肛门后将药液全部挤入直肠内（图 17-3），保留 5 ～ 10 分钟后排便。

2. **甘油栓法**　甘油栓是用甘油和明胶制成的栓剂。戴手套，一手捏住甘油栓轻轻插入肛门至直肠内，抵住肛门处轻轻按摩，保留 5 ～ 10 分钟排便。

3. **肥皂栓法**　将普通肥皂削成圆锥形（底部直径约 1cm、长约 3 ～ 4cm），戴手套，将肥皂栓蘸热水后轻轻插入肛门。如有肛门黏膜溃疡、肛裂及肛门剧烈疼痛者，不宜使用肥皂栓通便。

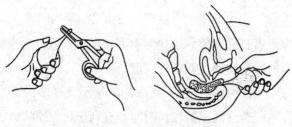

图 17-3　开塞露简易通便法

（四）肛管排气法

是将肛管从肛门插入直肠，以排除肠腔内积气的方法。

【目的】

帮助患者解除肠腔积气，减轻腹胀。

【评估】

1. 患者的腹胀情况、临床诊断。

2. 患者的意识状态、生命体征、配合能力。

【计划】

1. **用物准备**　治疗盘（铺治疗巾，内备肛管），塑料延长管，水瓶（内盛水 3/4 满，瓶口系带），润滑油、棉签，胶布（1cm×15cm），清洁手套；快速手消毒液。

2. **患者准备**　患者了解肛管排气的目的、过程和注意事项，配合操作。

3. **环境准备**　关闭门窗，围帘遮挡。

【实施】

1. 操作方法

（1）携用物至患者床旁，核对患者床号、姓名、年龄并解释操作目的，消除患者顾虑，取得患者配合。

（2）协助患者取左侧卧位，注意遮盖患者，暴露肛门。

（3）将水瓶系于床边，塑料延长管一端插入水瓶液面下，另一端与肛管相连。

（4）戴手套，润滑肛管，嘱患者张口呼吸，将肛管轻轻插入直肠15～18cm，用胶布将肛管固定于臀部，延长管留出足够长度用别针固定在床单上（图17-4）。

（5）观察和记录排气情况，如排气不畅，帮助患者更换体位或按摩腹部。

（6）保留肛管不超过20分钟，拔出肛管，清洁肛门，取下手套。

（7）协助患者取舒适的体位，询问患者腹胀有无减轻，整理床单位。

（9）整理用物，洗手，记录。

2. 注意事项

（1）注意观察排气情况，有气体排出时可见瓶内液面下有气泡自管端逸出；若排气不畅，应帮助患者更换体位及按摩腹部，以促进排气。

（2）保留肛管时间一般不超过20分钟，因为长时间留置肛管会减少括约肌的反应，甚至导致肛门括约肌永久性松弛。必要时可2～3小时后再行肛管排气。

（3）健康教育，向患者及家属讲解有关肠胀气的知识和排气的方法，正确配合治疗。

【评价】

1. 操作方法和步骤正确、熟练。

2. 肛门插入的深度合适，留置时间正确，患者感觉舒适。

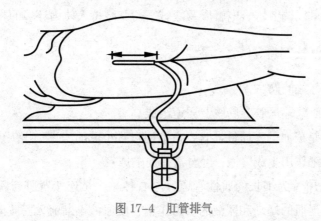

图 17-4　肛管排气

五、灌肠技术操作并发症的预防及处理

1. 肠道黏膜损伤　肛管润滑不够，粗细不合适或质地较硬，反复插管，均会引起肠道黏膜水肿、损伤出血。表现为肛门疼痛，排便时加剧，伴局部压痛；损伤严重时可见肛门外出血或粪便带血丝；甚至排便困难。插管前常规润滑肛管前端，以减少插管时的摩擦力；操作时顺应肠道解剖结构，手法轻柔，忌强行插入及反复插管。选择粗细合适、质地

软的肛管。插入深度要适宜。肛门疼痛和已发生肠出血者遵医嘱予以止痛、止血等对症治疗。

2. **肠穿孔、肠破裂** 多因操作时动作粗暴，用力过猛，穿破肠壁；肛管质地粗硬或反复多次插管；灌入液量过多，肠道内压力过大。表现为灌肠过程中患者突然觉得腹胀、腹痛，查体腹部有压痛或反跳痛。腹部 B 超可发现腹腔积液。若患者发生肠穿孔、肠破裂，立即转外科行手术治疗。

3. **水中毒、电解质紊乱** 原因为反复用清水或盐水等灌肠液灌肠时大肠黏膜吸收大量液体，或灌肠后排便异常增多，丢失过多的水、电解质致脱水或低钾、低钠血症。水中毒者早期表现为烦躁不安，继而嗜睡、抽搐、昏迷，查体可见球结膜水肿；脱水患者诉口渴，查体皮肤干燥、心动过速、血压下降、小便减少、尿色加深；低钾血症者诉软弱无力、腹胀、肠鸣音减弱、腱反射迟钝或消失，可出现心律失常，心电图可见 ST-T 改变和出现 U 波。清洁灌肠前，嘱患者合理有效地饮食，并禁用一种液体如清水或盐水反复多次灌洗。灌肠后腹泻不止者可给予止泻剂、口服补液或静脉输液。低钾、低钠血症可予口服或静脉补充。

第二节　排尿的护理

排尿是一个自然的过程，通过尿液将人体代谢的终末产物、过剩盐类、有毒物质和药物排出体外；同时可以调节水、电解质及酸碱平衡，维持人体内环境的相对稳定。

一、与排尿有关的解剖与生理

（一）与排尿有关的解剖

泌尿系统由肾脏、输尿管、膀胱及尿道组成。

1. **肾脏** 肾脏是成对的实质性器官，血液通过肾小球的滤过作用生成原尿，再通过肾小管的重吸收和分泌作用生成终尿，经肾盂排向输尿管。

2. **输尿管** 输尿管为细长的肌性管道，左右各一，是连接肾脏与膀胱之间的尿液通道。输尿管通过平滑肌的蠕动和尿液的重力作用，使尿液不断流入膀胱内，此时尿液是无菌的。

3. **膀胱** 膀胱位于小骨盆内、耻骨联合的后方。空虚时，其顶部不超过耻骨联合上缘。膀胱为储存尿液的囊状肌性器官，其形状、大小、位置均随尿液充盈的程度而变化。一般膀胱内储存的尿液在 300 ~ 500mL 时，才会产生尿意。

4. **尿道** 尿道是尿液排出体外的通道，由膀胱的尿道内口开始，末端直接开口于体表。尿道内口周围有平滑肌环绕，形成膀胱括约肌（内括约肌）；尿道穿过尿生殖膈处有横纹肌环绕，形成尿道括约肌（外括约肌）。男、女尿道有很大不同。男性尿道长约18～20cm，有三个狭窄，即尿道内口、膜部和尿道外口；两个弯曲，即耻骨下弯和耻骨前弯。耻骨下弯恒定、无变化，而耻骨前弯则随阴茎位置不同而变化，如将阴茎向上提起，耻骨前弯即可消失。女性尿道长约4～5cm，较男性尿道短而直，富于扩张性，尿道外口位于阴蒂下方，与阴道口、肛门相邻，比男性更容易发生尿道感染。尿道的主要生理功能是将尿液排出体外。男性尿道还与生殖系统有密切关系。

（二）排尿的生理

肾脏生成尿液是一个连续不断的过程，而膀胱的排尿则是间歇进行的。只有当尿液在膀胱内储存并达到一定量时，才能引起反射性的排尿动作，使尿液经尿道排出体外。

排尿活动是一种反射活动。当膀胱内尿量充盈达400～500mL时，膀胱壁的牵张感受器受到刺激而兴奋，冲动沿盆神经传入脊髓骶段的排尿反射初级中枢；同时，冲动也到达脑干和大脑皮层的排尿反射高级中枢，产生排尿欲。排尿反射进行时，冲动沿盆神经传出，引起逼尿肌收缩，内括约肌松弛，尿液进入后尿道。此时尿液刺激尿道感受器，使冲动再次沿盆神经传入脊髓骶段排尿反射初级中枢，以加强排尿并反射性抑制阴部神经，使膀胱外括约肌开放，于是尿液被强大的膀胱内压驱出。在排尿时，腹肌、膈肌、尿道海绵体肌的收缩均有助于尿液的排出。

排尿受到大脑皮层的控制，如果环境不适宜，排尿反射将受到抑制。但小儿大脑发育不完善，对初级排尿中枢的抑制能力较弱，所以小儿排尿次数多，且易发生夜间遗尿现象。

二、排尿的评估

（一）影响排尿的因素

1. 心理因素　心理因素对排尿的影响很大。例如，当无排尿的合适环境和机会时，排尿反射活动就会受到大脑皮层的抑制；当处于焦虑或紧张应激情境中，可能出现尿频、尿急，也可能出现尿潴留。另外，排尿也会受到暗示的影响，任何听、视或躯体感觉的刺激，均能引起排尿反射的增强或抑制。如有的人听见流水声就想排尿。

2. 习惯因素　个体的排尿习惯姿势，有助于排尿反射活动的完成。当姿势改变后，排尿有可能受阻；大多数人在潜意识里会建立一些排尿时间习惯，如早晨起床第一件事是排尿，晚上就寝前也排空膀胱。儿童时期的排尿训练对成年后的排尿形态也有影响。

3. 文化因素　社会文化的影响会形成人的一定行为规范，例如排尿最基本的行为规则是需要隐蔽的环境。当个体在缺乏隐蔽的环境中，就会产生许多压力，影响正常排尿。

4. 液体和饮食的摄入　液体的摄入量直接影响到尿量，摄入得多，尿量就多，尿量同时又影响了排尿的频率。摄入液体的种类也影响排尿，如咖啡、茶、酒类饮料，有利尿作用，使尿量增多，排尿次数也增多。有些食物的摄入也会影响排尿，如含水量多的水果、蔬菜等可增加液体摄入量，使尿量增多。饮用含盐饮料或食物则会造成水钠潴留在体内，使尿量减少。

5. **气候因素** 夏季炎热，身体出汗量大，血浆晶体渗透压升高，可引起抗利尿激素分泌增多，促进肾脏的重吸收功能，导致尿液浓缩和尿量减少；冬季寒冷，身体外周血管收缩，循环血量增加，反射性地抑制抗利尿激素的分泌，而使尿量增加。

6. **治疗及检查** 外科手术、外伤均可导致失血、失液，若补液不足，机体处于缺水状态，尿量减少。术中使用麻醉剂可干扰排尿反射的进行，有些患者会出现尿潴留。某些诊断性检查前要求患者禁食禁水，因而体液减少影响尿量。有些检查可能造成尿道损伤、水肿与不适，导致排尿形态改变。某些药物直接影响排尿，如利尿剂增加尿量，止痛剂、镇静剂影响神经传导而干扰排尿。

7. **疾病** 神经系统的损伤和病变，使排尿反射的神经传导和排尿的意识控制障碍，出现尿失禁；肾脏的病变使尿液生成障碍，出现少尿或无尿；泌尿系统的肿瘤、结石或狭窄等都可导致排尿障碍，出现尿潴留。

8. **其他因素** 妇女在妊娠时，可因胎儿压迫膀胱致使排尿次数增多；男性前列腺增生压迫尿道可出现排尿困难；老年人因膀胱肌肉张力减弱，出现尿频；婴儿因大脑发育不完善，其排尿不受意识控制，2～3岁后才能自我控制。

（二）排尿的评估内容

1. **排尿次数** 一般成人白天排尿3～5次，夜间0～1次。

2. **尿量** 尿量是反映肾脏功能的重要指标之一。正常情况下每次尿量约200～400mL，24小时尿量约1000～2000mL，平均1500mL左右。尿量和排尿次数受多方面因素的影响。

3. **尿液的性状**

（1）颜色：正常新鲜尿液呈淡黄色或深黄色，是由于尿胆原和尿色素所致。当尿液浓缩时，可见量少色深。尿的颜色还受某些食物、药物的影响，如进食大量胡萝卜或服用核黄素，尿的颜色呈深黄色。在病理情况下，尿的颜色可有以下变化：①尿液中含有红细胞为血尿。血尿颜色的深浅与尿液中所含红细胞量的多少有关，尿液中含红细胞量多时呈洗肉水样。常见于急性肾小球肾炎、输尿管结石及泌尿系统肿瘤、结核、感染等。②尿液中含有血红蛋白为血红蛋白尿。主要是由于各种原因导致大量红细胞在血管内被破坏，血红蛋白经肾脏排出形成血红蛋白尿。一般尿液呈浓茶色、酱油色。常见于血型不合所致的溶血、恶性疟疾。③尿液中含有胆红素为胆红素尿。一般尿液呈深黄色或黄褐色，振荡后尿液泡沫也呈黄色，见于阻塞性黄疸和肝细胞性黄疸。④尿液中含有淋巴液，排出的尿液呈乳白色为乳糜尿，见于丝虫病。

（2）透明度：正常新鲜尿液清澈透明，放置后可出现微量絮状沉淀物，系黏蛋白、核蛋白、盐类及上皮细胞凝结而成。新鲜尿液发生混浊主要是尿液含有大量尿盐时，尿液冷却后出现浑浊，但加热、加酸或加碱后，尿盐溶解，尿液即可澄清。当泌尿系统感染时，尿液中含有大量的脓细胞、红细胞、上皮细胞、细菌或炎性渗出物，排出的新鲜尿液即呈白色絮状浑浊，此种尿液在加热、加酸或加碱后，其浑浊度不变。蛋白尿不影响尿液的透明度，但振荡时可产生较多且不易消失的泡沫。

（3）酸碱反应：正常人尿液呈弱酸性，pH 为 4.5 ~ 7.5，平均为 6。饮食的种类可影响尿液的酸碱性，如进食大量的肉类时，尿液可呈酸性。酸中毒患者的尿液可呈强酸性，严重呕吐患者的尿液可呈强碱性。

（4）比重：尿比重的高低主要取决于肾脏的浓缩功能。成人在正常情况下，尿比重波动在 1.015 ~ 1.025 之间，一般尿比重与尿量成反比。若尿比重经常固定于 1.010 左右，提示肾功能严重障碍。

（5）气味：正常尿液气味来自尿内的挥发性酸。尿液久置后，因尿素分解产生氨，故有氨臭味。当泌尿道有感染时新鲜尿液也有氨臭味。糖尿病酮症酸中毒时，因尿液中含有丙酮，故有烂苹果气味。

（三）异常排尿的评估

1. 多尿　多尿指 24 小时尿量超过 2500mL 者。

原因：正常情况下饮用大量液体、妊娠；病理情况下多由内分泌代谢障碍或肾小管浓缩功能不全引起，见于糖尿病、尿崩症、急性肾功能不全（多尿期）等患者。

2. 少尿　少尿指 24 小时尿量少于 400mL 或每小时尿量少于 17mL。

原因：发热、液体摄入过少、休克等患者体内血液循环不足。心脏、肾脏、肝脏功能衰竭患者。

3. 无尿或尿闭　无尿或尿闭指 24 小时尿量少于 100mL 或 12 小时内无尿液产生者。

原因：严重休克、急性肾衰竭、药物中毒等患者。

4. 膀胱刺激征　膀胱刺激征的主要表现为尿频、尿急、尿痛。单位时间内排尿次数增多称尿频，是由膀胱炎症或机械性刺激引起；患者突然有强烈尿意，不能控制，需立即排尿称尿急，是由于膀胱三角或后尿道的刺激，造成排尿反射活动特别强烈；排尿时膀胱区及尿道有疼痛感为尿痛，为病损处受刺激所致。有膀胱刺激征时常伴有血尿。

原因：主要有膀胱及尿道感染和机械性刺激。

5. 尿潴留　尿潴留指尿液大量存留在膀胱内而不能自主排出。当尿潴留时，膀胱容积可增至 3000 ~ 4000mL，膀胱高度膨胀，可至脐部。患者主诉下腹胀痛，排尿困难。体检可见耻骨上膨隆，扪及囊样包块，叩诊呈实音，有压痛。产生尿潴留的常见原因有：

（1）机械性梗阻：膀胱颈部或尿道有梗阻性病变，如前列腺增生或肿瘤压迫尿道，造成排尿受阻。

（2）动力性梗阻：由排尿功能障碍引起，而膀胱、尿道并无器质性梗阻病变，如外伤、疾病或使用麻醉剂所致脊髓初级排尿中枢活动障碍或抑制，不能形成排尿反射。

（3）其他：其他各种原因引起的不能用力排尿或不习惯卧床排尿，包括某些心理因素，如焦虑、窘迫等使得排尿不能及时进行。由于尿液存留过多，膀胱过度充盈，致使膀胱收缩无力，造成尿潴留。

6. 尿失禁　尿失禁指排尿失去意识控制或不受意识控制，尿液不自主地流出。尿失禁可分为：

（1）真性尿失禁：即膀胱稍有一些存尿便会不自主地流出，膀胱处于空虚状态。

原因：脊髓初级排尿中枢与大脑皮层之间联系受损，如昏迷、截瘫。因排尿反射活动失去大脑皮层的控制，膀胱逼尿肌出现无抑制性收缩；还见于因手术、分娩所致的膀胱括约肌损伤或支配括约肌的神经损伤，病变所致膀胱括约肌功能不良；膀胱与阴道之间有瘘道等。

（2）假性尿失禁（充溢性尿失禁）：即膀胱内贮存部分尿液，当膀胱充盈达到一定压力时即可不由自主溢出少量尿液。当膀胱内压力降低时，排尿立即停止，但膀胱仍呈胀满状态而不能排空。

原因：脊髓初级排尿中枢活动受抑制，当膀胱充满尿液导致内压增高时，迫使少量尿液流出。

（3）压力性尿失禁：即当咳嗽、打喷嚏或运动时腹肌收缩，腹内压升高，以致不自主地排出少量尿液。

原因：膀胱括约肌张力降低、骨盆底部肌肉及韧带松弛、肥胖。多见于中老年女性。

三、排尿异常的护理

（一）尿潴留患者的护理

1. 心理护理　安慰患者，消除其焦虑和紧张情绪。

2. 提供隐蔽的排尿环境　关闭门窗，围帘遮挡，请无关人员回避。适当调整治疗和护理时间，让患者安心排尿。

3. 调整体位和姿势　酌情协助卧床患者取适当体位，如扶卧床患者略抬高上身或坐起，尽可能使患者以习惯姿势排尿。对需绝对卧床的患者或某些手术患者，应事先有计划地训练床上排尿，以免因不适应排尿姿势改变而导致尿潴留。

4. 诱导排尿　利用条件反射如听流水声或用温水冲洗会阴诱导排尿；亦可采用针刺中极、曲骨、三阴交穴或艾灸关元、中极穴等方法，刺激排尿。

5. 热敷、按摩　热敷、按摩可放松肌肉，促进排尿。如果患者病情允许，可用手按压膀胱协助排尿。切记不可强力按压，以防膀胱破裂。

6. 健康教育　指导患者养成定时排尿的习惯。

7. 药物治疗　必要时根据医嘱肌内注射卡巴可等。

8. 导尿　经上述处理仍不能解除尿潴留时，可采用导尿术。

（二）尿失禁患者的护理

1. 皮肤护理　注意保持皮肤清洁干燥。床上铺橡胶单和中单，也可使用尿垫或一次性纸尿裤。经常用温水清洗会阴部皮肤，勤换衣裤、床单、尿垫。根据皮肤情况，定时按摩受压部位，防止压疮的发生。

2. 外部引流　必要时应用接尿装置引流尿液。女性患者可用女式尿壶紧贴外阴部接取尿液；男性患者可用尿壶接尿，也可用阴茎套连接集尿袋，接取尿液，但此方法不宜长时间使用，每天要定时取下阴茎套和尿壶，清洁会阴部。

3. 重建正常的排尿功能

（1）如病情允许，指导患者每日白天摄入液体 2000～3000mL。因多饮水可以促进排尿反射，还可预防泌尿系统的感染。入睡前限制饮水，减少夜间尿量，以免影响患者休息。

（2）观察排尿反应，定时使用便器，建立规则的排尿习惯，刚开始时每 1～2 小时使用便器一次，以后间隔时间可以逐渐延长，以促进排尿功能的恢复。

（3）指导患者进行骨盆底部肌肉的锻炼，以增强控制排尿的能力。具体方法是患者取立、坐或卧位，试做排尿（排便）动作，先慢慢收紧盆底肌肉，再缓缓放松，每次 10 秒左右，连续 10 次，每日进行数次，以不觉疲乏为宜。

（4）对长期尿失禁的患者，可行导尿术留置导尿，避免尿液浸渍皮肤，发生皮肤破溃。根据患者的情况定时夹闭和引流尿液，锻炼膀胱壁肌肉张力，重建膀胱储存尿液的功能。

（5）无论什么原因引起的尿失禁，都会给患者造成很大的心理压力，如精神苦闷、忧郁、丧失自尊等；同时尿失禁也给患者的生活带来许多不便。医务人员应尊重和理解患者，给予安慰、开导和鼓励，使其树立恢复健康的信心，积极配合治疗和护理。

四、与排尿有关的护理技术

导尿术是指在严格无菌操作下，用导尿管经尿道插入膀胱引流尿液的方法。导尿术容易引起医源性感染，如在导尿的过程中因操作不当造成膀胱、尿道黏膜的损伤；使用的导尿物品被污染；操作过程中违反无菌原则等原因均可导致泌尿系统的感染。因此为患者导尿时必须严格遵守无菌技术操作原则及操作规程。

（一）导尿术

【目的】

1. 为尿潴留患者引流出尿液，减轻其痛苦。

2. 协助临床诊断。如留取未受污染的尿标本作细菌培养；测量膀胱容量、压力及检查残余尿；进行尿道或膀胱造影等。

3. 为膀胱肿瘤患者进行膀胱化疗。

【评估】

1. 患者的病情、临床诊断，导尿的目的，患者的意识状态、生命体征、合作程度、心理状况、生活自理能力。

2. 患者的肢体活动能力，膀胱充盈度及会阴部皮肤黏膜情况。

【计划】

1. 用物准备

（1）一次性导尿包：内有外阴初步消毒用物：手套1只、小药碗1个、消毒液棉球1包、清洁纱布1块、血管钳1把、弯盘1个；再次消毒及导尿用物：无菌手套1双、洞巾1块、小药碗1个、消毒液棉球1包、弯盘1个、一次性尿管粗细各1根、血管钳2把、润滑剂棉球1包、标本瓶1个、纱布2块、托盘1个。

（2）其他：防水垫巾、便盆及便盆巾。

2. 患者准备　患者及家属了解导尿的目的、意义、过程和注意事项，并了解如何配合操作。导尿前用温水清洗外阴。如患者不能配合时，请人协助维持适当的姿势。

3. 环境准备　关闭门窗，围帘遮挡。

【实施】

1. 操作方法

（1）携用物至患者床旁，核对患者床号、姓名、年龄并解释操作目的，消除患者顾虑，取得患者配合。

（2）关闭门窗，围帘遮挡患者，请无关人员回避。

（3）操作者站在患者一侧，移床旁椅至操作同侧的床尾，将便盆放床尾床旁椅上，打开便盆巾。

（4）松开床尾盖被，帮助患者脱去对侧裤腿，盖在近侧腿部，并盖上浴巾，对侧腿用盖被遮盖。

（5）协助患者取仰卧屈膝位，两腿略外展，男性仰卧两腿略分开，露出外阴。将小橡胶单和治疗巾垫于患者臀下，弯盘置于近外阴处；治疗碗放于患者两腿之间，进行初步消毒。

（6）根据男、女患者尿道的解剖特点进行消毒、导尿：

1）女性患者消毒、导尿

①操作者一手戴手套，另一手持血管钳夹取消毒液棉球消毒阴阜、大阴唇，再用戴手套的手分开大阴唇，消毒小阴唇和尿道口；污棉球置弯盘内；消毒完毕，脱下手套置弯盘内，将碗及弯盘移至床尾处。

②在患者两腿之间，按无菌技术操作打开导尿包内层包布，用无菌持物钳显露小药杯；倒消毒液于药杯内，浸湿棉球。

③戴无菌手套，铺洞巾，使洞巾和包布内层形成一较大无菌区。

④按操作顺序整理好用物，选择一根合适的导尿管，用润滑液棉球润滑导尿管前段。

⑤小药杯置于外阴处，一手分开并固定小阴唇，一手持血管钳夹取消毒液棉球，分别消毒尿道口、小阴唇、尿道口。污棉球、血管钳、小药杯，放床尾弯盘内。

⑥将无菌弯盘置于洞巾口旁，嘱患者张口呼吸，用另一血管钳夹持导尿管对准尿道口轻轻插入尿道 4～6cm，见尿液流出再插 1cm 左右，松开固定小阴唇的手下移固定导尿管，将尿液引入弯盘内（图 17-5）。

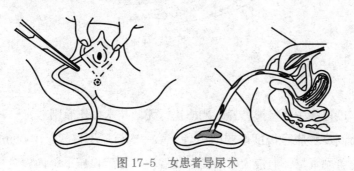

图 17-5 女患者导尿术

2）男性患者消毒、导尿

①操作者一手戴手套，另一手持血管钳夹消毒液棉球进行初步消毒，依次为阴阜、阴茎、阴囊。然后戴手套的手用无菌纱布裹住阴茎将包皮向后推暴露尿道口，自尿道口向外向后旋转擦拭尿道口、龟头及冠状沟。污棉球、纱布置弯盘内，消毒完毕将弯盘移至床尾。

②在患者两腿之间，按无菌技术操作打开导尿包内层包布。

③戴无菌手套，铺洞巾，使洞巾和内层包布形成一较大无菌区。

④按操作顺序整理好用物，选择一根合适的导尿管，用润滑液棉球润滑导尿管前段。

⑤一手用纱布包住阴茎将包皮向后推，暴露尿道口。另一只手持血管钳夹消毒液棉球再次消毒尿道口及冠状沟。污棉球、血管钳放床尾弯盘内。

⑥一手继续用无菌纱布固定阴茎并提起，使之与腹壁成 60°角（图 17-6），将弯盘置于洞巾口旁，嘱患者张口呼吸，用另一血管钳夹持导尿管对准尿道口轻轻插入尿道

20～22cm，见尿液流出再插入 1～2cm，将尿液引入弯盘内。

（7）当弯盘内盛 2/3 满尿液，用血管钳夹住导尿管尾端，将尿液倒入便盆内，再打开导尿管继续放尿。

（8）若需作尿培养，用无菌标本瓶接取中段尿 5mL，盖好瓶盖，放置合适处。

（9）导尿完毕，轻轻拔出导尿管撤下洞巾，擦净外阴，撤出患者臀下的小橡胶单和治疗巾放治疗车下层，脱去手套。协助患者穿好裤子，整理床单位。

（10）整理用物，测量尿量，尿标本粘贴标签后送检。

（11）洗手，记录。

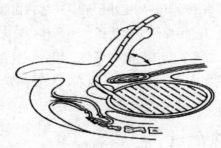

图 17-6　男患者导尿术

2. 注意事项

（1）在操作过程中注意保护患者，严格执行无菌技术操作原则。

（2）对膀胱高度膨胀且极度虚弱的患者，第一次放尿不得超过 1000mL。因为大量放尿可使腹腔内压急剧下降，血液大量滞留在腹腔内，导致血压下降而虚脱；又因为膀胱内压突然降低，导致膀胱黏膜急剧充血，发生血尿。

（3）老年女性尿道口回缩，插管时应仔细观察、辨认，避免误入阴道。如导尿管误入阴道，应另换无菌导尿管重新插管。

（4）为避免损伤和导致泌尿系统的感染，必须掌握男性和女性尿道的解剖特点。男性尿道长约 18～20cm，有三个狭窄，即尿道内口、膜部和尿道外口；两个弯曲，即耻骨下弯和耻骨前弯。耻骨下弯固定不变，而耻骨前弯则随阴茎位置的不同而变化，如将阴茎向上提起，耻骨前弯即可消失。女性尿道长约 4～5cm，尿道外口位于阴蒂下方，与阴道口、肛门相邻，比男性更容易发生尿道的感染。

【评价】

1. 用物齐备，操作方法和步骤正确、熟练，无菌观念强，操作过程无污染。

2. 患者主动配合，顺利完成导尿术，无损伤。

（二）留置导尿术

留置导尿术是在导尿后，将导尿管保留在膀胱内，引流尿液的方法。

【目的】

1.抢救危重患者时正确记录每小时尿量，测量尿比重，以观察患者的病情变化。

2.避免盆腔手术过程中误伤膀胱，需排空膀胱，保持膀胱空虚。

3.某些泌尿系统疾病手术后留置导尿管，便于引流和冲洗，并减轻伤口张力，促进伤口的愈合。

4.为尿失禁或会阴部有伤口的患者引流，保持会阴部的清洁干燥，并训练膀胱功能。

【评估】

1.患者的病情、临床诊断，留置导尿的目的，患者的意识状态、生命体征、心理状态、合作理解程度。

2.患者的膀胱充盈程度及局部皮肤情况。

【计划】

1.用物准备

（1）一次性导尿包：内有外阴初步消毒用物：小药碗1个、消毒液棉球1包、血管钳1把、清洁纱布1块、手套1只、弯盘1个；再次消毒及导尿用物：无菌手套1双、洞巾1块、小药碗1个、消毒液棉球1包、弯盘1个、双腔球囊导尿管1根、10mL无菌灌注器1个、集尿袋1个、血管钳2把、润滑剂棉球1包、标本瓶1个、纱布2块、托盘1个。

（2）其他：尿管管道标识，0.9%氯化钠溶液10～40mL，防水垫巾，便盆及便盆巾。

2.患者准备　患者及家属了解留置导尿的目的、操作过程和注意事项，学会在活动时如何防止尿管脱落等。必要时，请他人协助维持合适的体位。

3.环境准备　酌情关闭门窗，围帘遮挡。

【实施】

1.操作方法

（1）护士备齐用物携带至患者床旁，再次解释。

（2）同导尿术消毒会阴部及尿道口，注水器抽吸0.9%氯化钠溶液10mL，连接导尿管球囊端；集尿袋连接导尿管引流尿液端。

（3）导尿术插入导尿管，见尿后再插入7～10cm。根据尿管上注明的球囊容积，向球囊注入5～10mL的0.9%氯化钠溶液，轻拉导尿管有阻力感，即证实导尿管固定于膀胱内（图17-7）。

（4）在尿管末端贴管道标识（图17-8）。

（5）将集尿袋妥善地固定在床旁，低于膀胱的高度，开放导尿管。

（6）撤去导尿用物，脱手套。为患者穿衣取舒适卧位，整理床单位。

（7）整理用物，洗手，记录。

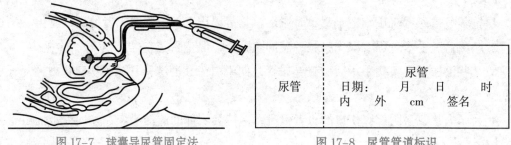

图 17-7　球囊导尿管固定法　　　　图 17-8　尿管管道标识

2.注意事项

（1）双腔球囊导尿管固定时要注意膨胀的球囊不能卡在尿道内口，以免球囊压迫膀胱壁，造成黏膜的损伤。

（2）防止泌尿系统感染的措施

1）保持尿道口清洁。女患者用消毒液棉球擦拭外阴及尿道口，男患者用消毒液棉球擦拭尿道口、龟头及包皮，每天1～2次。

2）每日定时更换集尿袋，及时排空集尿袋，并记录尿量。

3）每周更换导尿管一次，硅胶导尿管可酌情延长更换时间。

4）在病情允许的情况下，鼓励患者多饮水以增加尿量，达到自然冲洗尿道的目的。

（3）训练膀胱反射功能，可采用间歇性夹管方式。夹闭导尿管，每3～4小时开放一次，使膀胱定时充盈排空，促进膀胱功能的恢复。

（4）注意倾听患者的主诉并观察尿液情况，发现尿液浑浊、沉淀、有结晶时，应及时处理，每周尿常规检查一次。

【评价】

1.操作正确、熟练，有较强的无菌观念，操作中无污染。

2.操作中注意关心、保护患者，进行正确的健康教育。

3.患者留置导尿期间护理措施及时、有效，无并发症的发生。

（三）膀胱冲洗

膀胱冲洗是利用三通的导尿管，将溶液灌入到膀胱内，再应用虹吸原理将灌入的液体引流出来的方法。临床常用于：①对留置导尿管的患者，保持其尿液引流通畅；②清除膀胱内的血凝块、黏液、细菌等异物，预防感染的发生；③治疗某些膀胱疾病，如膀胱炎、膀胱肿瘤。

常用冲洗溶液：0.9%氯化钠溶液、0.02%呋喃西林液、3%硼酸液、氯己定液、0.1%新霉素溶液等；灌入溶液温度为38～40℃。前列腺摘除术后患者，用冰的0.9%氯化钠溶液灌洗。

冲洗时先按留置导尿术插好导尿管并固定，排空膀胱，夹闭集尿袋的引流管。将冲洗液倒挂于输液架上，排气后关闭导管。消毒导尿管引流端，将输液器针头刺入引流端；开放冲洗管，使溶液滴入膀胱，调节滴速。待患者有尿意或滴入溶液200～300mL后，关闭冲洗管，保留15～20分钟后，放开引流管，将冲洗液全部引流出来后，再关闭引流管（图17-9）。

根据医嘱反复冲洗。冲洗过程中，询问患者感受，观察患者的反应及引流液性状。

冲洗时需注意严格执行无菌技术操作，避免用

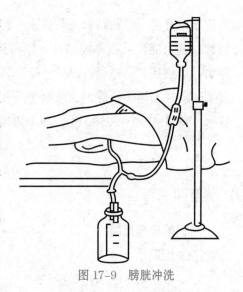

图 17-9　膀胱冲洗

力回抽造成黏膜损伤。若引流的液体量少于灌入的液体量，应考虑是否有血块或脓液阻塞，可增加冲洗次数或更换导尿管。若患者有腹痛、腹胀、膀胱收缩剧烈等情形，应暂停冲洗。冲洗后如出血较多或血压下降，应立即报告医生给予处理，并注意准确记录冲洗液量及性状。

五、导尿术操作并发症的预防及处理

1.尿道黏膜损伤　多发生于男性，或使用球囊导尿管时，过早注水充气的球囊压迫后尿道。表现为尿道外口出血，尿道内疼痛，并发感染时，出现尿道流脓或尿道周围脓肿。为防止尿道黏膜损伤，操作者除需熟悉男性尿道解剖特点和严格按常规操作外，还需注意：插管前常规润滑导尿管，尤其是球囊处的润滑，切忌强行插管及反复插管。插管时延长插入长度，见尿液流出后继续前进7～10cm以上，充液后再轻轻回拉至有阻力感处，可避免球囊充液膨胀而压迫、损伤后尿道。导尿所致的黏膜损伤，轻者无需处理或经止血镇痛等对症治疗即可痊愈。偶有严重损伤者，需要尿路改道、尿道修补等手术治疗。

2.尿路感染　多为操作无菌技术不严格或留置尿管时间长、逆行感染导致。主要症状为尿频、尿急、尿痛，可有寒战、发热，尿道口可有脓性分泌物。尽量避免长时间留置导尿管，保持会阴部清洁，鼓励患者多饮水，预防逆行感染。

3.尿潴留　多因长期留置导尿管未进行膀胱功能训练、泌尿系统感染或导尿管对尿道黏膜压迫，导致导尿管拔除后出现排尿困难甚至尿潴留。表现为患者有尿意，但无法排出。因此，长期留置导尿管者，应根据患者的尿意和（或）膀胱充盈度决定放尿时间，定时检查患者膀胱区有无膨胀情况，对有菌尿或脓尿的患者使用致病菌敏感的抗生素。经上述措施，患者尿潴留仍无法解决者，需导尿或重新留置导尿管。

4.导尿管拔除困难　多因留置时间长球囊导尿管变性老化、球囊排气口堵塞、尿垢形

成使导尿管与尿道粘贴紧密而造成拔管困难。若抽不出球囊内液体，可于尿道口处剪断导尿管；若只能注入而不能回抽，则可强行注水胀破球囊，或在 B 超引导下行耻骨上膀胱穿刺，用细针刺破球囊拔出导尿管。若因患者极度精神紧张，尿道平滑肌痉挛，要稳定患者情绪，适当给予镇静剂，或给予阿托品解除平滑肌痉挛后一般均能拔出。尽量让患者多饮水，每日 1500 ～ 2500mL，减少尿垢沉积。

复习思考

一、单项选择题

【A1 型题】

1. 多尿是指 24 小时尿量超过（　　　）

    A. 2000mL   B. 2300mL   C. 2500mL

    D. 2800mL   E. 3000mL

2. 以下哪种情况不需要留置导尿管（　　　）

    A. 子宫切除术   B. 尿道修补术   C. 大面积烧伤

    D. 膀胱镜检查   E. 前列腺增生尿潴留

3. 女患者导尿术，以下哪项是错误的（　　　）

    A. 患者取仰卧位屈膝位   B. 插管动作轻柔

    C. 尿管插入尿道 4 ～ 6cm   D. 严格无菌操作

    E. 尿管误插入阴道，应立即拔出用原管重插

4. 梗阻性黄疸患者大便颜色呈（　　　）

    A. 黄褐色   B. 陶土色   C. 暗红色

    D. 鲜红色   E. 黑色

5. 患者肝性脑病前期表现为躁动、意识不清，此时灌肠忌用（　　　）

    A. 肥皂水   B. 生理盐水   C. 123 灌肠液

    D. 油剂   E. 液体石蜡

【A2 型题】

6. 王某，因慢性阿米巴痢疾，用黄连素灌肠治疗，以下护理措施错误的是（　　　）

    A. 晚间入睡前灌入

    B. 灌肠前先排便

    C. 灌肠时取左侧卧位

    D. 灌入药液量少于 200mL

E. 灌入后保留 1 小时以上

7. 张某，26 岁，阴道分娩后 8 小时未排尿，诉下腹胀痛难忍，查体发现膀胱高度膨胀。对于该产妇护理措施不妥的是（   ）

A. 围帘遮挡患者　　　　　　　　　B. 缓解患者紧张情绪

C. 实施导尿术　　　　　　　　　　D. 生理盐水冲洗会阴

E. 轻轻按摩下腹部

8. 患者，男性，50 岁。尿失禁，予留置导尿术，定期行膀胱冲洗。在冲洗过程中需要停止冲洗并报告医生的是（   ）

A. 感觉不适　　　　B. 剧烈疼痛　　　　C. 冲洗液浑浊

D. 冲洗不畅　　　　E. 冲洗速度过快

9. 一男性患者，40 岁。剖腹探查术后第三天出现腹部胀痛，检查腹部膨隆，叩诊呈鼓音。最佳的处理方法是（   ）

A. 清洁灌肠　　　　B. 保留灌肠　　　　C. 大量不保留灌肠

D. 服药导泻　　　　E. 肛管排气

10. 张女士，37 岁。因"子宫肌瘤"入院，住三人间病室，术前需插导尿管，患者有顾虑不配合护士，应（   ）

A. 尊重患者意见不插导尿管

B. 请家属协助说服

C. 与医生联系，暂缓插管

D. 保护隐私，围帘遮挡，解释插管目的

E. 请同室患者离开再插管

【A3/A4 型题】

（11 ～ 15 题共用题干）

患者女性，60 岁。子宫全切术后，拔出尿管后 7 小时未能自行排尿。查体：耻骨上膨隆，叩诊呈实音，考虑尿潴留。

11. 为患者提供的措施中，维护其尊严的是（   ）

A. 指导其养成良好的排尿习惯　　　　B. 为其提供隐蔽的排尿环境

C. 调整体位协助排尿　　　　　　　　D. 按摩下腹部，使尿液排出

E. 温水冲洗会阴诱导排尿

12. 为患者实施导尿术时，第二次消毒的顺序是（   ）

A. 自上而下，由外向内　　　　　　　B. 自下而上，由外向内

C. 自下而上由内向外　　　　　　　　D. 自上而下，由内向外

E. 自上而下，由内向外再向内

13. 为患者导尿时尿管插入的长度是（　　　）

    A. 4～6cm，见尿液流出再插入 1cm　　　　　　B. 7～10cm

    C. 8～10cm　　　　　　　　　　　　　　　　D. 10～12cm

    E. 10～15cm

14. 首次导尿不应超过（　　　）

    A. 1000mL　　　　　　B. 1200mL　　　　　　C. 1500mL

    D. 2000mL　　　　　　E. 2500mL

15. 如果首次引出尿液过多，将会发生（　　　）

    A. 膀胱挛缩　　　　　　B. 加重不舒适感　　　　C. 血尿和虚脱

    D. 诱发感染　　　　　　E. 膀胱反射功能恢复减慢

（16～20题共用题干）

患者，体温 39.6℃，医嘱为患者降温灌肠。

16. 灌肠液温度为（　　　）

    A. 41℃　　　　　　　　B. 28℃　　　　　　　　C. 4℃

    D. 20℃　　　　　　　　E. 39℃

17. 体位应采取（　　　）

    A. 左侧卧位　　　　　　B. 俯卧位　　　　　　　C. 平卧位

    D. 半坐卧位　　　　　　E. 右侧卧位

18. 肛管插入的深度是（　　　）

    A. 1～2cm　　　　　　B. 2～3cm　　　　　　C. 3～4cm

    D. 4～7cm　　　　　　E. 7～10cm

19. 保留灌肠液的时间是（　　　）

    A. 30 分钟　　　　　　B. 10 分钟　　　　　　C. 15 分钟

    D. 40 分钟　　　　　　E. 60 分钟

20. 灌肠过程中患者感觉腹胀有便意，处理方法是（　　　）

    A. 拔出肛管，停止灌肠

    B. 降低灌肠筒，嘱患者深呼吸

    C. 稍移动肛管，观察流速

    D. 加大灌肠压力，快速灌入

    E. 挤捏肛管，嘱患者忍耐片刻

二、案例分析题

1. 王先生，52 岁，因胃癌入院，术前遵医嘱行清洁灌肠。

（1）灌肠时，患者应采取什么体位？肛管插入直肠的深度是多少？

（2）灌入液体过程中，溶液流入受阻，该如何处理？

（3）灌肠时如患者出现面色苍白、心慌气促、剧烈腹痛、出冷汗说明患者出现了什么情况？该如何处理？

2. 李某，女，48岁，拟行子宫切除术，术前需留置导尿管。

（1）该患者留置导尿的目的是什么？

（2）导尿管插入的深度是多少？

（3）留置导尿患者如何预防泌尿系统感染？

扫一扫，知答案

扫一扫，看课件

第 十 八 章

药物疗法

【学习目标】

1.掌握安全给药原则、注射原则；口服给药、超声雾化吸入及各种注射法的目的、实施方法和注意事项；常用药物过敏试验皮试液的配制和试验结果判断，青霉素过敏性休克的表现、抢救措施及预防，破伤风抗毒素脱敏注射的方法。

2.熟悉药物保管原则、药物种类及领取方法、常用的给药途径及给药次数和时间。

3.了解影响药物疗效的因素。

药物疗法是临床最常用的一种治疗方法，广泛应用于预防、诊断和治疗疾病过程中。在临床护理工作中，护士是给药的直接执行者和实施者，也是用药过程的监护者。因此，护士必须具备丰富全面的药学知识，规范娴熟的给药技术，以及高度的责任心和运用护理程序的能力，严格遵守给药原则与操作规程，正确评估患者用药后的疗效与反应，指导患者合理、准确、安全、有效地用药，防止和减少不良反应，并做好药品的管理工作，使药物治疗达到最佳效果。

第一节 给药的基本知识

护士在执行药物疗法的过程中，不仅要了解药物的药理学知识，还要熟悉药物的领取与保管方法，明确给药的时间与途径，严格遵守给药原则，对患者实施全面、安全的给药护理，确保临床用药安全有效。

一、药物的种类、领取和保管

（一）常用药物的种类

常用药物依据给药途径不同分类如下：

1. 内服药　片剂、散剂、胶囊、丸剂、溶液、合剂、酊剂等。

2. 外用药　软膏、粉剂、搽剂、洗剂、滴剂等。

3. 注射药　溶液、油剂、混悬液、结晶和粉剂等。

4. 其他　中草药、中成药、粘贴敷片、植入慢溶药片等。

（二）药物的领取

药物的领取方法可因医院规定有所不同。

1. 病区药柜　病区药柜备有一定数量的常用药品，由专人负责，定期清点药品存量，根据消耗量到医院中心药房领取和补充。贵重药、特殊药须凭医生处方领取；剧毒药、麻醉药，病区内有固定数量，使用时凭医生处方及空安瓿领取补充。

2. 中心药房　医院内中心药房的护士负责病区患者的日间用药。

3. 联网管理　患者用药从医生给出医嘱到医嘱处理、药物计价、药品消耗、结算等均由专人负责，用计算机处理。这样既方便了患者，减少了护士的工作量，也提高了管理效率。

（三）药物的保管

1. 药柜管理　药柜应置于通风、干燥处，光线明亮，避免阳光直射，保持整洁。要由专人负责，定期检查药品质量，以确保安全。

2. 分类放置　药柜内的药物应按内服、外用、注射等不同分类放置，并按药物有效期的先后顺序有计划地使用，以免失效。剧毒药、麻醉药、贵重药应有明显标记，应加锁保管，实行"三专"，专人负责、专用处方、专本登记，并列入交班内容。

3. 标签明确　所有的药品均有明显的标签，内服药标签为蓝色边，外用药标签为红色边，剧毒药标签为黑色边。标签上标明药品名称（中、英文对照）、剂量、浓度、用法、有效期。

4. 定期检查药物的质量　定期检查药物的质量和有效期，如发现药物标签脱落、模糊不清或药物有沉淀、浑浊、潮解、异味、霉变等，均应立即停止使用。

5. 妥善保存　各类药物根据性质不同，应采取相应的保存方法，以避免药物变质，影响疗效或增加毒副作用。

（1）易挥发、潮解或风化的药物：应置于密封瓶内保存，用后应盖紧瓶盖，如乙醇、碘酊、甘草、过氧乙酸、糖衣片、酵母片等。

（2）易受热破坏的药物：应放入冰箱内冷藏（2～10℃）保存，如疫苗、胎盘球蛋白、抗毒血清等。

（3）易燃易爆的药物：应单独存放，远离火源，密闭置于阴凉处，如乙醚、环氧乙烷等。

（4）易氧化、遇光变质的药物：应装入有色密封瓶中。针剂应放在黑纸避光的纸盒内，置于阴凉处保存，如维生素C、盐酸肾上腺素、氨茶碱等。

（5）易过期的药物：按有效期时限的先后，有计划地使用，避免浪费。

（6）中药：应存放在干燥、阴凉、防虫处。芳香性药物应置于密封的器皿中保存。

6.专用药物　患者个人专用的药物，应注明病室、床号、姓名，单独存放。

二、给药的原则

（一）根据医嘱给药

给药须有医嘱作为法律依据，护士必须严格执行医嘱。护士对医嘱有监督的义务，对于有疑问或错误的医嘱要及时与医生沟通、核对清楚，切忌盲目执行，也不可擅自更改医嘱。在紧急情况下，如抢救和手术过程中可接受医生口头医嘱，但必须复述医嘱内容，双方核对无误后方可执行，并及时记录医嘱内容和执行时间，在最短时间内督促医生补写医嘱。

（二）严格执行查对制度

1.三查　操作前、操作中、操作后查对。

2.七对　对床号、姓名、药名、剂量、浓度、时间、用法。

此外，也要注意用药后的反应，并做好记录。还要严格检查药物的有效期和质量，对已过有效期、变质或疑有变质的药物，应禁止使用。

（三）安全正确给药

1.防止过敏反应发生　使用易致过敏反应的药物，用药前应先了解患者的用药史、过敏史及家族史，并按要求做过敏试验，结果为阴性者方可使用，并且在使用过程中加强观察。

2.做到"五个准确"　"五个准确"即将准确的药物，按准确的剂量，用准确的途径，在准确的时间内给予准确的患者。药物要现用现配，避免放置过久引起药物污染或药效降低。

3.临床试验用药　应了解试验用药物的作用及不良反应，征得患者同意后方可应用。用药过程中，必须密切观察疗效及不良反应，同时做好有关记录。

4.注意配伍禁忌　当有两种或两种以上的药物联合使用时，应核查有无配伍禁忌。

（四）密切观察用药反应

给药后应密切观察药物的疗效和不良反应，尤其对易引起过敏反应或毒副作用较大的药物，更应注意观察，必要时做好记录。在给药过程中，护士还应观察患者对药物治疗的信赖程度、情绪反应，有无药物依赖、滥用或不遵医嘱等，然后根据患者具体的心理、行为反应采取相应的心理护理和行为指导。若发生给药错误，护士应立即报告护士长、主管医师，协助医师做紧急处理，密切观察病情变化，以减少或消除由于给药差错造成的不良后果，并向患者及家属解释、道歉。填写的意外事件报告应作为该事件的法律证明，并检讨造成错误的原因。

（五）做好用药指导

给药前护士需向患者解释并取得合作。同时，指导患者用药基本知识，提高患者正确用药的能力。

三、给药途径

依据药物的性质、剂型、机体组织对药物的吸收情况和治疗需要等，选择不同的给药途径。常用的给药途径有口服、注射（皮内、皮下、肌内、静脉注射）、舌下含服、雾化吸入、外敷、直肠给药等。除动、静脉注射药液直接进入血液循环外，其他药物均有一个吸收过程，吸收速度依次为：吸入给药 > 舌下含服 > 直肠给药 > 肌内注射 > 皮下注射 > 口服给药 > 皮肤给药。

四、给药的次数和时间

给药次数与时间取决于药物的半衰期及人体的生理节奏，为维持有效血药浓度，发挥最大药效，减少不良反应，应根据药物特性合理安排给药次数和时间。临床工作中常用外文缩写来描述给药时间、给药部位和给药次数等，医院常用外文缩写见表18-1。

表 18-1　医院常用药物外文缩写与中文译意

缩写	中文译意	缩写	中文译意
qd	每日一次	ac	饭前
bid	每日两次	pc	饭后
tid	每日三次	po	口服
qid	每日四次	inj	注射
qh	每小时一次	H	皮下注射
q4h	每 4 小时一次	ID 或 id	皮内注射
qm	每晨一次	IM 或 im	肌内注射
qn	每晚一次	IV 或 iv	静脉注射
qod	隔日一次	ivgtt	静脉滴注

缩写	中文译意	缩写	中文译意
biw	每周两次	st	立即
am	上午	DC	停止
pm	下午	sos	需要时（限用 1 次，12 小时内有效）
hs	睡前	prn	需要时（长期）
12n	中午 12 点	CO	复方外文缩写
12mn	午夜 12 点	Tab	片剂
gtt	滴	Lip	液体

五、影响药物作用的因素

（一）药物方面因素

1. 药物的剂量　在一定范围内，药物剂量增加，其药效相应增强；剂量减少，药效较弱。当剂量超过一定限度时则会产生中毒反应。在使用安全范围小的药物，如洋地黄类药物时，护士应特别注意监测其中毒反应：胃肠道反应、心律失常、视力模糊、黄绿视、头痛、失眠、眩晕及高钾血症等。

2. 药物剂型　不同剂型的药物由于吸收量和速度不同，从而影响药物作用的快慢和强弱。如口服给药时，液体制剂比固体制剂吸收快；肌内注射时，水溶液比混悬液、油剂吸收快，因而作用发生也较快。

3. 给药途径　不同的给药途径不仅能改变药物作用的强度，有时也影响药物作用效果，如硫酸镁口服时吸收很少，只起导泻的作用；注射用药则可产生镇静和降压作用。

4. 给药时间和次数　给药的间隔时间取决于药物的半衰期及人体的生理节奏，以维持有效血药浓度和发挥最大药效为最佳选择。半衰期短的药物间隔时间短；半衰期长的药物间隔时间长。常用给药时间安排，见表 18-2。

表 18-2　常用给药时间安排

外文缩写	给药时间安排	外文缩写	给药时间安排
qm	6:00	q2h	6:00, 8:00, 10:00, 12:00, 14:00
qd	8:00	q3h	6:00, 9:00, 12:00, 15:00, 18:00
bid	8:00, 16:00	q4h	8:00, 12:00, 16:00, 20:00, 00:00
tid	8:00, 12:00, 16:00	q6h	8:00, 14:00, 20:00, 2:00
qid	8:00, 12:00, 16:00, 20:00	qn	20:00

5. 联合用药 联合用药是为了达到治疗目的而采取的两种或两种以上药物同时或先后应用。合理的联合用药可增强疗效，减少毒性作用。如异烟肼和乙胺丁醇合用可增强抗结核作用，乙胺丁醇还可延缓异烟肼耐药性的产生。不合理的联合用药会降低疗效，增加毒性，应予以注意。如庆大霉素与利尿酸钠和呋塞米（速尿）配伍，可导致永久性耳聋；阿米卡星（丁胺卡那霉素）、链霉素配伍可导致肾功能损害、神经性耳聋等。维生素 C 与磺胺类合用，会使药效降低；静脉点滴青霉素不宜同时口服利君沙，后者可干扰青霉素的杀菌效能。因此，护士应从药效学、药动学、机体情况等方面来判断联合用药是否合理，指导患者安全用药。

（二）机体方面因素

1. 生理方面 老年人因肝肾等器官衰退影响药物的代谢，用药剂量比成人少，一般为成人量的 1/2～3/4。小儿血脑屏障不完善，肝肾功能等发育尚不健全，对药物敏感性比成人高，易造成中毒，用药时要考虑药物的用量。

2. 病理方面 肝肾功能损害严重者，药物代谢速度变慢，经肝肾代谢的药物要减量、慎用或禁用，发热患者比体温正常的患者对解热镇痛药物敏感。

3. 心理方面 患者情绪乐观，信赖药物和医护人员，积极配合，药物易发挥最大的疗效，收到良好的效果；反之不然。

（三）饮食方面因素

饮食可干扰某些药物吸收，降低药效，如高脂肪食物可抑制胃酸分泌而影响铁剂的吸收；补钙时不宜同食菠菜，影响钙的吸收。饮食可促进药物吸收，增强疗效，如酸性食物可促进铁吸收，高脂肪饮食可促进脂溶性维生素的吸收。饮食也可通过改变尿液 pH 值影响药物疗效，如红霉素在碱性条件下抗菌作用增强，因此使用红霉素时宜多食豆制品和蔬菜等素食；氨苄西林在酸性环境中杀菌力强，因此使用氨苄西林时宜多食荤菜。

第二节　口服给药法

口服给药是临床上最常用，最方便，既经济又比较安全的给药方法，药物经口服后，被胃肠道黏膜吸收而进入血液循环，达到局部或全身治疗疾病的目的。但由于药物吸收速度较慢，故不适用于急救、呕吐频繁、意识不清、吞咽困难及禁食的患者。

【目的】

1. 减轻症状，治疗疾病，维持正常生理功能。

2. 协助诊断、预防疾病。

【评估】

1. 患者的年龄、病情、意识状态、吞咽能力、胃肠功能、肝肾功能，有无恶心、呕吐状况，是否留置鼻饲管等。

2.患者的用药史、过敏史、配合程度及对所服药物的了解程度，能否自理服药。

【计划】

1.用物准备　发药车（发药盘）、服药本、小药卡、药杯、药匙、量杯、滴管、研钵、湿纱布、饮水管、治疗巾、壶（内盛温开水）、弯盘，根据医嘱备齐所需药物。

2.患者准备　患者了解用药的目的、了解所服药物的相关知识并能积极配合。

【实施】

1.操作方法

（1）洗手，戴口罩，备齐用物。

（2）核对医嘱和服药本，填写小药卡，放好药杯，按患者床号顺序将药卡插入药盘。

（3）对照服药本上的床号、姓名、药名、浓度、剂量、时间进行配药，摆好一个患者的药物后再摆另一个患者的药物，严格"三查七对"，防止差错发生。

（4）根据不同药物剂型采取相应的取药方法

1）固体药：用药匙取药，一手拿药瓶，瓶签朝向自己，另一手用药匙取出所需药量，放入药杯。

2）水剂药：用量杯量取，量取不同药液须清洗量杯，摇匀药液，一手持量杯，拇指置于所需刻度处，并使刻度与视线齐平（图18-1）；另一手将药瓶瓶签朝向手心，倒药液至所需刻度处。用湿纱布擦净瓶口，盖好，放回原处。

3）油剂、按滴计算的药液或药量不足1mL的药：用滴管吸取药液，滴管稍倾斜，以15滴为1mL计算。盛药前，药杯内应倒入少许温开水，以免药液黏附药杯，影响药物剂量。先摆固体药，后摆水剂或油剂药，粉剂、含化片用纸包好放入药杯内。

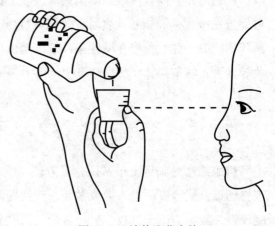

（5）备药完毕，整理药柜，并根据服药本重新核对一遍，盖上治疗巾。

（6）将药盘及温开水置于发药车上，洗手，再次核对。

图18-1　液体取药方法

（7）在规定时间内，携带服药本，按床号顺序送药至患者床前，核对床号、姓名、药名、剂量、浓度、时间、用法，确认无误后发药。协助患者取舒适体位服药。能自理者，帮助其倒水，确认服下后方可离开；自理有困难者（如婴幼儿、危重者及不能自行服药者）应喂服；鼻饲者须将药物碾碎，用水溶解后，从胃管注入，再以少量温开水冲净胃管。

（8）再次核对，整理用物。服药后，收回药杯，药杯先浸泡消毒，后冲洗清洁（盛油剂的药杯，先用纸擦净再进行初步消毒），再消毒备用；一次性药杯经集中消毒后按规定处理。清洁药盘，观察患者服药后的反应，若有异常，及时与医生联系，必要时记录。

2. 注意事项

（1）发药前，详细评估患者的有关情况。如遇患者因特殊检查或手术而禁食，应暂不发药，将药带回保管，并做好交班工作；如患者不在，应将药带回，适时再发；如患者病情有变化，应暂不发药，并及时报告医生进行处理。

（2）严格执行查对制度。发药时，一次不能同时取出两位患者的药物，避免发错。剂量要准确，同时服用几种水剂时，应分别倒入各自药杯内；同时服用两杯以上药物时，应一次取离药盘，以免错拿或漏拿。

（3）发药时若患者提出疑问，应耐心听取。必要时重新核查医嘱，确认无误后，需对患者耐心解释，再给患者服药。

（4）密切观察患者服药后的疗效及不良反应，发现异常，及时通知医生进行处理。

（5）做好用药指导

1）对牙齿有腐蚀作用或使牙齿染色的药物，如酸剂、铁剂，服用时应避免与牙齿接触，可用吸水管吸入，服用后及时漱口。

2）健胃及增进食欲的药物，宜饭前服；对胃黏膜有刺激的药物及有助于消化的药物宜饭后服，使药物与食物混合，减少对胃黏膜的刺激，以利于食物消化。

3）止咳糖浆对呼吸道黏膜起安抚作用，服后不宜立即饮水，以免冲淡药液，降低疗效；同时服用多种药物的，应最后服用止咳糖浆。

4）磺胺类药和发汗药服后多饮水，前者由肾脏排出，尿少时易析出结晶，引起肾小管阻塞；后者起降温作用，多饮水可增强药物疗效。

5）抗生素和磺胺类药物要严格按规定的时间准时给药，以维持血药的有效浓度。

6）服用强心苷类药物前应先测脉率（心率）及心律，脉率（心率）低于 60 次 / 分钟或节律不齐者应停服，并报告医生进行处理。

7）某些有相互作用的药物不能同时服用，如胃蛋白酶在碱性环境里能迅速失去活性，忌与碳酸氢钠、复方氢氧化铝等碱性药物同时服用。

【评价】

1. 患者能主动配合，合作良好。

2. 患者安全正确地服药，达到治疗效果。

3. 患者能叙述所服用药物的有关知识和注意要点。

第三节 雾化吸入法

雾化吸入法是用雾化装置将水分或药液分散成细小的雾滴以气雾状喷出，经鼻或口吸入达到治疗效果的给药方法。常用的雾化吸入法有超声雾化吸入法和氧气雾化吸入法。雾化吸入用药具有起效快、药物用量小、不良反应轻的优点，临床应用广泛。

一、超声波雾化吸入法

超声雾化吸入法是利用超声波声能产生高频震荡，将药液变成细微的气雾，由呼吸道吸入，散布在气管、支气管、细支气管等深部呼吸道而发挥疗效的方法。

【目的】

1. 预防和控制呼吸道感染　常用于预防和治疗胸部手术后、支气管扩张、咽喉炎及肺炎等患者呼吸道感染。

2. 湿化呼吸道　稀释和松解黏稠的分泌物。

3. 改善通气功能　解除支气管痉挛，保持呼吸道通畅。

4. 间歇吸入　间歇吸入抗癌药物，以治疗肺癌。

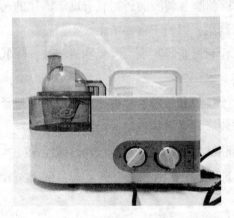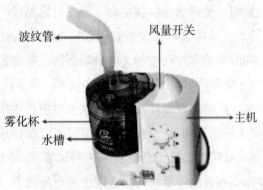

图 18-2　超声雾化吸入器

【评估】

1. 计划用药的性质、作用、禁忌证和不良反应。

2. 患者病情、呼吸道感染及通畅情况、治疗情况、口腔黏膜状况。

3. 患者意识状态、对超声雾化吸入治疗的认识、心理反应和合作程度。

【计划】

1. 用物准备　超声雾化器（图18-2）、螺纹管、口含嘴（面罩）、冷蒸馏水、纱布2

块（治疗巾或毛巾 1 条）、弯盘、20mL 或 50mL 无菌注射器、生理盐水。根据医嘱备药。

2.**患者准备** 患者了解雾化吸入的目的、注意事项及配合要点，取舒适体位。

【实施】

1.操作方法

（1）护士衣帽整齐，洗手，戴口罩。

（2）检查雾化器是否完好，安全使用，并连接口含嘴（面罩）。

（3）在水槽内加冷蒸馏水 250mL，水量要求浸没雾化罐底部的透声膜，不可加入温水或者热水。

（4）核对医嘱无误后，将药液用生理盐水稀释至 30～50mL 倒入雾化罐内，检查无漏水后，将雾化罐放入水槽内盖好。

（5）携用物至床旁，核对并解释超声雾化吸入的方法、目的、注意事项，严格执行查对制度。询问患者的需求，必要时协助解决，协助患者取舒适卧位，颌下铺治疗巾。

（6）接通电源，打开电源开关，预热 3～5 分钟，根据患者的病情需要，调节雾量大小，调节定时开关至所需时间，并指导患者将口含嘴放入患者口中或者用面罩，指导用口吸气后紧闭口唇，用鼻呼气，同时密切观察患者反应。一般每次吸入时间为 15～20分钟。

（7）治疗完毕，取下口含嘴结束雾化，先关雾化开关，再关电源开关。

（8）擦净患者面部，帮助患者取舒适卧位，整理床单位。

（9）将水槽内水倒掉，一次性物品放于医用垃圾袋内，将雾化罐、螺纹管及口含嘴浸泡于消毒液中消毒后备用，洗手，记录雾化开始、结束时间，以及患者的反应和效果。

2.注意事项

（1）严格执行查对、消毒制度，以防差错、事故及交叉感染的发生。

（2）使用前，先检查仪器各部件有无松动、脱落等异常情况。

（3）超声波雾化吸入器水槽底部的晶体换能器和雾化罐底部的透声膜薄而质脆，易破碎，操作过程中应动作轻、稳，以免损坏。

（4）水槽和雾化罐内切忌加温水或热水。水槽中应有足够的蒸馏水，槽内水温不能超过 50℃，必要时关机调换蒸馏水，以免损坏电晶片。

（5）连续使用超声波雾化器时，中间应间隔 30 分钟。

（6）观察患者痰液排出是否困难，若因黏稠的分泌物经湿化后膨胀致痰液不易咳出时，应予以拍背协助痰液排出，必要时吸痰。

【评价】

1.患者了解雾化吸入的目的及注意事项，并能很好地配合。

2.吸入过程安全，患者感觉舒适，痰液易咳出，无不良反应，无意外发生。

二、氧气雾化吸入法

氧气雾化吸入法是利用高速氧气气流，使药液形成雾状，随吸气进入呼吸道的方法。其基本原理是借助高速气流通过毛细管时在管口产生负压，将药液由邻近的小管吸出；所吸出的药液又被毛细管口高速的气流撞击成细小的雾滴，呈气雾喷出。临床上常用于支气管炎、咽喉炎、支气管哮喘、支气管扩张、肺炎、肺脓肿等患者。

【目的】

1. 解除支气管痉挛，改善通气功能。

2. 稀释痰液，帮助祛痰。

3. 预防和控制呼吸道感染，消除炎症，减轻水肿。

【评估】

1. 计划用药的性质、作用、禁忌证和不良反应。

2. 患者病情、呼吸道感染及通畅情况、治疗情况、口腔黏膜状况。

3. 患者意识状态、对氧气雾化吸入治疗的认识、心理反应和合作程度。

【计划】

1. 用物准备　氧气雾化吸入器、氧气装置、弯盘、治疗巾，根据医嘱备药液。

2. 患者准备　了解氧气雾化吸入的目的及注意事项并能积极配合。

【实施】

1. 操作方法

（1）洗手、戴口罩，检查氧气雾化吸入器是否完好，遵医嘱将药液稀释至 5mL，并注入雾化器的药杯内。

（2）核对并解释氧气雾化的目的、配合方法及注意事项，并给予舒适卧位，严格执行查对制度。

（3）连接雾化器的接气口与氧气装置，氧气湿化瓶应干燥，以免液体进入雾化吸入器内使药液稀释。

（4）调节氧气流量至 6～8L/min。

（5）协助患者取舒适卧位，颌下铺治疗巾。

（6）指导患者手持雾化器，将吸嘴放入口中，紧闭口唇吸气，用鼻呼气，如此反复，直至药液吸完为止，嘱患者深吸气使药液充分进入细支气管及肺内，一般每次吸入时间为 15～20 分钟。

（7）治疗结束，取出雾化器，关闭氧气开关，结束雾化。

（8）整理用物及床单位，协助患者清洁口腔，取舒适体位。一次性雾化吸入器按规定消毒处理，洗手，记录雾化开始、结束的时间，以及患者的反应。

2.注意事项

（1）使用前，先检查雾化吸入器各部件是否完好，有无松动、脱落等异常情况。

（2）严格执行查对、消毒制度，以防差错、事故及交叉感染的发生。

（3）雾化吸入时，严禁接触烟、火和易燃品。氧流量不可过大，以免损坏雾化器颈部。

（4）氧气湿化瓶内不装水，以免药液稀释。

【评价】

1.患者能主动配合。

2.患者感觉舒适，痰液较易咳出，症状缓解。

三、雾化吸入技术操作并发症的预防及处理

1.过敏反应　在雾化吸入的过程中患者出现喘息，或原有的喘息加重，全身出现过敏性的红斑并伴有全身的寒战，较少出现过敏性休克。雾化过程中应注意观察患者反应，患者出现临床症状时，立即终止雾化吸入。建立静脉通道，协助医生进行治疗。

2.感染　患者出现肺部感染或口腔感染。肺部感染者遵医嘱使用抗菌药物治疗。口腔真菌感染需要注意口腔卫生，进行局部治疗：如用2%～4%碳酸氢钠溶液漱口等。给予富含大量维生素或富有营养的食物。雾化器专人专用，用后清洗，管道消毒，使用一次性口含嘴。

3.呼吸困难　患者呈痛苦面容，口唇及颜面发绀，烦躁，大汗，胸闷，呼吸困难，不能平卧。一旦出现呼吸困难，协助患者取半坐卧位，以利呼吸，暂停雾化吸入并报告医生，及时给予持续吸氧。控制雾化吸入的时间，及时清理痰液，以免阻塞呼吸道。

第四节　注射给药法

注射给药法是将一定量的无菌药液或生物制剂注入体内，达到全身治疗的方法。注射给药的优点是药物吸收快，血药浓度迅速升高，适用于需要药物迅速发生疗效或各种原因不宜口服给药的患者。因此，护士必须熟练掌握各种注射法的操作规程，确保患者安全、有效，防止感染及并发症的发生。常用注射法包括皮内注射法、皮下注射法、肌内注射法、静脉注射法及动脉注射法。

一、注射原则

（一）严格遵守无菌操作技术原则

1.环境清洁，符合无菌技术操作基本要求。注射前，操作者应洗手，戴口罩，修剪指

甲，保持衣帽整洁。

2. 无菌注射器的空筒内面、活塞、乳头、针梗（针头的针梗）、针尖必须保持无菌。

3. 注射部位皮肤按要求常规消毒，用蘸过 2% 碘酊的棉签以注射点为中心，由内向外螺旋式旋转涂擦消毒，消毒范围直径应在 5cm 以上，待干后，用蘸过 75% 乙醇的棉签以同样方式脱碘后注射；若用 0.5% 碘伏或安尔碘涂擦，消毒 2 遍，无需脱碘，待干后即可注射。

（二）严格执行查对制度

1. 严格执行"三查七对"制度，在注射前、中、后均应仔细查对，确保给药准确无误。

2. 仔细检查药物质量，发现药液浑浊、沉淀、变色、过期或安瓿有裂痕，密封瓶盖松动等现象均不能使用。

3. 若几种药物同时注射，在确认无配伍禁忌后方可进行。

（三）严格执行消毒隔离制度，防止交叉感染

注射时，要做到一人一套物品，包括注射器、针头、止血带、小垫枕；所用物品按消毒隔离制度处理，一次性物品按医疗垃圾处理原则，统一进行处理，不可随意丢弃；污染针头放于锐器盒，按损伤性废弃物处理；注射器空筒与活塞分离，按感染性废弃物处理。勿用手直接接触使用过的针头，禁止双手将使用过的针头回套护针帽，防止针刺伤。

（四）选择合适的注射器与针头

根据药液剂量、性质、注射方法、部位及患者情况，选择合适的注射器和针头。一次性注射器要无裂缝，完整，不漏气，包装应密封，且在有效期内。针头应锐利，无钩，不生锈，不弯曲，型号合适。注射器与针头衔接紧密。

（五）注射药液应现用现配

注射药液应现用现配，临时抽取，及时注射，以免放置时间过久，药物疗效降低或被污染。

（六）选择合适的注射部位

注射部位应避开血管、神经处，不可在局部有硬结、损伤、化脓感染、炎症、瘢痕处进针。对需长期注射的患者，应有计划地更换注射部位。

（七）注射前排尽空气

注射前必须排尽注射器内空气，以防空气进入血管形成空气栓塞。排气时，应防止药液浪费。

（八）掌握合适的进针深度和角度

1. 各种注射法分别有不同的进针深度和角度要求。

2. 进针时不可将针梗全部刺入皮肤内，防止不慎发生断针时处理困难。

（九）推药前检查回血

推注药液前应抽动活塞，检查有无回血。动、静脉注射必须有回血后方可注入药液。皮下、肌内注射，抽吸无回血，方可注入药物；如有回血，应拔出针头重新进针，不可将药液注入血管内。

（十）掌握无痛注射技术

1. 解除患者的思想顾虑，分散其注意力；指导患者做深呼吸，维持正确、舒适的体位，尽可能地身心放松。

2. 注射时做到"二快一慢"，即进针与拔针要快，推注药液速度要慢且均匀。

3. 对刺激性强的药物或油剂，应选用粗长针头，进针要深，以免引起疼痛和硬结。注射完毕拔针时，适当延长按压穿刺点的时间。如需同时注射几种药物，一般先注射刺激性较弱的药物，然后注射刺激性较强的药物。

二、注射用物

（一）注射盘

准备下列物品：

1. 无菌持物钳或镊：浸泡在盛有消毒液的罐内或盛放于灭菌后的干燥容器内。

2. 皮肤消毒液：2% 碘酊、75% 乙醇或安尔碘、0.5% 碘伏；喷雾式消毒液等。

3. 无菌棉签、无菌治疗巾、砂轮、开瓶器（如为静脉注射，加放止血带、小垫枕、胶布）、弯盘、免洗手消毒液等。

（二）注射器和针头

注射器和针头构造如图 18-3 所示。

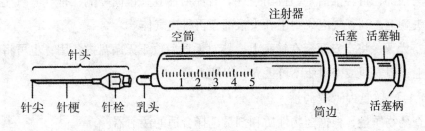

图 18-3　注射器和针头构造

1. **注射器**　注射器分为空筒和活塞两部分。空筒前端为乳头，空筒上标有刻度；活塞包括活塞体、活塞轴、活塞柄。其中乳头、空筒内壁、活塞体应保持无菌，不得用手触摸。

2. **针头**　针头分为针尖、针梗、针栓三个部分。除针栓外壁外，其余部分不得用手指触摸，以防污染。注射器规格、针头型号及主要用途见表 18-3。

表 18-3　注射器规格、针头型号及主要用途

注射器规格	针头型号	主要用途
1mL	4～5 号	皮内注射、注射小剂量药液
2mL、5mL	6～7 号	皮下注射、肌内注射、静脉采血
10mL、20mL、30mL、50mL、100mL	7～12 号	静脉注射、静脉输血、采血、各种穿刺

3. 注射药物及其他　遵医嘱准备。

4. 注射依据　注射单或医嘱单。

三、药液抽吸法

（一）自安瓿抽吸药液（图 18-4）

1. 查对药物　核对注射卡、药名、剂量、浓度，检查质量、有效期。

2. 消毒及折断安瓿　再次查对药名后将安瓿顶端药液弹至体部，用 75% 乙醇消毒颈部，用砂轮在安瓿颈部划一锯痕，再重新消毒安瓿，以拭去细屑，从敷料缸内取一纱布裹住安瓿并折断，检查药液内有无玻璃碎屑。安瓿颈部有蓝色标记的无须划痕，75% 乙醇消毒后用纱布包裹可直接折断。

3. 抽吸药液　备注射器及针头，持注射器刻度朝上，针尖斜面向下置入安瓿内的液面下，抽动活塞，吸取药液，针尖不能触及安瓿外口，不能将针栓置于安瓿内，抽药时手不可触及活塞体部，以免污染药液。

4. 排尽空气　将针头垂直向上，先回抽活塞使针头内的药液流入注射器内，并使气泡聚集在乳头根部，再轻推活塞，排出空气。若注射器乳头偏向一侧，排气时可让注射器倾斜，使乳头朝上，利于气泡集中于乳头根部，再排出气体。

5. 保持无菌　将空安瓿套在针头上，核对无误后放于无菌盘内备用；也可将针头护套套在针头上，但安瓿或密封瓶不可丢弃，以便查对。

（二）自密封瓶内吸取药液（图 18-5）

1. 检查药物质量，根据药物性质和剂量选择合适的注射器。

2. 用启瓶器除去铝盖中心部分，常规消毒瓶盖顶部及其周围，待干。

3. 注入空气，以增加瓶内压力，便于抽吸；倒转药瓶及注射器，使针头在液面以下，吸取药液至所需量后，以食指固定针栓，拔出针头。

4. 吸药完毕，排出注射器和针头内的气体，将密封空药瓶套在针头上，再次查对后放入注射盘内备用。

（三）抽吸结晶、粉剂或油剂药物

吸取结晶和粉剂药物时，先抽吸无菌生理盐水或专用溶媒注入瓶中，并抽出空气，待药物充分溶解后吸取；混悬液摇匀后立即抽取；黏稠油剂可稍加温或双手对搓药瓶（药液易被热破坏者除外）后，用粗针头吸取。

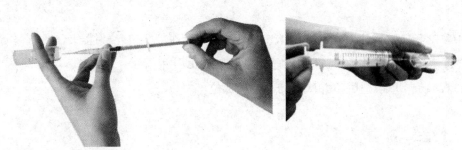

A. 自小安瓿内吸取药液　　　　　　B. 自大安瓿内吸取药液

图 18-4　自安瓿内吸取药液

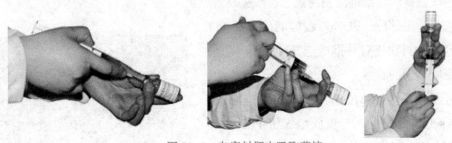

图 18-5　自密封瓶内吸取药液

四、常用注射法

（一）皮内注射法

皮内注射（intradermic injection，ID）是将少量药液或生物制品注射于表皮与真皮之间的方法。

【目的】

1. 药物过敏试验，观察有无过敏反应。

2. 预防接种。

3. 局部麻醉的起始步骤。

【部位】

1. 皮内试验　常选用前臂掌侧下段处，因该处皮肤较薄，易于注射，且此处肤色较淡，易于辨认局部反应。

2. 预防接种　如卡介苗接种，常选用上臂三角肌下缘。

3.局部麻醉　实施局部麻醉处的局部皮肤。

【评估】

1. 患者的心理状态及合作程度。

2. 患者的病情，用药史或过敏史、家族史。

3. 患者注射部位的皮肤情况，有无瘢痕、硬结、炎症或溃疡等。

【计划】

1.用物准备　常规注射盘、注射卡、按医嘱准备药物、1mL 注射器及 4～5 号针头，如做药物过敏试验，需另备 0.1% 盐酸肾上腺素和 2mL 注射器。

2.患者准备　取舒适卧位并暴露局部注射部位。

【实施】

1. 操作方法

（1）按医嘱准备药液，严格执行查对制度和无菌操作原则。

（2）携用物到患者处，核对床号、姓名、医嘱，向患者解释操作目的、过程及方法，如为药物过敏试验应详细询问用药史、过敏史及家族史。

（3）选择注射部位，以 75% 乙醇消毒皮肤，待干，抽吸药液，再次查对并排尽空气，忌用碘酊消毒，避免影响结果的观察。

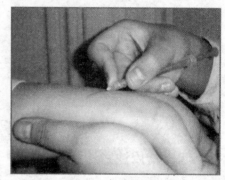

图 18-6　皮内注射

（4）左手绷紧注射部位皮肤，右手以平执式持注射器，针头斜面向上，与皮肤呈 5°角进针（图 18-6），进针角度不可过大，过大会将药物注入皮下，影响局部反应的观察和判断，待针头斜面完全进入皮内后，放平注射器，固定针栓，注入药液，注入的剂量为 0.1mL，使局部出现一圆形隆起的皮丘，皮肤变白并显露毛孔。

（5）注射完毕，迅速拔出针头，观察结果。嘱患者勿离开病室。若为药物过敏试验，15～20 分钟后观察局部反应并做出判断。

（6）再次查对，协助患者取舒适卧位，告知患者注意事项，清理用物，洗手并记录。

2. 注意事项

（1）皮内过敏试验前，应仔细询问用药史、过敏史、家族史，并嘱患者不可随意离开病室，便于观察用药后的反应及结果。如患者对该药物过敏，则不应做皮试并与医生联系，更换其他药物。

（2）严格执行查对制度和无菌技术操作原则。

（3）忌用含碘消毒剂，以免影响局部反应的观察与判断，并避免与碘过敏反应相混淆。

（4）做皮内试验时，应嘱患者勿按揉注射部位，以免影响对反应结果的判断。

（5）如需做对照试验，应用另一注射器和针头，在另一前臂的相同部位，注入 0.9% 氯化钠溶液 0.1mL，20 分钟后对照观察反应。

【评价】

1. 操作方法正确，用药安全、有效。

2. 患者理解皮内注射的目的，能主动配合。

3. 患者获得预防药物过敏的一般知识。

（二）皮下注射法

皮下注射（hypodermic injection，H）是将少量药液或生物制剂注入皮下组织的方法。

【目的】

1. 预防接种，如各种疫苗的预防接种。

2. 局部麻醉用药。

3. 用于不宜口服给药且需要在一定时间内发生药效的药物，如胰岛素、阿托品、肾上腺素等药物的注射。适合小剂量及刺激性弱的药物注射，以免吸收不良造成局部硬结、疼痛等反应。

【部位】

常选用上臂三角肌下缘、腹壁、后背、大腿前侧和外侧（图 18-7）。

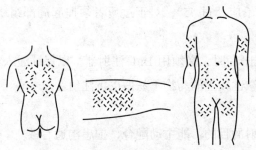

图 18-7　常选用的部位

【评估】

1. 患者的病情、治疗情况及注射部位局部情况，有无溃疡、硬结、瘢痕等。

2. 患者肢体活动能力、对注射药物的认知、心理状态及合作程度。

【计划】

1. 用物准备　常规注射盘 1 套、1 ～ 2mL 注射器及 5 ～ 6 号针头、注射卡，按医嘱准备药液。

2. 患者准备　了解皮下注射的目的、方法及注意事项，并能积极配合，取舒适体位并暴露注射部位。

【实施】

1. 操作方法

（1）洗手、戴口罩，按医嘱准备药液。

（2）携用物至患者处，核对并解释，取得患者合作，若注射胰岛素应告知患者及家属在餐前半小时注射。

（3）选择注射部位，常规消毒皮肤、待干，抽吸药液再次查对并排尽空气。

（4）一手绷紧局部皮肤，一手持注射器，食指固定针栓，针尖斜面向上，与皮肤呈30°～40°，快速将针梗的 1/2 ～ 2/3 刺入皮下（图 18-8），进针角度不宜超过 45°，以免刺入肌层。

（5）一手固定针栓，一手放松皮肤，抽动活塞，如无回血，缓慢推注药液，如有回血，拔出针头重新注射。

（6）注射毕，用无菌干棉签轻压针刺处，快速拔针后按压片刻，压迫至不出血为止。

（7）再次查对，安置患者，整理床单位，清理用物，洗手并记录。用物严格按消毒隔离原则处理。

2. 注意事项

（1）长期皮下注射的患者，应有计划地更换注射部位，以免局部出现硬结，影响药物吸收。如糖尿病患者注射胰岛素时应采用多部位皮下轮流注射法。

（2）针头刺入角度不应超过 45°，对于过瘦者须捏起局部组织或适当减小进针角度，以免针头刺入肌层。

（3）注射药液不足 1mL 时，必须用 1mL 注射器，以保证注入药液量准确。

（4）剂量过大或刺激性较强的药物不易做皮下注射。

【评价】

1. 患者理解皮下注射的目的，能主动配合，护患沟通有效。

2. 患者注射部位未发生硬结、感染。

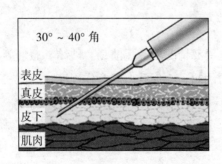
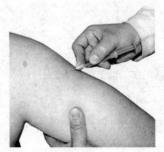

图 18-8 皮下注射法

（三）肌内注射法

肌内注射法（intramuscular injection，IM）是将一定量药液注入肌肉组织内的方法。人体肌肉组织有较多的毛细血管网，因此，药物注入肌肉组织后，吸收迅速而完全。

【目的】

1. 注射剂量较大、刺激性较强的药物。

2. 注射不宜口服或静脉注射且要求比皮下注射迅速发挥疗效的药物。

【部位】

注射部位多选择肌肉组织丰厚、远离大血管和神经的部位。最常用的部位是臀大肌，其次为臀中肌、臀小肌、股外侧肌和上臂三角肌。

1. 定位方法

（1）臀大肌注射定位法：臀大肌是臀肌中最大且表浅的肌肉，起自髂后上棘与尾骨尖之间，肌纤维平行向外下方止于股骨上部。坐骨神经起自骶丛神经，自梨状肌下孔出骨盆至臀部，在臀大肌深部，约在坐骨结节与大转子之间中点处下降至股部，其体表投影为自大转子尖至坐骨结节中点向下至腘窝。注射时注意避免损伤坐骨神经。臀大肌注射定位方法有两种：

1）十字法：从臀裂顶点向左或向右作一水平线，从髂嵴最高点作一垂直平分线，将臀部分为四个象限，其外上象限避开内下角，即为注射区（图 18-9a）。

2）连线法：取髂前上棘与尾骨连线的外上 1/3 处为注射部位（图 18-9b）。

（2）臀中肌、臀小肌注射定位法：臀中肌、臀小肌处血管、神经分布较少，且脂肪组织较薄，目前已广泛使用。其定位方法有两种：①构角法：以食指尖、中指尖分别置于髂前上棘和髂嵴下缘处，这样髂嵴、食指、中指之间便构成一个三角形区域，此区域为注射部位（图 18-10a）。②三指法：髂前上棘外侧三横指处（以患者的手指宽度为标准）为注射部位（图 18-10b）。

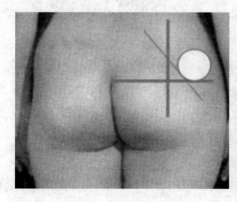

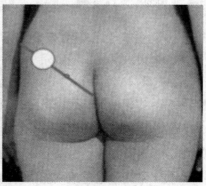

（a）十字法　　　　　　　　　　　（b）连线法

图 18-9 臀大肌注射定位法

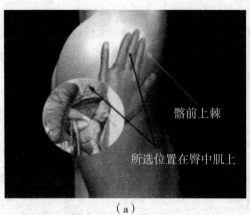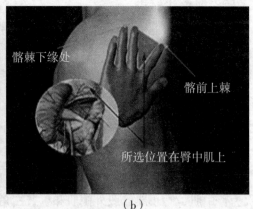

（a）　　　　　　　　　　（b）

图 18-10　臀中肌、臀小肌注射定位法

（3）股外侧肌注射定位法：大腿中段外侧，成人一般可取髋关节下 10cm 至膝关节上 10cm、宽约 7.5cm 的范围为注射部位。此处大血管、神经干很少通过，且注射范围较广，适用于多次注射（图 18-11）。

（4）上臂三角肌注射定位法：上臂外侧，肩峰下 2～3 横指处为三角肌注射部位。该部位注射方便，但此处肌肉不如臀部肌肉丰厚，只能做小剂量注射（图 18-12）。

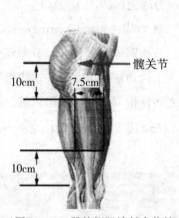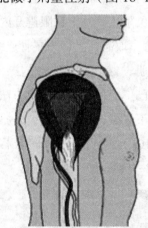

图 18-11　股外侧肌注射定位法　　　　图 18-12　上臂三角肌注射定位法

2. 常用体位　为了使臀部肌肉松弛，减少疼痛，注射时常取下列各种体位：

（1）侧卧位：上腿伸直并放松，下腿稍弯曲。

（2）俯卧位：足尖相对，足跟分开，头偏向一侧。

（3）仰卧位：常用于危重或不能翻身的患者，选用臀中肌、臀小肌做肌内注射比较方便，嘱患者自然平躺，肌肉放松，勿紧张。

（4）坐位：凳子宜稍高，嘱患者坐稳，放松局部肌肉。适用于门诊患者。

【评估】

1.患者的年龄、病情、心理状态及治疗情况。

2.患者对注射给药的认识与合作程度。

3.患者注射部位皮肤、肌肉组织情况及肢体活动能力。

【计划】

1.用物准备　常规注射盘 1 套、注射卡、按医嘱准备的药液、2～5mL 注射器及 6～7 号针头。

2.患者准备　了解肌内注射的目的、方法及注意事项并能积极配合。

3.环境准备　注射环境安静、整洁、光线适宜或有足够的照明。根据患者需要遮挡患者。

【实施】

1.操作方法

（1）洗手，戴口罩，按医嘱准备药液，携用物至患者处，核对并向患者或家属解释操作的目的和方法，取得合作。

（2）协助患者取合适体位，选择注射部位、定位，嘱患者放松，勿紧张。

（3）常规消毒皮肤、待干，抽吸药液再次核对，并排尽空气。

（4）一手拇、示指绷紧局部皮肤，一手持注射器，中指固定针栓（图 18-13），将针头迅速垂直刺入针梗的 2/3（图 18-14）。切勿将针梗全部刺入，以防针梗从根部衔接处折断，难以取出。消瘦者及患儿的进针深度酌减。

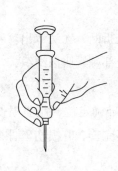

图 18-13　持针手法

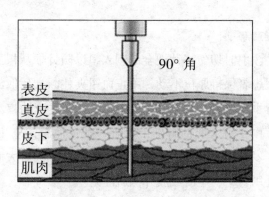

图 18-14　肌内注射进针角度

（5）松开绷紧皮肤的手，抽动活塞，如无回血，固定针头，缓慢注入药液，同时观察患者的表情及反应。

（6）注射毕，快速拔针，用无菌干棉签轻压进针处，按压片刻，压迫至不出血为止（图 18-15）。

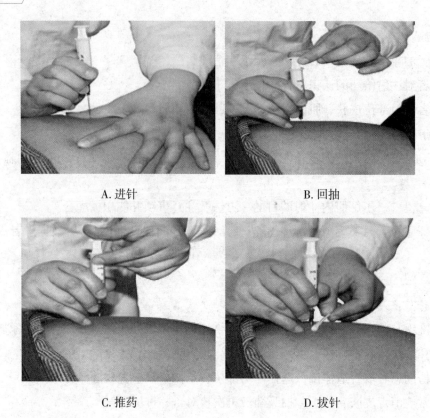

A. 进针   B. 回抽

C. 推药   D. 拔针

图 18-15 肌内注射

（7）再次进行核对，协助患者取舒适卧位，整理床单位，清理用物，洗手，做好记录。

2. 注意事项

（1）注射时切勿将针梗全部刺入，以防针梗从根部衔接处折断，无法取出。若针头折断，应嘱患者保持原位不动，用止血钳夹住断端后取出；如全部刺入肌肉组织，立即请外科医生行手术取出。对消瘦者或小儿进针深度应酌减。

（2）由于臀大肌的解剖位置毗邻坐骨神经，故注射时应准确定位，避免损伤坐骨神经。对 2 岁以内婴幼儿不宜选择臀大肌注射，因臀大肌发育不完善，有损伤坐骨神经的危险，可选用臀中、小肌或股外侧肌注射。

（3）需长期肌内注射的患者，应交替更换注射部位，以利于药物的充分吸收，防止组织损伤或皮下硬结。如长期注射出现硬结时，可采用热敷、理疗等方法处理。两种或两种以上药物同时注射时，应注意药物的配伍禁忌。

（4）严格执行查对制度和无菌技术操作原则。

【评价】

患者了解肌内注射的目的，能主动配合，有安全感，护患沟通有效。

（四）静脉注射法

静脉注射（intravenous injection，IV）是由静脉注入一定量无菌药液的方法。药液可直接进入血液循环而达全身，是发挥药效最快的给药方法。

【目的】

1. 注入不宜口服、皮下或肌内注射又需迅速发生药效的药物。

2. 注入药物以协助临床诊断，如胆囊 X 线摄片、肾功能检查前注入药物等。

3. 常用于急危重症患者的治疗，为静脉输注液体、药物、血液提供通道。

4. 静脉营养治疗。

【部位】

1. **四肢浅静脉**　上肢常选用肘部静脉（贵要静脉、正中静脉、头静脉）及腕部、手背静脉；下肢常用大隐静脉、小隐静脉和足背静脉。

2. **股静脉**　位于股三角区，在股动脉内侧 0.5cm 处（图 18-16）。

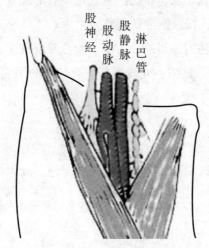

图 18-16　股动脉、股静脉的解剖位置

3. **小儿头皮静脉**　小儿头皮静脉极为丰富，分支甚多，互相沟通交错成网，且静脉表浅易见，易于固定；不受患儿肢体活动限制，便于保暖和护理。常用的头皮静脉有额静脉、颞浅静脉、耳后静脉、枕静脉等。进行穿刺时，应注意区分头皮动、静脉（表 18-4）。

表 18-4　头皮静脉与头皮动脉的鉴别

局部特征	头皮静脉	头皮动脉
颜色	微蓝色	深红或与皮肤同色
搏动	无	有
管壁	薄、易压瘪	厚、不易压瘪

局部特征	头皮静脉	头皮动脉
血流方向	向心	离心
血液颜色	暗红	鲜红
推药时反应	阻力小	阻力大，局部血管树枝状突起，患儿疼痛，颜色苍白，尖叫

【评估】

1. 药疗的计划，药物的性质，可能产生的效果及不良反应。

2. 患者的年龄、病情、意识状态、治疗情况及用药过敏史，对静脉注射给药的认识与合作程度。

3. 患者注射部位的皮肤状况、静脉充盈度及管壁弹性、肢体的血液循环情况。

【计划】

1. 用物准备　常规注射盘1套，根据药量选定注射器及6～9号针头或头皮针，止血带，小垫枕，胶贴，注射卡，按医嘱准备药液。

2. 患者准备　了解静脉注射的目的、方法、配合要点及注意事项，并能积极配合。

3. 环境准备　环境安静、整洁、光线适宜或有足够的照明，符合无菌技术操作要求；必要时遮挡患者。

【实施】

1. 操作方法

（1）洗手，戴口罩，按医嘱准备药液，携用物至患者处，核对并解释，协助患者取舒适体位。

（2）选择静脉

1）四肢浅静脉注射

①选择合适静脉，在穿刺部位的下方垫小枕。戴手套，在穿刺部位上方（近心端）约6cm处扎紧止血带，止血带末端向上，上肢注射，嘱患者握拳。常规消毒皮肤，待干。

②抽吸药液，再次查对，排尽空气。以一手拇指绷紧静脉下端皮肤，使其固定；另一手持注射器（或头皮针针柄），示指固定针栓，针尖斜面向上，与皮肤呈15°～30°角自静脉上方或侧方刺入皮下再沿静脉走向潜行刺入静脉（图18-17），见回血，可再顺静脉进针少许，松开止血带，嘱患者松拳，固定针头（如为头皮针，用胶布固定）。

2）股静脉注射

①协助患者取仰卧位，穿刺侧下肢略屈膝外展外旋，必要时臀下垫小枕，暴露注射部位。如为小儿注射，需用尿布覆盖会阴，以防其排尿打湿注射部位。

②常规消毒局部皮肤，待干，同时消毒术者左手食指和中指。

③抽吸药液，再次查对，排尽空气

④左手食指和中指于腹股沟处扪及股动脉搏动最明显处并固定，右手持注射器，针头和皮肤呈 90°或 45°角，在股动脉内侧 0.5cm 处刺入，抽动活塞见有暗红色血，固定针头，根据需要注入药液或采集血标本。

3）小儿头皮静脉注射

①协助患儿取仰卧或侧卧位。

②选择合适的头皮静脉，穿刺者立于患儿头侧，注射部位备皮。

③常规消毒局部皮肤，待干。

④再次核对，接头皮针头并排尽空气。

⑤由助手固定患儿头部，操作者一手拇指、示指固定静脉两端皮肤，另一手持头皮针针柄沿静脉向心方向，针头与皮肤呈 15°～ 20°角，由静脉上方刺入皮下，再沿静脉方向潜行刺入静脉。

⑥见回血后推药少许，如无异常，用胶布固定针头。

（3）缓慢推注药液，注药过程中要缓慢地试抽回血，以检查针头是否仍在静脉内，如有局部疼痛或肿胀隆起，抽无回血，应拔出针头，更换部位，重新注射。

（4）注射毕，将无菌干棉签放于穿刺点上方，快速拔出针头，按压片刻。股静脉注射，拔针后局部用无菌纱布加压止血 3 ～ 5 分钟，以免引起出血或形成血肿，然后用胶布固定。

（5）再次核对，协助患者取舒适卧位，整理床单位，清理用物。洗手，做好记录。

2. 注意事项

（1）严格执行无菌技术原则、查对制度及消毒隔离制度。

（2）应选择粗直、弹性好、相对固定、避开关节部位和静脉瓣的静脉。为保护血管，应有计划地自远心端至近心端选择血管。穿刺时应沉着，一旦出现局部血肿，立即拔出针头，按压局部，另选其他部位静脉穿刺。见暗红色血液回流，提示针头进入静脉。

（3）根据患者年龄、病情及药物性质调整注入药物的速度，随时听取患者感受并注意观察患者局部皮肤及病情变化。

（4）静脉注射对组织刺激性强的药物时，另备抽有 0.9% 氯化钠注射液的注射器和针头穿刺，证实针头在血管内后，再换上所需药液推注，以防药液外渗于皮下而发生组织坏死。

（5）在推注药液过程中，一旦静脉出现烧灼感、触痛、肿胀或其他异常感觉，回抽无回血，应拔出针头，更换部位，重新注射。用 50% 硫酸镁湿敷或报告医生进行处理。保持皮肤清洁，以防发生感染。

（6）股静脉穿刺中，若回血呈鲜红色，表示误刺入股动脉，应立即拔出针头，并用无菌纱布压迫穿刺处 5 ～ 10 分钟，直至无出血为止，再改用另一侧股静脉重新穿刺；有出血倾向的患者禁忌股静脉穿刺。

（7）小儿头皮静脉注射时，应与家属进行沟通，注意约束患儿，防止其抓捏注射部位。穿刺时注意动、静脉的鉴别。

【评价】

1. 患者了解注射目的，能够配合操作，有安全感，护患沟通有效。

2. 患者注射部位无肿胀、渗出，未发生感染，无损伤。

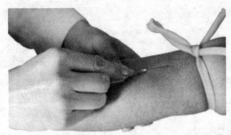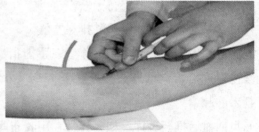

A. 静脉注射进针　　　　　　　　　　　　　　　B. 推注药液

图 18-17　静脉注射法

【常见静脉穿刺失败的原因】

1. 针头未刺入静脉内　穿刺时，因进针角度过小或因静脉滑动，针头刺入皮下组织，抽吸无回血，推注药液可见局部皮肤隆起并有疼痛。

2. 针头斜面一部分在血管内　穿刺时，见回血后未平行进针或推进针尖斜面不完全；或在穿刺成功后，因固定不当或松解止血带方法欠妥，导致针头移位，使针尖斜面部分在血管外，抽吸可见回血，推药时部分药液渗出至皮下组织，局部皮肤隆起并伴有疼痛。

3. 针头刺破对侧血管壁　针头刺入略深，即针头斜面部分穿破对侧静脉管壁，抽吸有回血，推注时部分药液溢至深部组织，虽局部皮肤暂无明显隆起，但患者有明显疼痛感。

4. 针头刺入深层组织　针头刺入过深，即针头穿透对侧静脉管壁后进入深层组织，抽吸无回血，推注药液时局部皮肤无隆起，但有疼痛感。

五、注射技术操作并发症的预防及处理

1. 疼痛　注射部位疼痛，推注药物时加重，严重者出现晕针、虚脱。疼痛程度在完成注射后逐渐减轻。护士应注重心理护理，向患者说明注射的目的，取得患者配合。熟练掌握无痛注射技术，准确注入药量。对剧烈疼痛者，给予止痛剂对症处理；发生晕针或虚脱者，按晕针或虚脱处理。

2. 局部组织反应　注射部位有红肿、疼痛、瘙痒、水疱、溃烂、破损及色素沉着等表现。应避免使用对组织刺激性较强的药物，患者不可随意搔抓或揉按局部皮丘，对已发生

局部组织反应者，对症处理，预防感染。

3. **虚脱或晕针**　患者有头晕、面色苍白、心悸、出汗、乏力、眼花、耳鸣、心率加快、脉搏细弱、血压下降等表现，严重者意识丧失。多见于体质衰弱、饥饿和情绪高度紧张的患者。注射前应向患者做好解释工作，使患者消除紧张心理，并避免在饥饿状态下进行治疗；对以往晕针、情绪紧张的患者，注射时宜采用卧位；如发生虚脱现象，将患者平卧，保暖，针刺人中、合谷等穴位，必要时采取静脉推注 5% 葡萄糖等措施，症状可逐渐缓解。

4. **出血**　拔针后少量血液自针眼流出。对于迟发性出血者可形成皮下血肿，注射部位肿胀、疼痛，局部皮肤淤血。注射时应正确选择注射部位，避免刺伤血管。注射完毕后，局部按压。按压部位要准确，对凝血机制障碍者，适当延长按压时间。拔针后针眼少量出血者，予以重新按压注射部位。形成皮下血肿者，可根据血肿的大小采取相应的处理措施。

5. **皮下硬结**　注射后局部肿胀、瘙痒，可扪及硬结。严重者可导致皮下纤维组织变性、增生，形成肿块甚至坏死。根据药物性质、量确定注射深度，避免在同一部位多次注射，避开瘢痕、炎症、皮肤破损处。已形成硬结者，用以下方法外敷：①用伤湿止痛膏外贴硬结处（孕妇忌用）；②用 50% 硫酸镁湿热敷；③将云南白药用食醋调成糊状涂于局部；④取新鲜马铃薯切片浸入山莨菪碱（654-2）注射液后外敷硬结处。

6. **静脉血肿**　血管破损，出现皮下肿胀、疼痛。2～3 天后皮肤变青紫。1～2 周后血肿开始吸收。静脉注射时应提高穿刺技术，避免盲目进针。重视拔针后对血管的按压。已有血液淤积皮下，早期予以冷敷，以减少出血。24 小时后局部给予 50% 硫酸镁湿热敷，每日 2 次，每次 30 分钟，以加速血肿的吸收。

7. **疾病传播**　经血液、体液传播的疾病，注射时严格执行无菌技术操作及消毒隔离原则，一人一针一管。使用活疫苗时，防止污染环境，用过的注射器、针头及用剩的疫苗要及时焚烧。注射后，护士需消毒手后方可为下一个患者进行注射。

六、微量注射泵的使用

微量注射泵（图 18-18）是电子调速注射装置，能将小剂量药液持续、均匀、定量注入人体静脉的注射装置。临床上常用于小儿及某些药物如杜冷丁、毛花苷丙、硫酸镁、氨茶碱等静脉注射。操作要点：插好电源，打开开关，将抽吸好药液的注射器固定于注射泵上，根据医嘱设定注射速度和时间，将注射器连接头皮针，排气，选择合适的静脉，常规消毒皮肤，穿刺静脉，用胶布将头皮针固定好后按下"开始"键，开始注射。药液注射完毕，按下"停止"键，用干棉签轻压穿刺点，快速拔针后按压片刻，取下注射器，关闭注射泵，切断电源。

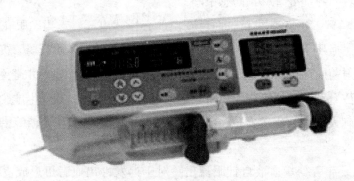

图 18-18 微量注射泵

第五节 药物过敏试验法

在临床上患者应用某些药物的过程中，常可引起不同程度的过敏反应甚至发生过敏性休克而危及生命。药物过敏反应属于异常的免疫反应，其基本原因是抗原抗体相互作用的结果，有以下特点：①虽然各种药物引起过敏反应的发生率有高有低，但一般发生于用药人群中的少数人，不具有普遍性。②过敏的发生与体质有关是机体对某些药物"质"的过敏，而不是"量"的中毒。一旦患者对药物过敏，即使用很小的剂量也足以引起过敏反应，有别于药物的副作用和毒性反应。③药物过敏反应是在用法、用量都正常的情况下的不正常反应，其临床表现与正常药理反应或毒性反应无关。④药物过敏反应的发生需有致敏阶段，即过敏源的获得来源于过敏发生前的多次药物接触，因此药物过敏反应通常不发生在首次用药，一般在再次用药后发病。

为防止过敏反应发生，在使用致敏性较高的药物前，除须详细询问患者的过敏史、用药史、家族史外，还须做药物过敏试验。在做药物过敏试验过程中，要准确配制药液，熟练掌握操作方法，认真观察患者反应，正确判断结果，做好发生过敏反应时的抢救准备，熟练掌握抢救技术。

一、青霉素过敏试验法

青霉素是从青霉菌培养液中获取的一种具有抗菌作用的药物。主要用于敏感的革兰阳性球菌、阴性球菌和螺旋体感染。青霉素具有疗效高、毒性低的优点，最常见的不良反应是过敏反应，其发生率在各种抗生素中最高，可达 3% ~ 6%。常发生于多次接受青霉素治疗者，偶见初次用药患者。由于任何剂型和剂量、任何给药途径与时间、任何年龄，均可能发生过敏反应，因此在使用任何青霉素制剂前均应做过敏试验，结果阴性方可用药，同时要加强用药前后监测，及时发现过敏反应并处理。

1. 发生机制　青霉素过敏反应发生的根本原因是抗原和抗体的相互作用。青霉素本身不具有免疫原性，其制剂中所含的高分子聚合体及其降解产物作为一种半抗原，进入机体后，与蛋白质、多糖及多肽类结合形成全抗原，刺激机体产生特异性抗体 IgE。IgE 黏附于某些组织如皮肤、鼻咽部、支气管黏膜下微血管壁周围的肥大细胞上或血液中的嗜碱性粒细胞表面，使机体呈致敏状态。此阶段不发生过敏反应，但有免疫反应，称为致敏阶段。当过敏体质的人再次接触该抗原时，抗原即和抗体在致敏细胞上相互作用，导致肥大细胞破裂，释放出生物活性物质，如组胺、缓激肽、5- 羟色胺等血管活性物质，引起平滑肌痉挛，腺体分泌增多，毛细血管扩张及通透性增强，从而产生喉头水肿、哮喘、荨麻疹、休克等一系列过敏反应的临床表现。

2. 预防措施

（1）对青霉素过敏的人，任何给药途径（如注射、口服、外用等）、任何剂型和任何剂量均可发生过敏反应。因此，使用各种剂型的青霉素都应做过敏试验。用药前必须详细询问患者的用药史、过敏史和家族史，已知有过敏史者，应禁止做过敏试验。对已接受青霉素治疗的患者，停药三天以上再用或在用药过程中更换药物批号，均须重做过敏试验，试验结果为阴性者方可用药。

（2）在做青霉素试验和注射前均应做好急救的准备工作，备好盐酸肾上腺素、注射器和抢救设备。

（3）正确实施过敏试验，准确配制皮试液，正确实施皮内注射，准确判断试验结果。试验过程中应严格遵守操作规程。

（4）皮试结果为阳性反应者禁用青霉素，及时报告医生，在体温单、医嘱单、床头卡、病历、门诊病历上醒目地注明，并告知患者及家属。

（5）做青霉素过敏试验时，溶媒应选择 0.9% 氯化钠注射液。青霉素作为半抗原，其水溶液在室温下非常不稳定，易产生青霉烯酸和高分子聚合体，使其致敏性增高，药效下降，因此药液必须现配现用，不宜放置过久。

（6）用药过程中，应严格执行查对制度，严密观察患者的反应，首次注射青霉素者注射者需观察 30 分钟，以防迟缓性过敏反应发生。

3. 试验方法

【目的】

通过过敏试验，确定患者对药物是否过敏，作为临床应用药物治疗的依据。

【部位】

常选用前臂掌侧下段处，因该处皮肤较薄，易于进针且肤色较淡，易于辨认皮试结果。

【评估】

（1）患者病情、治疗情况、用药史、过敏史及家族史，是否用过此药或停药时间，是否更换批号。

（2）患者对药物过敏试验的认识，试验部位皮肤情况，患者的心理反应及合作程度。

【计划】

（1）用物准备：同皮内注射，注射用 80 万 U 青霉素 1 支，另备 5mL 注射器、0.9% 氯化钠注射液、试验药液、0.1% 盐酸肾上腺素、地塞米松、氧气及急救用物等。

（2）患者准备：了解药物过敏试验的目的、过程及注意事项，稳定情绪，积极配合。患者空腹时不宜做过敏试验，以防发生晕针、低血糖晕厥等反应，与过敏反应相混淆。

【实施】

（1）操作方法

1）配制青霉素皮肤试验液：检查药物，核对药名、浓度、剂量、有效期，检查质量。撬开铝盖中心部分并消毒、待干，用 5mL 注射器抽取 0.9% 氯化钠注射液 4mL，注入并溶解青霉素 80 万 U，含青霉素 20 万 U/mL 的原液。取上液 0.1mL，加 0.9% 氯化钠注射液稀释至 1mL，混匀；含青霉素 2 万 U/mL。取 0.1mL 原液时不能混有气体，每次抽吸氯化钠溶液过程中勿使气体进入注射器内。弃去上液 0.9mL，剩 0.1mL，加 0.9% 氯化钠注射液稀释至 1mL，混匀；含青霉素 2000 U/mL。再弃去上液 0.9mL 或 0.75mL，余 0.1mL 或 0.25mL，加 0.9% 氯化钠注射液稀释至 1mL，混匀、排气，配成含青霉素 200 ～ 500U/mL 的皮试液，换接 41/2 针头贴好标记，放入注射盘内备用。注明试验液名称、配制时间。

2）皮内注射：将用物携至床旁，核对、解释。协助患者取合适卧位，穿刺部位用 75% 乙醇消毒，遵照皮内注射要点在患者前臂掌侧下段注射 0.1mL（含青霉素 20 ～ 50U）青霉素皮肤试验液，20 分钟后观察并判断、记录皮肤试验结果。

3）结果判断

阴性（-）：皮丘无改变，周围无红肿，无红晕，患者无自觉症状。

阳性（+）：局部皮丘隆起增大，出现红晕硬结，直径大于 1cm 或周围出现伪足，有痒感。可有头晕、心慌、恶心，严重者可出现过敏性休克。观察局部情况，同时要询问患者全身情况及自觉症状；如对皮试结果有怀疑，可在对侧前臂皮内注射生理盐水 0.1mL，以作对照。

4）应用药物：试验结果为阴性者遵医嘱应用药物。试验结果为阳性者禁用青霉素，并在医嘱单、病历卡、体温单、床头卡、注射卡、门诊卡上标明"青霉素阳性"，同时告知患者及其家属并告知医生更换药物。

（2）注意事项

1）严格执行"三查七对"制度：首次用药、已接受青霉素治疗者停药三天以上，或用药过程中更换药物批号时，必须做过敏试验，结果为阴性者方可用药。使用任何剂型的青霉素前都应做过敏试验。

2）用药前必须详细询问患者的用药史、过敏史和家族史：对已知过敏史者禁做过敏试验，对有其他药物过敏或变态反应病史者应慎用。

3）严格遵守操作规程：准确配制皮试液浓度，准确注入药物剂量，准确判断试验结果。

4）青霉素应现配现用：青霉素试验液不稳定，在室温下可保存4小时，在冰箱冷藏可保存24小时，过时弃掉。若放置时间过长，除药物被污染或药物效价降低外，还可分解产生各种致敏物质而引起过敏反应。配制试验液和稀释青霉素的等渗盐水应专用。

5）试验结果为阳性者处理：禁用青霉素，并在医嘱单、体温单、病历卡、床头卡、注射卡、门诊卡上标明"青霉素阳性"，同时告知患者及其家属。

6）不宜空腹进行皮肤试验和药物注射：有的患者因空腹用药会出现晕针、疼痛刺激等，并产生头晕眼花、出冷汗、面色苍白、恶心等反应，易于和过敏反应相混淆，应注意区分。

7）严密观察过敏反应：皮试后及首次注射青霉素的患者需就地观察30分钟，并备好急救药品及抢救设备，如备好盐酸肾上腺素、氧气等。

【评价】

（1）护士操作规范，无意外情况发生。

（2）患者了解青霉素皮试的目的，愿意接受并正确配合。

4. 青霉素过敏反应的临床表现

（1）过敏性休克：属于Ⅰ型变态反应，是过敏反应中最严重的一种反应。过敏性休克的发生率为万分之五到万分之十，多在用药后5～20分钟内发生，反应迅速的甚至在用药后数秒内发生，也有极少数患者发生于连续用药的过程中。主要临床表现有：

1）呼吸道阻塞症状：由喉头水肿、支气管痉挛和肺水肿引起，患者表现为呼吸困难、胸闷、气促、哮喘等，并伴有濒死感。

2）循环衰竭症状：由于周围血管扩张，导致有效循环血量不足，患者表现为面色苍白、冷汗、发绀、脉细弱、血压下降等。

3）神经系统症状：因脑组织缺氧所致，表现为头晕眼花、面部及四肢麻木、意识丧失、抽搐、大小便失禁等。

4）皮肤过敏反应：瘙痒、荨麻疹等。

上述症状中常以呼吸道症状和皮肤瘙痒最早出现，因此护士必须观察患者用药后的反应，需注意倾听患者的主诉。

（2）血清病型反应：一般于用药后7～12天内发生症状，临床表现和血清病相似，有发热、关节肿痛、荨麻疹、皮肤瘙痒、全身淋巴结肿大、腹痛等。

（3）各器官或组织的过敏反应

1）皮肤过敏反应：瘙痒、荨麻疹，严重者发生剥脱性皮炎。

2）呼吸道过敏反应：可引起哮喘或促发原有的哮喘发作或发作加重。

3）消化系统过敏反应：可引起过敏性紫癜，以腹痛和便血为主要症状。

5. 过敏性休克的急救措施　由于过敏性休克发生迅猛，务必做好预防和急救准备，一旦出现过敏性休克立即采取有效抢救措施。处理原则是迅速及时、分秒必争、就地抢救。

（1）立即停药，使患者平卧，注意保暖，就地抢救。

（2）首选肾上腺素注射，立即皮下注射 0.1% 盐酸肾上腺素 0.5 ～ 1mL，小儿酌减。如症状不缓解，可每隔 30 分钟皮下或静脉注射 0.1% 盐酸肾上腺素 0.5mL，也可气管内滴入，可重复使用，直至患者脱离危险期。此药是抢救过敏性休克的首选药物，具有收缩血管、增加外周阻力、兴奋心肌、增加心输出量及松弛支气管平滑肌等作用。

（3）改善缺氧症状，给予氧气吸入，当发生心跳、呼吸暂停时，应立即进行心肺复苏。呼吸受抑制时，应立即口对口人工呼吸，并肌内注射尼可刹米或洛贝林等呼吸兴奋剂。因喉头水肿影响呼吸时，应立即准备气管插管或配合施行气管切开术。

（4）根据医嘱立即给予地塞米松 5 ～ 10mg 静脉注射或用氢化可的松 200mg 加入 5% 或 10% 葡萄糖液 500mL 内静脉滴注，此药有抗过敏的作用，能迅速缓解症状。按医嘱应用抗组织胺类药物，如肌内注射异丙嗪 25 ～ 40mg 或苯海拉明 20 ～ 40mg。按医嘱给予 5% 碳酸氢钠等碱性药物，以纠正酸中毒。

（5）给予 10% 葡萄糖溶液或平衡液静脉滴注，以扩充血容量，如血压下降仍不回升，可根据医嘱给予多巴胺、间羟胺等升压药物。如患者心搏骤停，应立即进行胸外心脏按压。

（6）密切观察患者的病情，记录其体温、脉搏、呼吸、血压、尿量及其他病情变化。患者未脱离危险期时，不宜搬动。

二、头孢菌素过敏试验法

头孢菌素类过敏反应的机制与青霉素相似，主要由抗原和抗体相互作用所引起。此外，头孢菌素类与青霉素之间呈现不完全的交叉过敏反应，对青霉素过敏的患者中，有 10% ～ 30% 对头孢菌素类过敏，而对头孢菌素类过敏者绝大多数对青霉素过敏。

1. 皮内试验液的配制　试验药液以 1mL 含 0.5mg 头孢菌素等渗盐水溶液为标准。配制方法见表 18-5。

表 18-5　头孢菌素皮试液的配制方法（0.5mg/mL）

头孢菌素	加 0.9%氯化钠注射液	药液含量	要求
0.5g	2mL	250mg/mL	充分溶解
取上液 0.2mL	0.8mL	50mg/mL	摇匀、稀释
取上液 0.1mL	0.9mL	5mg/mL	摇匀、稀释
取上液 0.1mL	0.9mL	0.5mg/mL	配制完毕换接 41/2 针头，贴好标记，妥善放置

2. 试验方法　皮内注射头孢菌素皮试溶液 0.1mL（0.05mg）。

3. 试验结果　判断、记录试验结果同青霉素皮内试验法。

4. 注意事项

（1）凡既往使用头孢菌素类药物发生过敏反应者，不得再做过敏试验。

（2）皮试结果阴性者，用药后仍有发生过敏反应的可能，故在用药期间应密切观察，如有过敏反应，应立即停药并通知医生，处理方法同青霉素过敏反应。

三、链霉素过敏试验法

链霉素主要对革兰阴性细菌及结核杆菌有较强的抗菌作用。链霉素本身的毒性作用及所含杂质（链霉素胍及二链霉胺）具有释放组胺的作用，可引起中毒反应和过敏反应。因此，使用链霉素时，必须做药物过敏试验。操作方法基本同青霉素皮内试验法。

1. 过敏试验方法

（1）皮内试验液的配制：试验药液以 2500U/mL 链霉素等渗盐水溶液为标准。配制方法见表 18-6。

表 18-6　链霉素过敏试验法药液的配制方法（2500U/mL）

链霉素	加 0.9%氯化钠注射液	药液含量	要求
100 万 U	3.5mL	25 万 U/mL	充分溶解
取上液 0.1mL	0.9mL	2.5 万 U/mL	摇匀
取上液 0.1mL	0.9mL	2500U/mL	配制完毕换接 41/2 针头，贴好标记，妥善放置

（2）试验方法：皮内注射 2500U/mL 链霉素皮试液 0.1mL（250U）。

（3）试验结果：判断、记录试验结果同青霉素皮内试验法。

2. 过敏反应的临床表现与急救措施　链霉素过敏反应临床上较少见，其表现同青霉素过敏反应。但链霉素可同时伴有更严重的毒性反应，其毒性反应主要损害第八对脑神经，表现为全身麻木、肌肉无力、眩晕、抽搐、耳鸣、耳聋等，注射链霉素导致过敏性休克的发生率仅次于青霉素，但死亡率较青霉素高，出现中毒反应或过敏性休克时，可静脉注射

10% 葡萄糖酸钙或稀释一倍的 5% 氯化钙溶液，因链霉素杂质可与钙离子结合，从而减轻毒性症状。

四、破伤风抗毒素（TAT）过敏试验法

破伤风抗毒素（TAT）是马的免疫血清，对人体是一种异种蛋白，具有抗原性，注射后容易出现过敏反应。因此，用药前须做过敏试验，曾用过 TAT 但停药超过一周者，如需再次使用，也应重新做过敏试验。

1.皮内试验液的配制　试验药液以 1mL 含 150U 破伤风抗毒素（TAT）等渗盐水溶液为标准。配制方法见表 18-7。

表 18-7　破伤风抗毒素皮试液的配制方法（150U/mL）

TAT（1 支 1500U）	加 0.9% 氯化钠注射液	药液含量	要求
取上液 0.1mL	0.9mL	150U/mL	摇匀后贴好标记备用

2.试验方法　皮内注射破伤风抗毒素皮试液 0.1mL（15U），注射后 20 分钟观察、判断试验结果。

3.试验结果

（1）阴性（-）：局部无红肿，全身无异常反应。

（2）阳性（+）：局部皮丘红肿、硬结，直径大于 1.5cm，红晕范围直径超过 4cm，有时出现伪足、痒感。全身反应表现与青霉素过敏反应相似，以血清病型反应多见。

（3）TAT 脱敏注射法：对 TAT 过敏试验阳性患者，可采用小剂量多次脱敏注射疗法。破伤风抗毒素脱敏疗法的机制：小剂量抗原进入体内后同吸附于肥大细胞或嗜碱性粒细胞上的 IgE 结合，使其逐步释放出少量的组胺等活性物质；而机体本身有一种组胺酶释放，它可使组胺分解，不致对机体产生严重损害，因此在临床上可不出现症状。经过多次小量的反复注射后，可使细胞表面的 IgE 抗体大部分甚至全部被结合而消耗掉，最后大量注射破伤风抗毒素时，便不会发生过敏。脱敏注射方法见表 18-8。

表 18-8　破伤风抗毒素脱敏注射方法

注射次数	TAT	0.9% 氯化钠注射液	注射方法	间隔时间
1	0.1mL	0.9mL	肌内注射	20 分钟
2	0.2mL	0.8mL	肌内注射	20 分钟
3	0.3mL	0.7mL	肌内注射	20 分钟
4	余量	稀释至 1mL	肌内注射	20 分钟

按表18-7，每隔20分钟肌内注射 TAT 一次，直至完成总剂量注射。在脱敏注射过程中，应密切观察患者反应。如果发现患者出现面色苍白、气促、发绀、荨麻疹、头晕及心悸等不适或过敏性休克，应立即停止注射 TAT，按青霉素过敏性休克的急救措施处理。若过敏反应轻微，可待症状消退后，酌情减少剂量，并增加注射次数，以达到顺利注入余量的目的。

五、普鲁卡因过敏试验法

普鲁卡因为常用的局麻药，主要用于浸润麻醉、神经阻滞麻醉、蛛网膜下腔麻醉。偶发轻重不一的过敏反应。凡首次应用普鲁卡因或注射普鲁卡因青霉素者，均须做皮肤过敏试验，试验结果阴性者方可用药。操作方法基本同青霉素皮内试验法。

1. 皮内试验液的配制　试验药液以 0.25% 普鲁卡因等渗盐水溶液为标准。配制方法见表18-9。

表18-9　普鲁卡因皮试液的配制方法（0.25%）

1% 普鲁卡因	0.9% 氯化钠注射液	浓度	要求
取上液 0.25mL	0.75mL →	0.25%	摇匀后贴好标记备用

2. 试验方法　皮内注射 0.25% 普鲁卡因皮试液 0.1mL（0.25mg）。
3. 试验结果　判断、记录试验结果及过敏反应的急救措施同青霉素皮内试验法。

六、细胞色素 C 过敏试验法

细胞色素 C 是一种细胞呼吸激活剂，常作为治疗组织缺氧的辅助用药。偶见过敏反应，用药前仍须做过敏试验，结果阴性者方可用药。操作方法基本同青霉素皮内试验法。

1. 过敏试验方法

（1）皮内试验法：①试验液的配制：试验药液以 1mL 含细胞色素 C 0.75mg 的等渗盐水溶液为标准，配制方法见表18-10。②试验方法：皮内注射细胞色素 C 皮试液 0.1mL（0.075mg），注射 20 分钟后观察、判断试验结果。

表18-10　细胞色素 C 皮内试验药液的配制方法（0.75mg/mL）

细胞色素 C（2mL 含 15mg）	加 0.9% 氯化钠注射液	药液含量	要求
取上液 0.1mL	0.9mL	0.75mg/mL	摇匀后贴好标记备用

（2）划痕试验法：①在患者的前臂下段，用 75% 乙醇常规消毒皮肤，待干。②取细胞色素 C 原液（每 1mL 含细胞色素 C7.5mg）1 滴，滴于皮肤上。③用无菌针头在表皮上划痕两道，长约 0.5cm，深度以微量渗血为度。20 分钟后判断结果并记录。

（3）试验结果判断：①阴性（-）：局部无红肿。②阳性（+）：局部红肿，直径大于1cm，有丘疹。

2.注意事项及急救措施　同青霉素过敏反应。

七、碘过敏试验法

临床上常用碘化物造影剂做肾脏、胆囊、膀胱、支气管、脑血管等造影检查，此类药物也可发生过敏反应。凡是首次应用该药者，应在碘造影前 1～2 日做过敏试验，结果为阴性者方可做碘造影检查。操作方法基本同青霉素皮内试验法。

1.试验方法

（1）口服试验法：检查前三天开始口服 5%～10% 碘化钾 5mL，3 次 / 日，共 3 天，观察结果。

（2）皮内注射法：皮内注射碘造影剂 0.1mL，注射后 20 分钟观察、判断试验结果。

（3）静脉注射法：在患者静脉内缓慢注入碘造影剂 1mL（30% 泛影葡胺 1mL），注射后 5～10 分钟观察、判断试验结果。在静脉注射造影剂前，必须先做皮内注射，然后再行静脉注射，如为阴性方可进行碘造影。

2.试验结果

（1）口服法：服药后出现口麻、流泪、流涕、头晕、恶心、呕吐、荨麻疹等反应为阳性。

（2）皮内试验法：局部有红肿、硬结，直径大于 1cm 为阳性。

（3）静脉注射法：观察患者有无全身反应。如血压、脉搏、呼吸、面色等改变为阳性。

3.过敏反应的救治　过敏反应的救治措施同青霉素过敏反应。

4.注意事项

（1）静脉注射造影剂前，必须先做皮内试验，阴性者做静脉注射试验，静脉试验阴性者方可进行碘造影。

（2）少数患者过敏试验为阴性，但在注射碘造影剂时仍可发生过敏反应，所以在造影时需备好急救药品。

复习思考

一、单项选择题

【A1 型题】

1. 服磺胺类药需多饮水的目的是（　　　）

 A. 减轻服药引起的消化道症状   B. 避免结晶析出堵塞肾小管

 C. 避免头晕头痛等中枢神经系统反应   D. 增强药物疗效

 E. 避免影响造血功能

2. 某护士在病房发药时不慎将 2 床患者的维生素 C 0.2g 发给了 3 床患者，发现错误后，护士应直接向谁汇报（　　　）

 A. 值班医生   B. 科护士长   C. 病区护士长

 D. 护理部主任   E. 主班护士

3. 口服液体铁剂的正确方法是（　　　）

 A. 饭前服   B. 饭前测心率   C. 吸管吸入

 D. 茶水送服   E. 饭后不宜立即饮水

4. 为患儿进行静脉注射时，最常采用的静脉是（　　　）

 A. 肘正中静脉   B. 颞浅静脉   C. 大隐静脉

 D. 贵要静脉   E. 手背浅静脉

5. 护士在执行注射时，使用前不需做过敏试验的药物是（　　　）

 A. 普鲁卡因   B. 细胞色素 C   C. 链霉素

 D. 破伤风抗毒素 E. 呋塞米

6. 护士为患者做青霉素皮试，下述错误的是（　　　）

 A. 有过敏史者禁做皮内试验   B. 试验液宜用生理盐水配制

 C. 注入皮试液 500U   D. 试验部位禁用碘酊消毒

 E. 注射后 20 分钟观察结果

【A2 型题】

7. 患者，男，30 岁。阿米巴痢疾，医嘱：硫酸巴龙霉素 40～60 万单位 po qid。患者正确的服药时间是（　　　）

 A. 每日 4 次   B. 每日 3 次   C. 每日 2 次

 D. 每日 1 次   E. 每 4 小时 1 次

8. 患者，女，32 岁，因高热、畏寒、咳嗽、流涕而住院治疗，医生开出以下口服药，护士在指导用药时嘱咐患者宜最后服用的是（　　　）

 A. 止咳糖浆   B. 利巴韦林   C. 维 C 银翘片

D. 对乙酰氨基酚 E. 阿莫西林胶囊

9. 患者，男，60岁，患有多种慢性病同时服用下列几种药物，宜饭前服用的药物是（　　　）

　　A. 红霉素　　　　　　　B. 布洛芬　　　　　　　C. 健胃消食片

　　D. 氨茶碱　　　　　　　E. 阿司匹林

10. 某冠心病患者将其每日口服的氨氯地平、阿司匹林、舒降之、硝酸甘油、心得安放置于透明的塑料分药盒中，责任护士发现后立即告知患者有一种药物不宜放入此药盒中。这种药物是（　　　）

　　A. 氨氯地平　　　　　　B. 阿司匹林　　　　　　C. 舒降之

　　D. 硝酸甘油　　　　　　E. 心得安

11. 患者男，50岁，肺部感染。遵医嘱行青霉素皮试，出现过敏反应，随后出现呼吸困难，意识丧失。护士应立即采取的措施是（　　　）

　　A. 通知家属　　　　　　　　　　　B. 报告医生

　　C. 行心肺复苏　　　　　　　　　　D. 将患者采取平卧位

　　E. 皮下注射盐酸肾上腺素

12. 护士遵医嘱为患者行 10% 葡萄糖酸钙 10mL 缓慢静脉注射，推注约 5mL 后护士发现推注稍有阻力，局部略肿胀，抽无回血。发生上述情况的可能原因是（　　　）

　　A. 静脉痉挛　　　　　　　　　　　B. 针刺入过深，穿破对侧血管壁

　　C. 针头斜面一半在血管外　　　　　D. 针头斜面紧贴血管内壁

　　E. 针头刺入皮下

13. 患者，男，34岁，车祸后并发血气胸，进行手术治疗后医嘱常规行舒坦（盐酸氨溴索）雾化吸入，用该药的目的是（　　　）

　　A. 解痉　　　　　　　　B. 平喘　　　　　　　　C. 镇痛

　　D. 抑制腺体分泌　　　　E. 稀释痰液，促进排出

14. 患者，女，26岁，注射青霉素过程中出现头晕、胸闷、面色苍白、脉细弱，血压 76/44mmHg，首选抢救药物是（　　　）

　　A. 盐酸肾上腺素　　　B. 去甲肾上腺素　　　C. 盐酸异丙嗪

　　D. 地塞米松　　　　　E. 尼可刹米

15. 患者，王某，接受破伤风抗毒素皮内试验20分钟后，不能判断为阳性反应的是（　　　）

　　A. 硬结直径为 1cm　　　　　　　　B. 红晕大于 4cm

　　C. 局部皮丘红肿硬结 1.5cm　　　　D. 皮丘周围出现伪足，有痒感

　　E. 出现气促胸闷、紫绀

16. 患者，女，30 岁，有习惯性流产史，现妊娠 8 周遵医嘱给予黄体酮肌内注射，以下正确的操作是（　　）

　　A. 乙酸消毒皮肤　　　　B. 消毒范围 3cm　　　　C. 选择粗长针头注射

　　D.45°角注射　　　　　　E. 见回血注射

【A3/A4 型题】

（17 ～ 19 题共用题干）

患者男，60 岁，2 型糖尿病 8 年，胰岛素 8U 治疗，餐前 30 分钟，H. tid。

17. "H" 翻译成中文的正确含义是（　　）

　　A. 皮内注射　　　　B. 皮下注射　　　　C. 肌内注射

　　D. 静脉注射　　　　E. 静脉点滴

18. 每日给药次数（　　）

　　A. 每日一次　　　　B. 每日两次　　　　C. 每日三次

　　D. 每日四次　　　　E. 隔日一次

19. 合适的注射部位是（　　）

　　A. 腹部　　　　B. 臀小肌　　　　C. 臀中肌

　　D. 臀大肌　　　　E. 股外侧肌

（20 ～ 23 题共用题干）

患者男，40 岁，因足部外伤 30 分钟就诊，清创缝合后遵医嘱 TAT 肌内注射。

20. 为患者注射前需做 TAT 过敏试验，皮试液的浓度是（U/mL）（　　）

　　A. 15　　　　B. 150　　　　C. 1500

　　D. 15 万　　　　E. 150 万

21. 皮试后 20 分钟，观察局部皮丘红肿，硬结大于 1.5cm，红晕大于 4cm。正确的护理措施是（　　）

　　A. 在对侧前臂做对照试验　　　　B. 待患者症状消失后全量注射

　　C. 分 5 次注射　　　　D. 脱敏注射

　　E. 分 6 次注射

22. 脱敏过程中患者皮肤出现荨麻疹，应采取的护理措施是（　　）

　　A. 立即停止注射，迅速对症处理

　　B. 待症状消失后按原剂量注射

　　C. 待症状消失后减少剂量，增加注射次数

　　D. 对症处理后减少剂量，增加注射次数

　　E. 对症处理后增加剂量，减少注射次数

23. 脱敏注射每次间隔的时间是（　　）

A. 10 分钟   B. 20 分钟   C. 15 分钟

D. 3 0 分钟   E. 60 分

（24 ～ 25 题共用题干）

某新生儿出生 6 小时，进行预防接种。

24. 接种卡介苗的正确方法是（   ）

  A. 前臂掌侧下端 ID   B. 三角肌下缘 ID   C. 三角肌下缘 H

  D. 上臂三角肌 H   E. 臀大肌 IM

25. 接种乙肝疫苗的正确方法是（   ）

  A. 前臂掌侧下端 ID   B. 三角肌下缘 ID   C. 三角肌下缘 H

  D. 上臂三角肌 IM   E. 大腿前部外侧 IM

二、病例分析题

1. 患者，张某，阑尾炎术后第四天，出现感冒，体温 39℃，咳嗽咳痰。医嘱给予 SMZ、复方阿司匹林和止咳糖浆。护士发药时应如何指导患者服药？依据是什么？

2. 患者，丁某，体温 39.6℃，脉搏 114 次 / 分钟，咽喉疼痛，诊断为化脓性扁桃体炎。在做青霉素皮试试验后约 2 分钟时，患者突然胸闷气促、面色苍白、脉细弱、出冷汗，血压 72/50mmHg。请问：患者发生了什么情况？如何处理？

3. 患者，张某，女，25 岁，左脚被钉子刺破，医生嘱咐肌内注射破伤风抗毒素，皮试结果阳性。你将如何处理？

4. 患者，谢某，因慢性气管炎急性发作，咳嗽，痰黏稠，呼吸困难，医嘱给予超声波吸入疗法，护士在实施时：①应给予哪些药物放入雾化罐内吸入？为什么？②应如何正确指导患者进行超声波雾化吸入？

扫一扫，知答案

第十九章

静脉输液与输血

【学习目标】

　　1. 掌握静脉输液、输液速度调节，输液故障的排除及输液反应的护理；静脉输血、输血反应与护理。

　　2. 熟悉常用溶液及作用、输液微粒污染与防护、血液及血制品的种类。

　　3. 了解静脉输液、输血的目的。

　　静脉输液和输血是临床常用的护理操作技术，能有效增加血容量，改善微循环，维持血压，纠正水、电解质紊乱和酸碱平衡，是医院治疗疾病、抢救患者的重要手段之一。护士要全面掌握输液输血的基本理论知识和操作技能，在输液输血的过程中，重点评估患者与之相关的资料，制订详细、周密的监护计划，严格执行查对制度和操作规程，以确保治疗的安全性和有效性。

第一节　静脉输液

　　静脉输液是利用大气压和重力原理，将一定量的无菌溶液、药物由静脉输入人体的方法，是临床上改善健康状况和挽救生命的重要治疗手段。

一、静脉输液的目的

　　1. 补充水分和电解质，预防和纠正水、电解质和酸碱平衡失调。常用于脱水、酸碱代谢紊乱等患者。如剧烈呕吐、腹泻、大手术后的患者。

　　2. 补充营养，供给热能，促进组织修复。常用于慢性消耗性疾病、禁食、昏迷及口腔疾病等患者。

3. 输入药物，达到治疗疾病的目的。如输入抗生素控制感染。

4. 补充血容量，改善微循环，维持血压。用于治疗严重烧伤、大出血、休克等患者。

5. 输入脱水剂降低颅内压，达到利尿脱水的目的。

二、常用溶液及作用

（一）晶体溶液

晶体分子小，在血管内存留时间短，对维持细胞内外水分的相对平衡有重要作用。

1. **葡萄糖溶液**　用于供给水分，补充能量，治疗低血糖症和高钾血症；作为静脉药物的溶媒和载体。常用的有 5% 葡萄糖溶液和 10% 葡萄糖溶液。

2. **氯化钠溶液**　用于补充水分和电解质，维持体液容量和渗透压平衡；可作为静脉给药的溶媒和载体。常用的有 0.9% 氯化钠溶液、5% 葡萄糖氯化钠溶液、复方氯化钠溶液（林格液，内含氯化钾、氯化钠、氯化钙，又称"三氯溶液"）。

3. **碱性溶液**　用于纠正酸中毒，调节酸碱平衡。常用 5% 碳酸氢钠溶液、11.2% 乳酸钠溶液。

4. **高渗溶液**　用于脱水、利尿，降低颅内压。常用 20% 甘露醇、25% 山梨醇、50% 葡萄糖溶液。

（二）胶体溶液

胶体分子大，在血管内存留时间长，可增加血管内的胶体渗透压，使组织间液的水分被吸收入血管腔内，用于扩充循环血量，改善微循环，提升血压，纠正休克。

1. **右旋糖酐溶液**　右旋糖酐为水溶性高分子葡萄糖聚合物，能提高血浆胶体渗透压，增加血浆容量和维持血压；能阻止红细胞及血小板聚集，降低血液的黏稠度。常用中分子右旋糖酐和低分子右旋糖酐。中分子右旋糖酐主要作为血浆代用品，用于出血性休克；低分子右旋糖酐可改善微循环，预防和消除血管内红细胞聚集和血栓形成，用于各种休克所致的微循环障碍、弥散性血管内凝血、心绞痛、急性心肌梗死及其他周围血管疾病等。

2. **代血浆**　提高血浆胶体渗透压，增加血容量。常用羟乙基淀粉注射液（706 代血浆）、氧化聚明胶、聚维酮。

（三）肠外营养溶液

肠外营养溶液能供给热能，补充维生素和矿物质，维持正氮平衡，促进机体康复。常用制剂有：

1. **水解蛋白**　用于各种原因所致的蛋白质缺乏和衰弱的患者。

2. **脂肪乳剂**　能提供所需的能量和必需脂肪酸。适用于需要高能量、肾损害、禁用蛋白质的患者和由于种种原因不能经胃肠道摄取营养的患者。

3. **复方氨基酸注射液**　用于补充蛋白质、促进人体蛋白质正常代谢、纠正负氮平衡。

4. 多种微量元素注射液（Ⅱ）（安达美） 补充电解质和微量元素，可提供钙、镁、铁、锌、铜、氟和氯的正常需要量。

5. 脂溶性维生素注射液（维他利匹特） 用于长期全肠外营养患者补充脂溶性维生素A、D、E、K。

6. 注射用水溶性维生素（水乐维他） 用于长期全肠外营养患者补充水溶性维生素。

三、静脉输液技术

静脉输液方式，依据选择穿刺静脉的位置，分为周围静脉（浅静脉）输液和中心静脉（深静脉）输液；依据选择针具的不同，分为一次性静脉输液针输液和套管针输液；依据输液容器的密闭状态不同，分为密闭式输液和全密闭式输液。临床最常用的是一次性输液针周围静脉输液和套管针周围静脉密闭式输液法。

（一）周围静脉输液法

【评估】

1. 核对医嘱和输液卡，了解输液目的、液体种类、输液疗程、输入顺序、时间安排及输注速度。

2. 输入药物的性质、目的、稀释要求、配伍禁忌、不良反应等。

3. 患者年龄、病情、诊断、体液平衡状态及心、肺、肾脏功能等。

4. 患者对输液的认知、合作程度和心理反应。

5. 穿刺部位局部皮肤状态与静脉条件，如血管粗细、走行、位置、充盈度等。

依据评估资料，选择合适的静脉输液方式、穿刺部位和穿刺针具等。

【计划】

1. 用物准备

（1）输液一般用物，包括注射盘（注射常规用物）、止血带、小垫枕、治疗巾、输液贴、输液记录卡、一次性手套，必要时备固定肢体用物，如小夹板和绷带。小儿头皮静脉输液另备剃发刀。

（2）一次性输液器1套，输液针的型号由针柄部不同颜色区分。静脉留置针输液法另备：①型号合适的套管针：规格由与留置针相连的尾端颜色区分；②无菌敷贴：为特制的透明固定胶带，密封性能好，对局部刺激性小，可有效防止交叉感染，并便于观察穿刺部位的变化；③封管液：用于套管针的冲管和封管，以保持畅通的静脉通路，避免药物刺激局部血管。临床常用的封管液有两种，一种是 10 ~ 100U/mL 肝素盐水，一次用量为2 ~ 5mL，停止输液后间隔12小时封管一次；另一种是 0.9% 氯化钠溶液，一次用量为5 ~ 10mL，停止输液后间隔 8 小时封管一次。

（3）快速手消毒液、利器盒、医疗垃圾桶、生活垃圾桶、输液架或吊轨。

（4）按医嘱准备溶液及药物：护士着装规范，洗手，戴口罩。①核对输液卡、输液瓶签，检查溶液、药物、输液器具质量；②倒贴瓶签；③打开输液瓶保护盖，消毒瓶塞，按医嘱加药后，再次核对并签名；④打开输液器外包装，关闭调节器，取下输液瓶针保护帽，将瓶针自消毒的中心部位垂直刺入输液瓶内；⑤再次核对输液卡和药物，整理用物。

2. 患者准备 理解输液的方案和目的，排空大小便，选择输液部位，取舒适体位。

【实施】

1. 操作方法

（1）一次性输液针静脉输液法

①携用物至患者床旁，核对患者姓名、输液卡和瓶签。

②根据患者意愿和治疗需求，确定并再次评估穿刺部位，安置或调整输液架位置。再次核对输液卡和瓶签，将液体挂于输液架上排气。排气有两种方法。方法一：一手持输液针头，一手挤压滴管，调整滴管内液面达 1/3 ～ 1/2；打开调节器至排尽输液管道内的空气（图 19-1），再关闭调节器。方法二：一手固定调节器和输液针头，一手翻转滴管；打开调节器，待滴管内液面达 1/3 ～ 1/2 时，折叠滴管根部输液管，迅速转正滴管；松开折叠部位，随着液体平面下降，逐渐放低输液管；待输液管、过滤器和针头内空气排尽后，关闭调节器。将输液管末端放入输液器包装内，置于治疗盘中。

③消毒皮肤。四肢浅静脉：协助调整卧位，在穿刺部位下铺治疗巾，在穿刺点上 6cm 处扎止血带，常规消毒穿刺部位，必要时嘱患者握拳；小儿头皮静脉：确定穿刺部位，需要时剃去局部头发，用 70% 乙醇消毒，待干。

④再次核对患者，准备输液贴，检查输液管，确认无气体。

⑤再次消毒待干。取下输液针头保护套，穿刺静脉。

⑥见回血后，松开止血带、调节器，松拳，观察液体滴入通畅、穿刺部位无异常改变后，固定针头。先固定针柄，再用输液贴固定进针部位，最后固定输液针软管，防止针头滑脱（图 19-2），必要时固定输液管和患者肢体。

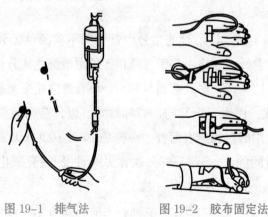

图 19-1　排气法　　　　　图 19-2　胶布固定法

⑦依据患者病情、年龄、药物性质调节滴速。若需严格控制单位时间用药剂量和输液速度，可使用输液自动控制器。

⑧再次核对，撤去止血带及其他用物，协助患者将肢体或体位安置舒适，废弃物放入指定容器内。

⑨整理床单位，向患者进行安全输液指导，如滴入速度、穿刺部位保护、故障和不适表现。将呼叫器置于易取处。

⑩清理用物，洗手。逐项填写输液观察记录内容，签名后挂在输液架上。

⑪按计划监护输液过程，填写输液记录。重点评估不良反应先兆及穿刺部位状况；倾听主诉，及时更换液体，排除故障。

⑫输液完毕，核对输液卡，确认计划完成。拆除固定，关闭调节器，迅速拔出针头，同时按压穿刺部位止血2～3分钟，先拔针后按压，防止加重损伤血管内壁和增加痛感。局部按压的范围应包括皮肤穿刺点和针头潜入血管的位置，防止皮下出血，对凝血机制障碍的患者，延长按压时间，防止出血。

⑬嘱患者短时间内避免输液肢体下垂或用力，防止出血。协助患者取舒适卧位，整理床单位。

⑭按规定正确处理废弃物，洗手，必要时记录。

（2）静脉留置针输液法

①、②同静脉输液针输液步骤。

③检查并打开套管针与无菌透明敷贴外包装。

④根据套管针的规格选择粗、直、血流丰富、无静脉瓣的血管。

⑤协助调整卧位，在穿刺部位下铺治疗巾，在穿刺点头端10cm处向上扎止血带，消毒穿刺部位，面积8cm×8cm，待干，必要时嘱患者握拳。

⑥准备无菌敷贴；戴手套，将一次性静脉输液针头插入套管针的肝素帽内至针头根部。

⑦取下套管针保护帽，检查套管外观，360°旋转松动外套管（图19-3），调整针头斜面。打开调节器，排尽套管针腔内的空气，关闭调节器。

⑧再次核对患者，检查输液管，确认无气体。一手绷紧皮肤，固定静脉；一手持针翼，针尖斜面向上与皮肤呈15°～30°角进针，见回血后，降低穿刺角度，沿静脉方向平行推进约0.2cm，确保外套管进入静脉。左手持Y形接口，右手后撤引导针约0.5cm后固定针翼，左手持针座将外套管全部送入静脉。

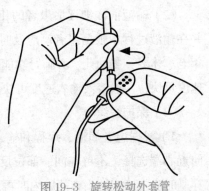

图19-3 旋转松动外套管

⑨左手固定套管针座，右手拔出引导针，直接放入锐器收集容器内。

⑩松开止血带、调节器，嘱患者松拳，观察液体滴入通畅、穿刺部位无异常改变后，脱去手套。用无菌透明敷贴以穿刺点为中心封闭式固定留置针，胶布固定延长管（图19-4）。

⑪脱下手套，按计划调节输液速度。再次核对，在无菌敷贴上标记置管日期和时间。

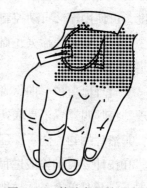

图19-4　静脉留置针固定法

⑫撤去止血带及其他用物，协助患者将肢体和体位安置舒适，废弃物放入指定容器。向患者进行安全输液指导，如滴入速度、穿刺部位保护、肢体活动、故障和不适表现等。将呼叫器置于易取处。

⑬清理用物，洗手，逐项填写输液记录卡记录内容，签名后挂在输液架上。

⑭输液中经常巡视观察，并做好监护记录（同一次性静脉输液针相应内容）。

⑮暂停输液时，关闭调节夹，将抽有封管液的注射器连接头皮针，向静脉内缓慢推注封管液，边推边退出针梗，当退至针尖斜面保留在肝素帽内而封管液剩 0.1 ～ 0.2mL 时，用止水夹卡住延长管后拔出针尖。

⑯套管留置期间观察有无静脉炎先兆，一经发现立即拔管，对症处理。

⑰再次输液时，消毒肝素帽，插入头皮针，推注 5 ～ 10mL0.9% 氯化钠溶液冲管，连接输液器，即可输液。

⑱输液结束，解除固定，关闭调节器，拔出套管后迅速按压。套管直接放入专用收集容器内。

⑲清理用物，洗手，记录。

2. 注意事项

（1）严格执行查对制度和无菌技术操作原则，所用溶液必须澄清透明，无可见微粒，插入输液器后应立即使用，连续输液超过 24 小时应更换输液器。

（2）输液前详细评估患者的相关资料，依据病情、年龄、药物性质，确定滴注速度，并在输液过程中根据患者反应及时调整。一般成人 40 ～ 60gtt/min，儿童 20 ～ 40gtt/min。年老、体弱、婴幼儿、心肺肾功能不良者输液速度宜慢；严重脱水、心肺功能良好者输液速度可快；一般溶液输入速度可快，高渗盐水、升压药物、含钾药物输入速度宜慢。

（3）保护组织

1）根据患者病情、疗程和输入药物的性质合理选择静脉。长期输液患者应由远心端向近心端选择，不可在同一部位反复穿刺。对血管刺激性大的药物应选择较粗大的静脉，穿刺时应先确定针头在静脉内时再加药，防止药物外渗，引起组织坏死。

2）在满足输注要求的前提下，选择最小型号的针头或管径最细、长度最短的留置针，以减少损伤和渗漏。

3）对昏迷、不易合作的患者，要适当约束穿刺部位肢体，以防止针头滑动或拽出造成损伤。

4）对使用留置针的患者，在留置期间，要尽量避免肢体下垂，对能下地活动的患者，避免在下肢留置；结束输液时严格按照规定进行脉冲式冲管及正压封管。脉冲式冲管法（即"冲-停-冲-停"），可使封管液在导管内形成涡流，冲净导管内残留的药物；正压封管是在冲管时采用边推封管液边退针的方法，以防止血液回流阻塞导管，保持畅通的静脉通路，延长导管使用时间。每次输液前后，都应详细评估穿刺部位及静脉有无红、肿、疼痛与不适，如有异常应及时拔除导管，对症处理。留置针一般可保留 3～5 天，最长不超过 7 天。

（4）必要时使用液体加温器或对输液肢体加温。

（5）输液过程中严密观察患者局部和全身反应，及时排除故障。如出现不良反应，立即采取有效应对措施，必要时减慢或停止输液，监测生命体征，通知医生，协助对症处理。

（6）注重自我防护，减少职业暴露。加配细胞毒性药物时要戴手套和护目镜，一旦药物溅在皮肤或黏膜上应立即用清水冲洗。操作中有可能接触患者血液时，应戴手套。接触过患者的针头，严禁回套保护帽，严禁徒手分离，避免针刺伤。

（7）对患者进行安全指导和健康教育，以提高自我护理能力和合作程度，促进治疗效果，防止发生不良反应。

【评价】

1.正确执行无菌操作和查对制度，无差错发生。操作程序规范，静脉穿刺一次成功，无局部、全身不适和不良反应。

2.患者能理解输液目的，了解有关用药知识，愿意接受并积极配合。

（二）颈外静脉插管输液法

颈外静脉为颈部最大的浅静脉，由下颌后静脉的后支、耳后静脉和枕静脉汇合而成，沿胸锁乳突肌表面下行，越过胸锁乳突肌后缘，于锁骨上方穿过深筋膜，而后汇入锁骨下静脉。颈外静脉行径表浅，位置较固定，易于穿刺。

【目的】

1.用于长期输液，周围静脉不易穿刺者。

2.周围循环衰竭，需监测中心静脉压的危重患者。

3.长期输注浓度高或刺激性强的药物或需采用静脉内高营养治疗的患者。

【评估】

1.患者的病情、意识状态、活动能力；询问普鲁卡因过敏史，并做过敏试验。

2.患者心理状态、认知及合作程度。

3.穿刺部位皮肤、血管情况。

【计划】

1.用物准备

（1）静脉穿刺包，包括穿刺针2根（长度6.5cm，内径2mm，外径2.6mm），硅胶管2条（长25～30cm，内径1.2mm，外径1.6mm），5mL、10mL注射器各1具，6号针头2枚，尖刀片，洞巾，纱布，弯盘。

（2）注射盘，输液卡，另加1%普鲁卡因注射液、无菌0.9%氯化钠溶液，无菌手套，无菌敷贴或宽胶布（2cm×3cm），肝素帽。

（3）按医嘱准备液体及药物。

2.患者准备　患者理解颈外静脉插管输液的目的，明确颈外静脉插管时所取的体位并能积极有效地配合。

【实施】

1.操作方法

（1）洗手，戴口罩，备齐用物。携用物至患者床前，再次查对，向患者解释后，挂液体瓶接输液器排尽空气。

（2）协助患者去枕平卧，头偏向对侧，肩下垫薄枕，使头低肩高，充分暴露颈外静脉。选择下颌角与锁骨上缘中点连线上1/3处为穿刺点（图19-5）。

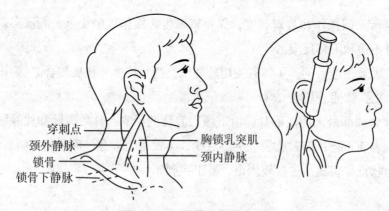

图19-5　颈外静脉穿刺定位法

（3）术者站于穿刺部位对侧或头侧，定位穿刺点。常规消毒皮肤，直径大于10cm。打开静脉穿刺包，戴无菌手套，铺洞巾。取5mL注射器，由助手配合抽取1%普鲁卡因液，在穿刺部位行局部麻醉。

（4）用另一注射器抽取 0.9% 氯化钠溶液，以平针头接硅胶管，排气备用。

（5）视静脉粗细取相应穿刺针，左手拇指绷紧穿刺点上方皮肤，用刀片尖端在穿刺部位刺破皮肤作引导，右手持针与皮肤呈 45°角进针，刺入皮肤后呈 25°沿颈外静脉走行，以向心方向刺入。穿刺时，助手用手指按在颈静脉三角处，使静脉充盈。

（6）见回血后立即抽出穿刺针内芯，左手拇指按住针栓孔，右手快速取静脉插管送入针孔内 10cm 左右，一边抽回血一边缓慢注入 0.9% 氯化钠溶液，观察导管是否在血管内，同时防止血液在导管内凝固。确认导管在血管内，检查无误，撤去洞巾，接输液器及肝素帽，输入液体。

（7）用无菌敷贴覆盖并固定针栓与肝素帽，调节滴速，清理用物。

（8）暂停输液时，同静脉留置针输液法封管，并妥善固定。

（9）再次输液时，先确认导管在静脉内，常规消毒肝素帽，接上输液器即可。

（10）停止输液时，硅胶管末端接注射器，边抽吸边拔出硅胶管，防止残留小血块和空气进入血管造成栓塞。切忌将血凝块推入血管。拔管后局部加压数分钟，用 70% 乙醇溶液消毒穿刺局部，并用无菌纱布覆盖。

2. 注意事项

（1）置管后，如发现硅胶管内有回血，应立即用肝素液冲洗，以免堵塞管腔；每天更换穿刺点敷料，常规消毒穿刺点及周围皮肤，观察局部有无红肿。

（2）输液过程中加强巡视，如发现滴入不畅，应检查硅胶管是否弯曲或滑出血管外；如局部出现肿胀或漏水，可能硅胶管已脱出静脉，应立即拔管，剪下一段硅胶管送检并做药敏试验。

（3）暂停输液时可用肝素稀释液封管，防止血液凝集在管腔内。若已经发生凝血，应先用注射器抽出血凝块，再注入药液；若血块抽不出，应边抽边拔管，切忌凝血块推入血管内。

（4）拔管时，应注意动作轻柔，以免硅胶管折断。

（5）加强健康教育，向患者及家属解释所用药物的主要治疗目的和观察要点，并说明药物的作用、可能出现的反应、处理办法及自我监护的内容等；向患者介绍颈外静脉穿刺置管的目的，如何保护穿刺部位及护理要点，避免感染的发生。

【评价】

1. 患者理解颈外静脉插管输液的目的，接受治疗并积极配合。

2. 插管顺利，无并发症发生。

（三）经外周中心静脉置管输液法

经外周中心静脉置管输液法（peripherally inserted central catheter，PICC）是从周围静

脉导入且导管末端位于中心静脉的深静脉置管技术。此法具有适应证广、创伤小、操作简单、保留时间长、并发症少的优点，适用于中、长期静脉输液，全肠外营养（TPN），抗生素治疗，化疗，疼痛治疗等。深静脉留置导管一般可保留于血管7天至1年。

常选用的静脉有贵要静脉、肘正中静脉、头静脉等，以贵要静脉为最佳选择。贵要静脉粗、直，静脉瓣较少，当手臂与躯干垂直时，为最直和最直接的途径，经腋静脉、锁骨下静脉、无名静脉，到达上腔静脉。为PICC置管的首选，临床上90%的PICC放置于贵要静脉。

【目的】

1. 全胃肠外营养输注。

2. 需输入对血管壁有刺激性的液体，pH值 > 9或pH值 < 5，渗透压 > 600mmol/L的药物。

3. 血流动力学监测（CVP、SWAN—GANZ）。

4. 短期血流净化（血透、血滤）。

5. 需要长期静脉治疗时解决外周静脉输液困难，抢救患者时可迅速输入大量液体，保证用药。

【评估】

1. 患者病情、年龄、血管条件、意识状态、治疗需求、心理反应及合作程度。

2. 了解过敏史、用药史、凝血功能及是否安装起搏器。

3. 了解既往静脉穿刺史、有无相应静脉的损伤及穿刺侧肢体功能状况。

4. 评估是否需要借助影像技术帮助辨认和选择血管。

【计划】

1. 用物准备

（1）经外周插管的中心静脉穿刺包，包含PICC导管1条、穿刺导入针1个（图19-6）、纸尺、止血带、镊子等。

（2）输液器1套、10mL注射器2支、肝素帽或无针正压接头1个、无菌无粉手套2副、0.9%氯化钠溶液100mL、肝素盐水适量（成人为100U/mL生理盐水、儿童为10U/mL生理盐水）。

（3）穿刺术包，包括镊子1把、孔巾1块、治疗巾2块、无菌透明敷贴1块、胶布纱布若干。另备止血带、消毒棉签、消毒剂、一次性隔离衣、一次性手术帽。

2. 患者准备　穿宽松的上衣，排空大小便，若患者四肢发凉可用热毛巾敷上臂以助血管扩张。彻底清洗术肢，必要时先行沐浴。患者理解经外周中心静脉置管的目的，签署知情同意书。

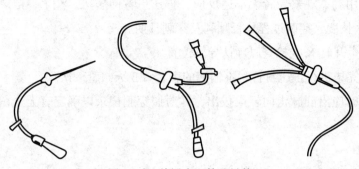

图 19-6 外周中心静脉导管

【实施】

1. 操作方法

（1）洗手，戴口罩，备齐用物。协助患者进入操作间，再次查对，向患者解释后，协助患者平卧于病床对侧，近侧手臂外展 90°。

（2）打开穿刺包，取出纸尺，测量置管所需的长度（从穿刺点沿静脉走向至右胸锁关节处再向下测至第 3 肋间），在穿刺侧肢体肘窝上 9cm 处测量臂围。

（3）迅速干手消毒剂消毒手，消毒穿刺部位皮肤，范围约 10cm×10cm，待干。

（4）助手协助操作者穿好手术衣，打开无菌包，戴无菌手套，铺治疗巾于手臂下，铺无菌巾扩大无菌区域，铺孔巾于穿刺手臂上方，将置管相关用物放入无菌区。

（5）抽吸 0.9% 氯化钠溶液，预冲导管润滑导丝。剥开导管的保护外套至预计的部位，撤出导丝至比预计长度短 0.5～1cm 处，修剪导管。剪切导管时不可切到导丝，防止损坏导管，伤害患者。戴手套的手不可接触导管，防止手套上的滑石粉等异物进入血管。

（6）请助手扎止血带，使静脉充盈。

（7）去掉穿刺针上的保护套，活动套管，以 15°～30°角进针，见回血后降低穿刺角度再进针约 3～6mm，确保导引套管的尖端进入静脉内。从套管内拔出导引穿刺针；左手示指固定导引套管，避免移位，中指压在套管尖端所处的血管上，减少血液流出，助手松开止血带。

（8）用镊子夹住导管尖端，缓缓置入静脉。当置入导管 10～15cm 后，指压导引套管上端静脉，固定导管，从静脉内退出导引套管；劈开导引套管，从置入的导管上剥下。然后用力均匀地缓缓置入导管。当导管进到肩部时，嘱患者头转向穿刺侧，下颌靠肩膀以防导管误入颈静脉；将导管置入预计长度后，轻柔、缓慢地拔出导丝。连接注射器抽吸回血，注入 0.9% 氯化钠溶液，确定导管是否通畅。

（9）助手按常规消毒输液瓶塞，接输液器排尽空气。将输液装置连接导管，观察滴注通畅后，再次消毒导管入口及周围皮肤，妥善固定导管，覆盖无菌敷料。

（10）整理用物，观察患者无不适反应，护送患者回病房。洗手，记录导管名称、型号、编号、置入长度、穿刺过程是否顺利及穿刺日期。

（11）请医生开具 X 线检查以确认导管位置。

（12）输液完毕进行正压封管。不输液的患者每 3 天封管一次。

（13）拔管时应沿静脉走向轻柔拔出，并对照穿刺记录以确定有无残留，导管尖端常规送细菌培养。

2. 注意事项

（1）护士需要取得 PICC 操作的资质后，方可进行独立穿刺。

（2）置管部位皮肤有感染或损伤，有放疗史、血栓形成史、外伤史、血管外科手术史或接受乳腺癌根治术和腋下淋巴结清扫术后者，禁止在此置管。穿刺首选贵要静脉，次选肘正中静脉，最后选头静脉。肘部静脉穿刺条件差者可采用 B 超引导下 PICC 置管术。

（3）送管过程中，如遇送管不畅，表明静脉有阻塞或导管位置有误，勿强行置入，可向后撤导丝导管少许再继续送管。

（4）无菌透明敷料无张力粘贴固定；注明贴无菌敷料的日期、时间、置管深度和操作者，测量双侧上臂臂围并与置管前对照。

（5）置管后的维护

1）常规 PICC 导管不能用于高压注射泵推注造影剂。

2）置管期间，注意观察密封情况，有无导管堵塞和导管破裂等异常情况；定期评估穿刺点局部情况、导管位置、导管内回血情况，测量双侧上臂臂围。禁止将导管体外部分人为移入体内。

3）穿刺后第一个 24 小时更换敷料，以后每周按常规更换敷料 2～3 次，或根据使用敷料种类及贴膜使用情况决定更换频次；渗血、出汗等导致的敷料潮湿、卷曲、松脱或破损时立即更换。揭去敷料时应顺导管的方向往上撕，以免将导管拔出；戴无菌手套，以穿刺点为中心消毒，先用乙醇清洁，待干后，再用碘伏消毒 3 遍，消毒面积应大于敷料面积。记录穿刺部位情况及更换敷料的日期、时间。

4）输液接头每周更换 1 次，如输注血液或胃肠外营养液，需 24 小时更换 1 次。输后应及时冲管。

5）冲、封管遵循 SASH 原则，S- 生理盐水，A- 药物注射，S- 生理盐水，H- 肝素盐水（若禁用肝素者，则实施 SAS 原则），根据药液选择适当的溶液脉冲式冲洗导管，每 8 小时冲管 1 次；禁止使用 < 10mL 注射器给药及冲、封管，使用脉冲式方法冲管；输注化疗药物、氨基酸、脂肪乳等高渗、强刺激性药物或输血前后，用生理盐水 10～20mL 脉冲正压冲管后，再输其他液体；封管时使用 10～100U/mL 肝素盐水脉冲式正压封管，封管液量应 2 倍于导管 + 附加装置容积。

（6）健康教育：①穿刺后24小时内伤口停止渗血前，减少穿刺上肢的活动，可适当做握拳松指动作，穿刺侧上肢的日常生活如吃饭、洗漱、更衣等不受影响，但避免盆浴、泡浴；②置管后避免穿刺侧肢体剧烈运动及用力过度，避免提重物、拄拐杖或做剧烈的运动，衣服袖口不可过紧，不可测血压及静脉穿刺；③睡眠时，注意不要压迫穿刺的血管；④不输液时，也尽量避免肢体下垂姿势，以免由于重力作用造成回血堵塞导管；⑤出现以下情况应及时通知护士：手臂出现红、肿、热、痛、活动障碍，伤口渗血渗液较多或有红肿、化脓，敷料污染潮湿或脱落，导管渗水、脱出或打折；⑥告知患者置管后如无输液每周到医院进行冲管、换贴膜、换肝素帽等维护，发现贴膜被污染，潮湿，脱落或危及导管时应随时更换；⑦如有胸闷、气促、心慌等症状请及时通知医护人员。

【评价】

1. 患者理解经外周中心静脉置管输液的目的、方法及置管的日常维护，接受治疗并积极配合。

2. 插管过程顺利，无并发症发生。

3. 患者了解避免导管脱出、感染的方法及相关注意事项。

四、输液速度调节

（一）输液速度与时间的计算

1. 滴系数　每毫升溶液的滴数为该输液器的滴系数（gtt/mL）。临床上使用的一次性输液器的滴系数为10、15、20等几种型号。控制输液时，应参考输液器外包装标定的滴系数，调节输液速度。

2. 输液速度计算

（1）已知计划输液总量和要求输注时间，计算每分钟输液滴数。

$$每分钟滴数（gtt/min）= \frac{输液总量（mL）× 滴系数}{输注时间（min）}$$

例：医嘱：20％的甘露醇250mL，要求在25分钟内滴完，所用输液器滴系数为15，应调节滴速为：

$$滴速 = \frac{250（mL）× 15（gtt/mL）}{25（min）} = 150（gtt/min）$$

（2）已知要求输注的药物剂量和输注药物的浓度，计算每分钟输液滴数。

$$每分钟滴数（gtt/min）= \frac{输注剂量（gtt/mL）× 滴系数}{输注药物浓度}$$

例：医嘱硝普钠50mg加入5％葡萄糖注射液250mL中静脉滴注，要求硝普钠的滴注剂量为0.08mg/min，应调节滴速为多少？

$$滴速 = \frac{0.08（mg/min）\times 20（gtt/mL）}{50（mg）/250（mL）} = 8（gtt/min）$$

3.输注时间的计算 已知要求输注滴速与计划输液总量，计算输注所需时间。

$$所需时间（min）= \frac{输液总量（mL）\times 滴系数}{输注速度（gtt/min）}$$

4.需要液量计算 已知需要维持静脉通路的时间和控制输注速度，计算需要液量。

$$需要液量（mL）= \frac{控制输注速度（gtt/min）\times 需要时间}{滴系数（gtt/min）}$$

（二）输液泵的应用

电脑微量输液泵是一种电子输液控制装置，它可将药液精确、均匀、持续地输入血管内，达到控制输液速度的目的。临床上常用于需严格控制输入液量的患者，如危重患者、心血管疾病患者及患儿的治疗和抢救，应用升压药物、抗心律失常药物、麻醉药物等。

输液泵的种类很多，其主要组成与功能大体相同（图19-7）。

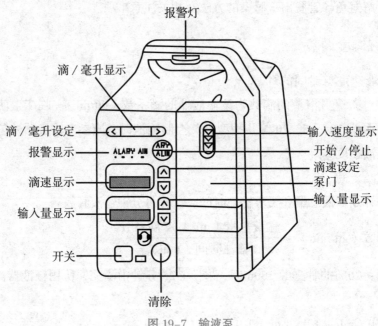

图 19-7 输液泵

临床常用的定容型输液泵只监测实际输入的液量，不受溶液的浓度、黏稠度、导管内径的影响，输液滴速可调节在 4～88gtt/min 之间，速率控制范围在 1～90mL/h，使用时只选择所需输液总量及每小时的速率，输液泵便自动按设定的方式工作，并自动进行参数监测。当输液遇到阻力，15秒内无药液滴注或电源被切断时即能自动报警，一旦输液发生故障，电磁开关即将输液管道紧闭，以保证患者安全。

【操作要点】

1. 将输液泵通过托架固定于输液架上或放置在床旁桌上。接通电源，打开电源开关。

2. 按密闭式输液法准备液体，排尽输液管内的气体。

3. 打开输液泵门，将与之相配套的输液管放入输液泵的管道槽中，关闭泵门。

4. 遵医嘱设定每毫升滴数、每小时入量及输液总量。

5. 按输液法穿刺静脉，成功后将输液针与泵内的输液管连接。

6. 确认输液泵设置无误后，按压"开始 / 停止"键，启动输液。

7. 当输液量接近预先设定值时，输液量显示键闪烁，提示输液即将结束。

8. 需终止输液时，再次按压"开始 / 停止"键，停止输液。

9. 按压"开关"键，关闭输液泵，打开泵门，取出输液管。

10. 输液泵消毒处理。

五、输液故障排除

（一）溶液不滴或滴入不畅

1. 针头刺入过浅或过深 针头滑出或穿透血管壁，导致溶液不滴或滴入不畅，应更换针头，另选部位穿刺。

2. 针头斜面紧贴血管壁 可调整针头角度或肢体位置使滴注通畅。

3. 针头阻塞 可折叠滴管上段输液管，轻轻挤压滴管，若有阻力感，应更换针头重新穿刺。切忌加压疏通，以免造成栓塞。

4. 压力过低 患者周围循环不良或体位改变等原因所致。可视不同情况或适当提高输液瓶位置，或改变姿势体位。

5. 静脉痉挛 因液体或环境温度过低，或输注药物浓度和患者敏感性过高所致。可在穿刺部位上端热敷，必要时加温液体或稀释药液。

（二）滴管内液面过高

倾斜输液瓶，使输液瓶针露出液面，待滴管液面下降至适当高度时，恢复输液瓶位置。

（三）滴管内液面过低

折叠滴管下端输液管，挤压滴管，使液体流至适当高度，放松折叠部位。

（四）滴管液面自行下降

滴管液面自行下降由滴管或滴管以上部位漏气所致，应立即更换输液器。

六、输液反应与护理

（一）发热反应

1.原因

（1）输入致热物质，如输入的溶液或药物制品不纯，输液器污染，操作过程中的液体配制、皮肤消毒等未能严格执行无菌技术操作，或空气质量不良等。

（2）微粒污染。

2.症状 表现为发冷、寒战和发热。轻者体温常在38℃左右，停止输液数小时内体温可恢复正常。严重者体温可高达41℃，并伴有头痛、头晕、恶心、呕吐、烦躁、谵妄等症状。

3.预防性护理

（1）输液前，认真检查液体、药物和输液器质量，严格按照操作规程配制液体。

（2）输液过程中，严格执行无菌技术操作规程，定期进行空气消毒。

（3）根据评估资料严格控制输液速度，必要时液体加温。

4.症状护理

（1）反应轻者可减慢滴注速度，注意保暖，密切观察病情变化，通知医生。

（2）反应重者应立即停止输液，维持静脉通路，更换输液器和液体，查找反应原因。

（3）执行高热患者护理计划，必要时按医嘱给予抗过敏药物或激素治疗。

（4）安慰患者，给予心理支持，减轻紧张或恐惧。

（二）循环负荷过重

1.原因

（1）短时间内输入过多液体，使循环血容量急剧增加，心脏负荷过重。

（2）患者心肺功能不良。

2.症状 患者突发呼吸困难、胸闷、气促，频繁咳嗽，烦躁不安，咳泡沫痰或血性泡沫痰，严重时可由口、鼻涌出。双肺可闻及湿性啰音，心率增快，节律不齐，坐位时颈静脉怒张。

3.预防性护理

（1）详细评估患者的年龄、病情，心、肺、肾脏功能和输注药物的性质。

（2）严格控制输液速度，监护高危患者。

4.症状护理

（1）立即控制输液速度，维持静脉通路。通知医生并协助进行紧急处理。

（2）安置患者端坐，双腿下垂以减少静脉回流，减轻心脏负荷。

（3）加压给氧，一般氧流量6～8L/min，以增高肺泡内压力，减少肺毛细血管漏出液的产生；湿化瓶内加入 20% ～ 30% 乙醇，借以减低肺泡内泡沫表面张力，改善肺部气体交换，迅速缓解缺氧症状。

（4）遵医嘱使用镇静、强心、利尿、扩血管药物。

（5）安慰患者，给予心理支持，减轻紧张或恐惧。

（6）必要时四肢轮扎，用止血带或血压计袖带适当加压，以阻断肢体静脉血流，有效地减少回心血量。每 5 ～ 10 分钟轮流放松一个肢体上的止血带，症状缓解后，应逐渐解除，防止回心血量骤增，再次加重心脏负荷。

（三）静脉炎

1. 原因

（1）长期由外周静脉输入高渗液体或对血管刺激性较强的药物。

（2）穿刺针或套管针型号选择不当、固定不牢或留置时间过长。针体过粗可引起血管内皮细胞肿胀，导致血小板吸附，形成静脉内血栓。

（3）输液过程中，无菌技术操作不严格而引起局部感染或微粒污染。

2. 症状　穿刺部位皮肤红肿、灼热、疼痛或沿静脉走行出现条索状红线。细菌感染时可伴有畏寒、发热等全身症状。

3. 预防性护理

（1）当输注高渗溶液或强刺激性药物时，尽量选择血容量充足的静脉，以便有足够的血液稀释。尽量避免使用下肢静脉，因其更易受到损伤。

（2）长期液体治疗的患者应有计划更换穿刺部位，必要时采用经外周中心静脉导管置管。

（3）选择明显小于穿刺血管腔的针头或套管针。

（4）妥善固定针头，必要时适当约束患者肢体。

（5）严格无菌技术操作，操作前充分洗手，遵守配药及输液操作规范，穿刺部位消毒彻底。

（6）对需要维持静脉通道的患者，应选择留置针间断输液，以减少持续输液对血管的刺激。

（7）密切观察局部反应，发现异常，立即拔管，及时对症处理。

4. 症状护理

（1）立即更换输液部位，患肢抬高制动，24 小时内局部用 90% 乙醇或 50% 硫酸镁溶液冷湿敷，24 小时后湿热敷，或用超短波治疗。

（2）有感染症状者，遵照医嘱给予抗生素治疗。

（3）安慰患者，给予心理支持，减轻紧张或恐惧。

（四）空气栓塞

1.原因　输液过程中大量空气进入静脉。空气一旦进入静脉，即随血流进入右心房、右心室。空气量较少时，则随心脏的收缩被压入肺动脉，继而分散到肺小动脉、肺毛细血管，危害较小。如果大量空气快速进入，由于心脏的搏动，气体与血液在右心室内被撞击成可压缩的泡沫血。因为气泡具有表面张力，随心脏的收缩和舒张而被压缩或膨胀，当心室舒张时气泡膨胀充填右心室，影响静脉血液回流和右心室充盈，心室收缩时泡沫状液体被压缩阻塞肺动脉入口（图19-8），使血液不能进入肺内而造成严重的循环障碍和气体交换障碍，引起严重缺氧而立即死亡。

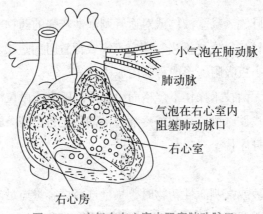

图 19-8　空气在右心室内阻塞肺动脉口

2.症状　患者突发胸闷、胸骨后异常不适或疼痛，随即出现呼吸困难、严重发绀，有濒死感，心前区听诊可闻及持续响亮的"水泡音"。

3.预防性护理

（1）输液前认真检查输液器质量，排尽输液器滴管以下管道内的空气。

（2）密切监护输液过程，及时更换液体或拔针。

（3）需加压输液时，要专人守护。

4.症状护理

（1）立即将患者安置于头低脚高左侧卧位，使肺动脉的位置低于右心室，气泡向上漂移，避开肺动脉入口，以缓解阻塞症状（图19-9）。通知医生。

（2）高浓度氧气吸入，配合医生进行抢救。

（3）严密观察病情变化，及时对症护理；及时记录病情动态变化。

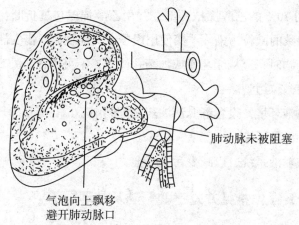

肺动脉未被阻塞

气泡向上飘移
避开肺动脉口

图 19-9　置患者于头低足高左侧卧位，使气泡避开肺动脉口

七、输液微粒污染与防护

（一）概述

1. 输液微粒　输液微粒是指输入液体中的非代谢性（不溶性）颗粒杂质，其直径在 1 ～ 15μm，少数可达 50 ～ 300μm。

2. 输液微粒污染　在输液过程中，输液微粒随液体进入人体，对人体造成严重危害的过程称为输液微粒污染。进入静脉系统的微粒，经右心房、右心室向肺动脉移动；一部分被肺部的毛细血管阻隔，一部分仍可通过毛细血管，进入肺静脉到体循环。微粒可在肺部和其他部位造成阻塞而产生危害。微粒污染造成危害的程度，主要取决于微粒的大小、形状、化学性质、血流阻断的程度和个体对微粒的反应。

3. 输液微粒污染反应　常见的有肺部肉芽肿或肺水肿、血栓性静脉炎、过敏反应、局部组织栓塞和坏死、肿瘤形成或肿瘤样反应等。

（二）输液微粒的来源

1. 输液剂产品本身的微粒污染，包括生产过程和包装容器造成的微粒污染。

2. 输液器具本身材质脱落。

3. 输液时所加药物中的不溶性杂质。

4. 切割安瓿时大量的玻璃碎屑。

5. 液体配制和输入过程中输液器具和空气污染等。

（三）临床输液微粒的控制

1. 输液前认真检查液体质量，使用合格的一次性输液器、注射器。

2. 配液、输液过程中严格执行无菌技术操作，严格遵守液体配制的技术操作规范。

3. 输入的液体和药物应现配现用，避免污染。

4. 正确切割和折断安瓿。切割安瓿的锯痕不超过颈部的 1/4 周，因锯痕越长，碎屑越多；开启安瓿前要用 70% 的乙醇擦拭颈部，并用乙醇棉球包裹折断，以减少开启瞬间安瓿内负压吸引作用导致的微粒污染。严禁使用镊子或其他物品敲击安瓿。

5. 需静脉推注药物时，应从注药管或加药孔注入，不可由针头处直接推入静脉，以防止未经过滤造成输液微粒污染。

6. 净化配液、输液环境。设置静脉滴注药物配制中心，在高洁净环境下配制静脉滴注液，有效防止细菌和微粒污染。

7. 采用全密闭式输液系统，以减少污染机会。

八、静脉留置针操作常见并发症的预防及处理规范

（一）导管堵塞

1. 输液瓶的位置应当高于心脏，高度相差应大于 50cm，避免因回血、血液凝固而阻塞输液管。

2. 根据患者的具体情况，选择合适的封管液及用量。肝素封管液用量一般为 3 ~ 5mL，成人为 50 ~ 125U/mL，新生儿为 0.5U/mL，小于 3 岁儿童用量为 1 ~ 5U/mL，3 ~ 7 岁儿童为 5U/mL，8 ~ 14 岁儿童为 5 ~ 12U/mL；血液呈高凝状态为 25U/mL。对所患疾病不宜使用肝素溶液的患者，或者对肝素钠过敏者，可用生理盐水封管，生理盐水剂量为 20mL。

3. 正确掌握封管时推注封管液的速度。封管时边推注封管液边退针，并注意推注速度不可过快。

4. 注意保护有留置针的肢体，避免封管后患者过度活动、肢体下垂或局部肢体受压，引起血液反流导致导管堵塞。

5. 在静脉高营养输液后，应彻底冲洗管道。

6. 指导患者自我护理。

7. 输液过程中加强巡视。如发现液体不滴、输液不畅或速度变慢、冲管时阻力加大，常表明导管堵塞。发现导管堵塞，切忌用力推注，以免血栓推入血管。可用尿激酶 1000 ~ 5000U/mL 溶栓，可使导管再通。否则拔出导管重新穿刺。

（二）液体渗漏

1. 加强对穿刺部位的观察和护理，经常检查输液管道是否通畅、注射部位有无肿胀和疼痛等。

2. 牢固固定针头，避免移动。嘱患者避免留置针肢体过于活动。

3. 必要时可适当约束肢体，同时注意穿刺部位上方衣物勿过紧。

4. 发生液体外渗时，应立即停止输液，抬高肢体促进静脉回流以减轻水肿。给予局部冷敷，以使血管收缩，降低药物向周围扩散的速度。当疼痛缓解后给予热敷，以加快血液

循环，促进渗出液的吸收，减轻疼痛。

（三）皮下血肿

1. 选择弹性好、走向直、清晰的血管，避免在关节部位和静脉窦的部位进行操作。

2. 熟练掌握穿刺技术，穿刺动作轻巧、稳、准。

3. 依据不同的血管情况，把握好进针角度，提高一次性穿刺的成功率，以有效避免或减少皮下血肿的发生。

4. 静脉穿刺失败后再度穿刺时，应避开同一根血管的下端，因为这根血管的伤口尚未修复，若在其下端穿刺将造成出血加剧。

5. 重视拔针后对血管的按压。一般按压时间为 3～5 分钟，对新生儿、血液病、有出血倾向者按压时间适当延长。按压部位应自针孔以上 1～2cm 处。

6. 注射后禁止按揉注射部位。因按揉注射部位会加重血管壁损伤、延长止血时间而导致内出血。

7. 若已有血液淤积皮下，早期予以冷敷，以减少出血。24 小时后局部给予 50% 硫酸镁湿热敷，每日 2 次，每次 30 分钟，以加速血肿的吸收。

8. 若血肿过大难以吸收，可常规消毒后，用注射器抽取不凝血或切开取血块。

（四）套管针折断

1. 穿刺时要正确选择送管时机，见回血后退针芯 1～2mm 至外套管内，再将外套管缓慢送入血管内。

2. 在推进外套管时遇到阻力，不能强行推进，否则导管可能发生折叠或弯曲，此时如再将针芯向前推进时，锐利的针头有可能割断部分导管。

3. 发生断针时，要让患者保持安静，用手固定断针处皮肤，汇报医生协助处理。

（五）导管脱出

1. 患者在意识未清醒，躁动时使用约束带固定好患者的肢体，或遵医嘱给镇静剂，防止患者在意识不清的状态下，可能将导管拔出。

2. PICC 导管穿刺完后用缝针将导管与皮肤固定一针。

3. 在患者渗血多、出汗比较多时及时更换敷贴。

4. 进行各项护理操作时动作要轻柔避免粗暴，更换衣服时特别注意保护静脉输液管。

5. 每次更换敷料时都要记录外置导管的长度、置管的时间，以更好地判断导管的位置及是否脱出。

6. 教会患者及家属自我护理。

第二节　静脉输血

静脉输血是将血液通过静脉输入体内的方法。输血是临床上常用的急救和治疗的重要措施之一。

一、静脉输血的目的

1. 补充血容量，增加有效循环血量，改善全身血流灌注与心肌功能，提升血压，促进循环。常用于失血、失液所致的血容量减少或休克患者。

2. 增加血红蛋白，提高携氧能力，纠正贫血。常用于贫血患者。

3. 供给各种凝血因子和血小板，利于止血。常用于凝血功能障碍者。

4. 补充抗体、补体，增强机体免疫力。常用于严重感染的患者。

5. 补充白蛋白，维持血浆胶体渗透压，减轻组织渗出与水肿。常用于低蛋白血症者。

二、血液及血液制品的种类

血液由血细胞和血浆两大部分组成。随着输血技术的发展，从输全血到输成分血，血液制品的种类大大增加。

（一）全血

全血是从人体中直接采集的混合了一定比例抗凝 – 保存液的血液。以采集 200mL 血液为 1 个单位（血袋标签上标示为 1U）。一个单位的全血从冰箱中取出后应在 30 分钟内用标准输血器开始输注，一般控制在 30 ～ 40 分钟输完，不得超过 4 小时。室温 > 25℃应缩短输注时间。全血中主要含有红细胞、稳定凝血因子和血浆蛋白等有效成分，有补充红细胞、稳定凝血因子和扩充血容量的作用。主要适用于严重急性失血伴有低血容量性休克的患者，体外循环、换血治疗和无成分血供应时。

1. **新鲜血**　保留了血液中原有的各种成分，可以补充各种血细胞、凝血因子、血小板。适用于血液病患者。

2. **库存血**　库存血在（4±2）℃冰箱内可保存 2 ～ 3 周，但血液成分随保存时间的延长而发生变化，其中红细胞平均每天损坏率为 1% 左右，白细胞仅能存活 3 ～ 5 天，血小板易凝聚破坏，24 小时后逐渐减少，3 天后无治疗价值。含保存液的血液 pH 值约为 6.8。由于细胞逐渐破坏，细胞内钾离子析出，使血浆钾离子含量增多，酸性增高。因此，大量输库存血时要防止酸中毒和高钾血症。

3. **自体血**　是指患者自身的血液或血液成分。自体血在需要时输还给本人。对手术过程中出血量较多者，如宫外孕、脾切除等手术，可事先做好回收自体血的准备，收集腹腔内的血液过滤后再经静脉输入。

输自体血（autotransfusion）不需要做血型鉴定和交叉相容配血试验，既节省血源，又可防止发生溶血反应。

（二）成分血

血液内含有许多功能不同的成分，因此具有多种生理功能。成分输血是根据血液比重不同，将血液的各种成分加以分离提纯，根据病情输注所需成分。其优点是一血多用，针对性强，输注剂量易于控制，疗效好，不良反应少，安全性高，便于保存、运输和使用。是目前临床上常用的输血方法，也是输血领域的新进展。

1. 红细胞 用于补充红细胞，提高携氧能力，增加血红蛋白，适用于贫血患者。输血前充分混匀，用标准输血器进行输注，根据病情决定输注速度。成人可按 1～3mL/（kg·h）速度输注，但有心血管疾病的患者输血时应减慢输注速度，以免发生循环超负荷，而急性大量失血患者应加快输血速度。

（1）浓缩红细胞：为新鲜全血经离心或沉淀移去血浆后的剩余部分。此种成分血液红细胞浓度高，血浆蛋白少，可减少血浆内抗体引起的发热及过敏反应。（4±2）℃保存，有效期 21～35 天。适用于携氧能力缺陷和血容量正常的贫血患者。

（2）悬浮红细胞：在浓缩红细胞的基础上添加红细胞保养液制成。（4±2）℃保存，有效期 21～35 天。适用于战地急救及中小手术患者。

（3）除白细胞红细胞：用除白细胞滤器过滤 1 个单位的浓缩红细胞或悬浮红细胞的制品。适用于已产生白细胞抗体的患者。过滤后应立即输入。

（4）洗涤红细胞：是用 0.9% 氯化钠溶液反复洗涤数次后，再加入适量生理盐水或代血浆制成。除去血浆中及红细胞表面吸附的抗体和补体、白细胞及红细胞代谢产物等。用于免疫性溶血性贫血、阵发性睡眠性血红蛋白尿症以及发生原因不明的过敏反应或发热患者。洗涤后 4℃环境下保存，24 小时内有效。

2. 白细胞浓缩悬液 新鲜全血经离心后取其白膜层的白细胞，保存于（22±2）℃环境下，24 小时内有效，常用于粒细胞缺乏伴严重感染者，抗生素治疗 48 小时无效者。应在 24 小时内输注完毕。

3. 血小板浓缩悬液 全血离心后所得。（22±2）℃保存，有效期 24 小时。适用于因血小板减少或功能异常所致严重的自发性出血患者。输注前轻摇血袋，使血小板和血浆充分混匀。从血库或输血科（血站）取来的血小板应尽快输注，因故未及时输注的应放在室温下暂时保存。输注时应使用 Y 形标准输液器，并以患者可以耐受的最快速度输注。但在输注过程中应严密监测病情变化，婴幼儿、老年人及心功能不全等患者，则应酌情减慢输注速度。

4. 各种凝血制剂 如凝血酶原复合物等，适用于各种原因所致的凝血因子缺乏的出血性疾病。

5.血浆　全血分离后所得的液体成分。其主要成分为血浆蛋白，不含血细胞，无凝集原。其作用主要是补充凝血因子，扩充血容量。要求与受血者 ABO 血型相同或相容。

（1）新鲜液体血浆（FLP）：含有新鲜血液中全部凝血因子、血浆蛋白、纤维蛋白原。（4±2）℃保存 24 小时。适用于补充全部凝血因子、大面积烧伤及创伤者。

（2）新鲜冰冻血浆（FFP）：抗凝全血 6 小时或 8 小时之内在 4℃条件下离心将血浆分出，并迅速在 −30℃冰箱速冻成块，即为新鲜冰冻血浆，有效期 1 年。制品内含有全部凝血因子，主要用于各种凝血因子缺乏症患者的补充治疗。新鲜冰冻血浆保存期满 1 年，可改为普通冰冻血浆。输注前垂直放置在 37℃恒温水浴箱中，不断轻轻摇动血袋使其在 10 分钟内快速融化，融化后立即采用标准输血器输注，速度应从慢到快逐步调节，一般控制在 5 ～ 10mL/min。

（3）普通冰冻血浆（FP）：全血经自然沉降或离心后分出的血浆，立即放入 −20℃冰箱冰冻成块，即为普通冰冻血浆，有效期为 4 年。该制品内含有全部稳定的凝血因子，但缺乏不稳定的凝血因子Ⅷ和Ⅴ，主要用于凝血因子Ⅷ和Ⅴ以外的因子缺乏症患者的治疗。要求与受血者 ABO 血型相同

（4）冷沉淀（Cryo）：每袋由 200mL 血浆制成。−20℃以下可保存一年。含有：Ⅷ因子、纤维蛋白原。适用于甲型血友病、血管性血友病、纤维蛋白原缺乏症等。

三、静脉输血技术

（一）输血前准备

1.配血　确定输血后，严格查对医嘱和输血申请单。持输血申请单和贴好标签的试管，当面核对患者姓名、性别、年龄、住院号、病床号和诊断，确认无误后采集血标本。将血标本与输血申请单一同送交血库，同血库工作人员进行逐项核对后，做血型鉴定、交叉配血试验和传染病全项免疫鉴定。凡输注全血、浓缩红细胞、红细胞悬液、洗涤红细胞、冰冻红细胞、浓缩白细胞、手工分离浓缩血小板等患者，应进行交叉配血试验。机器单采浓缩血小板应 ABO 血型同型输注。

2.血库取血　取、发双方共同核对血袋标签、输血记录单和输血配合报告单上受血者姓名、性别、年龄、血型、住院号、房床号，献血者姓名、血型、血袋号、血液制品种类、血量、配血试验结果。认真检查血液有效期，血袋有无破损、漏血，库存血外观有无异常。双方确认无误时，共同在登记本和输血记录单上签名后发血出库。

3.输前查对　血液制品取回病区或手术室后，应由两名医护人员核对输血配合报告单和血袋标签的各项内容，检查血液制品质量，确认无误后备用。

（二）静脉输血法

【评估】

1. 输血的目的，血液制品的种类、质量，交叉配血试验，输注要求。

2. 患者年龄、病情、意识状态、心肺肾功能、输血史、过敏史等。

3. 患者对输血的认识、合作程度和心理反应。

4. 穿刺部位的皮肤状态、血管走行、充盈度。

【计划】

1. 用物准备

（1）标准输血器，输血器的特殊结构是在漏斗中加入特制滤网，可有效滤除血液中的细小凝块。

（2）血液制品、0.9% 氯化钠溶液。

（3）输液常规用物。

（4）病历、输血配合报告单。

2. 患者准备　了解输血的方案和目的，排空大小便，选择穿刺位置，取舒适体位。

【实施】

1. 操作方法

（1）用一次性标准输血器，按静脉输液法建立静脉通路，输入 0.9% 氯化钠溶液。

（2）两名医护人员核对患者姓名、性别、年龄、住院号、房床号、血型等，确认与输血配合报告单相符；检查血液质量，并在输血配合报告单上签名。

（3）观察患者一般情况，测量生命体征并记录。

（4）将血袋内的成分轻轻摇匀，挂在输液架上，戴无菌手套。打开或旋下隔膜管防护帽，从液体中拔出引血针，垂直刺入隔膜管。

（5）再次查对、观察患者反应。

（6）调节滴速，输血开始时应控制滴速，全血 10 ～ 15gtt/min，成分血按输注要求控制速度，防止不良反应的发生。

（7）填写输血卡，脱去手套，整理床单位。

（8）向患者说明注意事项、故障和不适表现。

（9）监护输血过程，观察 15 分钟如无不良反应，再按病情调节滴速，定时测量患者生命体征，注意倾听患者主诉，发现问题及时处理。

（10）输血后继续输入 0.9% 氯化钠溶液，将管道内血液全部冲净后拔针，按压片刻。

（11）清理用物，将输血器和被血液污染的物品直接放入规定的收集容器，洗手。

（12）填写输血查对登记本，内容包括患者的房床号、住院号、姓名、输入血液成分与质量、输注开始与输完的时间、患者反应，最后由查对人签全名，以备查询。

（13）将输血配合报告单贴在病历上。将输血袋送回血库，至少保存 1 天，以备核查。

2. 注意事项

（1）严格遵守无菌技术操作原则和操作规程。严格执行查对制度。

（2）采集血标本时，严禁同时采集两个患者的血标本。采集后应由采集者或其他医护人员立即送达血库，禁止非医务人员送验标本。

（3）取回的血液必须在规定的时间内输入，不得自行贮血和退回。

（4）输血前后需用 0.9% 氯化钠溶液冲洗输血管道。连续输用血液制品时，两袋血之间必须输入少量 0.9% 氯化钠溶液。

（5）血液制品内不得加入除 0.9% 氯化钠溶液以外的任何药物。

（6）引血针刺入血袋时，必须和隔膜管垂直，避免刺破血袋。

（7）输血过程中应先慢后快，再根据病情、年龄、血液制品种类调整输注速度。

（8）输血过程中需密切观察输血反应。全血输注的前 15 分钟，要求医护人员严密观察病情。因为许多输血不良反应，如急性溶血反应、过敏反应和细菌污染的输血反应等，多可以在输血开始阶段的前 15 分钟或输入少量血液后观察到，如出现异常情况应及时处理：

1）减慢或停止输血时，可用 0.9% 氯化钠溶液维持静脉通路。

2）立即通知值班医生和血库值班人员，及时检查、治疗和抢救，并查找原因，做好记录。

3）必要时立即抽取血标本和留取尿标本送检，积极配合医生救治，并由医生逐项填写患者输血反应回报单，送血库保存并定期上报。

（9）整个输血过程或输血后 24 小时内，应定期观察病情变化，继续评估患者，防止迟发型反应发生。

（10）若当班未输完，应在交班报告上注明输血开始时间、滴注速度、剩余血量及患者反应，并进行床头交接。输血完毕，应将输血情况记录在病历中。

（11）强化职业防护意识，注重自我保护。

（12）健康教育：向患者介绍静脉输血的目的和意义，输血过程中的注意事项，输血反应的症状及防治措施；向患者及家属说明输血速度的调节依据，并强调输血过程中不可随意调速，讲述血型、交叉配血相容试验的有关知识及输血的禁忌证。

【评价】

1. 患者理解输血的目的，有安全感，愿意接受。

2. 正确执行无菌操作和查对制度，操作规范。输血部位无渗出、肿胀，未发生感染及其他输血反应。

3. 输血过程中无血液制品浪费现象。

四、输血反应与护理

患者输注血液制品所导致的任何输血前不能预期的意外反应，均为输血不良反应。任何一种血液制品的输注在一定条件下都可能对受血者造成危险。

（一）发热反应

发热反应是输血过程中常见的反应。

1. 原因

（1）血液、贮血袋或输血器等被致热原污染。

（2）操作时违反无菌操作原则，造成输血各环节不同程度的细菌污染。

（3）经多次输血后，在受血者血液中产生了白细胞和血小板抗体，当再次输血时，发生抗原抗体反应，即可引起发热。

2. 症状　在输血过程中或输血后的 1～2 小时内出现发热反应。患者先表现为畏寒或寒战，继之高热，体温升高至 38～41℃，发热持续时间不等，轻者 1～2 小时可逐渐缓解。伴有头痛、恶心、呕吐、皮肤潮红等症状，严重者还可出现呼吸困难、血压下降、抽搐，甚至昏迷。

3. 预防性护理

（1）输血前详细评估患者的输血史，预测潜在的危险，做好防范措施。

（2）认真检查血液制品和输血用具质量，严格按照无菌技术操作规程进行密闭式输血。

（3）必要时采用白细胞过滤器过滤所需血液制品。

4. 症状护理

（1）轻者减慢输血速度，密切观察病情变化。

（2）若经观察症状未能改善或有恶化趋势，应立即停止输血，更换输血器，以 0.9% 氯化钠溶液维持静脉通路。通知值班医生和血库人员，将输血器、剩余血和从患者另一侧手臂采集的血标本一同送往血库进行检验分析。

（3）有畏寒、发冷时应注意保暖；体温超过 39℃时，按高热患者进行护理。

（4）遵照医嘱给予解热、镇静和抗过敏药物。

（5）严密观察患者的生命体征变化。

（二）过敏反应

1. 原因

（1）输入血液中含有致敏物质，如献血者在献血前服用了可使受血者致敏的食物或药物。

（2）献血者的变态反应性抗体随血液输给受血者，一旦与相应抗原接触，即发生过敏反应。

（3）多次输血者体内产生白细胞和血小板抗体，再次输血时，抗原抗体相结合而发生过敏反应。

2.症状　反应程度轻重不一，大多数患者在输血后期或即将结束时发生。症状出现越早，反应越重。

（1）轻度反应：输血开始后数分钟内出现皮肤瘙痒、荨麻疹、血管神经性水肿（以眼睑、口唇高度水肿为主）和关节痛。

（2）严重反应：可发生支气管痉挛、喉头水肿、呼吸困难、发绀、大小便失禁等，甚至出现过敏性休克。

3.预防性护理

（1）选择无过敏史、无服用或注射药物的献血者；献血者在采血前4小时应禁食高蛋白、高脂肪饮食，禁酒。

（2）对有过敏史的受血者，输血前可遵照医嘱给予抗过敏药物。

（3）密切监护输血过程。

4.症状护理

（1）轻者减慢输血速度，遵照医嘱给予抗过敏药物，严密观察病情变化。

（2）反应重者，立即停止输血，更换输血器，以0.9%氯化钠溶液维持静脉通路。保留余血与输血装置送检，查明原因。

（3）立即通知医生，协助抢救。遵医嘱给药，皮下或肌内注射0.1%盐酸肾上腺素0.5～1mL，或用0.9%氯化钠溶液稀释后缓慢静脉注射。

（4）严密观察病情变化，呼吸困难者给予氧气吸入，喉头水肿者协助医生进行气管插管或气管切开，发生过敏性休克时应给予抗休克治疗。

（三）溶血反应

溶血反应是指输入的红细胞和受血者的红细胞发生异常破坏而引起的一系列临床症状，是输血最严重的反应。

1.原因

（1）ABO血型不合，多由于申请单填写错误，采集血标本时贴错标签或血液注错试管，配血、取血、输血时未严格查对等造成。

（2）Rh血型不合。

（3）输入变质血。输血前红细胞即被破坏溶解，如血液制品贮存过久，保存温度不当，输血前血液被震荡过剧，血液被细菌污染，血液中加入高渗或低渗溶液，或加入能影响血液pH值变化的药物等，致使红细胞大量破坏，造成输血前红细胞已变质溶解。

2.症状　急性溶血反应的临床表现很不一致，轻者类似发热反应，严重者迅速死亡。

严重程度和发生反应的时间与输注的剂量有关，典型症状多在输入异型血 10 ～ 15mL 后出现。

（1）第一阶段：由于红细胞凝集成团，阻塞部分小血管，引起输血部位疼痛、灼热，头部胀痛，面部潮红，恶心，呕吐，心前区压迫感，四肢麻木，腰背部剧痛。

（2）第二阶段：凝集的红细胞溶解，大量血红蛋白进入血浆中，出现黄疸和血红蛋白尿。同时伴有寒战、高热、呼吸困难、血压下降。

（3）第三阶段：大量溶解的血红蛋白从血浆进入肾小管，遇酸性物质而变成结晶体，致使肾小管阻塞；另外由于抗原、抗体的相互作用，肾小管内皮缺血、缺氧而坏死脱落，也可阻塞肾小管，出现急性肾衰竭症状，表现为少尿或无尿。

Rh 血型不合所致的溶血反应症状，多发生在输血后的 5 ～ 10 天，偶有数周后发生。表现为发热、贫血、黄疸，偶尔出现血红蛋白尿，但有极少数病例发生急性溶血反应。

3. 预防性护理

（1）采集血样时，严禁同时采集两个患者的血标本。

（2）严格执行查对制度，取血和输血时，必须由两人逐项查对规定内容，认真检查血液制品质量，核对无误签名后方可出库和输入。

（3）血液制品中不得加入除 0.9% 氯化钠溶液以外的任何药物，避免剧烈震荡和不当加温。

（4）严密监护输血过程和输血后反应。

4. 症状护理

（1）立即停止输血，更换输血器，以 0.9% 氯化钠溶液维持静脉通路，保持呼吸道通畅，给予氧气吸入。

（2）立即通知值班医生和血库人员。

（3）将输血器连同剩余的血液、出现反应后收集的第一份新鲜尿标本和从另一侧手臂采集的血标本一同送往血库进行检验分析。

（4）双侧肾区热敷，以解除肾血管痉挛。遵照医嘱静脉注射碳酸氢钠，增加血红蛋白在尿液中的溶解度，减少沉积，避免肾小管阻塞。遵医嘱给予抗生素治疗，以控制感染。

（5）严密观察和记录患者生命体征，每小时尿量、颜色，记录 24 小时出入液量，必要时留取标本送验。

（6）对尿少或尿闭者，按急性肾衰竭护理。若出现休克症状，应配合医生进行抢救。

（四）与大量输血有关的反应

大量输血是指 24 小时内输入的血液等于或超过患者的循环血容量。由于随着血液保存时间的延长，血液的生理生化特性不断发生变化，当大量输入库存血液时可能出现以下反应：

1. **枸橼酸钠中毒和低钙血症** 大量输入库存血时，过多的枸橼酸钠超过机体的代谢速度和代偿能力，尤其是在肝肾功能不良、机体代谢障碍、低温、休克等情况下，可造成枸橼酸钠的蓄积。枸橼酸钠与钙结合从而减少体内的钙离子水平，出现低血钙症状，如手足抽搐、血压下降、脉压小、心律不齐、心率缓慢、心室纤维颤动，严重者心跳停止、死亡。

预防与护理：应严密观察患者的反应；输入库存血 1000mL 以上时，须按医嘱静脉注射 10% 葡萄糖酸钙或氯化钙 10mL，以补充钙离子。

2. **出血倾向** 库存血中的红细胞和血小板继续代谢，不稳定凝血因子 V 和 Ⅷ 大部分已破坏，导致血小板减少、凝血因子减少。短时间内大量输入，可因稀释作用而使患者血小板计数和凝血因子水平降低，引发出血倾向，如皮肤、黏膜瘀斑，穿刺部位出现大块瘀血或手术切口大量渗血等。

预防与处理：短时间内输入大量库血时，应密切观察患者意识、血压、脉搏等变化，注意皮肤、黏膜或手术伤口有无出血。可根据医嘱，每输入 3～5 个单位库存血即输入 1 个单位新鲜血或血小板悬液，以补充足够的血小板和凝血因子。

3. **循环负荷过重** 多发生在老年、小儿及心肺功能不全的患者。症状、预防与护理同输液反应。

4. **酸中毒与高血钾。**

（五）其他反应

1. **空气栓塞** 其原因、临床表现及护理同静脉输液反应。

2. **感染** 即献血者的某些疾病通过输血传播给受血者，最常见为病毒性肝炎，其他有艾滋病、梅毒和疟疾等。主要防治措施是净化血源，对献血者严格筛选、管理，提高检测技术，对血液严格检测，保证每袋血的质量。

综上所述，预防输血反应的关键措施是要加强对血液制品的管理，把握采血、贮血和输血操作的各个环节，确保患者输血安全。

复习思考

一、选择题

【A1 型题】

1. 可降低血液黏稠度，改善循环的胶体溶液是（　　）

    A. 低分子右旋糖酐　　　B. 中分子右旋糖酐　　　C. 25% 山梨醇

    D. 羟乙基淀粉　　　　　E. 浓缩白蛋白

2. 留置针输液一般保留不超过（　　　）

　　A. 3 天　　　　　　　　B. 5 天　　　　　　　　C. 7 天

　　D. 10 天　　　　　　　 E. 15 天

3. 颈外静脉插管输液，其穿刺部位位于下颌角与锁骨上缘中点连线的（　　　）

　　A. 上 1/3　　　　　　　B. 下 1/3　　　　　　　C. 中 1/2

　　D. 上 1/4　　　　　　　E. 下 1/4

4. 最常见的输液反应是（　　　）

　　A. 发热反应　　　　　　B. 急性肺水肿　　　　　C. 静脉炎

　　D. 空气栓塞　　　　　　E. 过敏反应

5. 输液过程中巡视发现液体滴入不畅，轻轻挤压茂菲滴管有阻力，检查无回血，正确的处理是（　　　）

　　A. 提高输液瓶　　　　　B. 调整肢体位置　　　　C. 加压输液

　　D. 再进针少许　　　　　E. 拔针更换针头重新穿刺

6. 输液过程中巡视发现液体滴入不畅，局部肿胀，检查无回血，正确的处理是（　　　）

　　A. 提高输液瓶　　　　　B. 局部热敷　　　　　　C. 加压输液

　　D. 改变针头位置　　　　E. 拔针更换针头重新穿刺

7. 对因静脉痉挛导致溶液不滴的正确处理是（　　　）

　　A. 加压输液　　　　　　B. 穿刺部位进行热敷　　C. 抬高输液瓶

　　D. 调整肢体位置　　　　E. 挤压茂菲滴管

8. 静脉输液引起急性肺水肿的最典型症状是（　　　）

　　A. 发绀，烦躁不安　　　　　　　　　　B. 呼吸困难，两肺闻及哮鸣音

　　C. 听诊心前区可闻及响亮的 "水泡音"　　D. 心慌，血压下降

　　E. 咳嗽，咳粉红色泡沫样痰

9. 肺水肿患者四肢轮流结扎时，应（　　　）

　　A. 每隔 1～5 分钟轮流放松一侧肢体的止血带

　　B. 每隔 5～10 分钟轮流放松一侧肢体的止血带

　　C. 每隔 1～5 分钟放松四肢止血带

　　D. 每隔 5～10 分钟放松四肢止血带

　　E. 每隔 10～15 分钟轮流放松一侧肢体的止血带

10. 空气栓塞时如空气量大会导致患者死亡，主要因为空气阻塞了（　　　）

　　A. 上腔静脉入口　　　　B. 下腔静脉入口　　　　C. 肺动脉入口

　　D. 肺静脉入口　　　　　E. 主动脉入口

11. 库存血（　　）

    A. 在 10℃冰箱内，可存放 1～2 周

    B. 在 0℃冰箱内，可存放 2～3 周

    C. 存放时间越长，血液成分变化越大，其成分以红细胞为主

    D. 大量输入时应防止出现高血钙

    E. 大量输入时应防止出现高血钾

12. 输血前准备中错误的是（　　）

    A. 血型鉴定及交叉配血试验

    B. 两人进行"三查""八对"

    C. 从血库取出的血如太冷，应放在温水中加温

    D. 取回的血一般应在 4 小时内输完

    E. 发现血液变质不可使用

13. 发生溶血反应，初期的典型症状是（　　）

    A. 四肢麻木，腰背剧痛   B. 黄疸

    C. 血红蛋白尿   D. 高热

    E. 呼吸急促

14. 为防止发生不良反应，输血前后应输入少量（　　）

    A. 0.9% 氯化钠   B. 5% 葡萄糖   C. 5% 葡萄糖氯化钠

    D. 3.8% 枸橼酸钠   E. 复方氯化钠

15. 短时间内大量输入库血后容易出现（　　）

    A. 过敏反应和溶血反应   B. 发热反应和碱中毒

    C. 肺水肿和酸中毒   D. 酸中毒和低钾血症

    E. 出血倾向和碱中毒

16. 为防止枸橼酸钠中毒反应，每输入 1000mL 库存血，可静脉缓慢注射（　　）

    A. 10% 氯化钙 10mL   B. 4% 碳酸氢钠 10mL

    C. 0.9% 氯化钠 10mL   D. 盐酸肾上腺素 2mL

    E. 地塞米松 5mg

【A2 型题】

17. 患者女性，32 岁，贫血严重。医嘱为该患者静脉输血，其治疗目的是（　　）

    A. 补充血容量   B. 增加白蛋白   C. 补充血红蛋白

    D. 排出有害物质   E. 补充抗体和补体

18. 患儿男性，8 岁。两周前有上呼吸道感染史，近日出现畏寒、发热，全身皮肤、黏膜出血，并有大片瘀斑，实验室检查血小板计数 $18×10^9/L$，出血时间延长。对此患儿

采取静脉输血治疗的目的是（　　　）

    A. 补充血容量　　　　　B. 纠正贫血　　　　　C. 供给血小板

    D. 输入抗体、补体　　　E. 增加白蛋白

19. 患者女性，68 岁，因乳腺癌住院化疗，为其输液过程中，患者出现呼吸困难，听诊心前区有响亮的"水泡音"，患者可能发生空气栓塞，空气栓塞的部位是在（　　　）

    A. 主动脉入口　　　　　B. 肺动脉入口　　　　　C. 肺静脉入口

    D. 上腔静脉入口　　　　E. 下腔静脉入口

20. 患者男性，46 岁，因食用不洁食物引起腹泻、呕吐，为纠正水、电解质失衡，需输液治疗，可输入的溶液是（　　　）

    A. 白蛋白　　　　　　　B. 右旋糖酐　　　　　　C. 复方氯化钠

    D. 20％甘露醇　　　　　E. 25％葡萄糖溶液

21. 患者男性，45 岁，患十二指肠溃疡，突然出现呕血，面色苍白，脉搏 120 次／min，血压 60/45mmHg，医嘱输血 400mL，目的是补充（　　　）

    A. 抗体　　　　　　　　B. 血容量　　　　　　　C. 血小板

    D. 凝血因子　　　　　　E. 血红蛋白

【A3/A4 型题】

（22 ～ 23 题共用题干）

患者女性，68 岁，静脉输液过程中，患者主诉胸骨后疼痛，随即出现呼吸困难，严重发绀。听诊心前区有"水泡音"。

22. 根据患者临床表现，该患者可能出现了（　　　）

    A. 急性肺水肿　　　　　B. 心肌梗死　　　　　C. 过敏反应

    D. 空气栓塞　　　　　　E. 发热反应

23. 此时应立即停止输液，协助患者取（　　　）

    A. 俯卧位　　　　　　　　　　　　B. 头高足低位

    C. 去枕仰卧位　　　　　　　　　　D. 半坐卧位床尾抬高

    E. 左侧卧位，头低足高

（24 ～ 26 题共用题干）

患者女性，46 岁。输液过程中突然呼吸困难，感到胸闷，气促，咳嗽，咳粉红色泡沫痰，肺部闻及湿啰音。

24. 根据临床表现，该患者可能出现了（　　　）

    A. 急性肺水肿　　　　　B. 心肌梗死　　　　　C. 过敏反应

    D. 空气栓塞　　　　　　E. 发热反应

25. 吸氧时，在湿化瓶内应加的湿化液是（　　　）

    A. 清水　　　　　　　　B. 冷蒸馏水　　　　　　C. 10% ～ 20% 乙醇

    D. 20% ～ 30% 乙醇　　E. 1% ～ 4% 呋喃西林

26. 应立即协助患者取（　　　）

    A. 去枕仰卧位　　　　　　　　　　　　B. 头低足高位

    C. 俯卧位　　　　　　　　　　　　　　D. 半坐卧位，床尾抬高

    E. 端坐位，双腿下垂

二、病例分析题

1. 某患者输液 1 小时后，出现寒战、发热、恶心、头痛。查：T39.5℃，P110 次 / 分钟。试析患者存在的问题、相关因素，护理措施。

2. 某患者输血约 20mL 时出现头部胀痛、恶心、腰背部疼痛、面色潮红等表现。试析患者存在的问题、相关因素，护理措施。

扫一扫，知答案

扫一扫，看课件

第 二 十 章

标本采集

【学习目标】

1. 掌握标本采集的原则；各种标本采集的方法及注意事项。

2. 熟悉不同类型的血标本、尿标本、粪便标本、痰标本及咽拭子标本的采集目的。

3. 了解静脉采血真空管的种类及用途。

　　临床医务人员在对患者进行临床诊断和治疗的过程中，绝大部分的疾病需要对患者的血液、体液、分泌物、排泄物及组织细胞等标本进行检验，在获得科学的实验室数据和相关信息后，再结合患者的临床表现等其他资料对疾病做出诊断。因此，标本的采集及检验在疾病的诊断过程中起着至关重要的作用。因此护士必须了解标本采集的意义及原则，牢固掌握各种标本采集的方法，才能确保标本的有效性及结果的准确性，从而协助医生进行疾病的诊断和治疗。

第一节　概　述

　　标本采集是指采集患者少量的体液（脑脊液、胸水、腹水等）、血液、排泄物（尿、粪）、分泌物（痰、鼻咽部分泌物）、呕吐物及脱落细胞等样本，通过物理、化学或生物学的实验室技术和方法对其进行检验，作为判断患者有无异常存在的依据。标本检验可在一定程度上反映机体的功能状态或病理变化。

一、标本采集的意义

　　通过对标本的采集和检验，可以为疾病的诊断和治疗提供依据。标本采集具有以下几个方面的意义：

1. 协助明确疾病诊断 各种标本检验的结果，对临床诊断及鉴别诊断具有重要意义。例如在进行血常规检查时，通常感染性疾病会使白细胞的数值和分类发生变化；贫血时血红蛋白或红细胞的检验值会降低；进行血清心肌酶的监测对诊断心肌梗死具有一定的价值。

2. 推测病程进展 患者体内各项指标会随着病程的发展而发生改变。如急性感染的患者，常见白细胞增高，但在某些重度感染的情况下，白细胞不但不增高，反而降低。

3. 有利于病情观察 医护人员经常根据各项标本检验结果的变化来动态评估病情。如急性肾功能衰竭者，应动态监测尿液的变化及肾小球滤过功能等项目，作为观察病情严重程度的指标。

4. 协助制定治疗措施 医护人员在结合标本检验结果的基础上可对患者采取更为有效的治疗措施并进行动态的调整。例如对存在细菌感染的患者进行药敏试验可提高治疗效果，缩短疗程，避免抗生素的滥用。

5. 为医学研究提供依据 随着临床检验技术及循证医学的发展，标本检验结果可在一定程度上反映出疾病的变化过程，从而为临床研究提供依据，有利于医疗技术的不断发展。

二、标本采集的原则

为保证标本的质量，在采集过程中应遵循以下的原则：

（一）严格遵照医嘱

由医生根据患者疾病情况填写检验申请单，并签全名。护士在认真核对之后遵照医嘱进行标本的采集。

（二）标本采集前做好充分准备

采集标本前护士应明确检验项目、检验目的、采集标本量、采集的方法及注意事项；向患者耐心解释留取标本的目的和要求，消除其思想顾虑，取得患者的信任与合作；根据检验项目选择适当的标本容器并粘贴标签，标签上标明患者科别、姓名、性别、床号、住院号、检验项目、日期等相关信息。

（三）严格执行查对制度

查对是保证标本采集无误的重要环节。采集标本前应认真执行查对制度，确认无误后方可执行。

（四）采集方法正确

标本的质量会受到标本容器、采集方法、采集过程、患者的生理状况等因素的影响，因此护士在采集过程中应严格按照要求执行，取得患者的理解和合作，尽可能排除各种干扰因素，以确保标本的高质量。

（五）及时送检

各种标本都有其时效性，因此在采集过程中要严格按照要求及时送检，避免因存放时间过长而发生变质，影响检验结果。标本在运送过程中要妥善放置，避免震荡、容器破损、丢失、污染等，接收人员要及时查对、验收。

第二节 常用标本采集法

不同标本的采集要求不尽相同，护士应根据检验目的采用不同的采集方法，严格遵照医嘱，认真核对后在充分准备的前提下对标本进行正确的采集，保证标本的质量，以获取准确的检验数据。

一、血标本采集法

血液内环境的变化能客观反映出机体各种功能及异常变化，因此血液检查是目前临床最常用的检验项目之一。血液标本的采集主要分为毛细血管采血、静脉采血和动脉采血。

（一）毛细血管采血法

毛细血管采血法是经毛细血管进行采血的方法，所需血液量较少，主要用于微量血液检查和婴幼儿血常规检验。常用的采血部位为手指或耳垂。成人多以左手无名指指尖采血；婴幼儿多以拇指或足跟部采血；严重烧伤患者，可选择皮肤完整处采血。因手指血与静脉血有差异，若条件允许尽可能静脉采血。

（二）静脉血标本采集法

静脉血标本采集法是自静脉抽取静脉血标本的方法。分为真空采血法和普通采血法。真空采血法又称为负压采血法，是将穿刺成功后的静脉血直接注入无菌真空采血试管的过程。因其具有刻度清晰、计量准确、标识醒目、封闭无菌、容易保存等优点，目前在临床上被广泛使用。普通采血法是用一次性无菌注射器抽取静脉血的方法。因其采血量易受到人为因素的干扰，标本也易受到污染或发生变质，所以目前临床上较少使用。

【目的】

1.全血标本 测定血常规（血细胞成分）、血沉及血液中某些物质的含量，如血糖、肌酐、尿酸、尿素氮、肌酸、血氨等。

2.血清标本 用于大部分临床生化检查和免疫学检查，如测定血清酶、酯类、电解质、肝功能等。

3.血培养标本 测定培养血液中病原菌的种类和数量等。

【评估】

1. 患者年龄、性别、病情、生命体征等基本情况，意识状态、合作程度、自理能力、心理状况、饮食和休息情况。

2. 患者穿刺部位皮肤和血管。

【计划】

1. 用物准备　注射盘，一次性无菌注射器，标本容器，针头或头皮针（普通采血法）或双向采血针（图20-1）及真空试管（图20-2）（真空采血法），治疗巾，胶布，止血带，注射用小垫枕，检验单，手消毒液。必要时备无菌手套。治疗车下备锐器盒（盛放用过的注射器、针头等锐器）、医用垃圾桶、生活垃圾桶。

2. 患者准备　了解静脉血标本采集的目的、意义、方法及注意事项，并积极配合。

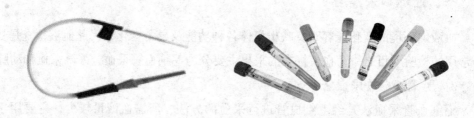

图20-1　软接式（头皮针式）双向采血针　　　　图20-2　不同类型的真空试管

【实施】

1. 操作方法

（1）真空采血器采血法

1）根据检验目的备齐用物，检查检验单类型、项目；检查用物，在标本容器外粘贴标签，注明科室、床号、姓名、性别、检验项目。

2）携用物至患者床旁，核对患者床号、姓名，向患者解释操作目的、过程及配合要点。

3）铺治疗巾于小垫枕上，置于穿刺部位下，扎止血带，嘱患者握拳，选择合适静脉。

4）常规消毒皮肤，待干。

5）再次核对患者相关信息及检验项目。

6）持一次性真空采血针进行穿刺，见回血后固定针头。

7）将采血针另一端插入真空试管，松止血带，抽取血液至所需量。

8）采血完毕，嘱患者松拳，迅速拔出针头，并以棉签按压局部。

9）再次核对患者床号、姓名及检验项目、标本。

10）撤去治疗巾，取出止血带和小垫枕，协助患者取舒适卧位，整理床单位，清理用物。

11）洗手，记录。

12）标本及时送检。

（2）普通注射器采血法

1）～6）：同真空采血器采血步骤。

7）持一次性注射器或连接头皮针穿刺，见回血后抽取血液至所需血量。

8）松止血带，嘱患者松拳，迅速拔出针头，并以棉签按压局部。

9）根据不同血液检验目的，分别注入以下不同容器：①血培养瓶：先除去密封瓶铝盖中心部分，常规消毒，更换针头后将血液注入瓶内，轻轻摇匀。②抗凝试管：取下针头，将血液沿管壁缓慢注入抗凝试管内，轻轻摇匀。③干燥试管：取下针头，将血液沿管壁缓慢注入干燥试管内。

10）其余步骤同真空采血器采血步骤。

2. 注意事项

（1）采血过程中严格执行查对制度，遵守无菌技术操作规范。

（2）尽量避免生理性因素对检验结果的影响。采血时间以上午 7～9 时为宜；或于晨起后 1 小时内进行采集。

（3）根据检验项目的种类和要求进行采集。如血液生化检验需在晨起空腹时采血；细菌培养标本尽可能在高热寒战期、抗生素使用前或局部治疗前进行采集；急诊采血可不受时间限制，但应在检验单上注明急诊字样及采血时间。

（4）采血时要避免注入空气，防止血栓的发生。

（5）严禁在输液、输血的穿刺处抽取血标本；女性患者乳腺切除术后，应在手术对侧手臂采血。

（6）真空采血时，不能先连接真空管再行穿刺，以免负压降低影响采集。采血结束后，先拔真空管，再拔去针头，按压止血。

（7）采血前充分解释，取得患者的理解与合作，消除紧张、焦虑的心理，减少不良反应的发生。

（8）对于需要空腹采集多管血的患者要注意防止低血糖的发生。

（9）血液标本采集后要及时送检，以免标本变质或影响检验结果。

【评价】

1. 护患沟通有效，患者及家属能了解血液标本采集的目的、临床意义及注意事项并积极配合，情绪稳定。

2.在采血过程中能严格执行无菌技术操作规程，穿刺部位无出血、血肿等异常。

3.标本足量，无污染，无发生凝血、溶血等异常情况。

（三）动脉血标本采集

动脉血标本采集是指经动脉抽取血标本的方法。常用的动脉有桡动脉和股动脉。

【目的】

临床上常用于血液气体分析，判断机体是否存在酸碱平衡失调、缺氧及缺氧的程度等。

【评估】

1.患者年龄、性别、病情、生命体征等基本情况，意识状态、合作程度、自理能力、心理状况、饮食和休息情况。

2.患者氧疗或呼吸机使用情况。

3.患者穿刺部位皮肤和血管状况。

【计划】

1.用物准备

（1）治疗车上层：治疗盘内备一次性动脉血气针（图20-3）或2mL或5mL一次性无菌注射器、肝素适量、无菌软木塞或橡胶塞、无菌手套、无菌纱布、治疗巾、0.5%碘伏或安尔碘、棉签、小垫枕；治疗盘外备检验单、小沙袋、手消毒液。

（2）治疗车下层：锐器盒（盛放用过的注射器针头等锐器）、医用垃圾桶、生活垃圾桶。

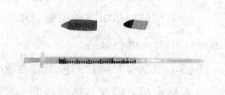

图20-3 一次性动脉血气针

2.患者准备　了解动脉血标本采集的目的、意义、方法及注意事项，取舒适卧位，充分暴露穿刺部位。

【实施】

1.操作方法

（1）普通注射器采血

①备齐用物，核对检验单类型、项目；检查注射器或一次性动脉采血针；在容器外粘贴标签，注明科室、床号、姓名、性别、检验目的。

②携用物至患者床旁，核对患者床号、姓名，向患者解释操作目的、过程及配合要点。

③选择合适动脉，铺治疗巾于小垫枕上，置于穿刺部位下暴露穿刺部位。

④常规消毒穿刺部位皮肤，范围大于5cm，操作者戴无菌手套或常规消毒左手示指和

中指。

⑤再次核对患者床号、姓名、住院号及检验项目。

⑥取出一次性动脉采血针并检查，将活塞拉出至所需血量刻度，若为一次性注射器则抽取适量肝素备用。

⑦以消毒的示指、中指在穿刺动脉最明显处固定动脉。

⑧自两指间垂直或沿动脉走向呈30°～45°刺入动脉，见有鲜红色血液自主涌入注射器，固定穿刺针。

⑨迅速拔出针头，同时用无菌纱布或无菌棉签加压止血5～10分钟。

⑩针头拔出后立即插入橡胶塞或软木塞以隔绝空气，同时轻轻搓动注射器使血液与肝素混匀。

⑪再次核对患者相关信息及检验项目、标本。

⑫撤去治疗巾、小垫枕，协助患者取舒适卧位，整理床单位，清理用物。

⑬洗手，记录。

⑭标本及时送检。

（2）动脉血气针采血

①～⑦：同普通注射器采血步骤。

⑧自两指间垂直或沿动脉走向呈30°～45°刺入动脉，见有鲜红色回血，固定血气针，血液自动流至所需量。

⑨～⑭：同普通注射器采血步骤。

2. 注意事项

（1）采血过程中严格执行查对制度，遵守无菌技术操作规范。

（2）用于血气分析时必须与空气隔绝，采血前严格检查注射器是否漏气，连接是否严密，否则影响检验结果。

（3）桡动脉穿刺点为前臂掌侧腕关节上动脉搏动最明显处；股动脉穿刺点为腹股沟股动脉搏动最明显处。

（4）有出血倾向者慎用动脉穿刺法。

【评价】

1. 护患沟通有效，患者及家属能了解血液标本采集的目的、临床意义及注意事项并积极配合，情绪稳定。

2. 穿刺部位无出血、血肿等异常，标本足量，无污染，无外界空气混入，无发生凝血等其他异常。

二、尿标本采集法

尿液是由血液经肾小球滤过，肾小管和集合管的重吸收及排泌产生的最终产物。尿液是具有重要意义的排泄物，尿液成分的变化可以反映泌尿系统及其他组织器官的病变，因此尿液标本的检验对疾病的诊断、治疗和预后均有重要意义。尿标本分为三种：常规标本、培养标本及 12 小时或 24 小时标本。

【目的】

1.尿常规标本　常用于检查尿液的颜色、比重、透明度、尿蛋白和尿糖定性、有无细胞和管型等。

2.尿培养标本　常用于尿液细菌培养或细菌敏感试验，以了解病情，协助临床诊断和治疗。

3.12 小时或 24 小时尿标本　常用于各种尿生化检查（如钠、钾、氯、肌酐、肌酸、尿糖和尿蛋白定量、17- 羟类固醇等）或尿浓缩查结核杆菌等检查。

【评估】

1.患者年龄、性别、病情、生命体征等基本情况。

2.患者意识状态、合作程度、自理能力、心理状况、饮食和休息情况。

【计划】

1.用物准备

（1）尿常规标本：一次性尿杯（图 20-4），必要时备便器或尿壶，检验单。

（2）尿培养标本：一次性尿培养瓶、无菌手套、无菌棉签、消毒液、便器、屏风、检验单，必要时备导尿包。

（3）12 小时或 24 小时尿标本：清洁干燥集尿器（容量 3000 ～ 5000mL）、防腐剂、检验单。

2.患者准备　了解尿标本采集的目的、方法、注意事项及配合要点，清洁外阴。

【实施】

1.操作方法

（1）尿常规标本

①备齐用物，核对检验单项目；检查标本容器并在容器外粘贴标签，注明科室、床号、姓名、性别、检验项目。

②携用物至患者床旁，核对患者床号、姓名，向患者解释操作目的、过程及配合要点。

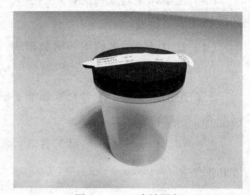

图 20-4　一次性尿杯

③收集尿标本：可自理的患者，给予标本容器，嘱其将晨起第一次尿留于容器内；行动不便的患者，协助患者床上排尿，收集尿液于标本容器中；留置导尿的患者，打开集尿袋下方引流孔，收集尿液。

④整理床单位，清理用物。

⑤洗手，记录尿液总量、颜色、气味等。

⑥及时送检。

（2）尿培养标本

①~②：同尿常规标本步骤。

③收集尿标本

中段尿留取法：舒适体位，放置便器，清洁、消毒外阴，嘱患者自行排尿，弃去前段尿，将中段尿收集于一次性尿培养瓶中，盖紧盖子，清洁外阴，协助穿好裤子。

导尿术留取法：详见第十二章排泄第一节排尿护理。

④~⑥：同尿常规标本步骤。

（3）12小时或24小时尿标本

①~②同尿常规标本步骤。

③收集尿标本：12小时尿标本：于晚上7时排空膀胱后，开始留取尿液至次日晨7时排出最后一次尿液；若为24小时尿标本，则于晨7时排空膀胱后，开始留取尿液至次日晨7时排出最后一次尿液。将全部尿液留于集尿瓶内，并根据检验要求在尿中加入防腐剂（表20-4）。对尿液总量进行测量并记录于检验单上，留取适量送检

④其余步骤同尿常规标本步骤。

表20-4 常用防腐剂

名称	作用	用法	应用
甲苯	在尿液表面形成甲苯薄膜，阻止尿液与空气的接触，防止细菌污染，保持尿中化学成分不变	第一次尿液倒入后，每100mL尿液加0.5%~1%甲苯2mL。如测定尿中钠、钾、氯、肌酐、肌酸等则需加10mL	尿糖、尿蛋白的定量分析等
甲醛（福尔马林）	固定尿中细胞、管型等有形成分，抑制细菌生长	每30mL尿液加1滴40%甲醛	艾迪计数
浓盐酸	保持尿液酸性环境，防止尿中激素被氧化	24小时尿中加5~10mL	内分泌系统的检查，如17-羟类固醇、17-酮类固醇、儿茶酚胺等

2. 注意事项

（1）尿液标本要足量，尽量留取晨尿。

（2）会阴部分泌物过多时，应先清洁或冲洗后再收集。

（3）女患者月经期不宜留取尿标本。

（4）留取尿培养标本时，应留取中段尿，注意执行无菌操作，防止标本污染，影响检测结果。

（5）留取12小时或24小时尿标本时，应告知患者检验的重要性，将规定时间内的尿液全部留于集尿器内，并加入相应防腐剂（表20-4）。防腐剂应在患者留尿液后加入。

【评价】

1. 护患沟通有效，保护患者隐私，注意保暖，患者积极配合。

2. 患者及家属能了解留取尿标本的目的及注意事项，掌握留取尿标本方法。

3. 严格遵守操作规程，尿标本符合要求，尿培养标本未混入外源性物质。

三、粪便标本采集法

粪便是食物在体内被消化吸收营养成分后剩余的产物。粪便标本的检验，有助于评估患者的消化系统功能，协助诊断、治疗疾病。根据检验目的不同，粪便标本分为四种：常规标本、隐血标本、细菌培养标本及寄生虫或虫卵标本。

【目的】

1. 常规标本　用于检查粪便的性状、颜色、细胞等。

2. 隐血标本　用于检查粪便内肉眼不能察见的微量血液。

3. 培养标本　常用于检查粪便中的致病菌。

4. 寄生虫或虫卵标本　常用于检查粪便中的寄生虫、幼虫及虫卵的种类及计数。

【评估】

1. 患者年龄、性别、病情、生命体征等基本情况。

2. 患者意识状态、合作程度、自理能力、心理状况、饮食和休息情况。

【计划】

1. 用物准备

（1）常规标本：粪便采集瓶内附检便匙（图20-5），清洁便器，检验单。

（2）隐血标本：粪便采集瓶内附检便匙，清洁便器，检验单。

（3）培养标本：无菌培养瓶，无菌棉签，消毒便器，检验单。

（4）寄生虫或虫卵标本：粪便采集瓶内附检便匙，透明胶带或载玻片（检测蛲虫），清洁便器，检验单。

2. 患者准备　了解粪便标本采集的目的、方法、注意事项及配合要点。

【实施】

1. 操作方法

（1）常规标本

1）备齐用物，核对检验单项目；检查标本容器并在容器外粘贴标签，注明科室、床号、姓名、性别、检验项目。

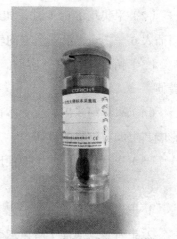

图 20-5　粪便采集瓶（附检便匙）

2）携用物至患者床旁，核对患者床号、姓名，向患者解释操作目的、过程及配合要点。

3）收集粪便标本

①嘱患者排空膀胱，再排便于清洁便器内。

②用检便匙取中央部分或异常部分约 5g。

③置于检便瓶内。

4）整理床单位，清理用物。

5）洗手，记录　记录粪便形状、颜色、气味等。

6）及时送检。

（2）隐血标本

同常规标本操作。

（3）培养标本

①～②：同常规标本步骤。

③收集粪便标本：嘱患者排便于消毒便器内；用无菌棉签取中央部分粪便或黏液脓血部分约 2～5g；置于培养瓶内塞紧。

④其余步骤同常规标本。

（4）寄生虫及虫卵标本

①～②：同常规标本步骤。

③收集粪便标本

寄生虫标本：取不同部位带血或黏液部分粪便 5～10g。

蛲虫标本：睡觉前或清晨未起床前将透明胶带贴于肛门周围，取下已粘有虫卵的透明胶带，粘贴在载玻片上。

阿米巴原虫标本：加热便器至接近人体温度，排便后，标本连同便器一同送检。

④其余步骤同常规标本。

2. 注意事项

（1）应根据检验项目选择最有价值的标本，尽可能留取新鲜标本，不得混有尿液或其他物质。

（2）采集培养标本时，如患者无便意，可用长无菌棉签蘸取 0.9% 氯化钠溶液，由肛门插入 6～7cm，沿一个方向轻轻旋转后退出，将棉签置于培养瓶内。

（3）留取寄生虫标本时，若患者服用过驱虫药或做血吸虫孵化检查，应留取全部粪便。

（4）采集阿米巴原虫标本前几天，不应给患者服用钡剂、油质或含金属的泻剂，以免影响其虫卵或胞囊的显露。

（5）患者腹泻时的水样便应盛于容器中送检。

【评价】

1. 护患沟通有效，保护患者隐私，注意保暖，患者积极配合。

2. 患者及家属能了解留取粪便标本的目的及注意事项，掌握留取粪便标本的方法。

3. 严格遵守操作规程，粪便标本符合要求。

四、痰标本采集法

痰液是气管、支气管和肺泡所产生的分泌物。正常情况下痰液量较少，呈白色或灰白色，当呼吸道黏膜受到刺激时，痰液分泌增多，有时还伴有颜色和性状改变。痰液检测有助于诊断呼吸系统疾病，辅助治疗。

痰液标本分为三种：常规痰标本、痰培养标本及 24 小时痰标本。

【目的】

1. 常规痰标本　检测痰液中的细菌、癌细胞或寄生虫卵等。

2. 痰培养标本　检测痰液中的致病菌。

3. 24 小时痰标本　检查 24 小时痰液的量及性状，或做浓集结核杆菌检查，协助诊断。

【评估】

1. 患者年龄、性别、病情、生命体征、咳痰的能力等基本情况。

2. 患者意识状态、合作程度、自理能力、心理状况、饮食和休息情况。

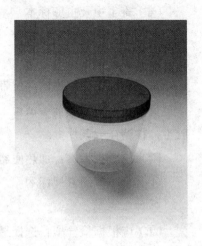

图 20-6　一次性痰杯

【计划】

1. 用物准备

（1）常规痰标本：一次性痰杯（图 20-6）、检验单。

（2）痰培养标本：一次性无菌痰杯、漱口溶液、检验单。

（3）24 小时痰标本：广口大容量无色痰瓶、检验单。

（4）无力咳痰或不能合作者：一次性痰杯、吸痰用物、手套，检验单。

2. 患者准备　了解痰标本采集的目的、方法、注意事项及配合要点。

【实施】

1. 操作方法

（1）痰常规标本

①备齐用物，核对检验单项目；检查标本容器并在容器外粘贴标签，注明科室、床号、姓名、性别、检验项目。

②携用物至患者床旁，核对患者床号、姓名，向患者解释操作目的、过程及配合要点。

③收集痰标本。能自行留痰者晨起后，清水漱口，深呼吸数次后用力咳出气管深部痰液置于一次性痰杯内；无力咳痰或不合作者取坐位或侧卧位，胸背部叩击，按吸痰法吸出痰液，集于一次性痰杯内。

④整理床单位，清理用物。

⑤洗手，记录痰液的外观和性状。

⑥及时送检。

（2）痰培养标本

①~②：同痰常规标本步骤。

③收集痰标本。能自行留痰者晨起后，先用漱口溶液漱口，再用清水漱口，深呼吸数次后用力咳出气管深处的痰液，置于无菌痰瓶内；无力咳痰或不合作者同痰常规标本采集法。

④其余步骤同痰常规标本。

（3）24 小时痰标本

①~②：同痰常规标本步骤。

③收集痰标本：于晨 7 时清水漱口后第一口痰起至次晨 7 时漱口后第一口痰止；将 24 小时痰液全部收集在大容量痰瓶内。

④其余步骤同痰常规标本。

2. 注意事项

（1）注意标本留取时间，通常以清晨第一口痰为宜，以提高阳性率。

（2）痰液中不可混入唾液、漱口液、鼻咽分泌物等其他物质。

（3）如查癌细胞，应用 10% 甲醛溶液或 95% 乙醇溶液固定痰标本后送检；如做 24 小时痰量和分层检查时，应将痰液收集于无色广口痰瓶内，必要时加入少许防腐剂（如石炭酸）防腐。

（4）标本应尽快送检。

【评价】

1. 护患沟通有效，患者积极配合。

2. 患者及家属能了解留取痰液标本的目的及注意事项，掌握留取痰液标本的方法。

3. 严格遵守操作规程，痰液标本符合要求。

五、咽拭子标本采集法

正常人咽喉部有来自于口腔的正常菌群，一般情况下不致病。但在机体抵抗力下降和其他外部因素作用下可出现感染而导致疾病的发生。咽拭子标本采集能检测出致病菌，有助于急性咽喉炎、化脓性扁桃体炎等疾病的诊断。

【目的】

取咽部及扁桃体分泌物做细菌培养或病毒分离，以协助诊断。

【评估】

1. 患者年龄、性别、病情、生命体征等基本情况。

2. 患者意识状态、合作程度、自理能力、心理状况、饮食情况。

【计划】

1. 用物准备　无菌咽拭子培养管（图20-7）、酒精灯、火柴、压舌板、化验单、手消毒液。

2. 患者准备　了解咽拭子标本采集的目的、方法、注意事项及配合要点。

【实施】

1. 操作方法

（1）备齐用物，检查化验单类型、项目；检查标本容器并在容器外粘贴化验单附联，注明科室、床号、姓名、性别、检验目的。

（2）携用物至患者床旁，核对患者床号、姓名，向患者解释操作目的、过程及配合要点。

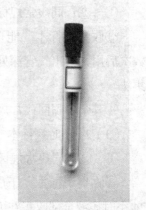

图 20-7　无菌咽拭子培养管

（3）点燃酒精灯。嘱患者张口，发"啊"音，取出培养管内长棉签擦拭两侧腭弓、咽及扁桃体上分泌物，将试管口在酒精灯火焰上消毒，再将棉签插入试管，塞紧。

（4）整理床单位，清理用物。

（5）洗手，记录。

（6）标本及时送检。

2. 注意事项

（1）操作过程中避免交叉感染。做真菌培养时，须在口腔溃疡面采集分泌物。

（2）避免在进食后 2 小时内留取标本，以防呕吐。

【评价】

1. 护患沟通有效，保持患者情绪稳定，积极配合。

2. 患者及家属能了解留取咽拭子标本的目的、方法及注意事项。

3. 能严格执行操作规程，留取咽拭子标本符合要求。

六、呕吐物标本采集法

患者呕吐物标本的采集，常用于观察呕吐物的颜色、气味、性状及数量等，同时检查呕吐物是否存在病理改变，以协助临床诊断。也可用于明确呕吐物中是否存在毒物，以及毒物的种类和性质，以便于及时对中毒患者进行解毒处理。具体方法是将患者呕吐物用弯盘或一次性痰杯接取后立即送检。

复习思考

一、单项选择题

【A1 型题】

1. 婴幼儿进行血常规检验时常用的采血部位是（　　　）

　　A. 左手无名指指尖　　　　　　B. 手背静脉　　　　　　C. 桡静脉

　　D. 皮肤完整处　　　　　　　　E. 拇指或足跟部

2. 留取粪便标本检查蛲虫时最适宜的时间是（　　　）

　　A. 饭前 2 小时　　　　　　　　B. 即刻　　　　　　　　C. 午夜或清晨

　　D. 任何时间　　　　　　　　　E. 午休时

3. 需采用全血标本的检验项目是（　　　）

　　A. 血糖　　　　　　　　　　　B. 血脂　　　　　　　　C. 血钠

　　D. 肝功能　　　　　　　　　　E. 血清心肌酶

4. 需做尿糖定量检查时，为保持尿液的化学成分不变，需在标本中加入（　　　）

　　A. 甲醛　　　　　　　　　　　B. 稀盐酸　　　　　　　C. 浓盐酸

　　D. 甲苯　　　　　　　　　　　E. 乙醛

5. 取中段尿做尿培养时，留取的尿量应不少于（　　　）

　　A. 2mL　　　　　　　　　　　B. 5mL　　　　　　　　 C. 10mL

　　D. 15mL　　　　　　　　　　 E. 20mL

【A2 型题】

6. 患者，女性，28 岁。近日晨起呕吐，月经停止，疑为妊娠前期，为确诊需采集尿标本，留取标本时间宜为（　　）

　　A. 饭前　　　　　　　　B. 即刻　　　　　　　　C. 睡前

　　D. 晨起　　　　　　　　E. 中午

7. 患者，男性，25 岁。高热 5 天，可疑败血症，医嘱做血培养，其目的是（　　）

　　A. 查血中白细胞数量　　　　　　　　B. 查血中红细胞数量

　　C. 测转氨酶活性　　　　　　　　　　D. 查心肌酶活性

　　E. 找致病菌

8. 患者，女性，30 岁。白血病，化疗过程中因口腔溃疡需做咽拭子培养，采集标本的部位应选（　　）

　　A. 两侧腭弓　　　　　　　B. 扁桃体　　　　　　　C. 悬雍垂

　　D. 溃疡面　　　　　　　　E. 咽部

【A3/ A4 型题】

（9 ～ 10 题共用题干）

患者，男性，60 岁。两年前确诊为心绞痛，今日午后无明显诱因出现心前区疼痛，疼痛剧烈，服硝酸甘油不能缓解，急诊入院，医嘱要求查 CPK。

9. 适宜的取血时间为（　　）

　　A. 饭前　　　　　　　　B. 即刻　　　　　　　　C. 睡前

　　D. 晨起　　　　　　　　E. 中午

10. 装送检血标本的试管外应贴标签，标签上应注明的内容不包括（　　）

　　A. 床号　　　　　　　　B. 姓名　　　　　　　　C. 科室

　　D. 取血量　　　　　　　E. 送检项目

二、病例分析题

李某，男，45 岁，因发热，反复尿频、尿急、尿痛一周伴腰痛入院。入院后，医嘱：尿培养。请问：

（1）怎样指导患者留取尿培养标本？

（2）留取尿培养标本时有哪些注意事项？

扫一扫，知答案

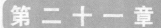

扫一扫，看课件

第 二 十 一 章

病情观察及危重患者的抢救和护理

【学习目标】

1. 掌握危重患者、氧气吸入疗法、吸痰法、洗胃法、简易呼吸器的概念；鼻导管吸氧法、吸痰法、洗胃技术、简易呼吸器操作及其注意事项。

2. 熟悉对危重患者病情观察及支持性护理的内容。

3. 了解常用的抢救所需用物。

危重患者是指病情危重，随时可能发生生命危险的患者，如大出血、突发（突然）昏迷、心跳骤停、窒息等。如果抢救及时，护理得当，患者可转危为安，反之，则可能发生生命危险。抢救危重患者是医疗和护理工作中一项紧急任务。若遇危重患者要当机立断，积极配合抢救，并提供及时有效的护理，促进患者早日康复。

病情观察是护理危重患者的先决条件，是护理人员在工作中对患者的病史和现状进行全面系统地评估，对病情做出综合判断的过程。病情观察是临床护理工作的重要组成部分，它贯穿于护理的全过程，是护士思想认识、专业知识和技术水平的反映。

第一节 病情观察

病情观察是临床护理工作的一项重要内容。护理人员工作在临床的第一线，与患者接触的时间最多，必须具有高度的责任心、扎实的理论知识、丰富的临床经验和敏锐的观察能力，有目的地运用各种感觉器官，或借助医疗仪器设备，对患者的生理、心理、症状和体征等进行全面的观察、分析和判断，及时发现患者的病情变化，为患者诊断、治疗、护理和并发症的预防提供依据。

一、病情观察的意义

（一）为诊断、治疗与护理提供依据

病情观察是诊断、治疗与护理不可或缺的重要依据，由于疾病性质、病变部位和发病原因不同，故临床表现亦不一样。护理人员通过对患者所患疾病的临床表现及发展过程进行观察、分析，可及时为临床提供病情变化的动态依据。

（二）了解患者病情的进展情况及变化

通过病情观察，可获知疾病的发展趋势。如原有症状减轻说明病情好转，反之，为加重。病情变化幅度大，如体温骤降、血压忽高忽低、呼吸时快时慢、原有症状基础上又出现新的症状，常为病情恶化征兆。

（三）评价治疗及护理效果

治疗效果和用药反应表现在疾病治疗过程中，病情的好转常表示治疗、护理有效，反之，为无效。用药后应主动询问和评估患者有无不适反应，及时发现问题，及时处理并做好记录。

（四）为教学和科研积累资料

护理教学和科研工作离不开准确、真实的第一手资料，病情观察便是其获取信息的重要途径与来源。

二、护理人员应具备的条件及职责

一名优秀的护理人员，应该随时都在观察患者病情，具有严谨的工作作风，一丝不苟、高度负责的责任心及敏锐的观察能力，要做到"五勤"，即勤巡视、勤观察、勤询问、勤思考和勤记录。通过有目的、有计划、认真、细致的观察，及时、准确地掌握或预见病情变化，为危重患者的抢救赢得时间。在病情观察中要求护理人员做到：

1. 自觉加强专业理论学习　为及时、准确地观察、判断病情打好坚实的基础。

2. 既要全面，又要重点　全面是对患者全身与局部、身体与心理进行的观察；重点，是指对患者的某些表现或诊疗效果进行观察。不同的疾病、不同的诊疗方法，观察的重点不同。

3. 既要细致，又要准确　观察要细致准确，能量化的一定要用计量单位和具体数量单位表示；对不能量化的，要用语言准确表达。

4. 因人而异，排除干扰　病情观察常受多种因素干扰。患者的性格、对疼痛耐受程度以及某些患者的特殊思想造成病情的差异等，均可影响病情观察的准确性。护理人员需要经过去伪存真、详加分析、反复核实，才能获得准确的结果。

5. 及时、准确、客观、清晰和完整地记录观察结果　如发现异常要及时通知医生进行处理。培养高度职业敏感性，能够做到从细微处及时、准确地发现患者的病情变化。

6. 有计划地观察病情　熟悉患者的病情和当前治疗护理的要求，从而使观察更具有目的性。

三、病情观察的方法

病情观察是医务人员利用感觉器官，通过视、触、嗅、听等方法或借助医疗仪器设备来获得患者资料的过程。

（一）直接观察法

直接观察法是通过视、触、嗅、听等感觉器官进行观察的一种方法，是病情观察最基本的方法。

1. 视诊　是通过视觉观察患者全身或局部表现的方法。能观察到周围环境状况及患者的全身和局部情况，如了解患者发育、营养、意识状态、面容、表情、体位、姿势、皮肤、黏膜及舌苔等情况。视诊时光线应充足。

2. 触诊　是通过护理人员手的触觉去感知所触及患者体表及脏器状况的一种检查方法。通过手的触觉可以判断皮肤的温度、干湿度、光滑度和弹性等；脉搏的强弱、节律、频率等；内脏器官的大小、硬度和移动度等。触诊时需要患者放松受检部位。

3. 嗅诊　是通过护理人员鼻子的嗅觉来辨别来自患者体表、呼吸道、胃肠道、呕吐物、分泌物等的气味，以判断疾病的性质。嗅诊时护士用手将患者散发出的气味扇向自己的鼻部，然后仔细判断气味的性质和特点。如呕吐物有腥臭味，则提示上消化道有出血；伤口分泌物有恶臭味，提示有严重的感染等。

4. 听诊　是利用耳或借助听诊器等其他设备来分辨患者身体不同部位所发出的声音有无异常。如通过听觉听患者的说话、咳嗽、呻吟及啼哭等声音；或借助听诊器听患者的心音、肠鸣音等。护理人员亦可通过倾听来了解患者现存的和潜在的健康问题。

5. 叩诊　是利用手指叩击或手掌拍击患者身体某部，使之震动产生音响，以此来确定局部有无病变和病变的性质的观察方法。主要用于观察及确定患者的脏器大小、形状、位置及密度，有无腹水及腹水的量等。

（二）间接观察法

通过查阅病历、检验报告、会诊报告及其他相关文献资料，以及通过与患者及家属的交流、床边和书面交接班等获取病情信息。或借助仪器的检查和监测，获得临床检测指标，使观察更准确和完善，如肠镜、心电监护仪及血糖检测仪等检查和监测。

四、病情观察的内容

（一）一般情况

1. 发育与体型 发育与遗传、内分泌、营养代谢、生活条件及体育锻炼等密切相关，通常以年龄、智力和体格成长来综合评价。临床上的病态发育与内分泌最为密切，如发育成熟前发生垂体前叶功能亢进时，体格可异常高大称为巨人症；反之，垂体功能减退时，体格可异常矮小，称为垂体性侏儒症。体型是身体各部发育的外观表现，成年人的体型可分为瘦长型、匀称型（见于大多数健康成年人）和矮胖型 3 种。

2. 饮食与营养 饮食在疾病治疗方面起着重要作用。观察患者饮食情况，如食量的多少、饮食习惯、有无特殊嗜好等；根据皮肤、毛发、皮下脂肪和肌肉的发育情况，综合判断患者的营养状态，也可通过一段时间内体重的变化来观察营养状态。临床上将营养状态通常分为良好、中等、不良、肥胖四个等级。肥胖是指体重超过标准体重的 20%，消瘦是指体重低于标准体重的 10%。

3. 面容与表情 疾病可以影响患者的面容与表情，不同疾病呈现不同的面容和表情。

（1）急性病容：面颊潮红、兴奋不安、呼吸急促、口唇干燥、皮肤发热和表情痛苦等征象。多见于急性感染性疾病，如疟疾和大叶性肺炎等。

（2）慢性病容：面色苍白或灰暗、面容憔悴、目光黯淡、双眼无神、精神萎靡和消瘦无力等。多见于慢性消耗性疾病，如肺结核、肝硬化和恶性肿瘤等。

（3）病危面容：表现为面肌消瘦、面色苍白或铅灰，表情淡漠，双目无神，眼眶凹陷，面容晦暗，见于严重休克、大出血、脱水、急性腹膜炎等严重疾病的患者。

（4）其他：甲状腺功能亢进面容，面容惊愕、眼球突出、眼裂增宽和表情兴奋等，见于甲状腺功能亢进症；二尖瓣面容，患者面容晦暗、口唇微绀、两面颊呈淤血性的发红等。

4. 皮肤与黏膜 皮肤与黏膜的颜色、温湿度、弹性、有无出血等变化可以反映某些全身性疾病。如贫血患者皮肤苍白，休克患者皮肤常苍白、湿冷，肝胆疾病患者常有巩膜和皮肤黄染，严重缺氧患者常表现口唇、指、趾发绀，严重脱水患者常出现皮肤弹性减弱，造血系统疾病患者常出现皮肤黏膜的出血点、紫癜、瘀斑等，肾性水肿患者多见于晨起眼睑、颜面水肿，心源性水肿患者则表现为下肢水肿等。

5. 姿势与体位 患者的动静姿势和体位常与疾病有关，不同的病症可使患者采取不同的体位。如主动体位、被动体位、强迫体位等，多数患者是主动体位。极度衰竭或神志不清、意识丧失的患者，多为被动体位。采取被迫体位的多是受疾病的影响，如患有胸膜炎或胸腔积液的患者，喜欢保持病侧卧位的睡姿使患侧的呼吸运动减少，疼痛减轻，又不使积液压迫肺脏，让健侧肺的呼吸活动增强，达到代偿的目的；急性阑尾炎、腹膜炎患者常取弯腰捧腹、双腿卷曲的姿势，以减轻腹部肌肉紧张；某些姿势与体位是病症本身固有症状，如脑膜炎、破伤风患者因背部肌肉痉挛而呈角弓反张。

6. **睡眠与饮食** 睡眠的深浅、时间、有无失眠或嗜睡等现象均应仔细观察。对肝昏迷或脑溢血患者意识丧失后发出的鼾音要仔细辨别，如有怀疑，可观察患者能否唤醒，了解有无意识障碍。饮食在疾病治疗中占有重要位置，故应观察患者的食欲、食量、饮水量、有无厌食和嗜食异物等情况以及治疗专用饮食的情况。如糖尿病患者饮食控制的好坏与治疗效果有密切关系。

7. **排泄物与呕吐物** 排泄物包括大小便、汗液、痰液和引流液等，应注意观察患者排泄的时间、方式，排泄物的性状、颜色、气味、量、次数及伴随症状等。呕吐是指胃内容物经口吐出体外的一种复杂的反射动作。为协助诊断和治疗，护士应注意评估患者呕吐的次数及呕吐物的性质、量、色、味及伴随症状等记录并留取标本送验。

（二）生命体征

生命体征是机体内在活动的一种客观反映，是衡量机体健康状况的指标。正常人的体温、脉搏、呼吸和血压在一定范围内相对稳定。当病情危重时，体温、脉搏、呼吸和血压均可出现不同程度的变化。

（三）意识状态

意识是大脑功能活动的综合表现，即对环境的知觉状态。意识障碍是个体对内外环境刺激缺乏正常反应的一种精神状态。凡影响大脑活动的疾病均会引起不同程度的意识改变。意识障碍的程度由轻到重依次分为：嗜睡、意识模糊、昏睡和昏迷。

1. **嗜睡** 是最轻的意识障碍。持续处于睡眠状态，能被唤醒，醒后能正确、简单而缓慢地回答问题，但反应迟钝，停止刺激后又入睡。

2. **意识模糊** 意识障碍程度较嗜睡重，思维和语言不连贯，对时间、地点、人物的定向力全部或部分障碍，可有错觉、幻觉或精神错乱等。

3. **昏睡** 处于熟睡状态不易唤醒，强刺激可被唤醒，醒后答话含糊或答非所问，停止刺激后又很快进入熟睡状态。

表21-1 深浅昏迷对比

分类	意识障碍程度	对刺激反应	反射	临床表现
浅昏迷	意识大部分丧失，无自主活动	对声、光刺激无反应，对疼痛刺激（如压迫眶上缘）可有痛苦表情及躲避反应	瞳孔对光反射、角膜反射、吞咽反射、咳嗽反射等都还存在	生命体征无明显改变，可有大小便失禁或潴留
深昏迷	意识完全丧失	对各种刺激甚至是强刺激均无反应	全身肌肉松弛，深浅反射均消失，偶有深反射亢进与病理反射	机体仅能维持呼吸和循环的最基本功能，但生命体征不稳定，大小便失禁或潴留

4. **昏迷** 最严重的意识障碍，也是病情危急的信号，按其程度可分为浅昏迷和深昏迷（表21-1）。

临床上也可以使用格拉斯哥昏迷评分量表（Glasgow Coma Scale，GCS），对患者意识障碍及其程度进行观察与测定，见表21-2。GCS能客观反映患者意识状态，包括睁眼反应、语言反应、运动反应3个项目。GCS量表总分范围为3～15分，最高分是15分，最低分是3分，分数越高，意识状态越好。按意识障碍的差异分为轻、中、重三度，轻度13～14分，中度9～12分，重度3～8分，低于8分者为昏迷，低于3分者为深昏迷或脑死亡。在应用GCS量表评估患者时，还应对其伴随症状及生命体征、营养、大小便、水电解质、活动和睡眠、血气分析的变化等进行观察。

表21-2 格拉斯哥昏迷评分量表

项目	状态	分数
睁眼反应	自发性的睁眼反应	4
	声音刺激有睁眼反应	3
	疼痛刺激有睁眼反应	2
	任何刺激均无睁眼反应	1
语言反应	对人物、时间、地点等定向问题清楚	5
	对话混淆不清，不能准确回答有关人物、时间等定向问题	4
	言语不流利，单科分辨字意	3
	言语模糊不清，对字意难以分辨	2
	任何刺激均无语言反应	1
运动反应	可按指令动作	6
	能确定疼痛部位	5
	对疼痛刺激有肢体退缩反应	4
	疼痛刺激时肢体过屈（去皮质强直）	3
	疼痛刺激时肢体过伸（去大脑强直）	2
	疼痛刺激时无反应	1

（四）瞳孔

瞳孔变化是许多颅内疾病、药物中毒等病情变化的一个重要指征。应观察瞳孔的大小、对称性、形状及对光反应等。

1. **瞳孔的大小与对称性** 正常瞳孔呈圆形，两侧等大等圆，边缘整齐，位置居中，对光反应灵敏，在自然光线下直径为2～5mm。生理情况下，婴幼儿、老年人瞳孔较小，青少年瞳孔较大，光亮处瞳孔缩小，昏暗处瞳孔扩大。

病理情况下，瞳孔直径<2mm，称瞳孔缩小（瞳孔直径<1mm，称为针尖样瞳孔），双侧瞳孔缩小常见于有机磷农药、巴比妥类、氯丙嗪、吗啡等药物中毒，单侧瞳孔缩小常提示同侧小脑幕切迹疝早期；瞳孔直径>5mm，称瞳孔散大，双侧瞳孔散大常见于颅内压增高、颅脑损伤，阿托品、颠茄类药物中毒及濒死状态等；单侧瞳孔散大、固定常提示同侧颅内病变（颅内血肿、脑肿瘤等）所致的小脑幕裂孔疝的发生；两侧瞳孔不等大，提示颅内出血、脑肿瘤及脑疝等。

2.**瞳孔的形状** 正常瞳孔呈圆形，瞳孔的形状改变常因眼科疾病引起。瞳孔呈椭圆形见于青光眼；瞳孔呈不规则形见于虹膜粘连。

3.**瞳孔的对光反应** 正常瞳孔对光反应灵敏，当光线照射瞳孔时，瞳孔立即缩小，移去光线后又可增大。当瞳孔大小不随光线刺激而发生变化时，称为瞳孔对光反应消失，常见于病情危重或深昏迷患者。

（五）药物治疗后反应

危重患者常需进行一些特殊的治疗，如吸痰、吸氧、输血、手术等，无论给予何种特殊的治疗都必须仔细观察。护士应注意观察药物治疗作用和不良反应。对易产生过敏反应的药物，应加强观察有无过敏反应及治疗效果。

（六）心理状态

心理因素对人体健康的影响越来越受到重视，心理因素与很多疾病的发生、发展有密切的关系。护士应从患者的语言与非语言行为、情绪反应、对健康的理解、对疾病的认识、处理和解决问题的能力、价值观和信念等方面进行观察，为心理治疗和护理提供依据。危重患者常会有焦虑、抑郁、猜疑和恐惧等心理反应。

五、各类患者的观察重点及要求

疾病的发生、发展都有其自身的规律。由于患者年龄不同、身体状况不同、所患疾病不同、检查治疗的方法不同等，疾病的表现形式和患者的心理状态也会有很大差异。因此，对各类患者病情观察的重点也不一样。

（一）内科患者的观察

内科患者的病情观察，关键是掌握"动态"观察。如患心、肾和肺部疾病患者的病情变化快，其变化之前大多有预兆出现，如心血管疾病可出现心悸、心律失常及心力衰竭等；急性肾炎发病前 1 ～ 2 周多有上呼吸道或皮肤感染、尿少、眼睑水肿等表现；肺部病变多有胸痛、咳嗽和呼吸困难表现，这些都需要护理人员及时发现预兆，避免延误诊断和治疗。

（二）手术后患者的观察

手术后患者应重点观察生命体征，切口敷料有无渗血、渗液、脱落或移位，各种引流管是否通畅，以及引流物的颜色、量、性状和气味等。

（三）产科患者的观察

产前应观察孕妇健康状况和胎儿发育情况，孕妇血压、体重、阴道分泌物情况，同时注意产妇的心理变化，介绍分娩过程，消除疑虑，增加分娩安全感。通过视诊观察腹部外形、大小、妊娠纹、有无手术瘢痕和水肿等；通过触诊，可了解胎位、胎儿大小及胎先露情况，并测量宫底高度和腹围；通过听胎心音，注意其强弱和节律。若胎心率 >160 次 / 分钟或 <120 次 / 分钟，均提示胎儿窘迫，应给予及时处理。产后应观察新生儿的哭声、皮肤颜色、心率、呼吸、肌肉张力、体重及身长，了解有无产伤和畸形等。同时还要观察产妇的生命体征、子宫收缩情况、阴道出血量等。

（四）小儿患者的观察

小儿患者对生疏的医院环境适应性差，易产生恐惧心理，加之表达能力差，不能具体述说病情。因此，护士应重点观察患儿的精神状态、饮食量、大小便的性状及颜色、啼哭的声音等。如小儿哭闹不止时应考虑是否存在饥饿、口渴、过热、过冷、尿垫潮湿，或是腹痛、感染病灶等引起的不适；给患儿测体温或更换尿垫时，若发现果酱样血便，而肛门周围及外阴无损伤，应考虑有无肠套叠的可能。此外，小儿患者由于各器官发育尚未完善，病情变化快而剧烈，轻微的炎症就可能引起高热甚至发生惊厥，护士观察病情必须及时、准确，并及早进行适当处理。

（五）老年患者的观察

老年患者全身组织器官和神经系统功能减退、免疫功能下降，患病后病情变化快，易发生并发症。老年人的感受性降低，反应迟钝，常不易发现自己的疾病，易延误诊断和治疗，如老年人发生心肌梗死时很少有心绞痛频繁发作、疼痛加剧等表现，常因无痛性急性心肌梗死而漏诊。另外，老年人听力下降、记忆力减退和表述困难等原因，要采集能反映真实情况的病史较困难，护士应注意对不典型的症状、体征做细致、全面的观察，及时、准确地判断病情变化，同时注意观察与疏导心理问题。

（六）特殊检查患者的观察

对一些未明确诊断的患者，须进行一些特殊的专科检查，如各种穿刺和内镜的检查等，这些检查均会对患者产生不同程度的创伤。护士应重点掌握检查前后的注意事项，密切观察患者生命体征，倾听主诉，防止并发症的发生。如在腹腔穿刺的过程中，应观察患者有无出血造成的面色、血压、脉搏及呼吸的异常；做纤维支气管镜检查后的患者，应注意有无咯血及呼吸困难情况；做结肠镜检查后的患者，应注意观察有无脉搏的变化及便血发生等。

（七）危重患者的观察

危重患者病情严重、复杂、变化快，是临床护理观察的重点。护士要勤观察、勤思考，及时发现病情变化。除根据不同疾病的特点进行重点观察外，还应特别注意对意识状态、生命体征、瞳孔、尿量及其排泄物的观察。对使用监护仪的患者，除观察仪器监测的结果外，还应注意全身情况及其心理状态，随时了解病情。

六、观察后的处理

（一）一般病情变化的处理

护士可在护理职责范围内给予适当处理以减轻或解除患者的痛苦，并通过口头或书面的形式通知医生，也可先通知医生，再做处理。如高热患者可先给予物理降温；一般术后患者夜间发生尿潴留时，可让患者听流水声或用温水冲洗尿道口，进行诱导排尿。

（二）重要病情变化的处理

当发现病情恶化或有严重并发症的先兆时，如消化道溃疡患者排出黑便，心脏病患者出现呼吸困难等，护士应继续严密观察病情，安慰患者，并给予相应处理，如给氧、建立静脉通道、准备急救用品等，同时及时通知医生。

（三）紧急病情变化的处理

如发现患者突然发生心搏骤停或呼吸停止等紧急病情变化，护士应当机立断采取必要的应急措施。如给氧、胸外心脏按压、人工呼吸等，同时设法请人去通知医生，待医生到场后，按医嘱配合医生进行抢救。抢救过程中的各项抢救措施及病情变化均应详细记录，以便进一步观察病情和分析、判断抢救治疗后的效果。

第二节 危重患者的抢救

抢救危重患者是医疗护理工作中一项重要紧急的任务，是一场争分夺秒的战斗。因此，护士必须从思想上、组织上、物质上、技术上做好充分准备，当机立断地采取措施，分秒必争、全力以赴地积极进行抢救。

一、抢救工作的组织管理

（一）成立抢救小组

抢救小组一般分为全院性或科室性两种。全院性抢救一般用于大型灾难性事件，由院方组织实施，各科室由经验丰富、业务能力强的医务人员参与抢救工作。科室内的抢救一般由科主任、护士长负责组织实施，参加抢救的医务人员必须听从职位最高者的指挥，服从安排，既要分工明确，又要密切配合。

（二）制订抢救方案和护理计划

护士随医生参加查房、会诊和病例讨论，了解危重患者的病情，重点监测项目及抢救过程，做到心中有数，便于对患者实施有效护理。医护人员共同参与抢救方案的制订，使危重患者得到及时有效的抢救。护理人员根据患者的情况明确护理诊断，制订抢救护理计划，确定护理措施，解决患者现存的或潜在的健康问题。

（三）做好查对制度及抢救记录

各种急救药品须经两人核对正确后才能使用。抢救过程中执行口头医嘱时，护士必须向医生复述一遍，双方确认无误后执行，抢救完毕后需及时提醒医生补写医嘱和处方。抢救过程中产生的空安瓿、输液空瓶和输血空袋等应集中放置，以便统计和查对。抢救记录应及时、准确、清晰和完整，并注明执行时间与执行者。

（四）加强抢救物品的管理

为了不延误抢救时机，一切抢救物品应放置合理，严格执行"五定"制度，即定数量、定点安置、定人保管、定期消毒灭菌和定期检查维修，保证抢救物品完好率达100%，随时能用。护士应熟悉抢救器械的性能和使用方法，并能排除一般性故障，保证抢救的顺利进行。

（五）做好传染病的管理，严格控制交叉感染

抢救用物用完后，及时清理，归原处和及时补充，并保持整齐清洁。如抢救患者有传染性疾病，应按传染病管理要求进行消毒处理，严格控制交叉感染。

（六）严格执行交接班制度

严格执行交接班制度，保证抢救和护理措施的落实。

二、抢救设备

（一）抢救室

急诊科及病区均应设单独抢救室。急诊科的抢救室，安设在急诊科入口处的单独房间内；病区的抢救室宜设在距离医护办公室较近的单独房间内。抢救室要宽敞、安静、整洁、光线充足，非工作人员未经许可禁止入内。

（二）抢救床

最好选用多功能升降床，必要时备木板一块，以备胸外心脏按压时用。

（三）抢救车

抢救车内需准备以下抢救物品。

1. 急救药品（表21-3）

表21-3 常用急救药品

类　别	药　物
呼吸兴奋药	尼克刹米（可拉明）、洛贝林（山梗菜碱）、氨茶碱等
升压药	盐酸肾上腺素、异丙肾上腺素、间羟胺（阿拉明）、多巴胺等
降压药	利血平、肼屈嗪、硫酸镁注射液等
强心药	去乙酰毛花苷丙（西地兰）、毒毛花苷K等
抗心律失常药	利多卡因、普鲁卡因胺、乙氨碘肤酮等
血管扩张药	甲磺酸酚妥拉明、硝酸甘油、硝普钠、氨茶碱等

续表

类　别	药　物
止血药	卡巴克洛、酚磺乙胺、维生素 K_1、氨甲苯酸、垂体后叶素等
镇痛镇静药	哌替啶（度冷丁）、吗啡、苯巴比妥、氯丙嗪等
解毒药	阿托品、解磷定、氯解磷定（氯磷定）、亚甲蓝、二巯丙醇、硫代硫酸钠等
抗过敏药	异丙嗪（非那根）、苯海拉明、氯苯那敏（扑尔敏）、阿司咪唑（息斯敏）等
抗惊厥药	地西泮（安定）、苯妥英钠、硫酸镁等
脱水利尿药	20% 甘露醇、50% 葡萄糖、呋塞米（速尿）等
碱性药	5% 碳酸氢钠、11.2% 乳酸钠等
激素类药	地塞米松、氢化可的松、可的松等
其他	生理盐水、各种浓度的葡萄糖溶液、氯化钾、右旋糖酐、氯化钙、代血浆等

2. 无菌物品　如导尿包、气管切开包、气管插管包、穿刺包、缝合包、碘酒、乙醇、输液器、输血器、一次性注射器、无菌敷料及无菌手套等。

3. 其他用物　血压计、听诊器、开口器、压舌板、舌钳、手电筒、止血带、绷带、胶布、夹板及多用电源插座等。

（四）急救器械

应保证各种急救器械完好，主要包括供氧装置、电动吸引器、心电监护仪、电除颤器、心脏起搏器、吸痰器、简易呼吸器、人工呼吸机及电动洗胃机等。

三、抢救技术

急救的最基本目的就是挽救生命，常用抢救技术是危重患者抢救成功的关键，所以护士必须熟练掌握常用的抢救技术，保证抢救工作及时、准确、有效地进行。常用的急救技术有心肺复苏、氧气吸入技术、吸痰技术、洗胃技术、简易呼吸机的操作等。

（一）氧气吸入技术

氧气是人类维持生命活动必不可少的物质，一般正常人在静止状态时，每分钟耗氧量约为 250mL，而体内储存的氧仅有 1.5L，因此在遇到缺氧时机体内储存氧只能供给组织器官消耗 4～5 分钟。所以，当供给机体组织的氧不足或组织用氧发生障碍时，机体的功能、代谢及形态结构将发生异常改变，这种情况称为缺氧。主要表现为细胞氧化过程障碍、能量生成不足、细胞功能紊乱，甚至因结构改变而死亡。

氧气吸入法是指通过给氧，提高动脉血氧分压（PaO_2）和动脉血氧饱和度（SaO_2），增加动脉血氧含量（CaO_2），纠正各种原因造成的缺氧状态，促进组织的新陈代谢，维持机体生命活动的一种治疗方法。氧气吸入法是常用的急救措施之一。

1. 缺氧的类型和氧疗的效果

（1）低张性缺氧：由于呼吸道通气障碍，气体弥散障碍，吸入气体中氧分压过低，静脉血分流入动脉而引起动脉血氧分压（PaO_2）降低，动脉血氧含量（CaO_2）减少。常见于慢性阻塞性肺部疾病、肺气肿、高山病、先天性心脏病、广泛性肺不张等。一般氧疗对低张性缺氧疗效最好。

（2）血液性缺氧：由于血红蛋白含氧量降低或性质改变而引起动脉血氧含量（CaO_2）减少，但动脉血氧分压（PaO_2）正常。常见于严重贫血、一氧化碳中毒、高铁血红蛋白症等。

（3）循环性缺氧：由于组织器官血液灌注量不足或血液循环速度减慢引起。常见于动脉栓塞、心力衰竭、休克等。通过加强病因治疗，吸入高浓度氧可达到治疗效果。

（4）组织性缺氧：由于组织细胞利用氧障碍引起。常见于安眠药、氰化物、酒精中毒等。氧疗效果不太明显。

2.缺氧程度的判断　对于缺氧程度的判断，主要依据血气分析的结果和患者的临床表现，PaO_2 是反映缺氧的敏感指标，是决定是否给氧的主要依据。PaO_2 的正常值是 80～100mmHg（10.6～13.3kPa），$PaCO_2$ 的正常值是 35～45mmHg（4.7～5.0kPa），SaO_2 正常值是95%。当 PaO_2 低于 50mmHg（6.67kPa）时，应给予吸氧。缺氧程度的判断见表21-4。

表21-4　缺氧程度的判断、表现及氧疗指征

缺氧程度	发绀	呼吸困难	神志	PaO_2（mmHg）	$PaCO_2$（mmHg）	氧疗指征
轻度	不明显	不明显	清醒	50～70	>50	不需氧疗
中度	明显	明显	正常或烦躁	35～50	>70	需氧疗
重度	显著	严重，三凹征明显	嗜睡或昏迷	<35	>90	必须氧疗

3.氧气吸入的适应证　氧气吸入可用于各种原因引起的缺氧。血气分析检查的结果是用氧的最可靠指标，当患者动脉血氧分压低于 50mmHg 时，应给予吸氧。

（1）肺活量减少，因呼吸系统疾病而影响肺活量者：如支气管肺炎、哮喘或气胸等。

（2）心肺功能不全，使肺部充血而导致呼吸困难者：如心力衰竭时出现的呼吸困难。

（3）各种中毒引起的呼吸困难：氧不能由毛细血管渗入组织而产生缺氧者，如巴比妥类药物中毒、一氧化碳中毒、麻醉剂中毒等。

（4）昏迷患者：如颅脑损伤或脑血管意外的患者。

（5）其他：如某些外科手术前后的患者、大出血休克患者、分娩时产程过长或胎儿心音不良等。

4.供氧的装置　常用的有中心供氧装置、氧气筒和氧气表装置、氧气枕供氧装置等。

（1）中心供氧装置（氧气管道化装置）：医院的氧气可集中由供氧站供给，设管道通至各个病区、门诊、急

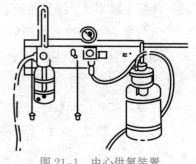

图21-1　中心供氧装置

诊室，直到每个病床单位。总开关由供氧站控制，各用氧单位有分开关，配有氧气表和湿化瓶，随时可以取用（图21-1）。

（2）氧气筒及氧气表装置

1）氧气筒：为圆柱形无缝钢筒，筒内压力可达150kg/cm²（相当于15MPa），容纳氧气约6000L。在筒的顶部有一总开关，可控制氧气的流出。顶部的侧面有一气门，可与氧气表相连，是氧气自筒中输出的途径。

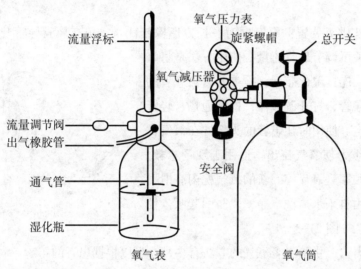

图21-2　氧气筒与氧气压力表装置

2）氧气表：由压力表、减压器、流量表、湿化瓶和安全阀组成（图21-2）。

①压力表：可测知氧气筒内的压力，单位以MPa或kgf/cm²表示。

②减压器：可将来自氧气筒内压力减低至0.2～0.3MPa（2～3kgf/cm²），使氧流量平稳，保证安全。

③流量表：用来测量每分钟氧气的流出量，用升/分（L/min）表示，当氧气通过流量表时，将浮标吹起，以浮标上端平面所指刻度读数为标准，如果浮标是球形，以其中央所指刻度读数为标准。

④湿化瓶：内盛蒸馏水1/3～1/2，用来湿化氧气，以免呼吸道黏膜受到干燥气体的刺激。如为急性肺水肿患者吸氧时，则湿化瓶内应改盛20%～30%乙醇，以降低肺泡内泡沫的表面张力，使泡沫破裂而扩大气体和肺泡壁的接触面，改善气体交换功能。

⑤安全阀：作用是当氧气流量过大、压力过高时，内部活塞自行上推，使过多的氧气由四周的小孔流出，以保证用氧安全。

3）装表法：将氧气表装在氧气筒上，以备急用。先将氧气筒安置在氧气支架上，打开总开关放出少量氧气吹去气门处灰尘，迅速关上总开关，将氧气表接在氧气筒的气门上，略向后倾斜，用手初步旋紧螺帽，再用扳手旋紧，使氧气表垂直于地面，直立于氧气筒旁。连接湿化瓶，关闭流量表开关，打开总开关，再开流量表，检查氧气流出通畅，无漏气，关闭总开关及流量表，备用。

4）卸表法：氧气筒内氧气用完后（应剩余 5kg/cm^2），需将氧气表卸下。卸表时，先关闭总开关，再放出流量表内余气，关闭流量表，用左手托稳氧气表，右手持扳手旋松氧气表螺帽，再用手旋开，将氧气表卸下。卸表后，氧气筒标明"空"的标志，存放于指定地点。

（3）氧气枕供氧装置：氧气枕为一长方形橡胶枕，一角有橡胶导管与枕内相通，导管上有调节开关可调节氧气流量。使用方法是将氧气枕充满氧气，连接湿化瓶后，检查并清洁患者的鼻腔，连接鼻导管，打开调节器，检查通畅，轻轻插入鼻腔，固定。使用时让患者的头部枕在氧气枕上，借助头部重力使氧气流出。适用于现场急救、转移患者途中和家庭氧疗等。新的氧气枕内有滑石粉，使用前要用自来水清洗干净，以防引起吸入性肺炎，甚至窒息（图 21-3）。

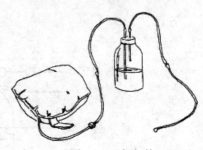

图 21-3　氧气枕

5. 供氧的方法　供给患者氧气的方法有多种，可以根据患者的年龄、病情和吸氧时间等酌情选择。

【目的】

（1）提高动脉血氧分压及动脉血氧饱和度，增加动脉血氧含量。

（2）供给患者氧气，改善由缺氧引起的各种症状。

【评估】

（1）患者的年龄、病情、意识状态和缺氧的原因等。

（2）患者的缺氧程度，鼻腔有无分泌物阻塞及有无鼻中隔偏曲等情况。

（3）患者以及家属的心理状态，对有关用氧知识的了解程度等。

【计划】

（1）用物准备：供氧装置（氧气筒、氧气表或氧气吸入器等），一次性氧气管（双侧鼻导管或鼻塞），治疗碗，湿化瓶，蒸馏水或冷开水，棉签，纱布，弯盘，扳手，用氧记录单和笔。必要时备胶布。

（2）患者准备：了解吸氧的目的、注意事项和配合要点。

【实施】

（1）操作步骤

1）双侧鼻导管给氧法：将双侧鼻导管轻轻插入双侧鼻孔，再将导管绕过耳后，固定于下颌处（图21-4），松紧适宜，向患者及家属说明用氧期间不可自行调节流量。此法比较简单，患者感觉比较舒适，容易接受，因而是目前临床上常用的给氧方法之一。持续使用双侧鼻导管给氧者，每日更换鼻导管1次。适用于小儿或长期给氧者。使用方法以氧气筒供氧为例。

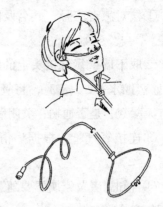

图21-4 双侧鼻导管给氧法

①核对患者床号、姓名及医嘱，向患者及家属解释操作目的，取得合作。

②观察鼻腔通畅情况，用湿棉签清洁鼻腔。

③连接鼻导管，打开总开关及流量表开关，根据病情需要调节流量。

④检查鼻导管是否通畅，轻轻插入清洁好的鼻腔，将鼻导管分别固定于两耳。

⑤告知患者及家属不要随意调节氧流量，病室内禁止吸烟，不要随意移动氧气筒，注意用氧安全。

⑥整理用物归位。

⑦洗手，记录用氧时间、氧流量及患者情况并签名。

停止用氧：

①核对床号、姓名及医嘱，向患者解释。

②松开固定，轻轻拔出鼻导管，询问患者有无不适。

③关闭氧气流量开关，撤去氧气管。

④清洁患者面部，协助患者取舒适卧位，整理床单位，清理用物。

⑤洗手，记录停氧时间及效果并签名。

2）鼻塞法：鼻塞是一种用塑料制成的球状物，有单侧和双侧两种鼻塞，将鼻塞连接在供氧装置胶管上，检查是否通畅，调节好流量，轻轻插入鼻前庭内，鼻塞大小以塞住鼻孔为宜（图21-5）。此法刺激性小，患者较为舒适，且两侧鼻孔可交替使用，易被患者接受，但易脱落，使用时应固定。张口呼吸或鼻腔堵塞者效果较差。持续使用鼻塞给氧者，每日更换鼻塞1次。适用于长期低流量吸氧者。使用方法以中心管道供氧为例。

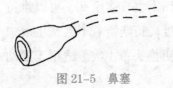

图21-5 鼻塞

①核对患者床号、姓名及医嘱，向患者及家属解释操作目的，取得合作。清洁一侧鼻腔。

②取下墙壁氧气接头上的活塞，用湿棉签擦拭气源接头内的灰尘。连接氧气湿化瓶（内盛蒸馏水 1/2～1/3），将氧气吸入器插入气源接头，打开流量调节阀，检查各衔接部分有无漏气，是否通畅；关闭氧气流量调节阀。

③连接氧气管，根据病情需要调节流量，将鼻塞轻轻插入清洁好的鼻腔，固定氧气管。

④告知患者及家属不要随意调节氧流量，病室内禁止吸烟，不要随意移动氧气筒，注意用氧安全。

⑤整理用物归位。

⑥洗手，记录用氧时间、氧流量及患者情况并签名。

停止用氧：

①核对床号、姓名及医嘱，向患者解释。

②松开固定，轻轻拔出鼻塞，询问患者有无不适。

③清洁患者面部，协助患者取舒适卧位，整理床单位，清理用物。

④关闭氧气开关，撤去导管。按压锁套，退出氧气表，盖好墙壁氧气活塞；卸湿化瓶。

⑤洗手，记录停氧时间及效果并签名。

3）面罩法：面罩是由透明塑料制成，将面罩连接在供氧装置上，调节氧流量，成年人一般 6～8L/min，小儿一般为 1～3L/min，将面罩置于患者口鼻部，固定。由于口、鼻部都能吸入氧气，效果较好，感觉较舒适，无黏膜刺激。但耗氧量大，存在进食和排痰不便的缺点。持续面罩法给氧者，每日更换面罩 1 次。此法适用于病情较重、张口呼吸的患者及氧分压明显下降者（图 21-6）。

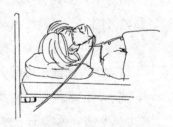

图 21-6　面罩法

4）头罩给氧法：将氧气接于头罩氧气进孔处，将患者头置于头罩内，头罩与患者颈部之间要保持适当距离，防止呼出的二氧化碳再次吸入。此法简便，无刺激性，透明的头罩便于观察病情变化，罩面上也有多个孔，可以维持罩内一定的氧浓度、温度和湿度。长期给氧不会产生氧中毒。持续头罩法给氧者，每日更换头罩 1 次。适用于婴幼儿供氧（图 21-7）。

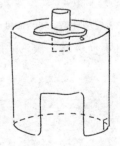

图 21-7　头罩给氧法

5）漏斗法：此法无刺激、使用方便，但耗氧量大，多用于婴幼儿或气管切开者。将氧气管接于漏斗上，调节氧流量 4 ～ 6L/min，漏斗距患者口鼻 1 ～ 3cm 处，适当固定，防止移动。

（2）注意事项

①用氧前的检查：检查氧气装置有无漏气，是否通畅。

②注意用氧安全：切实做好"四防"，即防震、防火、防热和防油。氧气瓶搬运时要避免倾倒撞击。氧气筒应放在阴凉处，周围严禁烟火及易燃品，至少距明火 5m，距暖气 1m，以防引起燃烧或爆炸，氧气表及螺旋口勿上油。

③调节氧气流量：氧气流量一般根据病情、年龄及缺氧程度而定。鼻导管给氧的流量：一般轻度缺氧者 1 ～ 2L/min，中度缺氧者 2 ～ 4L/min，重度缺氧者 4 ～ 6L/min，小儿鼻导管用氧量一般为 1 ～ 2L/min。告知患者及家属不要自行调节氧流量。

④掌握正确用氧方法：使用氧气时，应先调节流量后应用。停用氧气时，应先拔出导管，再关闭氧气开关。中途改变流量，先将氧气和鼻导管分离，调好流量再接上，以免弄错开关方向，大量氧气进入呼吸道而损伤肺部组织。

⑤观察缺氧改善情况：在用氧过程中可根据患者脉搏、血压、精神状态、皮肤颜色及温度和呼吸方式等有无改善来衡量氧疗效果，同时还可以监测动脉血气分析判断氧疗的效果，从而选择适当的用氧浓度。

⑥氧气筒内氧气勿用尽：压力表至少要保留 $5kg/cm^2$，以免灰尘进入筒内，再充气时引起爆炸。对未用或已用空的氧气筒应分别悬挂"满"或"空"的标志，以便于及时充氧，还可以避免急用时搬错而影响抢救速度。

⑦防止交叉感染：给氧装置的导管、鼻塞和湿化瓶等，应定时更换，并清洁消毒。

【评价】

护患沟通有效，操作规范；患者配合，缺氧症状改善，无并发症发生。

6. 氧疗的并发症及预防

（1）氧中毒：当吸氧浓度高于 60%，持续时间超过 24 小时，会发生氧中毒。当患者长时间吸入高浓度的氧气，PaO_2 升高，使血液与组织细胞之间氧分压差升高，氧弥散加速，组织细胞因获氧过多而中毒。患者主要表现为胸骨后锐痛、烧灼感，干咳和进行性呼吸困难，恶心，呕吐，烦躁不安，也可出现抽搐、晕厥，严重者可昏迷、死亡。

预防措施：预防氧中毒的关键是避免长时间高浓度氧气吸入，氧浓度 60% 以下是安全的，60% ～ 80% 的氧吸入时间不能超过 24 小时，100% 的氧吸入时间不能超过 4 ～ 12 小时。给氧期间应经常监测动脉血氧分压和氧饱和度，密切观察给氧的效果和副作用。

（2）肺不张：患者吸入高浓度氧后，肺泡内大量氮气（不能被吸收）被置换，如果发生支气管堵塞，肺泡内的氧气易被肺循环的血流迅速吸收，导致肺泡塌陷，引起肺不张，患者主要表现为烦躁不安，呼吸、心率加快，血压上升，呼吸困难，发绀，甚至昏迷。

预防措施：可采取控制吸氧浓度，鼓励患者做深呼吸，多咳嗽、经常翻身拍背等促进排痰，防止分泌物阻塞。

（3）呼吸抑制：多见于低氧血症伴二氧化碳潴留的患者，由于 PaO_2 长期升高，呼吸中枢失去了对 CO_2 的敏感性，呼吸的调节主要依靠缺氧对外周化学感受器（颈动脉体和主动脉体）的刺激来维持呼吸，若吸入高浓度氧气时，虽然缺氧得到某种程度的改善，但缺氧反射性刺激呼吸的作用消失，导致呼吸抑制，甚至呼吸停止。

预防措施：低浓度、低流量（1 ～ 2L/min）持续吸氧，并监测 PaO_2 的变化，维持患者的 PaO_2 在 60mmHg 即可。

（4）晶状体后纤维组织增生：仅见于新生儿，尤其是早产儿，当患儿吸入过高浓度氧气时，可导致患儿视网膜血管收缩，从而发生视网膜纤维化，最后出现不可逆的失明。

预防措施：新生儿吸氧浓度应严格控制在 40% 以下，并控制吸氧的时间。

（5）呼吸道黏膜干燥：因持续吸入未经湿化且浓度较高的氧气，可使呼吸道黏膜干燥、分泌物黏稠不易咳出。

预防措施：加强吸入氧气的湿化，必要时配合做超声波的雾化吸入。

7. 氧气成分和浓度，吸氧浓度与氧流量的换算

（1）氧气成分：一般用 99% 氧气或 5% 二氧化碳和纯氧气混合的气体。

（2）氧气吸入浓度：掌握吸氧浓度对纠正缺氧起着重要作用。氧气在空气中的浓度为 20.93%。为达到治疗效果，吸氧浓度必须高于空气中氧浓度。低于 25% 的氧浓度和空气中的氧含量相近，无治疗价值。临床上根据吸入氧浓度将氧疗分为低浓度、中等浓度、高浓度和高压氧疗四类。

1）低浓度氧疗：又称控制性氧疗，吸入氧浓度 <40%。适用于低氧血症伴二氧化碳潴留的患者。如慢性阻塞性肺疾病和慢性呼吸衰竭的患者。呼吸中枢对二氧化碳增高的反应很弱，呼吸的维持主要依靠缺氧刺激外周化学感受器，如果给予高浓度的氧吸入，低氧血症迅速解除，同时也解除了缺氧兴奋呼吸中枢的作用，导致进一步呼吸抑制，加重二氧化碳的潴留，甚至发生二氧化碳麻醉；另外，由于缺氧的消除，通气低下部位的血流反而增加，使已失调的通气 / 血流比例障碍更为严重，导致 $PaCO_2$ 进一步增高。所以，这类患者需采用控制性氧疗。

2）中浓度氧疗：吸入氧浓度为 40% ～ 60%。适用于有明显通气 / 血流比例失调或显著弥散障碍的患者，特别是血红蛋白浓度很低或心排血量不足者，如肺水肿、心肌梗死、休克等。

3）高浓度给氧：吸氧浓度 >60%。适用于单纯缺氧而无二氧化碳潴留的患者，如成人呼吸窘迫症、心肺复苏后的生命支持阶段。

4）高压氧疗：指在特殊的加压舱内，以 2 ～ 3kg/cm^2（0.2 ～ 0.3MPa）的压力给予

100% 氧浓度的氧吸入。主要用于一氧化碳中毒、气性坏疽等。

（3）氧浓度和氧流量的换算法：吸氧浓度（%）=21+4×氧流量（L/min）。

（二）吸痰法

吸痰法是用负压吸引的原理经口、鼻腔或人工气道将呼吸道的分泌物吸出，以保持呼吸道通畅，预防吸入性肺炎、肺不张和窒息等并发症的一种方法。适用于各种原因引起的不能有效咳嗽和排痰者，如年老体弱者及危重、昏迷、麻醉未清醒前与气管切开的患者等。临床上常用的吸痰装置如下：

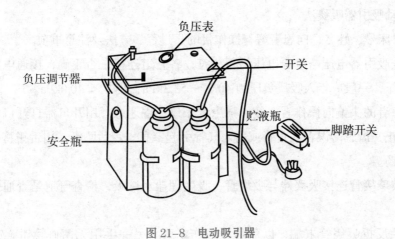

图 21-8　电动吸引器

1. **电动吸引器**　电动吸引器由马达、偏心轮、气体过滤器、负压表、安全瓶、贮液瓶组成（图 21-8）。安全瓶和贮液瓶可贮液 1000mL，瓶塞上有两个玻璃管，并通过橡胶管相互连接。接通电源后，马达带动偏心轮，从吸气孔吸出瓶内的空气，并由排气孔排出，这样不断循环转动，使瓶内产生负压，将痰液吸出。

2. **中心负压吸引装置**　目前大医院均设中心负压吸引装置，吸引管道连接到各病床单位，使用时只需连接贮液瓶和吸痰导管，开启开关即可吸痰，十分便利。

3. **其他**　在紧急情况下，可用注射器吸痰和口对口吸痰。

【目的】

1. 清除患者呼吸道分泌物，保持呼吸道通畅。

2. 防止窒息和吸入性肺炎等并发症。

3. 改善肺通气，促进呼吸功能。

【评估】

1. 患者的年龄、病情、神志、呼吸及痰鸣音等。

2. 患者的口鼻腔黏膜情况，有无鼻中隔偏曲，痰液黏稠度及痰量等。

3. 患者及家属的心理状态，对有关吸痰知识的了解程度等。

【计划】

1.用物准备　电动吸引器或中心吸引装置,一次性无菌吸痰包(吸痰管、一次性手套、镊子),0.9%氯化钠注射液及容器,听诊器,弯盘,手电筒。必要时备压舌板、开口器、舌钳和标本容器。

2.患者准备　了解吸痰的目的、方法、注意事项及配合要点,体位舒适。

【实施】

1.操作方法

(1)电动吸引器吸痰法

1)核对床号、姓名,向患者解释操作目的、过程、方法及注意事项。

2)检查吸引器电压与电源电压是否相符,各管道连接是否正确,接通电源,打开开关,调节负压,一般成年人吸痰负压为40.0～53.3kPa,小儿＜40.0kPa。

3)将患者的头偏向操作者一侧,嘱患者张口,昏迷患者用开口器打开口腔,取下活动义齿,防止义齿脱落误吞入食管或落入气管引起窒息。舌后坠者,用舌钳将舌拉出,保持呼吸道通畅。

4)用玻璃接管连接吸痰器与吸痰管,吸生理盐水试吸,检查管道是否通畅,同时湿润吸痰管。

5)一手反折吸痰管末端,以免负压损伤黏膜。另一手用无菌血管钳(镊)夹持吸痰管前端,插入口咽部,放松折叠处,吸净口咽部分泌物。口腔吸痰有困难时,可由鼻腔吸引,先吸净口腔分泌物,然后更换吸痰管,在患者吸气时顺势将吸痰管插至气道约10～15cm,吸出气管内分泌物。抽吸时动作要轻柔、敏捷,从深部左右旋转,向上提拉吸净分泌物。若为气管切开者吸痰,注意无菌操作,先吸气管切开处,再吸口鼻部。如有咳嗽反射,应轻轻拉出吸痰管,每次吸痰时间不超过15秒。

6)每次吸痰管退出后,应立即抽吸等渗盐水冲洗吸痰管及导管,避免堵塞,吸痰结束,关闭吸引器开关及电源开关,取下吸痰管放入盛有消毒液的容器中消毒。

7)在吸痰过程中,随时擦净患者面部的分泌物。

8)观察患者的面色、呼吸是否改善,吸出物的性状及黏膜有无损伤。

9)安置患者于舒适体位,整理床单位,用物归位。

10)洗手,记录吸痰时间、痰液性状、痰量、患者呼吸情况。

(2)中心负压吸引装置吸痰法:将压力表插入墙壁中心负压吸引装置插孔内,贮液瓶装置连接导管,打开开关,调节负压,检查吸引性能、管道有无漏气、是否通畅。

(3)注射器吸痰和口对口吸痰:前者用50～100mL注射器连接导管进行抽吸;后者由操作者托起患者下颌,使其头后仰并捏住患者鼻孔,口对口吸出呼吸道分泌物,解除呼吸道梗阻症状。

2. 注意事项

（1）严格执行无菌操作，治疗盘内吸痰用物每天更换 1～2 次，吸痰管每次更换，勤做口腔护理，贮液瓶和安全瓶内的液体应及时倾倒，瓶内液量应小于贮液瓶容积的 2/3。

（2）注意观察病情，保持呼吸道通畅，听到患者喉头有痰鸣音或排痰不畅应及时抽吸。若痰液黏稠不易吸出，可配合叩背和雾化吸入。气管插管或气管切开者也可向气管内滴入少量等渗盐水或化痰药物，使痰液稀释，便于吸出。

（3）吸痰时，每次插入吸引时间 < 15 秒，以免引起缺氧。需反复吸引时应给患者吸入高浓度氧或让患者呼吸 10～15 次后再行吸引。缺氧严重者，吸痰前后可根据病情增加氧流量。

（4）操作时注意动作轻、快，避免损伤气道黏膜。为婴幼儿吸痰时，吸痰管要细、动作要轻、负压要小，以免损伤黏膜。

（5）如患者自口腔吸痰有困难，可由鼻腔吸引，但有颅底损伤者禁止从鼻腔吸痰，以防吸出脑脊液。

【评价】

患者呼吸道内分泌物及时清除，气道通畅，缺氧症状得到改善，患者安全、舒适。操作中呼吸道黏膜无损伤现象发生。

【吸痰的并发症及预防】

1. 低氧血症　根据缺氧程度的不同，出现不同缺氧症状。

预防措施：吸痰管口径选择适当，减少对气管隆突处的刺激。吸痰时吸痰管不宜深入至支气管处。使用呼吸机的患者，在吸痰过程中不宜使患者脱离呼吸机的时间过长，一般应少于 15 秒。吸痰前后给予高浓度吸氧，以提高血氧浓度。吸痰时密切观察患者心率、心律、动脉血压和血氧饱和度的变化。已经发生低氧血症者，立即加大吸氧流量或给予面罩加压吸氧，酌情适时静注阿托品、氨茶碱、地塞米松等药物，必要时进行机械通气。

2. 呼吸道黏膜损伤　气道黏膜受损可吸出血性痰；纤支镜检查可见受损处黏膜糜烂、充血肿胀、渗血甚至出血；口唇黏膜受损可见有表皮的破溃，甚至出血。

预防措施：使用优质、前端钝圆有多个侧孔、后端有负压调节孔的吸痰管，吸引前先蘸无菌蒸馏水或生理盐水使其润滑。选择型号适当的吸痰管，插入深度适宜，动作轻柔。每次吸痰前先将吸痰管放于无菌盐水中以测试导管是否通畅和吸引力是否适宜，以调节合适的吸引负压。为患者行口腔护理时，仔细观察口腔黏膜有无损伤，牙齿有无松脱，如发现口腔黏膜糜烂、渗血等，可用口泰（或多贝尔液）、双氧水、碳酸氢钠洗口以预防感染。松动的牙齿及时提醒医生处置，以防脱落引起误吸。发生气管黏膜损伤时，可用生理盐水加庆大霉素或丁胺卡那霉素等抗生素进行超声雾化吸入。

3. 心律失常　在吸痰过程中患者出现各种快速型或缓慢型心律失常。轻者可无症状，重者可影响血流动力学而致乏力、头晕等症状。原有心脏病者可因此而诱发或加重心绞痛或心力衰竭。听诊心律不规则，脉搏触诊间歇脉搏缺如，严重者可致心跳骤停。确诊有赖于心电图检查。

预防措施：因吸痰所致的心律失常几乎都发生在低氧血症的基础上，所有防止低氧血症的措施均适合于防止心律失常。如发生心律失常，立即停止吸引，退出吸痰管，并给予吸氧或加大吸氧浓度。

4. 气道痉挛　气道痉挛常表现为呼吸困难、喘鸣和咳嗽。

预防措施：为防止气道痉挛，对气道高度敏感的患者，可于吸引前用 1% 利多卡因少量滴入，也可给予组胺拮抗剂如扑尔敏 4mg 口服，每日 3 次。气道痉挛发作时，应暂停气道吸引，给予 β_2 受体兴奋剂吸入。

5. 感染　口鼻局部黏膜感染时，出现局部黏膜充血、肿胀、疼痛，有时有脓性分泌物；肺部感染时出现寒颤、高热、痰多、黏液痰或脓痰，听诊肺部有湿啰音，X 线检查可发现散在或片状阴影，痰液培养可找到致病菌。

预防措施：吸痰时严格遵守无菌技术操作原则，采用无菌吸痰管，使用前认真检查有无灭菌，外包装有无破损等。冲洗液 8 小时更换一次，吸引瓶内吸出液应及时更换，不超过其高度的 70%～80%。加强口腔护理，一般常规使用生理盐水和 1：2000 洗必泰溶液。当培养出致病菌时，可根据药敏试验结果，选择适当的抗生素局部应用。

6. 阻塞性肺不张　肺不张的临床表现轻重不一，急性大面积的肺不张，可出现咳嗽、喘鸣、咳血、脓痰、畏寒和发热，或因缺氧出现唇、甲紫绀。X 线胸片呈按肺叶、分段布的致密影。

预防措施：根据患者的年龄、痰液的性质，选择型号合适的吸痰管。采用间歇吸引的办法，将拇指交替按压和放松吸引导管的控制口，可以减少对气道的刺激。每次操作最多吸引 3 次，每次不超过 10～15 秒，同时查看负压压力，避免压力过高。吸引管拔出应边旋转边退出，使分泌物脱离气管壁，可以减少肺不张和气道痉挛。吸痰前后听诊肺部呼吸音的情况，并密切观察患者的呼吸频率、呼吸深度、血氧饱和度。

（三）洗胃法

洗胃法用催吐或将胃管由口腔或鼻腔插入胃内，反复灌入和吸出一定量的洗胃液，以冲洗胃腔并排除胃内容物的方法。

【目的】

1. 解毒　清除胃内毒物或刺激物，减少毒物吸收，还可利用不同灌洗液进行中和解毒，用于急性食物或药物中毒。服毒后 6 小时内洗胃最有效。

2. 减轻胃黏膜水肿　清除幽门梗阻患者胃内容物滞留现象，可以减轻胃黏膜充血水肿。

3.为某些手术或检查前做准备 如食管下段、胃和十二指肠术前准备等。

【评估】

1.患者中毒情况，如中毒时间、途径、毒物性质及量。

2.患者的生命体征、意识状态及瞳孔的变化，口鼻腔黏膜情况，口中异味等。

3.患者对洗胃的心理状态及合作程度。

【计划】

1.用物准备

（1）口服催吐法：治疗车上层治疗盘内放量杯、水杯、压舌板、毛巾、塑料围裙、水温计和弯盘。治疗车下层放水桶2只（一只盛洗胃液，一只盛污水），根据毒物性质选择温度为 25 ～ 38℃的洗胃液 10000 ～ 20000mL（表 21-5）。

表21-5 各种药物中毒的灌洗溶液（解毒剂）和禁忌药物

中毒药物	解毒用灌洗液	禁忌药物
酸性物	镁乳、蛋清水①、牛奶	强酸药物
碱性物	5% 醋酸、白醋、蛋清水、牛奶	强碱药物
氰化物	饮 3% 过氧化氢溶液后引吐 1：15000 ～ 1：20000 高锰酸钾	
敌敌畏	2% ～ 4% 碳酸氢钠、1% 生理盐水 1：15000 ～ 1：20000 高锰酸钾溶液洗胃	
对硫磷（1605） 内吸磷（1059） 马拉硫磷（4049） 乐果等	2% ～ 4% 碳酸氢钠洗胃	高锰酸钾②
美曲膦酯（敌百虫）	1% 生理盐水或清水洗胃 1：15000 ～ 1：20000 高锰酸钾洗胃	碱性药物③
滴滴涕（DDT）、林旦（666）	温开水或生理盐水洗胃，50% 硫酸镁导泻	油性泻药
酚类	用温开水、植物油洗胃至无酚味为止	
甲酚（煤酚皂）	洗胃后多次服用牛奶、蛋清水保护胃黏膜	
苯酚（石炭酸）	1：15000 ～ 1：20000 高锰酸钾洗胃	
巴比妥类（安眠药）	1：15000 ～ 1：20000 高锰酸钾洗胃，硫酸钠导泻④	
异烟肼	1：15000 ～ 1：20000 高锰酸钾洗胃，硫酸钠导泻	
磷化锌（灭鼠药）	1：15000 ～ 1：20000 高锰酸钾洗胃,0.1% 硫酸铜洗胃； 0.5% ～ 1% 硫酸铜溶液每次 10mL，每 5 ～ 10 分钟服一 次⑤，配合用压舌板等刺激舌根引吐	鸡蛋、牛奶、脂肪 及其他油类食物

注：①蛋清水可黏附于黏膜或创面上，从而起保护作用，并可使患者减轻疼痛。②对硫磷、内吸磷、马拉硫磷等禁用高锰酸钾洗胃，否则可氧化成毒性更强的物质。③美曲膦酯遇碱性药物可分解出毒性更强的敌敌畏，其分解过程随碱

性的增强和温度的升高而加速。④巴比妥类药物采用硫酸钠导泻，是利用其在肠道内形成的高渗透压，而阻止肠道水分和残存的巴比妥类药物的吸收，促其尽早排出体外。硫酸钠对心血管和神经系统没有抑制作用，不会加重巴比妥类药物的中毒。⑤磷化锌中毒时，口服硫酸铜可使其成为无毒的磷化铜沉淀，阻止吸收，并促进其排出体外。磷化锌易溶于油类物质，忌用脂肪性食物，以免促使磷的溶解吸收。

（2）全自动洗胃机洗胃法：洗胃机及装置和多项电源插座。治疗车上层治疗盘内备无菌治疗碗（放胃管、镊子、纱布）、塑料围裙或橡胶单、治疗巾、水温计、量杯、润滑油、棉签、胶布、弯盘、一次性手套、一次性注射器和标本容器；必要时备开口器、牙垫、压舌板和舌钳；治疗车下层放水桶2只（一只盛洗胃液，一只盛污水），根据毒物性质选择温度为 25 ～ 38℃的洗胃液 10000 ～ 20000mL。

（3）电动吸引器洗胃法：电动吸引器、输液架、输液瓶、输液器、止血钳和 Y 形三通管，其余同全自动洗胃机洗胃法。

（4）漏斗胃管洗胃法：备漏斗胃管，其余同全自动洗胃机洗胃法（除洗胃机及装置和多项电源插板外）。

（5）注洗器洗胃法：备 50mL 注射器，其余同全自动洗胃机洗胃法（除洗胃机及装置和多项电源插板外）。

2. 患者准备　了解洗胃目的、方法、注意事项及配合要点，取合适体位，围好橡胶围裙。

【实施】

1. 操作方法

（1）口服催吐法：适用于清醒合作的患者。

1）核对床号、姓名，向患者解释操作目的、过程、配合方法及注意事项。

2）嘱患者取坐位或半坐卧位，取下义齿，戴橡胶围裙保护被服不被污染，污物桶置于座位前或床旁。

3）嘱患者一次自饮灌洗液 300 ～ 500mL，自行呕吐或用压舌板刺激舌根催吐。如此反复，直至吐出的灌洗液澄清无味为止。

4）协助患者漱口，擦净面部，必要时更换衣服，卧床休息，整理床单位及用物。

5）洗手，记录洗胃时间，洗胃液的名称、量，呕吐物的性质、颜色、气味、量及患者的反应等。

（2）胃管洗胃法：适用于合作困难或不合作的患者。

1）核对床号、姓名，向患者解释操作目的、过程、配合方法及注意事项。

2）中毒较轻者取坐位或半坐位，中毒较重者取左侧卧位，昏迷患者取平卧位头偏向一侧，戴围裙保护被服不被污染，取下义齿，防止脱落误吞入食管或落入气管引起窒息，弯盘放于口角旁，污物桶置于座位前或床头下方。

3）左手用纱布裹着胃管，右手用镊子夹着胃管测量长度（前额发际至剑突的距离，一般成人此距离为 55～60cm）后用石蜡油润滑胃管应插入长度的 1/3，由口腔插入，吸出胃内容物后证明在胃内，用胶布固定。

（3）全自动洗胃机洗胃法：利用电磁泵作为动力源，通过自控电路的控制使电磁阀自动转换动作，分别完成向胃内冲洗药液和吸出胃内容物的过程。其优点是自动、迅速、彻底洗净胃内容物（图 21-9）。

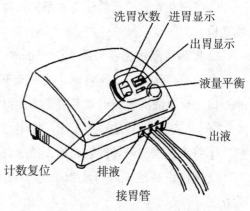

图 21-9 全自动洗胃机构造

①接通电源，打开开关，检查机械功能，连接导管，将三根橡胶管分别与机器的药管（进液口）、胃管、污水管（排液口）相连，将药管和污水管分别放于备好的洗胃液桶和污水桶内，检查管道连接是否正确和牢固。

②将机器胃管的一端与插入患者体内的胃管连接，先按"手吸"键，吸出胃内容物，必要时留取吸出物送检，再按下"自动键"，开始自动完成对胃进行反复冲洗，直至引出的灌洗液澄清无味后，按"停机键"停止工作。将洗胃机的胃管、药管、污水管同时放在清水中，按"清洗键"清洗干净取出，排净机器内的水，关机。

（4）电动吸引器洗胃法：利用负压原理吸出胃内毒物的方法（图 21-10）。

①接通电源后检查吸引器的功能；打开负压开关，调节负压保持 13.3kpa（100mmHg左右），以免损伤胃黏膜。将输液管与 Y 形三通管主管相连，洗胃管及贮液瓶的引流管分别与 Y 形三通管的两个分支相连，将洗胃液倒入输液瓶内，关闭输液管，挂在输液架上。

②打开吸引器，先吸出胃内容物，必要时留取吸出物送检，然后打开输液管，使液体流入胃内 300～500mL，夹闭导管，打开吸引器，吸出灌洗液，如此反复至洗出液澄清无味为止。每次灌入量和洗出量应基本相等，否则易致胃潴留。

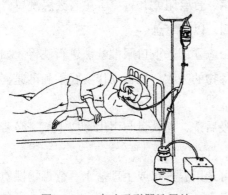

图 21-10 电动吸引器洗胃法

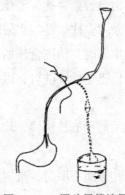

图 21-11 漏斗胃管洗胃法

（5）漏斗胃管洗胃法：利用虹吸原理，将洗胃液灌入胃内后再吸引出来的方法（图2-11）。

①将漏斗胃管放置低于胃水平的位置，挤压橡胶球，抽尽胃内容物，必要时留取吸出物送检。

②将漏斗高过患者头部 30～50cm，将 300～500mL 灌洗液缓慢倒入漏斗，当漏斗内尚余少量液体时，迅速将漏斗放在低于胃部的位置，利用虹吸原理引出胃内灌洗液于污水桶内，反复灌洗至流出液澄清无味，引流不畅时可挤压橡胶球吸引。

（6）注洗器洗胃法：用于幽门梗阻，胃、十二指肠手术前准备。

①将注洗器与患者胃管相连，抽尽胃内容物，必要时留取吸出物送检。

②用注洗器注入洗胃液 200mL，抽出弃去，如此反复，直至抽出的灌洗液澄清无味为止。

③洗胃过程中应随时观察出入液量是否平衡，以及抽出液的性质、颜色、气味、量和患者面色、脉搏、呼吸、血压的变化等。如患者感到腹痛，灌洗出的液体呈血性或出现休克现象，应立即停止洗胃，并与医生联系，采取相应急救措施。

④反折胃管末端，嘱患者做深呼吸，待呼气时快速拔管；协助患者漱口、洗脸，安置舒适卧位，整理用物。

⑤洗手，记录洗胃时间，洗胃液的名称、量及洗出液的性质、颜色、气味、量及患者的反应等。幽门梗阻患者记录胃内潴留量，便于了解梗阻程度，胃内潴流量＝洗出量－灌入量。

2. 注意事项

（1）准确掌握洗胃禁忌证和适应证。

1）适应证：非腐蚀性毒物中毒，如有机磷、催眠药、重金属类、生物碱及食物中毒等。

2）禁忌证：强腐蚀性毒物中毒、肝硬化伴食管－胃底静脉曲张、胸主动脉瘤、近期内有上消化道出血及胃穿孔、消化道溃疡、食管阻塞和胃癌等患者禁忌洗胃，昏迷患者洗胃应谨慎，可采用去枕平卧，头偏向一侧，以防窒息。

（2）急性中毒时，清醒合作的患者，应立即采取口服催吐法进行洗胃。如患者不合作或合作困难者应迅速插管洗胃，以减少毒物的吸收。插管动作要轻柔和迅速，切勿损伤食管黏膜或误入气管。

（3）无论用何种方法洗胃，均应先吸后洗，灌入量与引出量应平衡。必要时留取吸出物送检。

（4）当毒物性质不明时，洗胃溶液可选用温开水或生理盐水，待毒物性质明确后，再采用对抗剂洗胃。

（5）为幽门梗阻患者洗胃时，宜在饭后 4～6 小时或空腹时进行，需记录胃内潴留量，以了解梗阻情况。

（6）每次灌入量以 300～500mL 为宜，以防灌入量过多，液体从口鼻腔涌出，引起窒息；或导致急性胃扩张，使胃内压增高，促进中毒物质进入肠道，增加毒物吸收；突然的胃扩张还可兴奋迷走神经，反射性地引起心脏骤停。过少则洗胃液无法与胃内容物充分混合，不利于彻底洗胃，延长洗胃时间。

【评价】

患者了解洗胃目的，愿意接受并主动配合，痛苦减轻，康复信心增强。操作规范，未发生并发症。

【洗胃的并发症及预防】

1. 急性胃扩张　胃管孔被食物残渣堵塞，形成活瓣作用，使洗胃液体只进不出，多灌少排，进液量明显大于出液量或在洗胃过程中没有及时添加洗胃液，造成药液吸空后使空气吸入胃内而造成。患者表现为腹部高度膨胀，呕吐反射消失，洗胃液吸出困难。

预防措施：此时应协助患者取半卧位，头偏向一侧，查找原因，对症处理。管孔堵塞的更换胃管重新插入，因吸入空气造成的行负压吸引将空气吸出。

2. 上消化道出血　由于插管动作粗暴或患者本身有慢性胃病经毒物刺激使胃黏膜充血、水肿以及电动洗胃机抽吸压力过大而造成。此时吸出液为淡红色或鲜红色，清醒患者自述胃部不适，严重者有休克表现。

预防措施：插管时动作应轻柔、快捷，插管深度适宜（45～55cm）。使用电动洗胃机时，压力控制在正压 0.04MPa，负压 0.03MPa。对于昏迷患者、小儿和年老体弱者应选择小胃管、小液量、低压力抽吸。

3. 窒息　清醒患者可由胃管或洗胃液刺激引起呕吐反射造成，昏迷患者可因误吸造成。此外还可由口服毒物对咽喉刺激造成喉头水肿或胃管判断错误，洗胃液误入气管造成。个别人表现为烦躁不安、呼吸困难、口唇紫绀、呛咳甚至心跳呼吸骤停。

预防措施：为预防此类情况出现可在插管前石蜡油充分润滑胃管，及时清除口鼻分泌物，医护人员熟练掌握胃管置入术，严格按照证实胃管在胃内的三种方法进行检查，确定胃管在胃内后方可开始洗胃。发生窒息后立即报告医生并采取必要措施。

4. 寒冷反应　大多由于洗胃液过凉造成。患者表现为面色苍白、周身皮肤湿冷、寒战。

预防措施：应注意给患者保暖，洗胃液控制在 25～38℃。

5. 胃肠道感染　洗胃物品或洗胃液不洁引起。患者在洗胃后 1 天内出现恶心、呕吐、发热、腹泻等临床表现。

预防措施：选择无菌胃管或一次性胃管，避免细菌污染洗胃液，发生胃肠炎后及时应用抗生素积极治疗。同时予以补液、退热等对症处理。

6. 吸入性肺炎　轻中度昏迷患者，因意识不清，洗胃不合作，洗胃液大量注入而未被吸出，引起反射性呕吐，洗胃液被误吸入呼吸道；或拔除胃管时未捏紧胃管末端，而使管内液体流入气管导致吸入性肺炎。患者表现为呛咳，肺部听诊湿啰音和水泡音。

预防措施：洗胃时采取左侧卧位，头稍偏向一侧，一旦误吸，立即停止洗胃，取头低右侧卧位，吸入气道内误吸物。洗胃完毕，病情允许情况下，协助患者翻身、拍背以利于痰液排出。必要时使用抗生素。

7. 呼吸心跳骤停　心脏病患者，可由于插管给其带来痛苦、不适、呕吐甚至挣扎引起情绪紧张，心脏负荷加重，诱发心衰；插管时刺激迷走神经，反射性引起心跳呼吸骤停。或者由于患者处于昏迷、抽搐、呼吸衰竭状态，强行洗胃导致缺氧加重引起心跳呼吸骤停。患者表现为突然意识丧失，大动脉搏动和心音消失，呼吸停止。

预防措施：对于昏迷和心脏病患者应慎重洗胃。一旦出现呼吸心跳骤停，立即拔除胃管，给予吸氧，并行心肺复苏术。

（四）人工呼吸器的使用

人工呼吸器是人工通气的一种工具，通过人工或机械装置产生通气，用以代替、控制或改变患者的自主呼吸运动，达到维持和增加通气量，改善气体交换功能，纠正低氧血症的目的。是进行人工呼吸最有效的方法之一，常用于各种原因所致的呼吸停止或呼吸衰竭的抢救及麻醉期间的呼吸管理。

常用的人工呼吸器有简易呼吸器和人工呼吸机两种。

【目的】

1. 维持和增加机体通气和换气功能。

2. 纠正低氧血症。

【评估】

1. 患者有无自主呼吸、呼吸形态、呼吸道是否通畅等。

2. 患者的意识、生命体征和血气分析结果等。

3. 患者的心理状态，对使用人工呼吸器的接受程度。

【计划】

1. 用物准备

（1）简易呼吸器：由呼吸囊、呼吸活瓣、面罩、衔接管和固定带组成（图21-12）。

（2）人工呼吸机：必要时准备气管切开或气管插管用物、氧气装置、蒸馏水、吸痰用物和多项电源插座。

2. 患者准备　去枕平卧，畅通呼吸道。

【实施】

1. 操作方法

（1）简易呼吸器：用于现场抢救和临时辅助呼吸。

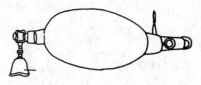

图 21-12　简易人工呼吸器

患者仰卧于床上，去枕，取下活动性义齿，松解衣领、腰带。清除上呼吸道分泌物或呕吐物，保持呼吸道通畅。将患者头后仰托起下颌，使面罩与口鼻紧贴，使之不漏气。挤压呼吸囊，空气自气囊进入肺部，放松呼吸囊，肺部气体经活瓣排出，一次挤压可有 500～1000mL 空气进入肺内，婴幼儿以胸廓隆起为宜。频率保持在 16～20 次 / 分，反复而有规律地进行。观察病情及呼吸情况，遵医嘱停止使用。记录呼吸器的使用情况及患者的反应。

（2）人工呼吸机：用于危重患者及长期循环、呼吸支持者。

1）氧气装置与呼吸机相连接，接通电源，连接导管，打开开关，检查机器运转及有无漏气。根据患者情况调节呼吸机参数（表 21-6），达到增加通气量、改善换气功能、减轻呼吸肌做功目的。

2）呼吸机与患者气道相连，可采用面罩法、气管插管法、气管切开法。

面罩法：适用于神志清醒，能合作并间断使用呼吸器的患者。

气管插管法：气管内插管后与呼吸机连接，适用于神志不清醒的患者。

气管切开法：气管切开放置气管套管后与呼吸机连接。

3）观察病情及呼吸机运转情况，观察患者反应，定期进行血气分析。及时清理呼吸道，定时翻身、拍背、吸痰、湿化气道，防止呼吸道干燥和堵塞，保持呼吸道通畅，预防控制感染，及时、准确地做好记录和交接班，记录患者上机时间、呼吸机参数、效果、患者的反应及特殊处理等。

4）停机前要做好心理护理，减少患者对呼吸机的依赖，遵医嘱执行，循序渐进地撤机，分离面罩或导管，拔管，关闭呼吸机、电源、氧气开关。

5）安置舒适卧位，整理用物归位，做好消毒处理及呼吸机保养。记录患者撤机时间及患者的反应。

表 21-6　人工呼吸机通气参数

项目	数值
呼吸频率（R）	10～16 次 / 分钟
每分通气量（VE）	8～10L/min
潮气量（Vr）	10～15mL/kg（范围在 600～800mL）
吸 / 呼比值	1：（1.5～2.0）

项目	数值
呼气压力（EPAP）	$0.147 \sim 1.96kPa$（一般 $< 2.94kPa$）
呼气末正压（PEEP）	$0.49 \sim 0.98kPa$（渐增）
供氧浓度（FiO_2）	$30\% \sim 40\%$（一般 $< 60\%$）

2. 注意事项

（1）简易呼吸器使用时应注意呼吸活瓣有无漏气，患者出现自主呼吸应同步挤压呼吸囊。

（2）观察患者两侧胸廓运动对称，呼吸音一致，机器与患者同步呼吸，提示呼吸机已进入正常运行，观察神志、脉搏、呼吸、血压等变化及患者面色、口唇等缺氧症状有无改善。

（3）注意呼吸机工作是否正常，检查各管道连接是否紧密，有无漏气，有无脱落，观察各参数是否符合病情需要。

①通气量不足：患者可出现烦躁不安、多汗、皮肤潮红、血压升高、脉搏加速、浅静脉充盈消失。

②过度通气：患者可出现昏迷、抽搐等呼吸性碱中毒症状。

③通气量适宜：患者安静，呼吸合拍，血压、脉搏正常。并注意监测血气分析结果，及时、准确地做好记录和交接班。

（4）保持呼吸道的通畅和湿化。鼓励患者咳嗽和深呼吸，协助患者翻身和拍背，必要时吸痰；呼吸机使用时应采用加温湿化器，将水加温后产生蒸汽，混进吸入气体，同时起到加温加湿的作用，注意补充水分，防止呼吸道干燥。

（5）预防医源性感染。呼吸机及简易呼吸器定期消毒；每日更换呼吸机管道，更换集水瓶、螺纹管及呼吸机滤过装置，并做好消毒灭菌工作；湿化罐内放蒸馏水；定期进行空气消毒，保持空气及病室的清洁。

【评价】

患者呼吸状况好转。操作规范，未发生并发症。

【简易呼吸器的并发症及预防】

1. 胃胀气和胃内容物返流　表现为腹胀、腹痛、腹部膨隆、嗳气、口角有分泌物流出等。

预防措施：避免通气量过大、通气速度过快，使气体流入胃内，导致胃胀气。检查和调整头部及气道位置，保持正确的体位。保持气道通畅，及时清理分泌物，未清除胃内容物时，通气要慢。

2.误吸和吸入性肺炎　神清者表现为咳嗽、气急。神志不清时常无明显症状，但1～2小时后可出现呼吸困难，发绀，低血压，咳出浆液性或血性泡沫痰。严重者可发生呼吸窘迫综合征。

预防措施：未清除胃内容物时要采取较慢的通气方式，避免过高的气道压力。发现患者有分泌物流出（胃内容物返流），应停止挤压呼吸球囊，立即吸净分泌物后再行辅助呼吸。

第三节　危重患者的支持性护理

危重患者病情严重，变化快，抵抗力低，易发生并发症。护士应加强各方面的护理，预防并发症的发生，减轻患者的痛苦，促进患者早日康复。

一、基础护理

1.严密观察病情变化　护士应密切观察患者生命体征、意识、瞳孔及其他情况，随时了解患者心、肝、肺、肾、脑等重要脏器的功能及治疗效果。如有异常，立即通知医生，并进行相应处理。

2.保持呼吸道通畅　清醒患者应鼓励并协助其咳嗽或轻拍背部，促使分泌物排出，预防坠积性肺炎及肺不张；昏迷患者应头偏向一侧，用吸引器及时吸出呼吸道分泌物，保持呼吸道通畅，防止引起呼吸困难甚至窒息。

3.加强临床护理

（1）眼睛的保护：危重患者眼部常出现分泌物，应及时用湿棉球或纱布擦拭干净。眼睑不能闭合的患者，由于眨眼少，角膜干燥，易发生溃疡，并发结膜炎，可涂金霉素眼膏或覆盖凡士林纱布，以保护角膜。

（2）口腔护理：保持口腔清洁，每天进行口腔护理2～3次，防止口臭、口腔炎症和口腔溃疡等发生。

（3）皮肤护理：保持皮肤清洁、干燥，及时更换污染的床单和衣物，使患者舒适。加强预防压疮的各项措施，做到"六勤一注意"，即勤观察、勤翻身、勤擦洗、勤按摩、勤整理、勤更换和注意交接班，防止压疮的发生。

（4）维持肢体功能：病情平稳后，每天2～3次对患者肢体进行被动运动及按摩，以维持关节的可动性，有效促进肢体血液循环，增加肌肉张力，防止肌肉无力或萎缩、关节僵硬和静脉血栓的形成等。

4.补充营养和水分　危重患者的分解代谢增加，机体消耗大，应注意补充水分和营养。对神志清醒及病情允许的患者应鼓励自行进食；对不能经口腔进食的患者应进行鼻饲或静脉高营养液支持。

5. 维持排泄功能　协助患者进行大小便的排泄，保持大小便通畅。尿潴留者，可采用诱导排尿法，必要时导尿，以减轻患者的痛苦；便秘者，可采用饮食调理、腹部按摩、使用缓泻药物及灌肠等方法帮助排便；大小便失禁者应给予心理安慰与支持，保持皮肤清洁干燥，帮助患者重建控制排便和排尿的能力。

6. 做好各类导管护理　危重患者身上有许多导管，如输液管、吸氧管、胃管、导尿管和术后引流管等。加强各种导管的护理，严格遵守无菌操作原则，预防感染，导管要妥善固定，安全放置，确保引流通畅。

7. 注意安全　及时和准确地执行医嘱，确保患者的医疗安全。对意识丧失、谵妄和躁动的患者，要避免各种原因导致的意外损伤，必要时应使用床挡和约束带等保护具，防止意外发生；牙关紧闭、抽搐的患者，可用牙垫或用压舌板裹上数层纱布放于上、下磨牙之间，以免因咀嚼肌痉挛而咬伤舌。同时室内光线宜暗，工作人员动作要轻，避免因外界刺激而引起抽搐。

二、心理护理

在对危重患者进行抢救过程中，由于各种因素的影响，会导致患者产生极大的心理压力。这些因素包括：①病情危重而产生对死亡的恐惧；②突然在短时间内丧失对周围环境和个人身体功能的控制，完全依赖于他人；③不断地进行身体检查，甚至触及身体隐私部位；④突然置身于一个完全陌生的环境；⑤治疗仪器所产生的声音、影像、灯光等对患者的刺激；⑥因气管插管和呼吸机治疗而引起沟通障碍。患者的家人也会因为自己亲人的生命受到威胁而经历一系列心理应激反应，因而，心理护理是护士的重要职责之一。护士应做到：

1. 表现出对患者的照顾关心、同情、尊敬和接受。态度要和蔼、宽容、诚恳、富有同情心。

2. 在任何操作前向患者做简单、清晰的解释。语言应精炼、贴切、易于理解；举止应沉着、稳重；操作应娴熟认真、一丝不苟，给患者充分的信任和安全感。

3. 对进行呼吸机治疗的患者，应向其解释呼吸机的使用意义及机械通气支持是暂时的。

4. 对人工气道或呼吸机治疗而出现语言沟通障碍者，应与患者建立其他有效的沟通方式，鼓励患者表达他的感受，并让患者了解自己的病情和治疗情况，保证与患者的有效沟通。

5. 鼓励患者参与自我护理活动和治疗方法的选择。

6. 尽可能多地采取"治疗性触摸"，这种触摸既可以引起患者注意，也可以传递关心、支持或信息给患者，可以帮助患者指明疼痛部位，确认他们身体其中一部分的完整性和感觉的存在。

7.鼓励家属及亲友探视，与患者沟通，向患者传递爱、关心与支持。减少环境因素刺激，病室光线宜柔和，夜间降低灯光亮度，使患者有昼夜差别感，防止睡眠剥夺。病室内应安静，尽量降低各种仪器发出的噪音，工作人员应做到"四轻"，即说话轻、走路轻、操作轻、关门轻。在病室内适当位置挂时钟，令患者有时间概念；在操作检查治疗时使用床帘，注意保护患者隐私。

复习思考

一、单项选择题

【A1 型题】

1.即刻印象的形成来源于对患者 （　　　）

　　A. 一般情况的观察　　　　　B.生命体征的观察　　　C.瞳孔的观察

　　D. 治疗后反应的观察　　　　E.皮肤的观察

2.不属于患者一般情况的内容为 （　　　）

　　A. 姿势与体位　　　　　　　B.表情　　　　　　　　C.生命体征

　　D. 皮肤黏膜　　　　　　　　E.面容

3.瞳孔散大见于（　　　）

　　A. 阿托品中毒　　　　　　　B.吸氧中毒　　　　　　C.氯丙嗪中毒

　　D. 水合氯醛中毒　　　　　　E.脑水肿

4.下列哪种药物中毒不宜选用高锰酸钾洗胃（　　　）

　　A. 安眠药　　　　　　　　　B.敌百虫　　　　　　　C.磷化锌

　　D. 敌敌畏　　　　　　　　　E.1605、1059、乐果

5.漏斗胃管洗胃法是利用（　　　）

　　A. 虹吸原理　　　　　　　　B.正压原理　　　　　　C.负压原理

　　D. 空吸原理　　　　　　　　E.液体静压原理

6.危重患者的支持性护理措施中不正确的是（　　　）

　　A. 保持引流管通畅　　　　　B.保持呼吸道通畅　　　C.补充水分和营养

　　D. 注意安全　　　　　　　　E.准备后事

7.通过哪项评估可判定患者需要吸痰（　　　）

　　A. 神志　　　　　　　　　　B.呼吸音　　　　　　　C.发绀

D. 心率　　　　　　　　　　E. 呼吸困难

8. 缺氧时突出的临床表现是（　　　）

　　A. 皮肤湿冷，尿量减少　　　　B. 辗转反侧，呻吟不止

　　C. 烦躁不安，明显发绀　　　　D. 心悸乏力，血压下降

　　E. 面色潮红

9. 用氧过程中如需调节氧流量，应（　　　）

　　A. 拔出鼻导管调节流量　　　　B. 直接调节流量　　　　C. 分离鼻导管调节流量

　　D. 更换粗导管并加大流量　　　　E. 更换细导管并加大流量

10. 电动吸引器吸痰每次插入导管吸引时间不超过（　　　）

　　A. 5 秒　　　　　　　　　　B. 10 秒　　　　　　　　C. 15 秒

　　D. 20 秒　　　　　　　　　　E. 25 秒

11. 吸痰时一次痰液未净，应（　　　）

　　A. 冲洗导管再插入吸引　　　　B. 更换导管再吸引　　　　C. 不可再吸

　　D. 给高浓度氧呼吸 10 ～ 20 次后再吸引　　　　E. 停止吸痰

12. 对危重患者的观察内容，下列哪项是次要的（　　　）

　　A. 意识状态改变　　　　　　　B. 饮食变化　　　　　　　C. 生命体征的变化

　　D. 瞳孔的变化　　　　　　　　E. 尿量的变化

13. 危重患者病情恶化的最主要指征是（　　　）

　　A. 意识模糊　　　　　　　　　B. 呼吸道分泌物增多　　　C. 皮肤干燥，弹性减弱

　　D. 瞳孔等大　　　　　　　　　E. 心率降低

14. 意识障碍分度中，最轻的为（　　　）

　　A. 意识模糊　　　　　　　　　B. 谵妄　　　　　　　　　C. 嗜睡

　　D. 浅昏迷　　　　　　　　　　E. 深昏迷

【A2 型题】

15. 王某，因服毒昏迷不醒，被送入急诊室抢救，但其家属不能准确说出毒物的名称，此时护士的处理方法是（　　　）

　　A. 请家属立即查清毒物名称后洗胃

　　B. 抽出胃内容物送检，用温水洗胃

　　C. 鼻饲牛奶或蛋清水，以保护胃黏膜

　　D. 用生理盐水清洁灌肠，减少毒物吸收

　　E. 立即输液

16. 邱某，女，35 岁，患十二指肠溃疡，饭后呕吐较重，呕吐物中经常混有大量的胆汁，这时的呕吐物颜色呈（　　　）

A. 黄绿色   B. 黄色   C. 咖啡色

D. 鲜红色   E. 暗红色

17. 高先生，41 岁，主诉腹痛，腹胀，便秘已 5 天，今出现呕吐，内容物呈粪臭味，体检腹部可见肠形，局部压痛明显，估计可能是（   ）

     A. 食管癌   B. 急性胃肠炎   C. 食物中毒

     D. 低位小肠梗阻   E. 高位小肠梗阻

18. 吴某，男，24 岁。因在田间喷洒有机磷农药时防护不当造成中毒，其瞳孔可见（   ）

     A. 双侧扩大   B. 双侧缩小   C. 双侧瞳孔大小不等

     D. 双侧同向偏斜   E. 单侧扩大固定

19. 患者刘某，因破伤风被安置在隔离室，表现为牙关紧闭，四肢抽搐，角弓反张，采取的安全防护措施哪项不妥（   ）

     A. 平卧床面，防坠床   B. 取下假牙防窒息

     C. 枕横立床头以防撞伤   D. 纱布包裹压舌板垫于上下臼齿之间防舌咬伤

     E. 室内保持充足光线，安静，以利护理操作

20. 李某，女，29 岁，与家人争吵后口服大量巴比妥钠，急送入院，立即给予洗胃，导泻，洗胃灌洗液与导泻剂宜分别采用（   ）

     A. 4% 碳酸氢钠，硫酸钠   B. 0.9% 氯化钠，硫酸镁

     C. 0.1% 硫酸铜，硫酸镁   D. 温开水，硫酸镁

     E. 1：15000 高锰酸钾，硫酸钠

21. 陈某，女，45 岁，服毒昏迷被送入急诊室，所服毒物性质不明，护士正确的处理方法是（   ）

     A. 禁忌洗胃   B. 观察后再洗胃

     C. 待清醒后再洗胃   D. 问清毒物名称后再洗胃

     E. 抽出胃内容物送验，选用温水洗胃

【A3/A4 型题】

（22 ～ 24 共用题干）

某女，34 岁，因工作单位人际关系的矛盾问题，服安眠药中毒，处于昏迷状态，需要立即进行洗胃

22. 适宜的洗胃液是（   ）

     A. 1：15000 ～ 1：20000 高锰酸钾   B. 1% 盐水

     C. 0.1% 硫酸铜   D. 2% ～ 4% 碳酸氢钠

     E. 5% 醋酸

23. 洗胃时选择何种体位（　　　）

　　A. 坐位　　　　　　　　　　B. 半坐位　　　　　　　C. 左侧卧位

　　D. 右侧卧位　　　　　　　　E. 端坐位

24. 每次灌入洗胃液量宜为（　　　）

　　A. 100 ～ 300mL　　　　　　B. 300 ～ 500mL　　　　C. 500 ～ 700mL

　　D. 700 ～ 900mL　　　　　　E. 900 ～ 1100mL

（25 ～ 27 题共用题干）

曹女士，30 岁，因家庭纠纷，服乐果农药中毒，急送医院。

25. 为曹女士洗胃禁用下列哪种洗胃液（　　　）

　　A. 生理盐水　　　　　　　　B. 温开水　　　　　　　C. 2% ～ 4% 碳酸氢钠

　　D. 1 : 15000 ～ 1 : 20000 高锰酸钾　　　　　　　　E. 1% 盐水

26. 洗胃时，护士先吸尽胃内容物，其主要目的是（　　　）

　　A. 确定胃管已插入胃中　　　B. 防止胃管阻塞　　　　C. 防止胃扩张

　　D. 作毒物鉴定　　　　　　　E. 减少毒物吸收

27. 在过程中，患者感觉腹部疼痛，吸出血性灌肠液，此时护士应采取下列哪种措施（　　　）

　　A. 立即停止洗胃　　　　　　B. 减慢洗胃速度　　　　C. 减少每次灌入液量

　　D. 尽快将液体吸出　　　　　E. 继续洗胃，但需要加快速度

二、病例分析题

1. 某心脏病患者，男，65 岁，呼吸困难，明显发绀，神志清，烦躁，氧分压在 4.67 ～ 6.67kPa，二氧化碳分压大于 9.3kPa，试问：

（1）该患者缺氧程度。

（2）患者存在的主要护理问题有哪些？

（3）制定出护理目标。

（4）你准备采取哪些护理措施来达到预期目标？

2. 男，70 岁，因长期吸烟患慢性支气管炎和慢性阻塞性肺气肿，连日来咳嗽剧烈，但痰液黏稠不宜咳出。

（1）请说出患者存在的护理问题。

（2）应采取什么护理措施？

扫一扫，知答案

扫一扫，看课件

第 二 十 二 章

临终护理

【学习目标】

1. 掌握濒死、死亡的概念，死亡过程的分期；临终患者的生理、心理变化及护理；尸体护理操作方法。

2. 熟悉丧亲者的支持护理。

3. 了解临终关怀的概念、内容、基本原则。

生老病死是大自然的基本规律，任何人都无法回避。临终患者已处在生命的最后阶段，不仅要承受生理上的不适，还会产生对生的渴望以及对死亡的恐惧，其家属也要承受即将失去亲人的痛苦。在这个阶段，护士工作的重点就是给予他们最需要的关爱和照护。因此护士应掌握相关的知识和技能，清楚患者生理、心理方面的反应，同时对患者家属给予安慰、疏导等心理支持，尽量减轻其悲痛。

第一节 概 述

一、临终关怀

（一）临终关怀的概念

临终关怀又称善终服务、终末护理、安息护理、安宁照护等，是指由社会各层次人员（医生、护士、社会工作者、志愿者以及政府、慈善团体人士等）组成的团队向临终患者及其家属提供的包括生理、心理和社会等方面的全面性支持和照护。

临终关怀的目的在于为临终患者及家属提供全方位的身心、社会等方面的支持和照护，维护患者的尊严，通过症状处理、疼痛控制、心理疏导来减轻其身心痛苦，从而提高临终患者的生存质量，使其有尊严地、平静安详地离开人世，并使其家属顺利度过哀伤期，身心健康得以维护。

现代的临终关怀始于 20 世纪 60 年代。1967 年，现代化的临终关怀医院——圣克里斯·多费临终关怀医院在英国伦敦成立，由桑德斯博士首创。1974 年美国首家临终关怀医院建立。2004 年英国首先提出把 2005 年 10 月 8 日作为第一个世界临终关怀及舒缓治疗日。1988 年 8 月天津临终关怀研究中心成立，这是我国第一个研究死亡的机构。之后，上海等地的临终关怀机构也相继成立。

（二）临终关怀的内容

临终关怀不仅是一种服务，也是一门新兴学科，其研究内容是探讨临终患者生理、心理特征和为临终患者及其家属提供全面照护的实践规律。

1. 临终患者

（1）了解临终患者生理、心理、社会等方面的需求。

（2）尽最大可能满足患者医疗护理需求，给予全面的生活照护、相应的心理护理。尤其注意控制疼痛和其他主要的不适（如恶心、呕吐、便秘、食欲下降、吞咽困难、意识障碍、呼吸困难等），因为这些不适时刻困扰着患者并使其产生不适、焦虑甚至恐惧。

2. 临终患者家属

（1）了解家属对临终患者的治疗和护理需求、心理需求及其殡丧服务需求等。

（2）进行心理疏导并提供情感支持。

3. 其他
包括死亡教育，临终关怀模式和特点，临终关怀机构所采用的医疗体系、管理以及实施的研究与实践；临终医疗护理原则；临终关怀工作人员的构成与培训；临终关怀与其他学科的关系；临终关怀与社会发展的关系等。

（三）临终关怀的基本原则

1. 以护理照护为主的原则
以治疗疾病为主转为以对症处理、护理照顾为主。对临终患者采取控制症状、减轻疼痛和其他不适等姑息性治疗护理措施，做好全面生活护理并提供心理和社会支持，提高患者舒适度。

2. 尊重生命的原则
临终关怀强调尊重生命的原则。护士应维护并尊重患者的权利与尊严，尊重他们的习俗和信仰。在生命的最后阶段，患者个人尊严不应该因生命活力降低而被忽视，个人权利也不可因身体衰竭而被剥夺。

3. 提高生存质量的原则
不以延长生命为目的，而是在患者有限的生存时间内，为其提供优质的临终服务，以减轻身心痛苦、满足需求、感受关怀、尊重生命，从而提高其生活质量。对临终患者和家属进行生死观教育，消除患者及其家属对死亡的焦虑和恐惧。

4. 注重心理支持的原则
临终是人生旅途的最后阶段，此时患者的心理十分复杂，护士应与临终患者和家属进行有效的沟通，进行心理疏导和支持，及时发现心理需求并尽量予以满足，鼓励家属陪伴临终患者，提供情感支持，使患者能够平静地面对死亡。

（四）临终关怀的理念与组织形式

临终关怀的理念为以照护为中心，维护人的尊严和权利，提高临终患者生命质量，加强死亡教育，接纳死亡，提供全面的整体照护。临终关怀的组织形式主要包括独立的临终关怀病房、附设临终关怀机构、居家式临终关怀、癌症患者俱乐部。我国正在探索符合我国国情的临终关怀服务方式，目前以临终关怀病房的形式较为普遍。

二、濒死与死亡的概念

濒死即临终，是生命的最后阶段，指患者在接受治疗性或姑息性治疗后，虽然意识清醒，但病情加剧恶化，各种迹象显示生命即将结束。

死亡是指个体生命活动和新陈代谢的永久性停止。传统的死亡概念是指心肺功能的停止。美国布拉克法律辞典将死亡定义为："血液循环全部停止及由此导致的呼吸、心跳等身体重要生命活动的终止。"1968 年美国哈佛医学院特设委员会提出新的死亡概念，即脑死亡。脑死亡又称全脑死亡，包括大脑、中脑、小脑和脑干的功能活动的不可逆永久性停止。

目前医学界基本沿用脑死亡诊断标准：①不可逆的深度昏迷；②自发呼吸停止；③脑干反射消失；④脑电波消失（平坦）。凡符合以上标准，并在 24 小时内反复检测结果无变化，并排除体温过低（＜ 32.2℃）及中枢神经系统抑制剂的影响，即可判定脑死亡。

三、死亡过程的分期

死亡并不是生命的骤然结束，而是要经历一个渐进的过程。医学上将死亡分为三期：濒死期、临床死亡期、生物学死亡期。

（一）濒死期

濒死期又称临终期，是临床死亡前主要生命器官功能极度衰弱、逐渐趋向停止的时期，是死亡过程的开始阶段。此时机体各系统的功能严重紊乱，脑干以上中枢神经系统功能处于抑制状态。表现为意识模糊或丧失，心跳减弱，血压下降，呼吸微弱，出现潮式呼吸或间断呼吸，肌张力减弱或消失，各种反射减弱或迟钝。某些猝死及严重颅脑损伤等患者可直接进入临床死亡期。此期患者的生命尚处于可逆阶段。

（二）临床死亡期

此期延髓处于深度抑制状态。表现为心跳、呼吸停止，瞳孔散大，各种反射消失，但各种组织细胞仍有微弱而短暂的代谢活动。此期持续时间极短，一般 5 ～ 6 分钟，若得到及时有效的抢救治疗，生命有复苏的可能，若超过这个时间，大脑将出现不可逆的变化。

（三）生物学死亡期

此期是死亡过程的最后阶段。神经系统以及各器官的新陈代谢相继停止，并出现不可逆的变化，相继出现尸冷、尸斑、尸僵、尸体腐败等现象。

第二节　临终患者和家属的支持护理

临终护理是临终关怀不可缺少的一项服务内容，其质量决定着临终关怀的质量，其以姑息性治疗护理为主要内容，还包括对临终患者家属的心理支持与照护，以促进患者和家属的情绪稳定，提供全面的、积极的综合护理。

一、临终患者的生理变化及护理

（一）循环与呼吸系统的变化及护理

循环功能减退，可出现脉搏减弱或逐渐消失，血压降低或测不出，心律出现紊乱。呼吸功能减退，表现为呼吸频率不规则，呼吸深度由深变浅，出现鼻翼呼吸、经口呼吸、点头样或叹气样呼吸、潮式呼吸、间断呼吸等现象，由于分泌物无法或无力咳出，出现痰鸣音或鼾声呼吸。

护士应密切观察患者的生命体征，保持呼吸道通畅，必要时给予吸氧、吸痰。保持室内空气新鲜，定时通风换气。协助患者采取舒适体位。

（二）消化与泌尿系统的变化及护理

临终患者消化和泌尿系统功能紊乱，可表现为呃逆、食欲下降、恶心、呕吐、腹胀、尿潴留、便秘、大小便失禁等。

护士应尊重患者的饮食习惯，科学合理地调配膳食，增强食欲，补充营养。同时做好口腔护理、排泄护理。

（三）感知觉的变化及护理

大部分临终患者主诉全身疼痛不适，表现为烦躁不安，大声呻吟，出现疼痛面容（五官扭曲、眉头紧锁、眼睛睁大或紧闭、双眼无神、咬牙）等。视觉逐渐减退，由视觉模糊发展到只有光感，最后视力消失。眼睑干燥，分泌物增多。听力常为最后消失的感觉。

护士应注意观察患者疼痛的性质、部位、程度、持续时间和发作规律；稳定患者情绪，引导患者转移注意力；协助患者选择最有效的减轻疼痛的方法。做好眼部护理。在护理中应语调柔和、语言清晰，避免在患者周围窃窃私语。室内环境要安静，空气清新，温湿度适宜，光线适中，增加患者的安全感。

（四）意识与瞳孔的变化及护理

若病变未侵犯中枢神经系统，临终患者可始终保持神志清醒；若病变在脑部，则可出现不同程度的意识障碍。临终患者瞳孔散大，对光反射迟钝或消失。

护士应密切观察患者的意识状态及瞳孔变化。

（五）肌张力的变化及护理

临终患者肌张力丧失，表现为吞咽困难，大小便失禁，无法维持躯体功能位，肢体软弱无力，不能进行自主躯体活动，呈希氏面容（面肌消瘦呈铅灰色，眼眶凹陷，下颌下垂，双眼半睁，目光呆滞，嘴微张）。

护士应注意观察肌张力的改变，协助患者维持良好、舒适的体位。

（六）皮肤与黏膜的变化及护理

临终患者循环衰竭，皮肤黏膜可表现为，皮肤苍白、湿冷，大量出汗，体表发凉，四肢发绀、斑点。

护士应密切观察患者皮肤、黏膜情况，注意保暖，加强皮肤护理，保持床褥平整、舒适，勤翻身，预防压疮的发生。

二、临终患者的心理变化及护理

临终患者的心理和行为反应十分复杂，护士应及时评估临终患者的心理需求，给予相应的心理疏导和支持性护理。美国医学博士库乐·罗斯将身患绝症患者的心理反应分为五个阶段，即否认期、愤怒期、协议期、忧郁期、接受期。

（一）否认期心理变化及护理

患者得知自己身患绝症时通常表现出震惊与否认，其心理反应为"不，这不会是我""这不是真的""一定是搞错了"，以此极力否认、拒绝接受事实，他们希望是误诊，怀着侥幸心理四处求医，以期推翻诊断。否认是患者应对突然降临的残酷事实的一种正常心理防御机制，患者需要一定的时间进行自我调整与接受死亡。这种心理应激的适应时间长短因人而异。

护士应态度真诚、忠实，不必揭穿患者，也不要欺骗患者，注意医护人员对患者的言语一致性；护士与患者应坦诚沟通，耐心倾听，注意因势利导，实施正确的人生观、死亡观教育，使患者逐步面对现实；经常陪伴在患者身旁，注意非语言交流技巧的使用，让患者感受到护士的关怀。

（二）愤怒期心理变化及护理

当对疾病事实无法否认时，患者常表现为气愤或暴怒，其心理反应为"为什么是我""这不公平"，往往迁怒于家属及医护人员等，或怨天尤人，常无缘无故地摔打东西，抱怨他人对自己照护不够，对医院的制度、医护人员的治疗和护理提出不满，甚至无端指责或辱骂别人，以此发泄苦闷与无奈。此期愤怒的宣泄有利于弥补其内心的不平衡。

护士应有爱心、耐心，认真倾听患者倾诉，充分理解患者的痛苦，正确对待患者发怒、抱怨、不合作的行为，给予患者关爱和宽容，允许患者宣泄他们的情感；注意预防意外事件的发生；做好患者家属及亲朋好友的工作，给予患者关爱、理解、同情和宽容。

（三）协议期心理变化及护理

愤怒的心理消失，患者开始接受临终的现实，其心理反应为"请让我好起来，我一定……""假如给我一年时间，我会……"为了延长生命，有些患者会做出许多承诺作为交换条件。此期患者已承认存在的事实，希望能发生奇迹。患者对生存还抱有希望，表现合作，努力配合治疗。这是一种有利的心理反应。

护士应鼓励患者说出内心的感受；主动关心和指导患者，加强护理，尽量满足患者的需要，使其减轻痛苦；护士应尽可能地满足患者提出的合理要求，以满足其心理需求。

（四）忧郁期心理变化及护理

当患者发现身体状况日益恶化，无法阻止死亡的来临时，会产生强烈的失落感，其心理反应为"好吧，那就是我"，出现沉默、情绪低落、悲伤、退缩、抑郁、绝望等反应，甚至有轻生念头。有的患者希望与亲朋好友见面，希望有家属陪伴照护。

护士应尽可能满足患者的要求，给予同情和照护；经常陪伴患者，允许其用不同方式宣泄情感；创造舒适环境，鼓励患者保持自我形象和尊严；鼓励家属多陪伴；加强安全保护。

（五）接受期心理变化及护理

当患者感到已经竭尽全力以后，开始接受即将面临死亡的事实，其心理反应为"好吧，既然是我，那就去面对吧"。此期患者不再抱怨命运，喜欢独处，睡眠时间增加，情感减退，平静地等待死亡的来临。

护士应继续关心和支持患者，帮助其了却未完成的心愿；尊重患者的选择；提供安静、舒适的环境，保持与患者的沟通，但避免过多的打扰；加强临终护理，使其安详、有尊严地离开人世。

三、临终患者家属的支持护理

临终患者家属不仅承担着照护患者的角色，还承受着沉重的经济负担，面临着失去亲人等多方面的压力。当患者处于临终状态时，患者家属也往往处于心理应激期，甚至可能会出现过激语言或行为，严重者可能影响到其身心健康。因此，在临终关怀中，临终患者家属也是医护人员的服务对象。医护人员在做好临终患者护理的同时，也要做好临终患者家属的安抚与照护工作。

1. 良好沟通，取得信任　护士要与临终患者家属积极沟通，及时合理地解释患者的病情、治疗、护理及转归，取得家属的理解与信任，减少家属疑虑，并积极配合医护人员的治疗和护理。

2. 满足家属照顾患者的需要　1986 年费尔斯特（Ferszt）和霍克（Houck）提出临终患者家属主要有以下七个方面的需要：

（1）了解患者病情、照护等相关问题的发展。

（2）了解临终关怀医疗小组中，哪些人会照护患者。

（3）参与患者的日常照护。

（4）确认患者受到临终关怀医疗小组良好照护。

（5）被关怀与支持。

（6）了解患者死后的相关事宜（后事的处理）。

（7）了解有关资源：经济补助、社会资源、义工团体等。

3. 指导家属对患者进行生活照护　鼓励家属参与患者的照护活动，如计划的制订、生活护理等。护士对患者家属应耐心解释、指导、示范有关的护理技术，使其在照护亲人的过程中获得心理慰藉，同时也减轻患者的孤独情绪。

4. 鼓励家属表达感情　护士与家属交流时，尽量提供安静、隐私的环境，耐心倾听，鼓励家属说出内心感受及遇到的实际困难。做好心理疏导，给予心理上的支持。对家属过激的言行给予容忍和谅解，避免纠纷的发生。

5. 满足家属自身的合理需要　护士应关心体贴临终患者家属，尽量满足其合理需求，尽最大努力帮助其解决遇到的实际困难。

6. 协助维持家庭的完整性　协助家属在医院环境中，安排日常的家庭活动，以增进患者的心理调适，保持家庭完整性。

第三节　死亡后的护理

死亡后护理包括尸体护理和丧亲者的护理。

一、尸体护理

尸体护理是对临终患者实施整体护理的最后步骤，是临终关怀的重要内容之一。做好尸体护理既是对死者的尊重，也是对死者家属的安慰，也体现了人道主义精神和崇高的职业道德。护士应以唯物主义的死亡观和严肃认真的态度做好尸体护理工作，尊重死者及家属的民族习惯及要求。

【目的】

1. 尸体整洁，姿势良好，易于辨认。

2. 尊重死者，给家属以安慰。

【评估】

1. 死者的诊断、死亡时间及原因，尸体的清洁程度、有无伤口或引流管等。

2. 死者的民族、宗教信仰及家属对死亡的态度。

【计划】

1. 用物准备　血管钳、剪刀、松节油、尸单或尸袋、填好的尸体识别卡 3 张（表 22-1）、别针 3 枚、不脱脂棉球适量、梳子、绷带、大单、衣裤、鞋、袜等。

另备：平车、脸盆、毛巾等；有伤口者准备敷料，必要时备隔离衣和手套、屏风；手消毒液。

表 22-1　尸体识别卡

姓名	住院号	年龄	性别
病室	床号	籍贯	死亡诊断
地址			
		死亡时间	年　月　日　时　分
		护士签名	
		医院	

2. 环境准备　安静、肃穆，围帘遮挡。

【实施】

1. 操作方法

（1）携用物至床旁，屏风遮挡。

（2）劝慰家属，请家属暂离病房或共同进行尸体护理。

（3）撤去一切治疗用物（如吸氧管、输液管、导尿管等），便于尸体护理。

（4）安置体位，放平床支架，使尸体仰卧，双手放于身体两侧，头下垫枕，防止面部瘀血变色，留一层大单遮盖尸体。

（5）整理遗容，洗脸，如有义齿代为装上，闭合眼睑及口，维持良好遗容。若口不能闭紧者，轻揉下颌或用四头带固定。若眼睑不能闭合，可用毛巾湿敷或于上眼睑下垫少许棉花，使上眼睑下垂闭合。

（6）清洁全身，脱去衣裤，依次擦洗上肢、胸、腹、背、臀及下肢，并用松节油清除胶布痕迹，有伤口者更换敷料，有引流管拔出后缝合伤口或用蝶形胶布封闭并包扎。

（7）填塞孔道，用血管钳将不脱脂棉球塞入口、鼻、耳、阴道、肛门等孔道，防止体液外流，棉花勿外露，保持尸体整洁。穿上衣裤、鞋袜，梳理头发。将第一张尸体识别卡系于腕部，撤去大单或被套。

（8）包裹尸体，用尸单包裹尸体，将尸单斜放在平车上，移尸体于尸单上，先将尸单两端遮盖尸体的头和脚，再将尸单左右两边整齐包好，再用绷带将胸、腰、踝部固定。也可把尸体放进尸袋里拉好拉锁。将第二张尸体识别卡别在尸体胸部的尸单上。

（9）尸体运送，将尸体盖上大单送至太平间，安置于停尸屉内，将第三张尸体识别卡挂在停尸屉外。

（10）终末消毒，按终末消毒原则处理床单位、用物及病室。

（11）整理病历，完成各项记录，将死亡时间填写在当日体温单40～42℃之间相应时间栏内，注销各种卡片，按出院手续办理结账。

（12）处理遗物，清点遗物交给家属，若家属不在，需两人核对登记，交护士长保存。

2. 注意事项

（1）尸体护理应由医生开出死亡证明、家属同意后方可进行。

（2）在向家属解释过程中，护士应具有爱心和同情心，语言要体现对死者家属的关心和体贴，安慰家属时可配合使用体态语言。

（3）患者死亡后应及时进行尸体护理，以防尸僵。

（4）护士应尊重死者，维护患者隐私权，严肃认真地做好尸体护理工作。

（5）传染病患者的尸体按隔离原则进行护理。使用消毒液擦洗全身，并用消毒液浸泡的棉球填塞各孔道，尸体用尸单包裹后装入不透水的袋中，并做出传染标识。

【评价】

1. 能正确地完成尸体护理工作。

2. 尊重死者及其家属。

二、丧亲者的护理

丧亲者即死者的家属，主要指直系亲属如失去父母、配偶、子女者。对于丧亲者，最亲近的人永远离开，是一种非常痛苦的经历。根据安格乐（Engel）理论，丧亲者的心理反应可分为六个阶段，即冲击与怀疑期、逐渐承认期、恢复常态期、克服失落感期、理想化期、恢复期。

影响丧亲者心理调试的因素是多方面的，如丧亲者对死者的依赖程度、死者病程的长短、年龄大小、失去亲人后的生活改变、亲朋好友的支持、宗教信仰等。

护士应充分理解丧亲者的感受，给予必要的支持与安抚，做好丧亲者的护理工作。

1. 认真做好尸体护理　体现对死者的尊重，对生者的抚慰。尸体的护理要充分体现人道主义精种，尊重死者，这是对丧亲者的极大安慰。

2. 心理疏导与精神支持　鼓励家属宣泄情感，认真聆听其倾诉，及时耐心疏导，使其得到精神上的支持与安抚。哭泣是一种很好的舒解内心忧伤情绪的途径，是死者家属最常见的表达情感的方式，可以协助其表达愤怒情绪和罪恶感，所以应给予丧亲者一定的时间，并创造适当的环境，让他们能够自由痛快地将悲伤的情感宣泄出来。

3. **尽量满足丧亲者的需要** 提供生活指导或建议，尽量满足其需要，对无法实现的需求，要耐心解释、劝慰。

4. **鼓励丧亲者之间相互安慰** 护士需通过观察发现丧亲者中的重要人物和"坚强者"，鼓励他们相互安慰，并相互给予支持和帮助。

5. **协助解决实际困难** 护士应了解丧亲者的实际困难，积极提供支持和帮助，并争取社会各方面的支持，帮助其解决实际问题。如经济问题、子女问题、社会支持系统等。

6. **协助建立新的人际关系** 劝导和协助丧亲者对死者做出感情撤离，逐步与他人建立新的人际关系。但要把握好时间的尺度。

7. **协助培养新的兴趣，鼓励丧亲者参加各种社会活动** 协助丧亲者重新树立新的生活方式，寻求新的经历与感受。鼓励丧亲者积极参加各种社会活动，通过活动可以抒发家属内心的郁闷，获得心理的安慰，尽快从悲伤中解脱出来。

8. **对丧亲者进行随访** 临终关怀机构可通过电话、信件、访视等对丧亲者进行追踪随访，给予持续性的鼓励和支持。

....

复习思考

一、单项选择题

【A1 型题】

1. 目前医学界主张判断死亡的标准是（ ）

　　A. 呼吸停止 　　　　　　B. 心跳停止 　　　　　　C. 各种反射消失

　　D. 脑死亡 　　　　　　　E. 瞳孔散大，对光反射消失

2. 死亡的分期为（ ）

　　①临终期　②濒死期　③临床死亡期　④脑死亡期　⑤生物学死亡期

　　A. ②③⑤ 　　　　　　　B. ①②④ 　　　　　　　C. ①③④

　　D. ①③⑤ 　　　　　　　E. ①②⑤

3. 临终患者最后消失的感觉是（ ）

　　A. 视觉 　　　　　　　　B. 触觉 　　　　　　　　C. 味觉

　　D. 嗅觉 　　　　　　　　E. 听觉

4. 尸斑多出现在死亡后（ ）

　　A. 2～4 小时 　　　　　　B. 2～8 小时 　　　　　　C. 4～6 小时

　　D. 6～8 小时 　　　　　　E. 6～10 小时

5. 尸斑一般出现在尸体的哪个部位（　　　）

    A. 头部   B. 胸部   C. 腹部

    D. 足部   E. 最低部

6. 需要为濒死期患者所做的护理是（　　　）

    A. 撤去各种治疗性管道

    B. 身体姿势摆好

    C. 将身体孔道堵塞

    D. 满足患者的心理需要，继续进行治疗

    E. 劝其家属离开病室

7. 临终患者心理反应的分期包括（　　　）

    ①否认期　②愤怒期　③协议期　④忧郁期　⑤接受期

    A. ①④   B. ①④⑤   C. ①②③④⑤

    D. ①②⑤   E. ①②③⑤

8. 临终患者通常最早出现的心理反应期是（　　　）

    A. 否认期   B. 愤怒期   C. 协议期

    D. 忧郁期   E. 接受期

9. 临终患者心理反应否认期可有（　　　）

    A. 患者忧郁、悲哀、关心亲人生活

    B. 极度疲劳、表情淡漠、嗜睡

    C. 患者心情不好，对工作人员发脾气

    D. 患者不承认自己的病情，认为"不可能"

    E. 患者配合治疗，想尽一切办法延长自己的寿命

10. 对濒死期患者的心理护理下列哪项不妥（　　　）

    A. 理解患者的心理需求

    B. 对患者攻击行为应无声地接受

    C. 尽量满足患者的意愿

    D. 对患者否认期的言行应好心矫正

    E. 语言亲切，照护要周到

11. 临床上进行尸体护理的依据是（　　　）

    A. 呼吸停止   B. 各种反射消失   C. 心跳停止

    D. 意识丧失   E. 医生做出死亡诊断后

12. 下列尸体护理的操作方法中错误的是（　　　）

    A. 填好尸体识别卡   B. 撤去治疗用物

C. 脱衣擦净胶布与药液痕迹　　　　　　　D. 放平尸体，去枕仰卧

E. 用未脱脂棉花填塞身体孔道

13. 尸体护理时，需将尸体放平，头下垫一软枕，其目的是（　　　）

　A. 保持良好姿势　　　　B. 避免头面部充血发紫　　　　C. 防止胃内容物流出

　D. 防止下颌骨脱位　　　E. 便于进行尸体护理操作

14. 对丧亲者的护理不包括（　　　）

　A. 说明患者的病情及抢救过程

　B. 对死者遗物的整理与移交

　C. 态度真诚，表情同情、理解

　D. 有条件者，做好对丧亲者的随访

　E. 尸体护理时，请家属在旁以便安慰

【A2型题】

15. 患者女，75岁。胰腺癌晚期，对其进行临终关怀。下列不属于临终关怀目的的是（　　　）

　A. 向患者提供生理、心理和社会等方面的完整照护

　B. 维护患者尊严，提高生存质量

　C. 控制患者症状，缓解其痛苦

　D. 积极治疗疾病，尽可能延长患者的生命

　E. 减轻患者家属的精神压力

16. 患者李某，男，52岁，患尿毒症，目前神志不清，肌张力消失，心音低钝，脉搏细弱，血压下降，间歇呼吸，请问患者属于哪一期（　　　）

　A. 濒死期　　　　　　　B. 临床死亡期　　　　　　　C. 生理学死亡期

　D. 生物学死亡期E. 脑死亡期

17. 患者文某，女，51岁，患肺癌广泛转移，病情日趋恶化，患者心情烦躁，对医务人员工作不满，常对其陪伴家属发脾气。该患者的心理反应处于哪一阶段？

　A. 忧郁期　　　　　　　B. 愤怒期　　　　　　　C. 协议期

　D. 否认期　　　　　　　E. 接受期

18. 患者女，62岁。胰腺癌晚期，感到不久于人世，十分悲哀，向亲友交代后事。此时的心理反应为（　　　）

　A. 抑郁期　　　　　　　B. 协议期　　　　　　　C. 忧郁期

　D. 转变期　　　　　　　E. 接受期

【A3/ A4 型题】

（19 ～ 22 题共用题干）

患者林某，女性，56 岁，肝癌晚期。患者向护士叙述："我得病不怪别人，拜托你们尽力治疗，有什么新疗法，可以在我身上先试验，奇迹总是有的啊。"

19. 该患者处在心理反应的（　　　　）

  A. 否认期   B. 愤怒期   C. 协议期

  D. 忧郁期   E. 接受期

20. 下列护理措施不妥的是（　　　　）

  A. 主动关心和指导患者   B. 加强护理

  C. 尽量满足患者的需要   D. 尽量给患者希望

  E. 认真听取患者的主诉，体谅患者的痛苦

21. 患者病情进一步发展，出现各种反射消失，瞳孔散大，心跳停止，呼吸停止，脑电波平坦。目前该患者处于（　　　　）

  A. 生物学死亡期   B. 深昏迷期   C. 濒死期

  D. 临床死亡期   E. 临终状态

22. 尸体护理，下列做法不妥的是（　　　　）

  A. 装上活动假牙   B. 必要时用绷带托扶下颌

  C. 置尸体去枕平卧   D. 有伤口者要更换敷料

  E. 各孔道用棉花填塞

二、病例分析题

患者，张某，男，45 岁，因咳嗽、咯血性痰、胸痛、体重下降 2 个月，加重 1 周，入院治疗，诊断为晚期支气管肺癌。患者住院后情绪一直低落，不善言语，经常询问护士有关咯血性痰方面的问题。当他看到邻床床上卡上写有"支气管肺癌 Ca"时，反复对护理人员说："我不可能是癌症，我肯定和他们不一样！"并要求家属告诉自己的实际医疗诊断。请问：

（1）目前该患者处于临终患者心理反应的哪一阶段？

（2）作为责任护士，针对该期患者的心理反应特点，你应做好哪些护理工作？

（3）如何做好对临终患者的护理？

扫一扫，知答案

主要参考书目

［1］李小妹.护理学导论［M］.北京：人民卫生出版社，2012.

［2］杨巧菊.护理学基础［M］.北京：中国中医药出版社，2016.

［3］姜安丽.新编护理学基础［M］.北京：人民卫生出版社，2012.

［4］李晓松.护理学导论［M］.北京：人民卫生出版社，2014.

［5］冯先琼.护理学导论［M］.北京：人民卫生出版社，2013.

［6］章新琼.基础护理学［M］.北京：北京师范大学出版集团，2012.

［7］左凤林.护理学基础［M］.北京：中国中医药出版社，2016.

［8］陈香娟，曾晓英.护理学导论［M］.北京：人民卫生出版社，2014.

［9］秦军，陈荣风，李玉荣.护理学导论［M］.武汉：华中科技大学出版社，2017.

［10］付能荣，吴姣鱼.护理学基础［M］.4版.北京：科学出版社，2017.

［11］余剑珍.护理概论［M］.北京：科学出版社，2012.

［12］刘桂英，杜丽群.常见护理职业危害与防护［M］.南宁：广西科学技术出版社，广西教育出版社，
2016.

［13］丁淑贞，王桂琴.基础护理学［M］.北京：人民军医出版社，2013.

［14］李如竹.护理学基础［M］.北京：中国中医药出版社，2005.

［15］惠清，潘茹萍.基础护理学记与练［M］.北京：人民卫生出版社，2015.

［16］周春美，张连辉.基础护理学［M］.北京：人民卫生出版社，2015.

［17］李小寒，尚少梅.基础护理学［M］.5版.北京：人民卫生出版社，2015.

［18］邹金梅.护理学基础［M］.南京：南京大学出版社，2014.

［19］都鹏飞，房彤.医院感染管理学教程［M］.合肥：安徽科学技术出版社，2011.

［20］铁晓路，桑未心.临床护理技术操作规程［M］.北京：人民卫生出版社，2011.

［21］李艳，李山.临床实验室管理学［M］.北京：人民卫生出版社，2012.

［22］姜小鹰.护理学综合实验［M］.北京：人民卫生出版社，2012.

［23］吕淑琴.护理学基础［M］.北京：中国中医药出版社，2015.

［24］李玲，蒙雅萍.护理学基础［M］.北京：人民卫生出版社，2015.

［25］周葵.护理学基础［M］.北京：科学出版社，2015.

［26］钟玲.基础护理服务规范［M］.北京：军事医学科学出版社，2012.

［27］张少羽.护理学基础［M］.北京：中国中医药出版社，2015.

［28］全国护士执业资格考试用书编写专家委员会.2017全国护士执业资格考试指导［M］.北京：人民
卫生出版社，2017.

［29］罗先武，王冉.2015护士执业资格考试轻松过［M］.北京：人民卫生出版社，2014.

［30］马小琴.护理学基础［M］.北京：人民卫生出版社，2012.

［31］李小萍.基础护理学［M］.北京：人民卫生出版社，2010.

［32］孙玉梅，张立力.健康评估［M］.4版.北京：人民卫生出版社，2017.

［33］戴肖松，高占玲.护理学导论［M］.北京：中国医药科技出版社，2012.